全国中医药行业高等教育"十四五"规划教材

全国高等中医药院校规划教材（第十一版）

中医各家学说

（新世纪第五版）

（供中药学、中西医临床医学等专业用）

主 编 尚 力 戴 铭

中国中医药出版社

·北 京·

图书在版编目（CIP）数据

中医各家学说 / 尚力，戴铭主编 . —5 版 . —北京：

中国中医药出版社，2021.11（2024.3 重印）

全国中医药行业高等教育"十四五"规划教材

ISBN 978-7-5132-6901-8

Ⅰ . ①中… Ⅱ . ①尚… ②戴… Ⅲ . ①中药学—中医

学院—教材 Ⅳ . ① R22

中国版本图书馆 CIP 数据核字 (2021) 第 054888 号

融合出版数字化资源服务说明

全国中医药行业高等教育"十四五"规划教材为融合教材，各教材相关数字化资源（电子教材、PPT 课件、视频、复习思考题等）在全国中医药行业教育云平台"医开讲"发布。

资源访问说明

扫描右方二维码下载"医开讲 APP"或到"医开讲网站"（网址：www.e-lesson.cn）注册登录，输入封底"序列号"进行账号绑定后即可访问相关数字化资源（注意：序列号只可绑定一个账号，为避免不必要的损失，请您刮开序列号立即进行账号绑定激活）。

资源下载说明

本书有配套 PPT 课件，供教师下载使用，请到"医开讲网站"（网址：www.e-lesson.cn）认证教师身份后，搜索书名进入具体图书页面实现下载。

中国中医药出版社出版

北京经济技术开发区科创十三街 31 号院二区 8 号楼

邮政编码　100176

传真　010-64405721

河北品睿印刷有限公司印刷

各地新华书店经销

开本 889×1194　1/16　印张 19.25　字数 516 千字

2021 年 11 月第 5 版　2024 年 3 月第 3 次印刷

书号　ISBN 978-7-5132-6901-8

定价　75.00 元

网址　www.cptcm.com

服 务 热 线　010-64405510　　微信服务号　zgzyycbs

购 书 热 线　010-89535836　　微商城网址　https://kdt.im/LIdUGr

维 权 打 假　010-64405753　　天猫旗舰店网址　https://zgzyycbs.tmall.com

如有印装质量问题请与本社出版部联系（010-64405510）

全国中医药行业高等教育"十四五"规划教材
全国高等中医药院校规划教材（第十一版）

《中医各家学说》
编 委 会

全国中医药行业高等教育"十四五"规划教材
全国高等中医药院校规划教材（第十一版）

专家指导委员会

名誉主任委员

余艳红（国家卫生健康委员会党组成员，国家中医药管理局党组书记、局长）

王永炎（中国中医科学院名誉院长、中国工程院院士）

陈可冀（中国中医科学院研究员、中国科学院院士、国医大师）

主任委员

张伯礼（天津中医药大学教授、中国工程院院士、国医大师）

秦怀金（国家中医药管理局副局长、党组成员）

副主任委员

王　琦（北京中医药大学教授、中国工程院院士、国医大师）

黄璐琦（中国中医科学院院长、中国工程院院士）

严世芸（上海中医药大学教授、国医大师）

高　斌（教育部高等教育司副司长）

陆建伟（国家中医药管理局人事教育司司长）

委　员（以姓氏笔画为序）

丁中涛（云南中医药大学校长）

王　伟（广州中医药大学校长）

王东生（中南大学中西医结合研究所所长）

王维民（北京大学医学部副主任、教育部临床医学专业认证工作委员会主任委员）

王耀献（河南中医药大学校长）

牛　阳（宁夏医科大学党委副书记）

方祝元（江苏省中医院党委书记）

石学敏（天津中医药大学教授、中国工程院院士）

田金洲（北京中医药大学教授、中国工程院院士）

仝小林（中国中医科学院研究员、中国科学院院士）

宁　光（上海交通大学医学院附属瑞金医院院长、中国工程院院士）

匡海学（黑龙江中医药大学教授、教育部高等学校中药学类专业教学指导委员会主任委员）

吕志平（南方医科大学教授、全国名中医）

吕晓东（辽宁中医药大学党委书记）

朱卫丰（江西中医药大学校长）

朱兆云（云南中医药大学教授、中国工程院院士）

刘　良（广州中医药大学教授、中国工程院院士）

刘松林（湖北中医药大学校长）

刘叔文（南方医科大学副校长）

刘清泉（首都医科大学附属北京中医医院院长）

李可建（山东中医药大学校长）

李灿东（福建中医药大学校长）

杨　柱（贵州中医药大学党委书记）

杨晓航（陕西中医药大学校长）

肖　伟（南京中医药大学教授、中国工程院院士）

吴以岭（河北中医药大学名誉校长、中国工程院院士）

余曙光（成都中医药大学校长）

谷晓红（北京中医药大学教授、教育部高等学校中医学类专业教学指导委员会主任委员）

冷向阳（长春中医药大学校长）

张忠德（广东省中医院院长）

陆付耳（华中科技大学同济医学院教授）

阿吉艾克拜尔·艾萨（新疆医科大学校长）

陈　忠（浙江中医药大学校长）

陈凯先（中国科学院上海药物研究所研究员、中国科学院院士）

陈香美（解放军总医院教授、中国工程院院士）

易刚强（湖南中医药大学校长）

季　光（上海中医药大学校长）

周建军（重庆中医药学院院长）

赵继荣（甘肃中医药大学校长）

郝慧琴（山西中医药大学党委书记）

胡　刚（江苏省政协副主席、南京中医药大学教授）

侯卫伟（中国中医药出版社有限公司董事长）

姚　春（广西中医药大学校长）

徐安龙（北京中医药大学校长、教育部高等学校中西医结合类专业教学指导委员会主任委员）

高秀梅（天津中医药大学校长）

高维娟（河北中医药大学校长）

郭宏伟（黑龙江中医药大学校长）

唐志书（中国中医科学院副院长、研究生院院长）

彭代银（安徽中医药大学校长）

董竞成（复旦大学中西医结合研究院院长）

韩晶岩（北京大学医学部基础医学院中西医结合教研室主任）

程海波（南京中医药大学校长）

鲁海文（内蒙古医科大学副校长）

翟理祥（广东药科大学校长）

秘书长（兼）

陆建伟（国家中医药管理局人事教育司司长）

侯卫伟（中国中医药出版社有限公司董事长）

办公室主任

周景玉（国家中医药管理局人事教育司副司长）

李秀明（中国中医药出版社有限公司总编辑）

办公室成员

陈令轩（国家中医药管理局人事教育司综合协调处处长）

李占永（中国中医药出版社有限公司副总编辑）

张岷宇（中国中医药出版社有限公司副总经理）

芮立新（中国中医药出版社有限公司副总编辑）

沈承玲（中国中医药出版社有限公司教材中心主任）

编审专家组

全国中医药行业高等教育"十四五"规划教材
全国高等中医药院校规划教材（第十一版）

组　长

余艳红（国家卫生健康委员会党组成员，国家中医药管理局党组书记、局长）

副组长

张伯礼（天津中医药大学教授、中国工程院院士、国医大师）

秦怀金（国家中医药管理局副局长、党组成员）

组　员

陆建伟（国家中医药管理局人事教育司司长）

严世芸（上海中医药大学教授、国医大师）

吴勉华（南京中医药大学教授）

匡海学（黑龙江中医药大学教授）

刘红宁（江西中医药大学教授）

翟双庆（北京中医药大学教授）

胡鸿毅（上海中医药大学教授）

余曙光（成都中医药大学教授）

周桂桐（天津中医药大学教授）

石　岩（辽宁中医药大学教授）

黄必胜（湖北中医药大学教授）

前　言

　　为全面贯彻《中共中央 国务院关于促进中医药传承创新发展的意见》和全国中医药大会精神，落实《国务院办公厅关于加快医学教育创新发展的指导意见》《教育部 国家卫生健康委 国家中医药管理局关于深化医教协同进一步推动中医药教育改革与高质量发展的实施意见》，紧密对接新医科建设对中医药教育改革的新要求和中医药传承创新发展对人才培养的新需求，国家中医药管理局教材办公室（以下简称"教材办"）、中国中医药出版社在国家中医药管理局领导下，在教育部高等学校中医学类、中药学类、中西医结合类专业教学指导委员会及全国中医药行业高等教育规划教材专家指导委员会指导下，对全国中医药行业高等教育"十三五"规划教材进行综合评价，研究制定《全国中医药行业高等教育"十四五"规划教材建设方案》，并全面组织实施。鉴于全国中医药行业主管部门主持编写的全国高等中医药院校规划教材目前已出版十版，为体现其系统性和传承性，本套教材称为第十一版。

　　本套教材建设，坚持问题导向、目标导向、需求导向，结合"十三五"规划教材综合评价中发现的问题和收集的意见建议，对教材建设知识体系、结构安排等进行系统整体优化，进一步加强顶层设计和组织管理，坚持立德树人根本任务，力求构建适应中医药教育教学改革需求的教材体系，更好地服务院校人才培养和学科专业建设，促进中医药教育创新发展。

　　本套教材建设过程中，教材办聘请中医学、中药学、针灸推拿学三个专业的权威专家组成编审专家组，参与主编确定，提出指导意见，审查编写质量。特别是对核心示范教材建设加强了组织管理，成立了专门评价专家组，全程指导教材建设，确保教材质量。

　　本套教材具有以下特点：

　　1.坚持立德树人，融入课程思政内容

　　将党的二十大精神进教材，把立德树人贯穿教材建设全过程、各方面，体现课程思政建设新要求，发挥中医药文化育人优势，促进中医药人文教育与专业教育有机融合，指导学生树立正确世界观、人生观、价值观，帮助学生立大志、明大德、成大才、担大任，坚定信念信心，努力成为堪当民族复兴重任的时代新人。

　　2.优化知识结构，强化中医思维培养

　　在"十三五"规划教材知识架构基础上，进一步整合优化学科知识结构体系，减少不同学科教材间相同知识内容交叉重复，增强教材知识结构的系统性、完整性。强化中医思维培养，突出中医思维在教材编写中的主导作用，注重中医经典内容编写，在《内经》《伤寒论》等经典课程中更加突出重点，同时更加强化经典与临床的融合，增强中医经典的临床运用，帮助学生筑牢中医经典基础，逐步形成中医思维。

3.突出"三基五性"，注重内容严谨准确

坚持"以本为本"，更加突出教材的"三基五性"，即基本知识、基本理论、基本技能，思想性、科学性、先进性、启发性、适用性。注重名词术语统一，概念准确，表述科学严谨，知识点结合完备，内容精炼完整。教材编写综合考虑学科的分化、交叉，既充分体现不同学科自身特点，又注意各学科之间的有机衔接；注重理论与临床实践结合，与医师规范化培训、医师资格考试接轨。

4.强化精品意识，建设行业示范教材

遴选行业权威专家，吸纳一线优秀教师，组建经验丰富、专业精湛、治学严谨、作风扎实的高水平编写团队，将精品意识和质量意识贯穿教材建设始终，严格编审把关，确保教材编写质量。特别是对32门核心示范教材建设，更加强调知识体系架构建设，紧密结合国家精品课程、一流学科、一流专业建设，提高编写标准和要求，着力推出一批高质量的核心示范教材。

5.加强数字化建设，丰富拓展教材内容

为适应新型出版业态，充分借助现代信息技术，在纸质教材基础上，强化数字化教材开发建设，对全国中医药行业教育云平台"医开讲"进行了升级改造，融入了更多更实用的数字化教学素材，如精品视频、复习思考题、AR/VR等，对纸质教材内容进行拓展和延伸，更好地服务教师线上教学和学生线下自主学习，满足中医药教育教学需要。

本套教材的建设，凝聚了全国中医药行业高等教育工作者的集体智慧，体现了中医药行业齐心协力、求真务实、精益求精的工作作风，谨此向有关单位和个人致以衷心的感谢！

尽管所有组织者与编写者竭尽心智，精益求精，本套教材仍有进一步提升空间，敬请广大师生提出宝贵意见和建议，以便不断修订完善。

国家中医药管理局教材办公室

中国中医药出版社有限公司

2023 年 6 月

编写说明

中医各家学说是介绍历代医家的临床经验、学术思想、学术源流的一门综合性提高课程。历代医家学术思想各异，临床经验各有擅长，他们在对中医理论继承和探索的过程中，不断充实和提高这一理论体系，并使之向纵深发展，各家学说反映了历代中医学术发展成就，因此，中医各家学说也是一门具有学术史学特征的中医临床基础学科。

中医各家学说的教学目的是使学生在学习了中医学各门课程的基础上，扩大学生的知识范围，提高理论水平，丰富临床知识，为今后从事临床、科研和教学工作打下扎实基础。这门课程具有很强的理论性、实用性和研究性。

本教材根据中医各家学说教学大纲编写。在编写过程中参考了历版规划教材的内容，根据高等中医药院校近年来教学改革经验和研究进展，并充分汲取各版教材之长编写而成。

这次教材编写分上篇、中篇、下篇、附录四部分。上篇为总论，主要介绍中医历代各家学说的形成、发展以及学习方法。中篇为中医学派，充分汲取各版教材对学术流派研究的成果，根据学派划分的定义，分河间学派、易水学派、攻邪学派、丹溪学派、温补学派、伤寒温病研究诸家、汇通思潮影响下诸家介绍，并以学说传承为线索，对各学派传承中的主要医家择要介绍，以期更好地展现学派发展之全貌，并补下篇医家各论因篇幅所限之不逮。下篇为医家各论，详述汉唐迄民国初期33位医家的学说。书末附有《中国历代主要医家生平著作简表》，选取战国时期至清末民初医家共218人，供读者查阅、参考。《中国历代主要医家生平著作简表》由上海中医药大学各家学说教研室制作。

本次教材编写，中医学派独立成篇，以期能充分地反映中医学派研究的成果，明确学说、学派、流派的概念，厘清不同学派发展的源流、传承体系及与其他学派的关系，更清晰地反映中医学说传承演化的脉络，历史地、客观地、科学地反映中医学术流派的特征和规律。

下篇在历代医家的选择上，侧重于医学理论及临床证治方面有重要贡献的著名医学家，兼顾妇科、儿科、外科等不同学科的代表性医家。医家的编排以其生活的朝代先后为序，大致分为汉唐、宋金元、明清和民国时期四个历史时期，并简述了各历史时期社会发展和时代背景对中医学术思想及各家学说发展的影响。

结合课程特点，教材中融入了课程思政内容。本教材将同时配套数字化教材。

本次教材编写，在全国中医药行业高等教育"十四五"规划教材专家指导委员会的指导下，由国家中医药管理局教材办公室、中国中医药出版社组织实施，首先召开编委会，经过主编会议集体讨论，并以线上、线下结合的方式召开多次教材编写工作研讨会，针对教材的主要学术观点、编写体例充分讨论，达成基本共识后，拟定编写提纲，然后分工编写，最后召开审定稿会议集体讨论定稿。

本次教材编写分工如下：上篇总论由尚力、李萍编写；中篇第一章、第二章由戴铭、孙丽英编写，第三章第一节由李应存编写，第二节由李成年编写，第三节由赵艳编写，第四节由张星平编写，第五节由李成年编写，第六节由刘渊编写，第七节由李萍编写；下篇第一章第一节由尚力、郑国银编写，第二节由胡方林编写，第三节由吕凌编写，第二章第一节由尚力、杨丽娜编写，第二节由郑国银编写，第三节由叶瑜编写，第四节由胡素敏编写，第三章第一节由李应存编写，第二节由张璐砾编写，第三节由张星平编写，第四节由李丽编写，第五节由叶瑜编写，第六节由汪剑编写，第七节由刘巨海编写，第四章第一节由杨丽娜编写，第二节由尹德辉编写，第三节由李成年编写，第四节由吴小明编写，第五节由周俊兵编写，第六节、第七节由张俐敏编写，第八节、第九节由刘晓芳编写，第五章第一节由邓月娥编写，第二节、第三节由张建伟编写，第四节由崔瑞琴编写，第五节由刘巨海编写，第六节、第七节由刘成丽编写，第八节由万四妹编写，第九节由孙丽英编写，第十节由杨丽娜编写。

感谢全体编委付出的辛苦，感谢中国中医药出版社在教材编写中给予的大力支持。

本教材在使用过程中，请各院校不断总结经验，提出宝贵意见，以便今后进一步修订提高。

中医各家学说编委会
2021年6月

上篇

总 论

中医学是中华民族几千年来创造并留传下来的传统医学瑰宝，也是世界医学领域中的一个重要组成部分。它经历了长期临床实践的反复检验，具有系统的学术理论和丰富的治疗经验，为中华民族的繁衍昌盛做出了巨大贡献。

中医各家学说是介绍历代医家的临床经验、学术思想、学术源流的一门综合性提高课程。历代医家学术思想和临床经验各有擅长，他们在对中医理论继承和探索的过程中，不断充实和提高这一理论体系，并使之向纵深发展，各家学说反映了历代中医学术发展成就，因此，中医各家学说也是一门具有学术史学特征的中医临床基础学科。

因此，学习各家学说是传承与创新中医学的重要内容，能够更大程度地扩展视野，开阔思路，丰富治疗手段，无论对临床诊疗或理论研究，都具有十分重要的现实意义和启迪作用，是从事中医临床、科研和教学工作的重要基础。

第一章
中医各家学说的学术起源

扫一扫，查阅本章数字资源，含PPT、音视频、图片等

中医学理论体系的形成是我国古代医家长期与疾病进行斗争的结果，经过不断的临床实践与经验总结，逐步上升为理论知识，从而构建并丰富了我国医学独特的理论体系。各家学说就是伴随着中医理论体系形成和发展而出现的，同时由于历代医家学术上的共同努力和研究，又使中医理论不断发展，渐趋完整。

根据史籍记载及考古发现，我国医药学知识的形成至少可以上溯至五千年前，先民们对于精气神说及天人相应说等已有基本表述；在甲骨文及《周礼》《诗经》等文献中出现了临床常见疾病名的记载和描述，早在获取动植物食品及采矿、冶炼的活动中积累了药物学知识，并逐渐形成了砭石、汤熨、针刺、醪醴、导引等治疗技术方法。及夏、商、周时代，医学家已提出四时发病及五药治病等理论，《周礼·医师章》说："四时皆有疠疾，春时有痟首疾，夏时有痒疥疾，晚秋时有疟寒疾，冬时有嗽上气疾。以五味、五谷、五药养其病；以五气、五声、五色视其死生……"又说："凡疗疡以五毒攻之，以五气养之，以五药疗之，以五味节之。凡药以酸养骨，以辛养筋，以咸养脉，以苦养气，以甘养肉，以滑养窍。"这种学说论述了发病情况及有关诊断和治疗等问题，其间亦体现了当时医家们的理论特色和学术成就。在春秋时期，有了六气致病学说的记载，如《左传》记载周景王四年（前541）秦医和提出"天有六气，降生五味，发为五色，徵为五声，淫生六疾。六气曰阴、阳、风、雨、晦、明也，分为四时，序为五节，过则为灾：阴淫寒疾，阳淫热疾，风淫末疾，雨淫腹疾，晦淫惑疾，明淫心疾"。其四时、五节、六气和五味、五色、五声等概念，以及"天人相应"的思想，也都进一步反映了古代医家在病因学和人体生理病理学方面的学术观点，开中医学理论体系之先河。

当时涌现出医缓、医和、扁鹊、医竘、文挚等一大批名医大家，以其高超的医疗技术而载入史册；如秦国名医医缓对晋景公所谓"疾不可为也，在肓之上，膏之下，攻之不可，达之不及，药不至焉"的"病入膏肓"之诊；扁鹊入虢之诊（虢太子"尸厥"证案）、望齐侯之色，以及或为"带下医""小儿医""耳目痹医"的医技，显示了战国时期医学诊断及临床治疗技能已发展至相当水准，初步形成了医学分科和专职医生。《礼记·曲礼》有"医不三世，不服其药"之说，所谓"三世"者，一般认为即《黄帝针经》《素女脉诀》和《神农本草经》，是有关针刺、脉学及药物方面的三种著作，它们不仅是当时医疗经验的总结性记录，反映了秦汉时期医学分科的概貌，也是医学流派发端的滥觞。

这一时期医疗经验的积累，医学理论的升华，再加上与诸子百家哲学思想、科学技术成就的充分融合，为中医不同学派的学术争鸣、交锋、交融及理论的整合开启了大门，为中医学理论体系的形成奠定了坚实的学术基础。

自春秋战国至东汉末年，是中医学发展较迅速、成就巨大的历史时期，许多重要医学著作都

在此时相继问世，据东汉班固《汉书·艺文志》记载，有医经七家，凡二百十六卷，经方十一家，凡二百七十四卷，足见当时名医辈出，著述繁多。医经七家包括《扁鹊内经》《扁鹊外经》《白氏内经》《白氏外经》《白氏旁篇》《黄帝内经》《黄帝外经》。经方十一家包括《妇人婴儿方》《五脏六腑痹十二病方》《五脏六腑疝十六病方》《五脏六腑瘅十二病方》《风寒热十六病方》《泰始黄帝扁鹊俞拊方》《五脏伤中十一病方》《客疾五脏狂癫病方》《汤液经法》《神农黄帝食禁》《金创瘈疭方》等。上述所谓"七家"及"十一家"，乃是泛指医家的诸种著作而言，非为医家之谓，如《白氏内经》《白氏外经》《白氏旁篇》即是白氏的三部医著。《汉书·艺文志》说："医经者，原人血脉、经络、骨髓、阴阳、表里以起百病之本，死生之分，而用度箴石汤火所施，调百药齐和之所宜。""经方者，本草石之寒温，量疾病之浅深，假药味之滋，因气感之宜，辨五苦六辛，致水火之齐，以通闭解结，反之于平。"从而可见无论在医学基础理论或药物学方面，当时的医家著书立说，已有许多不同内容的论述。

在医经七家、经方十一家中，《黄帝内经》（以下简称《内经》）是现存最早的一部医学著作，奠定了中医理论体系形成的基础。《内经》比较系统地反映了该书成书期间的医学面貌，是丰富的医疗实践经验与当时自然科学知识、古代哲学及诸子百家学说相结合的产物，也是这一时期各医家多种学说的荟萃。如书中《素问》部分，引用《上经》《下经》《脉经》《九针》《大要》《脉要》《本病》《金匮》《热论》《形法》《针经》《脉变》《五色》《揆度》《奇恒》《阴阳十二官相使》《天元玉册》《太始天元册文》等二十多部古代著作。因此，学术见解不一致之处，在《内经》中亦时有所见。该书包含的阴阳五行、五运六气、摄生、藏象、经络、病机、诊法、治则、针灸等内容，正是构成中医学理论体系的主要框架。所以，《内经》的成书，标志着中医学理论体系的确立，它与张仲景的《伤寒杂病论》成为中医学基本理论和辨证论治的奠基之作，两书和《神农本草经》《难经》一起被历代医家奉为经典，对后世医学的发展有着巨大、深远的影响。历代医家的医疗实践无不以之为指导，而这些基础理论又在医家们的实践中反复验证并不断得到充实和完善。自晋唐、宋、金元，下迄明清的许多医家，他们在各自的临床经验和理论研究中在某一方面有很大发展，各创学说，发展了中医理论，但在总体上始终保持着中医学术理论的特色，直到近代，中医学仍具有其独特的体系。

扫一扫，查阅本
章数字资源，含
PPT、音视频、
图片等

第一节　中医各家学说的形成

各家学说的形成受各方面因素的影响。医家们由于所处时代不同，自然气候各异，地区环境有别，师承授受及医疗实践经验的特殊情况等原因，创立了各种不同的理论观点和治疗法则。虽然，诸家学说各有特长，但就中医学术思想的继承和发展而论，则又有其共同的特点。

各家学说的形成因素

各家学说的形成因素很多，大抵可归纳为如下方面：

（一）汉以前医学经典著作的影响

历代各家学说都是在《内经》《伤寒杂病论》等经典医著的理论基础上发展起来的，医学家们除对上述著作进行校订、注解、阐发，做专门研究之外，还通过临床实践，分别在病机理论、诊疗技术等方面不断加以总结、充实和发展。同时，或对《内经》中的部分材料进行归纳、演绎而成为一种有系统的理论；或以《内经》《难经》等学术思想为依据，结合其临床经验而发挥成为一家之说。徐大椿曾谓："自古言医者，皆祖《内经》，而《内经》之学至汉而分。仓公氏以诊胜，仲景以方胜，华佗氏以针灸杂法胜。"（见《难经经释》叙）故虽师承各别，但皆不离乎《内经》，逮晋唐以后，则支流愈分。如金元四大家，虽以《内经》病机学说为依据，但通过各自的临床实践而形成各种不同的学术思想。明代各医家的命门学说则是在《难经》命门理论指导下，结合临床而阐明的专题论述。明清的温病学说，也是在《素问·热论》和《伤寒论》理论的基础上不断发展、演化而成的。另如王清任的活血化瘀论和吴师机外治方法统治诸疾的创制，也无不受到《内经》《难经》《伤寒论》等书的影响。

（二）哲学及其他学科对医学的影响

在中医学理论体系的发展过程中，其他学科对各家学说的形成也有非常重要的作用，尤其是哲学思想渗透入中医学领域之后，对医学理论的发展产生着深刻影响，它在某一时期或对某一医家的学术思想方面甚至还起着指导性的作用。

继《内经》的精、气、神学说之后，道家对精、气、神的研究不断深入，称之为人身三宝，其所称"精气互藏"说，与宋代理学家的"阴阳互根"论颇为相近。这些思想也反映于医学上。宋代理学是儒、释、道结合的产物，标志着儒家哲学思想发展到了一个新阶段，二程及朱熹等理学家讨论的"理一分殊""理气""一两""体用""道心人心""天理人欲"等哲学范畴、周敦颐《太极图说》所阐释的宇宙生化图景及观念渗入医学理论的建构中。刘完素的火热病机理论、朱震亨的"相火论"和"阳有余阴不足论",乃至明代孙一奎、赵献可、张景岳等人的命门学说都在不同程度上受到哲学的启迪。刘完素《素问玄机原病式》曰"易教体乎五行八卦,儒教存乎三纲五常,医教要乎五运六气,其门三,其道一",以及主张"相须以用而无相失"的说法,医理与哲理的有机结合得到了充分的体现。至于朱丹溪强调的"火多因动",接受了宋儒周敦颐《太极图说》"太极动而生阳"的理论。李杲《脾胃论·远欲》中"安于淡薄,少思寡欲,省语以养气,不妄作劳以养形,虚心以维神"等阐说,则是道家清静无为思想渗透的结果。朱震亨作为滋阴一派的奠基人,其"相火论""阳有余阴不足论"等学说所浸透着的理学思想,受益于从学于朱熹四传弟子许谦的经历。

《内经》论天地之气有"高下相召,升降相因"等,宋哲学家张载发挥了古人的"元气"学说,重视气之"浮沉升降与动静相感"(《正蒙》),此后中医理论中"气"的学说也随之而发展,如张元素论药物气味有升降浮沉之性,李杲提出了脾胃之气为一身之"元气"的论点,而尤重阳气的升发,这些多与哲学思想有一定关系。同时,李杲还以《易经》中"乾""坤"二卦的变化来说明人身元气的升降浮沉问题。

在宋哲学家邵雍等从《易经》中阐发先天、后天之说后,元明医家对人身之气也有先后天之分,并且对于脾和肾也有肾为先天根本和脾为后天根本的论说等都体现了中国哲学思想对中医学术理论发展的影响。

(三)时代的影响

各家学说的形成与时代背景密切相关,时代环境的特点对医家学说形成有重要影响。例如,金元医家学术思想活跃的原因有以下几点:

一是自汉以后,唐宋医学虽大有发展但多详于方治,略于理论。因此长期以来积累的丰富经验必须进行总结和提高。这是金元医家开创医学理论的原因之一。

二是古代医籍历经毁坏,到宋代已多散乱阙佚,但宋代官方比较重视医学,于是由校正医书局刊行了汉唐以来的多种医书,另外由于活字印刷术的发明和推广,使古代湮没或失佚的医籍,重行于世,为金元医家的理论研究提供了条件。

三是当时医界恪守宋朝颁行的《太平惠民和剂局方》(简称《局方》),忽视辨证,滥投芳香燥烈,造成极大时弊。于是,激发了金元医家补偏救弊的革新思潮,倡论泻火或滋阴的学风,从而改变了一二百年来的保守局面,开启金元时期的医学争鸣,如孙一奎所说:"丹溪阳有余阴不足之论,盖为当时局方温补之药害人,故著此以救一时之弊。"(《赤水玄珠·虚怯虚损痨瘵门总论》)

四是金元时期社会动荡、战争纷扰、疾病流行,旧有的治法已远难满足新的医疗要求,有革新精神的医家势必努力于开辟新路,在医疗实践中创立新的理论和方药。同时,宋金对峙的局面,也有利当时医家开展对各种医药时弊的批判。

(四)医家学术思想之间的相互渗透

由于师承和私淑等关系,促成了当时医家学术思想的继承和相互渗透,这也是各家学说形成的重要因素。

就刘完素、张元素学说而论,近世有河间学派、易水学派之称,并认为刘完素的"六气病机学说"和张元素的"脏腑病机学说"迥然有别。其实，河间、易水两家并非截然不同。张元素的"脏腑病机学说"除受《中藏经》《备急千金要方》和钱乙等有关脏腑寒热虚实论说之外，还受河间学说一定影响。因为河间的"六气病机学说"虽论述了四时六气，但更重要的是发明了脏腑内在六气的病机问题。所以"六气病机学说"实质上也包括了脏腑病机问题。同时，张元素对运气也很有研究，他还采纳了河间著作中的"天地六位藏象"说，这更足以证实河间脏腑六气病机学说对张元素的影响。此外，张元素还特别重视"去脏腑之火"，并列举各脏腑去火专药。于此，尤见张元素学说的形成与河间学说的渗透是分不开的。河间与易水之间的学术关系既有区别又有联系，而与两家各有师承和私淑关系的张从正、李杲、朱震亨等医家，其学术思想的互相渗透，则更为人们所熟知。明清之际，各家学说的相互影响更为错综复杂，如明·张景岳不仅在医学上继承了《内经》微旨，而且也受历代名家如王冰、许叔微、李杲、薛己等的学术思想的渗透，同时把天文、易理也融会于医学理论之中。又如清代叶天士的温病学说不仅对仲景《伤寒论》有所发展，而且继承了刘河间治疗热病的经验和李杲的清暑益气法、吴又可的温疫学说、张凤逵"暑邪首用辛凉，继用甘寒，后用酸泄敛津，不必用下"之说，以及喻嘉言芳香逐秽宣窍之法。叶天士"温邪上受，首先犯肺，逆传心包"之说，实是承袭《难经》"肺邪传心"、盛启东"热传心包"说。在杂病方面，亦有同样情况。说明各家学术思想的渗透影响，对于医家学说的形成有十分重要的作用。

（五）医疗实践的基础

各家学说的形成，与医家本身的医疗实践关系更为密切，包括所处的方土气候、发病特点，以及治疗对象等不同情况。如朱震亨认为："西北之人，阳气易于降；东南之人，阴火易于升。"孙一奎也认为："东垣北人，故著《脾胃论》以补中益气、升阳散火为主治，丹溪南人，故创'阳有余阴不足'之说，以滋阴降火立法。"至于临床经验，常是形成各家学说的重要因素。如李杲重视脾胃，他亲历大梁之围，围城中人胃气亏乏，疾病流行，而当时医者妄用发表攻下，死人无数，李杲故作《内外伤辨惑论》以阐明内伤发热不同于外感。又如明末吴又可根据当时疫病流行特点，总结其临床经验而著《温疫论》，开创"戾气"之说，对外感疾病的病因发展做出了贡献。清代余师愚，通过临床实践，根据当时疫病特点，认为温疫乃运气之淫热，内入于胃，敷布十二经所致，创制清瘟败毒散，以石膏重剂泻诸经表里之火。当时京师大疫，他以大剂石膏应手而痊。上述例子，说明历代诸多著名医家都是通过其实践经验而立论制方，自成一家之说，丰富了各家学说的内容。

（六）国外医学的影响

在各家学说形成过程中，国外医学也起着一定的渗透作用。早在南北朝，陶弘景整编葛洪《肘后备急方》时，就曾引用印度医学的观点。唐·孙思邈《备急千金要方》也引用其地、水、火、风四大不调之说，与阴阳五行交相并列。这些内容反映了国外医学对我国医学有所渗透。《龙树眼论》等医著亦于唐代传入。直至宋代仍列入太医局的学习课程，对我国眼科学的发展有一定影响。《备急千金要方》还记载有一些国外的医疗、养生方法。又如宋代，芳香药物的大量输入，为后世"芳香开窍"法奠定了良好的基础。到了明清时代，西方医学传入日益增多，这对中医学的渗透有较大影响。不少医家如朱沛文、唐宗海、张锡纯等，都持有"汇通"中西医学的主张，他们开始探索以西医的学术见解来沟通和发展中医学术，逐渐形成了中西汇通的思潮。

此外，我国各族人民都有丰富的医疗经验。在历史上，曾经涌现过一些少数民族的著名医家和著作，如唐代藏医宇妥·元丹贡布的《四部医典》、元医忽思慧的《饮膳正要》等，他们的论著丰富了各家学说的内容。又如元代医家积累了不少创伤外科的治疗经验，对丰富骨伤科的治疗颇有影响，从而使中医学理论体系更为完善。

第二节　各家学说的传承形式与特征

现存史籍的记载表明，战国时代已有名师传道、授业、解惑等医学教育活动，中医依靠师承、私淑、家传等多种传承方式，延续、发展中医之学脉，各家学说的传承也是学派产生的基本条件。

一、中医传承的主要形式

（一）师承授受

韩愈说"古之学者必有师"。"师承授受"，又称"亲炙"，通过师徒之间进行传授知识的方法。由于师徒之间的特殊关系，弟子跟随师父临床实践，师父可随时讲授，把自己积累的临证经验传授给弟子，有利于弟子学习继承师父独特的学术思想和临证经验。通过"师承授受"，弟子往往成为师父学术主旨的继承人与发扬者。

在现存史籍文献中，《史记·扁鹊仓公列传》记载长桑君"悉取其禁方书，尽与扁鹊"，这是历史上最早见于史书载录的医学授受关系。扁鹊有子阳、子豹等的授受脉续；公乘阳庆"悉以禁方予"仓公（淳于意），仓公的传人有宋邑、高期、王禹、冯信、杜信、唐安等。

《史记·扁鹊仓公列传》有"长桑君亦知扁鹊非常人也，出入十余年……乃悉取其禁方书，尽与扁鹊""扁鹊乃使弟子子阳厉针砥石……乃使子豹为五分之熨"的记载，以及《韩诗外传》所谓"子同捣药，子明灸阳，子游按摩，子仪反神，子越扶形"，《说苑》中扁鹊系弟子还有子容、阳仪等学人的述称，不仅详尽地描述了长桑君历经10余年的观察和考核，才将"禁方书"授予扁鹊的过程，还把扁鹊医学一脉师承的关系表述得极为清晰。扁鹊之学的传授，采取了"因材施教"的教学方式；淳于意亦一如扁鹊，视诸生之禀质，分授经脉五诊、镵石砭灸、方药和齐、脉学等。历代医家以医学博大精深，事关"生生"要务，每每"以至精至微之事，求之于至粗至浅之思，其不殆哉"（《备急千金要方·大医精诚》）为训，这些师承考核规矩的代代相传，形成了中医传承教育中特别主张的"非其人不授"的固有传统。

这种师徒授受的传承模式，对众多医学流派的产生有深远影响，如易水学派、河间学派等。李杲（1180—1251）又名李东垣，字明之，金元四大家之一。李杲因母亲为庸医所害，立志习医，离乡四百里，拜燕赵名医张元素为师。经过4年的刻苦学习，李杲"尽得其法"，遂辞别元素返回故里，创立脾胃论，著《脾胃论》《兰室秘藏》等，继承并发扬了张元素的学说，自成一家。李杲晚年收罗天益（1220—1290）为入室弟子，罗天益刻苦研习李杲之学说和临床经验。李杲临终时，把所著医书，清检校勘整理成册，分类陈列于几案前，交付弟子罗天益，嘱其为天下后人，谨慎传世，不要将其埋没。罗天益为元太医之时整理刊出了多部李杲的医学著作，撰有《卫生宝鉴》，对传播"东垣之学"起到了重要作用。朱震亨（1281—1358），又称朱丹溪，为元代著名医家，《明史·方技·戴思恭传》云："震亨……学医于宋内侍钱塘罗知悌，知悌得之荆山浮屠，浮屠则河间刘守真门人也。"朱丹溪师从元代名医罗知悌，罗知悌乃刘完素再传弟子，是河间学说的继承者。朱丹溪早年从儒学习理学，因师病久，勉其学医，逐弃儒习医，数次登门拜谒罗知悌遭拒，每日拱手立于门前，置风雨于不顾。罗知悌"爱其诚"，始获相见，岂知一见如故，收其为徒，朱丹溪尽得其妙旨，终成一代大师，赵道震、赵以德、戴原礼等诸人均为朱丹溪亲炙弟子，他们对丹溪之学多有发明、补阐，各有发挥，使丹溪之学发扬光大，学脉绵至明代。

"师承授受"这种传承方式，使中医各家学说代有传人，绵延发展，在中医的学术传承和发展中有着极其重要的作用，这是中医学派产生的前提条件。

（二）个人私淑

"私淑"，源出《孟子·离娄下》，其曰："予未得为孔子徒也，予私淑诸人也。"赵岐注曰："淑，善也。我私善之于贤人耳，盖恨其不得学于大圣人也。"宋·朱熹的《大学章句·序》曰："虽以熹之不敏，亦幸私淑而与有闻焉。"明·唐寅《谒故福建金宪永锡陈公祠》诗曰："私淑高风重拜谒，秋林残日古城西。"可见，所谓私淑，即未直接受业但敬仰其学术并尊之为师，没有时空限制，私淑弟子乃自称的学生，未亲自受业，跟随老师学习。

中医各家学说的私淑，是通过自己刻苦钻研、实践所尊之师的学术主旨，临床经验，对尊师的学术思想和临证经验进行继承并不断发扬的学习传承方式。

张从正（1156—1228），金元四大家之一，他敬仰刘完素之医术，私淑刘完素之学，用刘完素的理论来指导自己的医疗实践，充实自己的学术思想，立攻邪之说，其学后传授于弟子麻知己、常德等，逐成攻邪一派。罗知悌（1243—1327）乃刘完素的再传弟子，同时罗知悌还私淑张从正、李杲的学说，不恪守一家之言，善于吸收各家之长，形成独具特色的临床思想，罗知悌又将其学亲炙朱丹溪。朱丹溪尽得其旨，发扬而自成新说，明代虞抟、王纶、汪机、徐彦纯等私淑丹溪之学，学脉绵绵，影响波及日本，后世称为"丹溪学派"。

自刘完素立火热论，开金元医学肇新之局，其学经诸弟子传承，不断发扬光大。任应秋先生用"二歧三变"来概括其演进："河间之学，实以五运六气之讳说立，而以火热之显学用；以火热之一说倡，而以阴阳虚实、气血痰郁诸法成。凡二歧而三变。二歧者，一歧于张从正，再歧于罗知悌。以完素六气从火说，并非纯主乎攻者，而从正则唯攻是务，此一歧也；完素主乎清散，从正主乎攻破，罗知悌既承于刘张之学，又兼采东垣，法乎温补，此二歧也。三变者，一变于罗知悌，再变于朱震亨，三变于王纶、虞抟、汪机诸子也。罗知悌攻补兼用，是为一变；朱震亨倡言阳有余阴不足，是为二变；王纶、虞抟、汪机诸子兼采仲景、钱乙、东垣之说，一断乎丹溪，是为三变。"在这个河间学说演进发展过程中，私淑是重要的一环。私淑这种方式是中医各家学说学术传承的一种重要形式。

（三）家传授业

中国古代百工"子承父业"的执业特征。元代法律明文规定：未经选试和注册，不得行医；医者的后人可以继承祖业行医。明代沿袭元代的规定，制定出一套更为严格的户籍和职业世袭制度。《大明会典》卷十九律令"凡军、民、医、匠、阴阳诸色户，许各以原报抄籍内定，不许妄行变乱，违者治罪，仍从原籍"，并规定"若诈冒托免，避重就轻者，杖八十。其官司妄准脱免及变乱叛籍者，罪同"。其中，医户制度还明确规定：太医院学生主要从医户子弟中选拔；医户无嫡系子孙，可在嫡亲弟侄辈中选拔补任；医户建立造册备案制度，所谓"凡医药之人，礼部务必备知，以凭取用"。明代实行的医户管理制度，使医药行业的"子承父业"变成了带有法制性质的户籍执业制度。

有家学渊源的"世医"之家，医学思想、医术秘籍以在家族之内传授为主，即所谓家传。如上海青浦何氏医学，南宋以来连续传承二十九代。何氏医学开山之祖为何彦猷，仕儒而通医，官至大理寺丞，因力辩岳飞冤狱而被贬黜。南宋绍兴十一年（1141）何彦猷至京口（今江苏镇江）十字街行医，其后子孙辗转迁徙松江、奉贤、青浦等地，一支定居于青浦重固，繁衍生息，传承至今。其中，最著名的医家有第六代的何渊、第十七代的何汝阈、第十九代的何嗣宗、第二十二代的何元长、第二十三代的何书田、第二十四代的何鸿舫等。何氏世医，著述颇丰，对温热病、鼓胀、虚劳、吐血、妇科疾病等证治有独到理论和临床经验积累，第二十八代传人何时希主编的《何氏历代医学丛书》，成为研究何氏医学八百余年发展轨迹极为珍贵的医药文献遗产。

历代硕儒名医有家学渊源者众。徐之才（492—572）是南北朝北齐医学家，安徽当涂人，首创方剂"十剂"理论。其家族八代世医，出现了11位名医。薛己（1487—1559），明代医学家，自幼继承家训，得其家传，通内、外、妇、儿各科，名著一时，其父薛铠（著《保婴摄要》）曾为太医院医士。汪石山（1463—1539）明代医学家，安徽祁门人，尊为新安医学奠基人，其家世代行医，祖父汪轮、父亲汪渭均为名医。李时珍（1518—1593），其祖父、父亲均为当地名医，李时珍继承家学，尤其重视本草，著中草药巨著《本草纲目》，为明代伟大医药学家。

新安医学研究，自宋至清末，有明确记载的中医466人，据不完全统计，新安医学传三代以上世家约有63个。

家传之方式使医学主要在家族内得以流传，经历数代临床经验积累后有利于形成学术与技术特色，保持学术思想与技术传承的稳定，对中医学的发展产生了较大影响。

另外，还有其他传承途径和方式，如学府传授，即由朝廷建立医学教育机构培养，至唐代已设立了具有相当规模及影响的太医署，除负责朝廷的医疗保健外，同时主管医学教育。宋、金、元、明、清历代都有与唐代类似的医学教育制度。有培养目标、学科设置、课程设置、学制和考试、层级奖罚等严格的管理制度，也是中医学术传承的重要载体，培养了相当数量的中医药人才。

中医药学历经两千多年发展，医学思想不断发展，各家学说各显风采，医学流派学脉不绝，至今仍能屹立于世界医学之林，医学教育传承起到了重要作用。

二、各家学说传承的学术特征和规律

传承是科学文化遗产传世的基本方式，具有因传而承、承而再传，以及主动转移、一脉相承、转移后受师承授受关系支配或影响等特征。历代医家虽然各自的经历和学术成就不同，但有继承、有取舍、有发展，使医学得以提高，是各家学说的共同特点。

（一）传承性

一种新的学说或理论的产生总是以继承为基础的，与继承相比，传承又有在授受基础上的延续乃至变易、创新等内涵上的差异。传承是文化得以延续和发展的保障，是中医保持其理论体系和技术方法相对稳定、持续发展的重要保证。

各家学说的传承，一是体现在继承经典的中医理论上。金元四大家虽各有其说，但都是以《内经》为宗的，河间自述"余二十有五，志在《内经》，日夜不辍，殆至六旬"（《保命集自序》）。"因披玩《素问》一经，朝勤夕思，手不释卷，三五年间，废寝忘食，参详其理，至于意义深远，研精覃思，期于必通"，代表著作名《素问玄机原病式》，学术思想深受《素问》运气七篇、《至真要大论》的病机十九条的影响。张子和以《内经》为其"攻邪论"的理论依据，曰

《内经》一书，唯以气血通流为贵，世俗庸工，唯以闭塞为贵，又止知下之为泻，又岂知《内经》之所谓下者，乃所谓补也。陈莝去而肠胃洁，癥瘕尽而荣卫昌，不补之中有真补存焉。"（《凡在下皆可下式》）这就是他"攻邪论"的理论依据。李杲的"脾胃内伤论"、朱丹溪的"阴不足，阳有余"论，同样也宗《内经》为理论依据，戴良《丹溪翁传》引朱氏语云："将起度量，立规矩，称权衡，必也《素》《难》诸经乎！"这是中医保持其理论体系和技术方法相对稳定、持续发展的重要保证。二是体现对某些医家的学术思想、学说理论及临床经验的继承。当然，如果单纯地师承传授或私淑一家，所获得的只能是比较狭隘的经验或理论，所以一个医家往往有不同的学术师承渊源，朱丹溪师从河间再传弟子罗知悌，罗知悌旁通李杲、王海藏（好古）、张戴人（从正）诸家学术，朱丹溪尽得其学，博采众长，援理入医，成集金元医学之大成者，清代叶天士十年从师十七位，不断积累实践，终成一代名医。同时，有师承关系的医家，也未必都能成为该学术流派的成员，传承不仅是延续，还有在继承基础上的创新，乃至变易，是否传为一派，应以其学术内涵、学术思想为依据进行判定。

（二）批判性

张元素反对医者治病因循守旧之风，提出"运气不齐，古今异轨，古方新病，不相能也"，经典理论与临床实际差异所形成的张力，是医学发展的内在动力。对经典理论、临床经验的反思，对某些医家学术思想、学说理论、临床经验的质疑和批判，对医学时弊的批判，开启了学术争鸣，促进了新的学说理论的出现，形成了新的临床治疗思想、法则和方法，产生了新的学术流派，推动了中医学术的进步和不断完善。

如刘河间提出"五运六气有所更，世态居民有所变"，批判了"发表不远热"之说，而倡用辛凉、甘寒的解表之法。张子和为纠正当时庸医治病"纯补其虚，不敢治其实"，病人也喜用补药"虽死亦不知觉"的不良风气从而著书立说，提出了汗、吐、下三法的祛邪理论，并丰富了三法的内容。李杲则批评了当时以外感法治内伤发热之误，而创甘温除热之法。朱丹溪批判纠正自宋代《太平惠民和剂局方》以来人们滥用、误用辛香温燥药的流弊，而创养阴的理论。明代薛立斋、赵献可、张景岳等重视温补阳气，缪仲淳力主甘寒养阴，也都是为针对当时俗医滥用苦寒而有所建树。

批判性的思维特征是中医产生新学说、新学术流派的重要基础。

（三）创新性

没有创新就没有各家学说的发展。学术创新包括理论创新（提出新学说、学术观点创新）和临床治法治则新特点、新技术、新方法的创新。

金元时期，刘完素突破了墨守仲景成规的保守风气，着重六气病机的研究，提出"六气皆可化火"之说，为火热病的治疗提出了有效方法，而且为明清温病学派的形成奠定了坚实的基础。清代叶天士总结前代外感病研究，结合临床实践，打破六经辨证的模式，创卫气营血的温热病辨证论治体系；吴鞠通则把卫气营血辨证与薛雪治疗湿热病的三焦辨证有机地结合，立温热病上中下三焦辨证体系，并化裁古方和前人经验方，著《温病条辨》，补充完善了温病学的理论体系，形成了独特的温病治疗的临床特点。

张元素侧重脏腑病机的探讨，从五脏六腑寒热虚实来分析疾病的发生与演变，到突出脾胃、肾命的研究，一方面使脏腑证学说的内容更加丰富多彩，另一方面也为虚损病证的辨治开拓了新的途径，提出了"药物归经"理论，丰富与完善了中药药物学和制方的理论体系。其弟子李杲重点发挥脾胃学说，自成一家。王好古探讨脏腑病机，对三阴阳虚，大加阐发，以温养肝、脾、肾为主。这些理论创新影响深远，也是明代温补学说的发端基础。

各家学说在学术争鸣中创新发展，相互间的渗透影响，不断开拓出医学新领域，不断地促进中医理论体系的充实和完善，创新性是各家学说发展的灵魂。

第三章
各家学术争鸣与中医理论发展

各家学说的理论基础来源于《黄帝内经》，继《黄帝内经》之后，从魏晋至隋唐、宋代，历代医家在临床医学方面积累了丰富的经验，在理论上也有一定的总结和提高。至金元时期，医家们把临床实践与理论研究更加具体地联系起来，他们各抒己见，发表了不同的学说，如刘完素的火热病机理论、张子和的攻邪理论、李杲的脾胃内伤学说，以及朱丹溪的养阴学说等，这些医家的学术争鸣，不仅丰富了医学的内容，而且在中医学发展史上，起着承先启后的作用，故《四库全书总目提要》认为"医之门户，分于金元"。

虽然金元时期是各个医家学术争鸣的鼎盛时期，但在金元之前，唐代孙思邈、王冰，宋代的陈言、成无己、钱乙、朱肱、许叔微、严用和等医家的学说，都各有特点和贡献，对后世医学颇多影响，也是研究各家学说所不能忽视的内容。金元之后，明清之际名家辈出，他们在临床实践的基础上进行理论研究，不仅使各科医学理论趋于综合、融化，而且多所突破，颇有创新。值得我们重视和借鉴。

综观历代卓有成就的医家，他们都有很丰富的临床实践，从生理、病理、诊断、治疗等不同角度，对中医基本理论加以深入阐发。

一、阴阳五行学说

（一）阴阳

历代医家论述阴阳，多以《内经》为基础。如王冰注《素问》有"阳气根于阴，阴气根于阳。无阴则阳无以生，无阳则阴无以化。全阴则阳气不极，全阳则阴气不穷"的论述。自王冰之后，历代医家都十分重视阴阳互根的原理。

朱丹溪、张景岳等医家结合生理、病理，在水火、命门、阴精、阳气等方面对阴阳问题做了更深入的研究和阐发，朱丹溪提出"阳常有余，阴常不足"的论点，张景岳则认为"阳常不足，阴本无余"。同时，张景岳还较为全面地论述了元阴、元阳的问题。总之，这都反映了他们从阴阳角度对生命根源和生理机能问题进行了探讨，其价值和意义是相当重要的。

（二）五行

继《内经》五行学说之后，《难经》根据五行生克乘侮之理，提出了"母能令子虚""虚者补其母""子能令母实""实者泻其子"，以及"东方实，西方虚，泻南方，补北方"的治则。后《中藏经》也强调五行关系，在五脏病中着重提出"金克木""水乘火""肝来克脾""肺来乘脾"等说。在《隋书·经籍志》所录的谢士泰《删繁方》中又提出了母虚补子的内容。这些理论，甚为唐、宋、金、元医家（如孙思邈、王焘、许叔微、陈无择、钱乙、刘河间等）所重视，并加以发挥，使五行学说更广泛地运用于临床，如明代薛己以五行相生原理治足三阴虚，用滋化源法，认为"补脾土则金旺水生，木得平而自相生"。历代之所谓"水不涵木""木火刑金""肝木克土"等病机和病变概念，以及"滋水涵木""培土生金"等治则亦渐次形成，清代的许多医家都在临床上作为治疗的重要法则，使五行学说能比较全面地指导临床实践。

二、五运六气学说

王冰编纂《素问》时，补充了《天元纪大论》等有关运气学说的七篇大论，系统阐述并全面讨论了自然变化与人体发病的关系。之后，历代医家对运气学说研究不息，其观点亦各不同。在宋代，运气学说对中医理论影响很大，特别是刘温舒《素问入式运气论奥》问世以后，运气学说广为流行，宋太医局将其定为考试科目。《本草衍义》《圣济总录》等颇有影响的著作，均推崇运气学说，甚至还预制六十年运气主病方，说明运气学说在当时颇为盛行。

但也有医家反对运气的机械推算法，如：沈括认为运气虽"随其所变，疾疠应之"，有其合理内容，但不能"胶于定法"。金代刘河间也很重视运气学说，刘河间之论运气能独创新说，其特点在于除论述自然界的五运六气与人体的关系之外，还以运气阐明脏腑病机，认为"寒、暑、燥、湿、风、火六气，应于十二经络"，"脏腑经络，不必本气兴衰而能为其病，六气互相干而病也"，对运气学说在原有基础上别有发挥。此外，他还对运气学说中的"亢则害，承乃制"理论做了新的阐发，认为"所谓五行之理，过极则胜己反来制之，故火热过极则反兼于水化"，就这样以"胜己之化"来解说某些病理假象。

张元素以五运六气之理融于制方遣药之中，其论方以六气而分，言药据五运以别，如"风升生""热浮长""湿化成""燥降收""寒沉藏"等，别具一格，对李杲及后世医家的立方用药有深刻影响。

明代张景岳认为运气"十应八九"而"有少不相符者"。他既认为"用运气之更迁，拟主病之方治，拘滞不通"，又认为偏执己见，不信运气者也不全面。指出"疫气遍行，以众人而患同病"是"运气使然也"。

清代的吴谦、徐灵胎、陈修园等医家，于运气学说虽有赞同，但对以岁时机械推疾病者多持异议。至于明代缪希雍则全盘否定运气之学，认为"无益于治疗而有误于来学"。然而清代晚期，如王朴庄、陆九芝等却又大力推崇，说明对于运气学说，历代医家各有不同见解。

三、藏象学说

自《内经》提出藏象学说之后，历代医家颇注重于肾命、脾胃等问题的研究。刘河间对二者同等重视，提出"土为万物之本，水为万物之元……根本者，脾胃、肾也"。李士材也总结出"先天之本在肾，后天之本在脾"之结论。在脾胃方面，诸家尤多阐发，如李杲论述脾胃，特重于脾胃阳气的升发；朱丹溪在重视阴精的同时，并重视脾土阴血。王纶宗丹溪之学，明确提出了"脾阴"的概念；周慎斋更重视脾阴虚的证治，缪希雍对脾阴不足的治疗也甚有经验。至清代，叶天士又论述胃阴，提倡养胃阴论从而使脾胃理论更趋完善。

命门理论始自《难经》左肾右命之说，晋唐医家亦有论及。金元医家如刘河间、王好古则有以右肾为命门相火的说法，张元素称"命门为相火之原"，李杲又把"阴火"纳入相火的范畴。以上均开明代命门学说之先河，是中医命门学说发展中的一个重要过程。

明代医家对命门问题论述尤多，孙一奎把《难经》中的"命门"与"动气"联系起来，认为命门为肾间动气。赵献可强调命门之火的作用，把命门置于十二官之上；张景岳则认为命门为阴阳之宅、水火之府、精气之海、死生之窦。虽然诸家论述不同，但都强调了命门作用均以阴精为基础。

在张景岳等医家之前，李时珍也认为命门为有形之体，藏精系胞，下通二肾上通心肺而贯脑，为相火之主，精气之府，其说与张景岳有相同之处。

藏象学说中有关心的论述，历代医家不断有所阐发，如孙思邈《备急千金要方》曰："心主神，神者五脏专精之本。"并指出心火与肾水的关系，还列举了心病可引起诸多疾病。沈金鳌则谓："十二经皆听命于心，故十二经之精皆贡而养心，故为生之本、神之居、血之主、脉之宗。盖神以气存，气以精宅，唯心精常满，故能分神于四脏；心气常充，故能引精于六府，故必肾水足，而后心火融，肾水不足，必致心火上炎，而心与肾百病蜂起矣。"以上论述，说明心的功能作用与精气血脉联系密切，故心病为导致百病的根源，是对《内经》藏象学说新的发挥。

关于脑为奇恒之腑的认识，李时珍称"脑为元神之府"，后金正希、汪昂、王清任等都认为"灵机记性在脑不在心"。又阐明了心脑之间的功能区别。

此外，清代王旭高有关肝气、肝阳、肝风、肝阴等论述，沈金鳌论肺与心、肝、脾、肾及大肠的密切关系，以及喻昌有关燥与肺气郁的论述，都是别具一格的。以上例子，反映了各家学说在藏象理论方面的贡献。

四、气血理论

《内经》对气血的生理、病理、治疗，均有丰富的论述，后世医家多有阐发。如病理方面关于气血受病的先后问题，《难经》提出："气主煦之，血主濡之，气留而不行者，为气先病也；血壅而不流者，为血后病也。"许叔微也提出："人之一身不离气血，凡病经多日，治疗不愈，须当为调血。"叶天士则更明确提出了"初病气结在经，久则血伤入络"的理论。

此外，在调治气血方面，杨士瀛提出："气者血之帅也，气行则血行，气止则血止……故人之一身，调气为上，调血次之。"李杲也善于通过补气以益血，其当归补血汤即是阳生阴长之意，赵献可因此提出了"有形之血不能速生，无形之气所当急固"的观点。李士材也认为"气血俱要，而补气在补血之先"。李梴又变通旧说，自出机杼，提出"补血以益营，非顺气则血凝；补气以助卫，非活血则气滞"的见解。汪机更有营气、营血之说。对于失血证，历来有去瘀生新之说，如缪仲淳认为"宜行血不宜止血"，认为止血则瘀留，反使血不归经。

清代王清任、唐宗海等对血证很有研究。王清任所著《医林改错》列50多种瘀血病证，其著名的血府逐瘀汤和补气活血的补阳还五汤在临床上卓有疗效。唐宗海提出"气为血之帅，血随之而运行，血为气之守，气得之而静谧"，并立止血、消瘀、宁血、补血四法，有重要临床意义。

五、经络学说

继《内经》经络学说之后，历代医家除对十二经脉的研究有很大发展外，《难经》还阐论了奇经八脉的特点、作用和病证。王冰注《素问》曾发"冲为血海，任主胞胎，二者相资，故能有子"的名论。元·滑伯仁在《十四经发挥》中强调了任、督二脉的重要作用，认为"宜与十二经并论"，进一步引起了后人的重视。李时珍著《奇经八脉考》，提出奇经对十二经络起主导作用的独创之见，此后，在临床方面叶天士十分重视奇经辨证，对奇经虚证和奇经实证提出了治疗方法。

六、六经、卫气营血和三焦辨证学说

在经络学说的启示下，《素问·热论》曾论述热病的六经传受，张仲景《伤寒论》则以六经作为辨证施治纲领。朱肱的《类证活人书》提出"治伤寒先须识经络"，用经络循行以解释六经病证。

六经辨证还应用于杂病证治，巢元方的《诸病源候论》论治疟疾分六经。后许叔微、王好古等均以六经用于杂病证治。清代柯琴也认为"仲景之六经为百病立法，不专为伤寒一科"。在温病学说中，叶天士所倡卫气营血辨证论治方法，也是对此的发展和补充。

历代医家对三焦的论述也是不断发展的。《内经》中三焦原属手少阳三焦经，本属经络学说的一个组成部分。《难经》中有上焦"其治在膻中"、中焦"其治在脐旁"、下焦"其治在脐下"等说。后世医家将此说联系疾病治疗，如刘河间论消渴病主张三焦分治，孙一奎治胀满、癃闭等病，悉宗《难经》之法。喻嘉言"三焦论疫"说对叶天士深有影响，此后吴鞠通又根据叶天士之说提出了温病三焦辨证论治治法，也离不开《伤寒论》的辨证论治精神。故喻昌有"凡治病不明脏腑经络，开口动手便错"之论，说明了它们之间的密切关系。

七、病因学说

《内经》对六淫及疫疠等病邪均有论述，但对饮食、劳倦、情志、房室等病因也很重视。

《金匮要略》论述病因，以客气邪风为主，一是凡经络受邪入脏腑者称为内所因；二是从四肢九窍血脉相传为外皮肤所中，三是为房室金刃虫兽所伤。

陈无择《三因极一病证方论》以六淫为外因；七情为内因；饮食、劳倦、跌仆、金刃、虫兽等所伤为不内外因。

在六气致病方面，张仲景《伤寒论》统论中风、伤寒、温热。刘河间论六气主病时突出了火热，并补充了"燥"病，后清代喻嘉言发为秋燥论。

关于湿热病的论治，刘河间、李杲、朱丹溪等均有论及。早在《难经》中已有"湿温"之称，王叔和《脉经》复引《医律》之说，详载了湿温的病因、症状、治法及禁忌。嗣后，如《类证活人书》所载的白虎加苍术汤是湿温病的要方。至于清代温病学家对外感湿热及其他温热病则有了更多阐发，如薛雪于湿热证治，论述独详，著有《外感湿热篇》。

传染疫病，自《内经》指明"五疫之至，皆相染易"之说后，晋代葛洪又有具体论述。巢元方明确提出："人感乖戾之气而生病，则病气转相染易，乃至灭门，延及外人。"此后，历代医家不乏其论。明代吴又可对温疫论述颇多新见，他在论"戾气"自口鼻而入的同时，又提出了"杂气"的概念，他认为，外感杂气可发生各种性质不同的疾病，这就扩大了六淫致病的认识，这种观点和理论从当时世界传染病学的发展水平来说是很有创见性的。

至于饮食、劳倦内伤致病，以李杲论述最详。朱丹溪则对饮食及情欲所伤的病因，论述较为明晰。

情志所伤致病，在《内经》中已有丰富理论，包括了情志与生理、病理、病证和治疗等各方面内容，此后，为历代医家所重视。如《济生方》《儒门事亲》《赤水玄珠》等著作，都曾列举情志疾患几十种，张子和等医家又以情志疗法有效地施之于临床，这种七情致病理论以及情志治疗法，乃是中医学的精髓之一。

中医的病因学说，十分重视"痰饮"和"瘀血"。《内经》中无"痰"字，《金匮要略》《千金翼方》原皆称"淡饮"，《诸病源候论》中有了寒痰、热痰的论述，后《三因极一病证方论》

《济生方》均有较详的论述，元代王隐君、朱丹溪对痰的证治甚有心得。张景岳又有"实痰无足虑""最可畏者唯虚痰"之说，丰富了痰证的论治内容。至于瘀血致病，在《内经》论述的基础上，其后张仲景及历代医家均有阐发，下至清代，王清任、唐宗海等更有详尽的发挥。

八、四诊、八纲

在《内经》中，早已有察色、按脉、听音以及问饮食居处等记载，《难经》则完整地提出望、闻、问、切的诊断方法。如说"望而知之，闻而知之，问而知之，切脉而知之等"。明代虞抟《医学正传》明确指出："古有四诊之法……曰：形、声、色、脉四者而已。"周慎斋提出"辨证施治"的概念，张景岳、林之翰等医家，也均强调四诊合参。

四诊之中，舌诊和脉诊为历代医家所重，从而形成了中医诊病方法的特色之一。《内经》有"舌上黄""舌转可治""舌卷"等对舌诊的简单论述，《伤寒论》《中藏经》《备急千金要方》《外台秘要》等均有所载述。元代《敖氏伤寒金镜录》论伤寒舌诊分十二图。后杜清碧又增补至二十四图，并载方治。明代申斗垣演为137舌。清代《伤寒舌鉴》又删补为120舌。傅耐寒的《舌苔统志》把前人以苔色分门改为以舌质分类，注意到舌质的变化，具有新的意义。此后，叶天士《温热论治》又进一步记载了温热病察舌的丰富经验。

脉诊理论在《内经》时期已基本形成，《难经》中二十二难专论脉学，首提"独取寸口"，并指出"三部者，寸、关、尺也，九候者，浮、中、沉也"，其法沿用至今。王叔和《脉经》联系脏腑辨证，系统论述了24脉，成为脉学的经典。滑伯仁《诊家枢要》载有30脉，集脉学之大成。李时珍《濒湖脉学》论述最详，为后世所宗。

在问诊方面，历代医家均有论述，而推张景岳为最，其《十问歌》至今尚有影响。

关于"八纲"，《内经》早将阴阳作为八纲辨证的总纲，提出"善诊者，察色按脉，先别阴阳"。张仲景《伤寒论》包括了阴阳、表里、寒热、虚实的辨证概念。宋·许叔微强调论治伤寒须辨"表里虚实"，王执中及方隅进一步提出"虚实、阴阳、表里、寒热"八字。后张景岳则明确提出阴阳为"二纲"，表里、虚实、寒热为"六变"，认为天下之病因不能出此八者。现代所阐述的"八纲"辨证方法实由此发展而来。

九、治则、治法

在治则、治法方面，《内经》载有丰富的内容。张仲景《伤寒杂病论》也具体运用了汗、吐、下、和、温、清、补、消等法，后世医家奉为治法之圭臬。

《内经》"上工治未病"和"治病求本"的思想，有效地指导着医家的临床实践，如张仲景"见肝之病，知肝传脾，当先实脾"，乃是"上工治未病"的体现，并为后世医家治疗疾病的准绳。

《内经》还论述了各种具体治法，对一般的寒证或热证，可取"寒者热之，热者寒之"治法，对阴虚、阳虚，则提出了"诸寒之而热者取之阴，热之而寒者取之阳"的方法，王冰阐述其义，提出"壮水之主以制阳光，益火之源以消阴翳"，开后世治疗阴阳虚衰之法门。如薛己、赵献可均以六味、八味为治肾之剂。张景岳又结合《内经》"从阴引阳""从阳引阴"的治则，提出"阴中求阳""阳中求阴""精中生气""气中生精"的大法，而制成左归丸、右归丸等方。在虚损治疗方面，《内经》还有"形不足者，温之以气；精不足者，补之以味""阴阳形气俱不足者，勿取以针，而调之以甘药"的论述，每为后人立方遣药所本。此外，《难经》还有"损其肺者，益其气；损其心者，调其营卫；损其脾者，调其饮食，适其寒温；损其肝者，缓其中；损其肾者，益其精"等治损之法，后世医家亦无不以之为准则。

对于表里实证，《内经》有"其在皮者，汗而发之""其高者，因而越之""中满者，泻之于内""其下者，引而竭之"等说，开创了汗、吐、下三大法，在这方面贡献巨大者有张子和，其祛邪三法包括内容很广，在具体方法及治疗方药方面均有较大发展。

对于血瘀、气虚之治，《内经》有"血实宜决之，气虚宜掣引之"之法，如后世的补中益气、活血化瘀及张子和的出血疗法，均由此化裁而来。

刘河间治外感热病，多用辛凉解表或表里双解，为温病治疗开拓了道路，其治杂病热病，主用降心火、益肾水，丹溪宗之而发展为滋阴降火法。

叶天士在《金匮要略》旋覆花汤和鳖甲煎丸等方启发下，制辛润通络法和虫蚁搜剔法，为络瘀治疗提出了新的方法。

程钟龄的《医学心悟》总结前人治法为"汗、和、下、消、吐、清、温、补"八法，影响深远，至今沿用。

吴师机又总结前人经验，结合自己临床实践，以外治法治疗诸病，又别具一格。

此外，历代医家还根据不同情况而制定出许多治则和多种治疗方法，如引火归原、纳气归肾、利水通阳、化汗于血、生气于精、畜鱼置介、逆流挽舟等法，使中医学的治则、治法日趋丰富，不断发展。

扫一扫，查阅本章数字资源，含PPT、音视频、图片等

一、循名责实，勘误求真

在学习各家学说时，必须重视对许多专用名词、概念及有争议问题的研究。各种学说产生于各个不同时代，出诸医家的各自阐述，受到时代的影响或囿于个人学识，因而在一些"名""实"问题上常会出现某种程度的误解或附会。学习时倘掉以轻心或不求甚解，便会令人困惑。因此一定要历史地有分析地来看待它们，要通过医家们所议论问题之名，来探求其实质所在。如有关相火问题的讨论，历代医家在《内经》"君火以明，相火以位"的基础上，各自进行了阐发。刘完素称"三焦相火无不足"；张元素称"命门为相火之原"；李杲称"相火，下焦包络之火，元气之贼，火与元气不两立，一胜则一负"；朱丹溪称"天主生物，故恒于动，人有此生，亦恒于动，其所以恒于动，皆相火之为也"，又称"相火之气，经以火言之，盖表其暴悍酷烈，有甚于君火者也，故曰：相火元气之贼"；张介宾称"凡火之贼伤人者，非君相之真火，无论在内在外，皆邪火耳，邪火可言贼，相火不可言贼也"等。显然，历代医家们围绕着"相火"的名称，阐述了各自的见解，然而归根到底，这些不同的观点是由于对相火概念的不同理解而引起的。刘完素和张元素以运气结合脏腑来理解相火的生理作用，但刘完素提示了相火有余的害处，而李杲将其引申为"元气之贼"，当作邪火论；朱丹溪总结了前人的论述，既强调了它的生理作用，又指出了它的病理危害；张介宾则针对苦寒盛行的流弊，严格地区别了邪火和相火，以避免过用寒凉克伐真阳，把相火局限在生理之火的认识中。因此，我们必须根据相火之名，来分析其概念和实质，这样既可扩展视野、深化认识，又可不为某种观点所纠缠，而有利于学术的发展。

研究各家学说务必忠实于前人原著精神，如实地反映医家学术的本来面貌，不能曲解误会，人云亦云，以讹传讹，只有在这个基础上才能明确问题的实质。

中医界长期以来，在某些问题上存在着对前人不正确或失实的评价，而这些评论又往往出诸名家的著作，遂使谬误流传，影响甚大。如许叔微的脾肾观，历代许多学者均称之为"补脾不若补肾"，尊奉他为补肾之圭臬，而李时珍首先提出了不同看法，在《本草纲目》中说："许叔微学士《本事方》云：孙真人言补肾不若补脾，予曰补脾不若补肾。"张介宾沿其后，亦提出"观东垣曰补肾不若补脾，许知可曰补脾不若补肾，此二子之论，各有所谓，固不待辨而明矣"；朝鲜许浚在《东医宝鉴》中也提出"孙真人云补肾不若补脾，许学士云补脾不若补肾"。直到近代，许多学者仍持此论。然而在许叔微著作中未见有能反映出这种观点的有关资料，固然他重视肾气，但并没有轻视胃气，在他的《本事方》中更记载了不少调补脾胃的宝贵经验和有效良方。因此，所谓"补脾不若补肾"之说，是后人附会而强加的，需要勘误求真，恢复其脾肾观的原貌。

二、掌握特点，了解全面

学习各家学说，首先应抓住医家的学术特点，全面掌握其医学思想及治疗经验，以避免出现曲解附会之误。以朱丹溪为例，既要重点研究其养阴学说，又要全面掌握他治疗杂病（特别是气、血、痰、郁，以及益气温阳）的经验；又如张子和擅长于汗、吐、下三法，但他同时还对情志致病及情志治疗有独到研究，对食疗、食养的方法深有造诣。对其他各家亦当如此。在抓住特点的同时，还须避免把各医家学说各自孤立起来，而应当从医学科学的连续性、渗透性和发展性方面去探索他们之间相互关系。这样既可以掌握各家的学术特点又可以全面了解中医学理论体系的具体发展情况。

初学各家学说，每因不得其法而有众说纷纭、莫衷一是之感，从而，也就难以对各家学说做出适当的评价。须知历代医家每为阐明新说，立论多有偏倾，议论有所侧重，剑走偏锋，难免有偏激之词，如金元医家对热病疫病肆行，河间独重火热，清热泻火，子和汗吐攻下，丹溪泻火存阴，李杲独擅补中益气、甘温除热，各有所重，正所谓"无偏不成家"。

然而如果深入研究其著作，则不难发现医家的临床施治虽然各具特点，但始终掌握辨证原则，寒热补泻诸法多不偏废，所谓"成家必不偏"。如李士材《医宗必读》所说："子和一生，岂无补剂成功？立斋一生宁无攻剂获效？但著书立言则不及之耳。"李士材在评价金元四家时还说："四家在当时，于病苦莫不应手取效，考其方法若有不一者，所谓补前人之未备，以成一家言，不相撷拾，却相发明，岂有偏见之弊？"刘河间在《素问玄机原病式》中强调"大凡治病，必求所在，病在上者治其下，中外脏腑经络皆然。病气热则除其热，寒则退其寒，六气同法，泻实补虚，除邪养正，平则守常，医之道也"，河间之主火，是从火热病的多发性、普遍性方面加以强调的，原不脱离辨证原则，其《黄帝素问宣明论方》中温热多于寒凉，亦足证其并无偏见；又如景岳虽重温补，但尤重于填补精血，且在其所著新方及验案中也不废寒凉攻下。

三、取长补短，兼收并蓄

出于各家学说多从某一方面做出贡献，诸家学术也各有专长，故学者还必须注意兼收并蓄以期集思广益，如以金元时期的医家为例，则攻邪之法莫备于子和，清热泻火当推河间，滋阴降火之论，则朱丹溪有其特长，补中益气和甘温除热，自以李杲独擅其胜，然而这四家除上述特点外，还有其他兼长，都是我们在学习中所当注意的。除此之外，历代医家之可师可法者，还大有人在，我们如能撷采众长，以熔于一炉，则方能对前人学术经验做到全面继承和融会贯通。

学习各家学说，必须尊重历史事实，历代医家的论述，对中医学有推动和促进作用，这与当时的历史背景有密切的联系。由于时代和历史的条件不同，每一医家的学说常有其一定的局限性，既有其特长，也有不足之处，所以，我们学习各家学说必须注意撷取其精华，了解他在某一方面所取得的成就，同时对他的学说所论述的某些片面观点，也必须做具体而细致的分析，这是因为历史和他的处境所决定的，我们只能取长补短，而不能求全责备。例如张子和长于攻邪而对"扶正"的论述不够，对汗吐下三法的适用范畴掌握偏宽，补益调养方面的"攻击"有失公允；赵献可重视命门，以六味、八味统治诸病，但在临床上未必完全适用，这些不足之处，又往往为后代医家的学说所弥补。如李杲论述阳气升降而重于升，缪仲淳重视气机升降而重在降，又李杲重于升补脾胃之阳气而仲淳善于滋养脾之阴液，其后叶天士又擅长补养胃阴，他们都从不同角度上补充了李杲之不足，从而使医学理论和治疗方法随着历史的前进而更加发展。学习各家学说，还应该注意由于历史条件和个人经验的局限，医家的学验难免有欠缺之处。

四、结合临床，领悟学说

与经院式纯学术教育和研究不同，中医各家学说作为创新的医学理论与技术方法，都是历代医家面对迫切需要解决的某一医学问题，在解决问题的实践中体验、感悟、总结而形成的；这些不同的学说，都是具有很强的针对性，是目标、理论、法则、方法的统一体。因此，中医的各家学说是道中有术、术中寓道，有着医学理论与临床实践紧密结合的特征。

热病之外感、内伤，对金元医家来说是临诊辨治的首要问题。刘完素认为火热之病，无非"六气皆从化火""五志过极""六经传受"所致，临床上宜表里分治，在表则治以辛凉甘寒，在里当用承气诸方，表里俱热必用防风通圣丸、凉膈散等双解之；五志怫郁化火，主以"养肾水，胜心火"方法解之等。李杲认为病属脾胃内伤、阳气下陷而引发阴火上冲，以补脾胃泻阴火升阳汤法等为代表。再如明代医家张介宾擅长治疗脏腑虚损诸病，以阴阳一体、阳非有余阴亦不足立论，创立水火命门学说，确定"阴阳相济"等大法，以左归丸、右归丸为代表方治疗命门先天水火不足，完善了阴阳虚损治法；清代王清任创建"血瘀"理论，以补气活血、逐瘀活血诸法分治人体各部瘀血病证。历代医家学说各异，但其理法道术的一以贯之，以及但见指征，合其理法，即可一用、活用、妙用的临床价值，迄今仍有重大的指导意义。

各家学说的学习与研究，是与历代中医药大家相守、相知的结交过程，这不仅是中医学术传承上的哺育、学术素养的熏陶与提高，更是诊疗技艺上的寻师访友、相互切磋与揣摩。《史记·扁鹊仓公列传》所谓"人之所病，病疾多；而医之所病，病道少"，说的是探求治病之道、寻找有效之术，是所有行医者一生追求的目标。与历代著名大医学家的心交神游，为的就是减少"病道少"的困惑和烦恼。学习研究历代著名医学家的学术见解与诊疗经验，关键在于结合临床，用心领悟，反复验证，拓展临证思维，提高临床应用能力。所谓"智之所到，汤液针灸任施，无处不当；否则，卤莽不经，草菅民命"（《温病条辨序》）。这个"智"，就是指中医的临证思维能力和遣方用药的技能。现代认知心理学的研究表明，应用技能解决问题的能力受知识发展程度的限制，丰富的、组织良好的知识能促进新的信息加工，保证技能的形成，促进各种技能的整合、发展与应用，为解决复杂的问题提供保障。同时，临床诊疗技能作为一种心智活动，是通过不断的反复练习，将客观事物的特性与人脑内部的某些信号特性间形成一种标定关系，将知识、信息内化为一种定型化、简缩化、自动化的思维模型而逐步完善的。

学习各家学说要掌握历代医家最基本的学说、学术思想及临床经验，学好各家学说则必须做到理论与实践的结合。清代中西汇通医家朱沛文强调："虽然有善读医书而不善临证者，然断无昧于医书而精于临证者。故必先读书以培其根柢，后临证以增其阅历，始为医学之全功。"传统中医教育模式中，生徒在习医之初，都把背诵药性赋、汤头歌诀作为基本功，与随师侍诊并行，在临床耳闻目染、见识日多而逐渐融会。好的老师还会指点阅读若干名家经典著作，"溯医源、参证候、习方药、研脉法"，从而为今后的成长打下扎实的基础。早临床、多临床，在临床中加深对医家学说精髓的领悟，在临床实践中验证医家处方用药经验，在解决临床疑难杂症中提高诊疗辨治技能，以化彼之经验为己之心得，是学好各家学说的重要一环。

各家学说的正确学习方法，在于理解和掌握中医学在人体生命现象、疾病发生和发展，以及治疗方面的特点。此外，我们还须学习古代医家们严谨的治学态度以及重视继承、深入研究、大胆创新的治学精神，这对于我们继承和发展中医学具有重要的现实意义。

复习思考题

1. 简述学习和研究中医各家学说的基本方法。
2. 如何把握和理解"无偏不成家"和"成家必无偏"的关系?
3. 各家学说的形成因素有哪些?

中篇
中医学派

《四库全书总目提要·医家类》曰"儒之门户分于宋，医之门户分于金元"。以《内经》为宗，自金元开始形成不同学术主旨的医家学说，并以师承或私淑的方式传承，形成不同学说的学术传承谱系，即所谓"门户"。"医之门户分于金元"的观点为中医界普遍接受，这或是以中医学派论说中医学术的发端。

民国时期，谢利恒在《中国医学源流论》中提出中国医学有河间学派、李杲学派、张景岳学派、薛立斋学派、赵献可学派、李士材学派、伤寒学派等，明确以"医家学说"为主导划分并命名中医学术流派。1956年北京、上海、广州、成都等地陆续建立中医学院，中医药学列入我国高等教育体系，中医各家学说成为中医院校专业教学的基础课程。在历版《中医各家学说》教材里，对中医学术流派的划分、学说与学派的关系的表述上时有出入，及至五版教材，采用中医学派引领代表性医家的编纂方式，分为河间、易水、伤寒、温病、攻邪、丹溪、温补七大学派。然就某一医家而言，尤其是著名大家，往往有兼收并蓄的特点，淹有众长，很难把他归入一派，1983年，上海中医学院（现上海中医药大学）主编的《中医历代各家学说》采取以"家"为主的编写方法，其明显有流派特色者，则以"家"带"派"加以介绍，以期"了解每一位医家学术经验的全貌"。

近年，以学派研究中医逐渐流行，也是中医学界的一个关注点，故本教材设专篇介绍中医学派，以期能历史地、客观地、科学地介绍中医学术流派的特征和规律，为中医学的现代发展提供有益的思路。

近年来，在对待中医学说、学派与流派等的称谓上，中医界随意冠名，混称指代现象比比皆是。如有将阴阳、五行、运气、经络、脏腑、病机等中医学基本理论体系范畴的学说纳入各家学说的视野，也有把气味、归经、痰饮、瘀血、络病、肝病、郁证等中医药相关学术领域的具体内容指称为"学说"；既有把河间、东垣、子和、丹溪、新安、孟河等命名为"学派"者，也有直呼其为"流派"或"医派"者，因此，对中医学说、学派、流派等称谓加以界定，明确其内涵与外延很有必要。

第一节　中医学说、学派的界定

一、医家学说

《辞海》将"学说"定义为"学术上自成体系的主张或理论"。据此，"医家学说"可理解为在中医各学科发展过程中，自成体系的学术观点或理论，如研究外感疾病中产生的伤寒学说、温病学说，在《伤寒论》研究中，对"六经"具体问题认识中的"三纲鼎立""六经地界""六经非经"等不同学说，另外，由某医家提出、有别于前人、具有个性化特征的创新性观点或理论，即所谓"一家之言"，如金元时期，刘完素的"火热论"、李杲的"脾胃说"、张从正的"攻邪论"等，都是"学术上自成体系的观点或理论"，也属于"学说"范畴，这些创新的理论或观点，也是学派产生之源。

二、医家学派

《辞海》将"学派"定义为"一门学问中，由于学说师承不同而形成的派别"。"医家学派"是指在中医学术发展过程中，尊"开山"宗师首创之学说为学术主旨，经师承传授为纽带发展而形成的某一学术群体。中医学派应当有三个基本要素，以学术观点、学说为核心要素，必须有理论创新，形成有独到见解的理论体系；要有理论创新的代表人物；有一支通过师承或私淑的途径，能继承这种学说理论、学术观点的学术群体，"开山"宗师、首创之说、师承者是三位一体的关系，缺一不可。就"开山"宗师、首创之说而言，必须有明确的代表性人物，同时应当有可供研究的著作传世；就师承授受关系而言，既可以是学说创始人的亲炙弟子或门生，也可以是没有直接师承关系的私淑弟子，甚至是年代相去甚远的遥承关系，因此，后世学术界所公认的"某学派"，是尊宗师首创之说，在师承授受过程中逐渐形成的一个具有历史延续性发展特征的学术群体，是一个对学术主旨在临床实践中不断完善、发展和传播的过程。如丹溪学派，朱丹溪为宗师，以《局方发挥》《格致余论》为代表作，"相火论""阳有余阴不足"为学术之旨，门人中传承丹溪之学最有成就者，首推戴原礼与王安道，私淑丹溪而学术成绩斐然的，有王纶、虞抟等名家。丹溪弟子围绕着"阳有余阴不足"论，各自加以发挥，侧重点亦不同，但总的方向是已由丹溪论阴阳发展为气血，由重视苦寒养阴发展为重视温阳益气。戴原礼、王履从气血、脏腑着眼，论述了补水重于泻火，以补其不足，刘纯、虞抟私淑丹溪，从阴阳关系上说明"阴"的重要性；王纶也重养阴，提出温化养阴，寓阳生阴长之意，至汪机已是面目大变，重视温阳益气。诸门人弟子在纠正苦寒时弊的同时，又发展了丹溪学说。

三、医学流派

所谓"流派"，通常指学术、文艺方面的派别。相对于"学派"之偏重于社会科学、自然科学的属性，流派更侧重于文化、艺术层面，其含义较学派更为宽泛。

以技术、方法等创新为主，具有鲜明的临床治疗技术、方法和处方用药的特色，并得以传承可以称为中医流派。与"学派"内涵相比较，流派的定义相对宽泛，"流派"通常无须某一学说的支撑，或难以获得具有同一学术主旨传承的证据。

中医界用"流派"一词显得比较随意。如有将金元四大家亦称之为"某某流派"者，也有以地域医学命名，如岭南医学、新安医学、吴门医学、钱塘医学、永嘉医学、孟河医学等，或冠称为"某学派"者；还有以某种特定风格或医疗技艺来命名的，诸如海派中医、火神派等。

综上所述，中医学说、学派的定义较为严格，主要立足于对其学术主旨及传承活动的考证；流派的定义相对宽泛，但凡技艺、风格、地域等方面的传承现象皆可概括；学术流派则可作为涵盖学派、流派的泛称。在学术研究范畴内，对中医的学说及学派的认定，应遵循其内涵予以界定。

第二节　中医学派的划分

学说是酝酿并构成学派的基础，学派则是该学说的延续和发展，中医发展中学派现象是一个客观存在。由于医家学说的传承与发展情况不同，后世研究者分析问题的角度各异，以及约定俗成的影响，划分学术流派的思路和方法各异。

明代王纶《明医杂著》谓："外感法仲景，内伤法东垣，热病用河间，杂病用丹溪，一以贯之，斯之大全矣。"清代纪昀《四库全书总目提要》认为刘完素、李杲、张子和、朱丹溪各成一派；谢观《中国医学源流论》提出河间学派、李杲学派、张景岳学派、薛立斋学派、赵献可学派、李士材学派、伤寒学学派等；《中医各家学说》"二版教材"提出河间学派、易水学派、伤寒学派、温病学派；"四版教材"提出医经学派、经方学派、伤寒学派、温热学派、河间学派、易水学派、汇通学派七派；"五版教材"又将其改为伤寒学派、河间学派、易水学派、攻邪学派、丹溪学派、温补学派、温病学派等。清代中后期到现在，对古代主要中医学术流派的划分在13种左右，还有一批地域性的医派、医学或学派。

一、中医学派划分标准

自成一体的理论创新、理论创新的代表人物、师承或私淑继承学说主旨的学术群体是判定中医学派的三个基本要素，学术主旨和师承是核心问题，是否具有"同一学术主旨的传承与发展"的史实是学派评判的基本标准。

唯有如此，中医的学派划分与认定才不至于众说纷纭而了无章法。

如果仅仅是同一诊疗技法、技艺及治学方法等方面的传承，没有同一学术主旨及其传承与发展的史实支撑，或只有用药处方所好不同，并无理论或临床的创新或特色，如善用《伤寒论》的方子称为经方派，把不用《伤寒论》方而喜用当时流行的方子称为时方派，言其"流派"或可，冠名以"学派"则尚需斟酌。

如果研究同一著作、某类疾病或专题，即以学派名之则需推敲，在其他学科中，学者研究同一著作的情况很多，如研究《易经》《老子》《红楼梦》等，却只有易学家、红学家等称谓，而罕有易学派之称。对尚未形成共同的学术主旨专题研究，介绍其学术群体为同一专题的研究诸家更为妥当。如清末民国初，由于西学东渐，西医进入中国，对传统的中医学造成冲击。此时，有一批医家提出"中医为体，西医为用""中西汇通"等主张，主张各异，尚无理论学说的创新，也无突出的临床成就和特色，称其为思潮可，称之学派则有牵强。

师承与私淑是学术流派形成过程中具有普遍意义的现象，这是不容置疑的，师承关系是学术流派认定的重要依据，但不是唯一评判标准。如果传承人偏离甚或背离"同一学术主旨传承"的主线而另立新说、另有传人，则只能认定其人曾为某学派传人，却又发展成为该学派分支乃至于新学派的一代宗师。河间学派的传承，任应秋先生提出的"二歧三变"说，河间学派传至张子和、朱丹溪乃有二变，张子和用药虽有宗刘完素之处，但在学术观点和学说理论方面独树一帜，论病以邪气为主，创三邪理论，强调血气流通，立汗、吐、下三法及出血疗法，并在中医情志疗法上颇有建树，自成攻邪一派。朱丹溪则强调"阳有余阴不足"，为降火存阴为旨，与河间之说明显不同。因此，就学术主旨的"歧、变"而言，张从正、朱丹溪则以其新说而成就一代宗师，其学术主旨各为其传人所宗，称其学术群体为"攻邪学派""滋阴学派"，不但是有所本，且有史实为证。再如李杲承乃师张元素"脏腑病机学说"衣钵，专事脾胃虚实病机，具有易水学派"同一学术主旨"的基本特征；然而其"脾胃内伤"学说，以及升阳泻火、甘温除热诸治法，补中益气、升阳益胃系列名方，构建了"脾胃学说"的学术框架；再加上亲传弟子罗天益对脾胃与其他四脏及营卫津液病机的阐扬、王好古"内感阴证"的发挥，在师承一统之中各具特色，成为中医学术发展史上由易水学派而分支、愈发繁茂的脾胃学派。

综上所述，以具有"同一学术主旨的传承与发展"的学术史实为学派认定评判标准，不仅对传统的中医学派、流派的界定有了梳理和评判依据，更能对近代以来中医学术发展、现代中医学术流派的发展态势做出准确的判断和把握，这对中医学术的继承和发展，对中医教育体制及人才培养模式的评估和改革，都有重大的现实意义。

二、中医学派划分

自成一体的创新理论、理论创新的代表人物、清晰的学术传承谱系是中医学派形成的三个基本要素，具有"同一学术主旨的传承与发展"的学术史实是中医学派评判的基本标准，根据医学流派研究中约定俗成的学术习惯，综合近年来研究成果，可以参考以下学派划分：

以学说命名：寒凉派、滋阴派、攻邪派、温补派等。

以人名命名：河间学派、易水学派、丹溪学派等。

专题研究命名：《内经》研究诸家，伤寒、温病研究诸家，汇通思潮诸家等。

以地域命名：孟河医学、岭南医学、新安医学、海派中医等。

本教材介绍：河间学派、易水学派、丹溪学派、攻邪学派、温补学派，伤寒、温病研究诸家，汇通思潮影响下的诸家。

学派命名方法如何更好地体现学术流派的科学性及其学术内涵，值得进一步研究，以使中医学术流派的界定和划分更加科学、全面。

复习思考题

1. 简述医家学说、学派、流派的差异。
2. 简述学派构成的核心要素和评判标准。
3. 简述中医学术流派的划分标准。

扫一扫，查阅本章数字资源，含PPT、音视频、图片等

第一节　河间学派

　　河间学派是以宋金时期河北河间著名医家刘完素为代表的医学流派。以《内经》理论为指导，在阐发火热病机、治疗火热病证方面，独有建树。倡"六气皆能化火"说，治病善用寒凉，世人亦称之为寒凉派。不仅丰富了中医学对火热疾病的认识，而且在探讨各种外感、内伤病证的过程中，促进了病因病机学及临床治疗学的发展，为中医学的发展做出了突出的贡献。为攻邪学派、丹溪学派的形成奠定了理论基础，亦是明清时期温病学说形成的先导。

一、河间学派形成的社会文化背景

　　刘完素所处时代，正是金兵入侵，赵宋南渡，形成北金南宋的南北对峙局面，在长达一百多年的对峙时期，彼此之间冲突不断，争战不止，大小战争频繁，人民大众流离失所，疫病流行，处于深重的灾难之中。"时山东、河北诸郡失守，唯真定、清、沃、大名、东平、徐、邳、海数城仅存而已，河东州县亦多残毁。"

　　宋金之际战火频繁，疫病流行。但医界多墨守仲景成规，保守风气异常浓厚，凡是外感，无问寒热，动辄治以辛温；局方盛行，滥用香药成为趋势，轻理论、重方药。而刘完素所在北地，"其人秉赋多强兼以饮食醇酿，久而蕴热，与南方风土原殊。又完素生于金时，人情淳朴，习于勤苦，大抵充实刚劲，亦异于南方之脆弱"（《四库全书总目提要·子部医家类》）。人们感受风寒之后，也往往容易化生火热。时医仍以不变之方来应万变之病。局方、经方大多难以奏效，已经不能适应社会的实际需要。

　　对于这样的临床医学风气，刘完素指出："五运六气有所更，世态居民有所变；天以常火，人以常动；动则属阳，静则属阴，内外皆扰。"这是刘完素开始探讨热病的病因病机的直接动因。

二、河间学派产生的学术渊源

　　河间学派产生的学术渊源于对《内经》《伤寒》的继承。

　　刘完素潜心研究《内经》三十五年，"因披玩《素问》一经，朝勤夕思，手不释卷，三五年间，废寝忘食，参详其理，至于意义深远，研精覃思，期于必通。"（《素问玄机原病式·序》）其"法之与术，悉出《内经》之玄机"。

　　刘完素对《伤寒论》推崇备至，元代文人戴良评价说："寥寥千载之下，继长沙而作者，其唯刘河间乎。"刘完素反对盲目照搬，"若专执旧本，以谓往古圣贤之书，而不可改易者，信则

信矣，终未免泥于一隅"。刘完素重视《内经》的运气学说，提出人体"一身之气，皆随四时五运六气兴衰，而无相反矣"，但刘完素不照搬理论，"独取小运主气，而不及大运客气者"，创造以"五运六气主病"模式，归纳临床诸证，将《内经》"病机十九条"原有十七种火热病证扩大到五十七种，将其归类为"五运主病"和"六气为病"，并以亢害承制的理论，进一步扩大推衍火热病机，加深了对火热病证的认识，延伸《内经》玄府之定义，曰"玄府者，无物不有，人之脏腑、皮毛、肌肉、筋膜、骨髓、爪牙，至于世之万物，尽皆有之，乃气出入升降之道路门户也"。提出玄府气液宣通之说，为"火热论"提供了充分的理论基础，形成了"火热论"的学术思想体系，提出了辛凉解表、清热攻里、养阴退阳的治疗原则与方法，开辟了论治外感热性病的新途径。

三、河间学派的师承

（一）刘完素

刘完素是河间学派的创始人。刘完素的具体论点主要有"六气皆从火化""五志过极皆为热甚"，以及有关伤寒病机方面的"六经传受皆为热证"。刘完素关于"六气皆从火化""五志过极皆为热甚""亢害承制""玄府气液宣通"，以及伤寒"六经传受皆为热证"等论点，始终围绕着火热病论说，因此后人对河间学说遂有"主火派"之称（详见下篇"历代著名医家"介绍）。

根据各种史料记载，师承、私淑刘完素之学者代不乏人。河间学派有其独特的理论体系和师承授受关系，自刘完素创火热论之后，承袭其术者不乏其人。据史料记载，亲炙其学者，有穆大黄、穆子昭、马宗素、荆山浮屠等。

（二）马宗素

马宗素为刘完素亲炙弟子。《宋以前医籍考》云："按《医学源流》引《列代名医图》曰：'金有何公务、侯德和、马宗素、杨从正、袁景安。'而是书又载正治反治之法，曰闻诸守真之言，则宗素亦金人，当得亲炙于守真之门者。"《河间医集》曰："宗素自幼习医术，酷好《素问》《内经》《玉册》灵文，以师事先生门下，粗得其意趣。"马宗素著《伤寒医鉴》一书，"是书载《河间六书》中，皆采刘完素之说以驳朱肱《南阳活人书》，故每条之论皆先朱后刘。大旨皆以热病为伤寒，而喜寒凉，忌温热"。从伤寒病的角度来宣扬刘完素的火热论，大张刘完素"人之伤寒则为热病，古今一同，通谓之伤寒"（《伤寒医鉴·论六经传变》）及"六经传变皆是热证"（《伤寒医鉴·论汗下》）之说，力倡完素寒凉之法。

（三）穆大黄

金代人，真实姓名生平无从考。《河间医集》锦溪野老跋云："止取《三消论》，于卷首增写六位、藏象二图，其余未遑润色，即付友人穆子昭。子昭乃河间门人穆大黄之后也。"可知穆大黄乃刘完素门人，以善于运用大黄等寒凉药物治疗热性病证而闻名，时人称作穆大黄。

（四）荆山浮屠

荆山的僧人，而其姓氏与故籍均无所考。《明史·方技·戴思恭传》云："震亨……学医于宋内侍钱塘罗知悌，知悌得之荆山浮屠，浮屠则河间刘守真门人也。"可知其学一传于罗知悌，再传于朱震亨，使河间之说由北方而传到南方。荆山浮屠是刘完素门人，荆山浮屠南下，"始传太无知悌于杭"，将其学术传于罗知悌，荆山浮屠是将刘完素之学传向南方的关键人物。

（五）罗知悌

宋末元初医学家，钱塘（今浙江杭州）人。生于1238—1243年，卒于1327年，字子敬（一说字敬夫），号太无，世称太无先生。为南宋理宗朝宦官，以医侍三宫。德祐二年，元兵攻破临安，罗太无被迫与宋恭宗同行至燕京，至古稀之年得以释放，回到江南杭州故乡。刘完素门人荆山浮屠南下，"始传太无知悌于杭"（《九灵山房集·丹溪翁传》）。罗知悌乃刘完素再传弟子。

宋濂《丹溪先生墓表》云："精于医，得金人刘完素之学，而旁参于李杲、张从正二家。"罗知悌认为湿热相火，为病甚多；临证须分清虚实，实泻虚补；重视脾胃，培元扶正。现存《罗太无先生口授三法》一卷，旧题《朱丹溪先生述》抄本。分中风、伤寒、暑病、瘟疫等内科杂病及妇人胎产前后诸疾证治，共五十六门、九十二证，每一病证按证、因、脉、药依次论述，保存了罗知悌对内、妇科杂病的精辟论述与诊治经验，反映了其临床思想。

元泰定二年（1325），罗知悌接纳朱丹溪于门下，其学尽传弟子朱丹溪，朱丹溪沿袭其说，尤重相火为病，大倡"阳有余阴不足论"，治疗强调滋阴降火，而开后世滋阴一派的先河。

罗知悌是刘、张、李三大家医学成就的继承者、传播者，宗河间兼采众家之长，阐发己验而立新说，其学传于朱丹溪，为金元四大家中集大成的"丹溪学派"的创立奠定了学术基础，促进了金元时期南北医学的沟通与融合。

略先于朱丹溪而私淑刘完素之学的，有葛雍、镏洪、张从正及弟子麻九畴、常德等。

（六）葛雍

葛雍，字仲穆，号华盖山樵，金代临川人。《医籍考》云："编《河间刘守真伤寒直格》三卷，亦为传河间之学者。"他是河间学派中私淑刘完素的弟子。

（七）镏洪

镏洪，号瑞泉野叟，生卒年代不详，居于都梁，著有《伤寒心要》，为河间私淑门人。《伤寒辨注》云："其论伤寒，大率以热病为主，此得河间之一偏。"

以上二家，虽非刘完素门人，确是最守刘完素火热论的，其著作之内容，虽多寡悬殊，然立论之旨，与马宗素之《伤寒医鉴》几无二致。

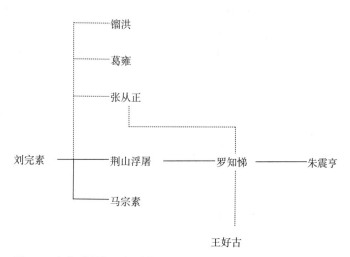

图 2-1　河间学派师承授受关系示意图（—直接师承 ·····间接私淑）

刘完素之学经由其弟子荆山浮屠再传于罗知悌、三传于朱丹溪，不仅使河间之学从北方传到了南方，而且研究的内容亦为之一变，由刘完素侧重于外感火热病的研究，渐转为中医各家学说注重内伤火热病的探讨。朱丹溪着力阐发相火为病，易耗阴精，倡言"阳有余阴不足论"，论治疾病多以补阴降火为主，后世每以"滋阴派"称之。其辨治杂病，擅长以气、血、郁分析病变，故有"杂病用丹溪"一说。可见，河间之学传至朱丹溪已出现较为明显的变化。

睢州张从正私淑刘完素，阐发"六气皆从火化"之说，虽有"风从火化，湿与燥兼"之论，但无论风之火，还是湿之与燥，都是侵于体内的邪气，留邪伤正，祛邪安正，因此治疗则以攻除邪气为先。完素之学传至张从正，又一变而为"攻邪论"。

河间学派的学术理论盛行于金元，薪传数百年，极大地丰富了中医学对火热病的认识，促进了病机学说的发展，对后世医学流派的创立影响很大。

明清治温病学诸家又遥承河间学说，发展成为温病学派。故河间学派实为并为攻邪学派和丹溪学派的形成奠定了基础，又是温病学说产生的先导。是中医学术史上具有重要影响。

复习思考题

1. 河间学派的主要代表医家有哪些?
2. 试述河间学派学术思想的中心。
3. 河间学派是怎样形成与发展起来的? 其对中医学发展的贡献是什么?

第二节 易水学派

易水学派以宋金时代易州著名医家张元素为开山宗师。张元素，字洁古，金朝易州人（现在的河北省易水县）生卒年月不详，约生活于12世纪到13世纪之间，因治愈刘完素的伤寒病而名声大噪，与当时的刘完素齐名。

张元素在前世著名医家华佗、孙思邈、钱乙等人的理论基础上，结合自己丰富的临床经验，不断总结积累，创立了较为系统的以寒热虚实为纲的脏腑辨证体系。经其弟子李杲、王好古、再传弟子罗天益等医家及后世私淑者的不断发挥，形成了以阐发脏腑辨治理论体系为中心内容的一个医学流派，称为易水学派。

易水学派的脏腑辨治理论发展完善了中医的辨证理论体系。明代医家薛己、赵献可、张介宾等私淑其说，发展成为温补学派，易水学派又为温补学派的形成奠定了基础。

一、易水学派形成的社会文化背景

宋金时期，随着金政府的不断扩张和侵略，我国北方战争极为频繁，人民群众生活在水深火热之中，时刻忍受着饥饿、劳役、惊恐、寒温失调的困扰，因此内伤虚损病发生较多。在当时的历史条件下，原有的医学理论中对有关脏腑辨治理论论述的有：华佗的《中藏经》，但在《中藏经》中的描述较为简捷，有论无方，失之于略；孙思邈的《备急千金要方》，虽然在《备急千金要方》中的记述较为全面，但散在于各个篇章，失之于泛；钱乙的《小儿药证直诀》，即使在《小儿药证直诀》中的关于小儿脏腑辨证进行了全面论述，但却缺少六腑的论述，且小儿与大人的脏腑辨证也有较大的区别。这样导致相对的临证治疗经验，都不能满足当时临证的需要，所以有不少医家根据自己的不同临证实践和体会，各自发挥新的见解，各张其说，各树一帜。就是在这样的背景下，张元素能结合自己丰富的临证经验和渊博的理论研究，运用《内经》"五运六气"

的理论，从脏腑病机及证治方面来探讨脏腑内伤病，尤其是脏腑虚损病的证治规律，取得了卓越的成就，成为易水学派的开山。

二、易水学派产生的学术渊源

张元素的学术思想源于《内经》《难经》《伤寒杂病论》，兼取华佗、孙思邈、钱乙的学术之长，灵活地把运气学说贯穿于脏腑辨证、遣药制方理论的研究之中；著《医学启源》《脏腑标本寒热虚实用药式》《珍珠囊》等著作。张元素是一位具有创新精神的医家。对"五运六气"极有研究，但与刘完素的论点尚有不同之处。他不以"亢害承制"为研究运气的中心，而是根据自己的体会和理解，从脏腑寒热虚实变化来分析疾病的发生和演变。他有感于当时医生执古方以疗今病的习俗，针对性地提出"运气不齐，古今异轨，古方今病不相能也"。张元素在《素问·阴阳应象大论》的气味厚薄、寒热升降理论以及《素问·脏气法时论》《素问·至真要大论》的五味、五脏苦欲补泻理论的基础上，从实际出发，强调脏腑辨证用药，发明性味归经理论。如同为泻火药，他认为黄连泻心火，黄芩泻肺火，白芍泻肝火，知母泻肾火，木通泻小肠火，石膏泻胃火等。同时又创立了引经报使之说，如太阳小肠膀胱经病，在上用羌活，在下则用黄柏；阳明胃与大肠经病，在上用升麻、白芷，在下则用石膏等。同时也创制了不少的名方，至今仍然运用于临床，泽芳后世。在张元素广泛研究脏腑病机的影响下，易水学派医家逐步转向对特定脏腑进行专题研究，并各有创见。

三、易水学派的主要师承

（一）张元素

张元素是易水学派的开山宗师，字洁古，金朝易州人（现在的河北省易水县），生卒年月不详，约生活于12世纪到13世纪之间。张元素在脏腑辨证、创制药物升降浮沉，以及归经、制方等方面取得了很大的成就，这对中医学术的发展有着重要和深远的影响。他所提出的"养正积自除"的治疗思想，在临床上有很大指导意义；其扶养脾胃的方法，为后世脾胃学说的圭臬。在金元时期，张元素的学术足堪与河间媲美，李时珍称其"大扬医理，《灵》《素》之下，一人而已"，说明了张元素的学术贡献。（详见下篇"历代著名医家"介绍）

（二）李杲

李杲传张元素之学，在其脏腑辨证说的影响下，独重脾胃理论的研究。他强调脾胃为元气之本，气机升降的枢纽，提出"内伤脾胃，百病由生"的观点，并创立"脾胃论"。同时，在病因方面，则重视内伤，强调饮食不节、劳役过度、情志所伤是造成脾胃虚损的原因。脾胃虚损而致元气不足、气火失调、升降失常，产生种种病变。在治疗中善于运用补中、升阳、益气、益胃等法，被后世又称为补土学派的代表，为易水学派的中坚。（详见下篇"历代著名医家"介绍）

（三）王好古

王好古与李杲同学医于张元素，后复从李杲学，在张、李两家学术思想的影响下，强调内因在病变中的决定作用，认为任何疾病的发生，无论是内伤外感，关键在于人体本气之虚。他重视对《伤寒论》三阴病的研究，而创"内伤三阴例"，从脾肾肝三阳之气入手以补其虚，张、李之学至此一变而为"阴证论"。（详见下篇"历代著名医家"介绍）

（四）罗天益

罗天益（1220—1290），字谦甫，元代真定路藁城人（今河北藁城县），医学家。1244年经友人周德甫推荐拜师李杲学医，受业十余年，尽得其传。先后撰写了《卫生宝鉴》24卷，《东垣试效方》9卷。另著《内经类编》《药象图》《经验方》《医经辨惑》（见刘因《静修文集》）等书，均佚。

罗天益系统阐发了李杲的脾胃学说，并根据《内经》的相关条文，揭示了脾胃与其他四脏以及营卫津液的关系，在李杲论述脾胃内伤病病因的基础上，将饮食所伤分为食伤和饮伤，将劳倦所伤分为虚中有寒和虚中有热，且更为具体而条理化。

罗天益秉承了张元素之学，在脏腑辨证的启发下，阐发了三焦寒热病证的辨治。他认为三焦总领五脏六腑，为"元气之别使"。具有荣灌周身、和调内外、宣上导下的作用。元气能充，则脾胃亦自健运不息。若饮食不节，能造成三焦气机升降而致肠胃受伤。因此在临证时，他既能审证用药，也有辨治上、中、下三焦之分。并在此基础上，进一步阐明了"气分寒热"和"血分寒热"的不同，形成了较为完备的三焦论治疾病体系，为后世研究三焦理论打下了一定基础。

罗天益用灸法以温补中焦，不仅能治中焦不足的虚寒证，而且还可以治疗气阴两伤的虚热证，罗天益能补其师之不足，并发展了刘完素热证用灸，李杲甘温除热的理论观点，继承和发展了金元四大家的针灸学术思想。

罗天益的学术思想遥承于张元素，授受于李杲，又突出脏腑辨证、脾胃理论、药性药理的运用的"易水学派"特色，成为易水学派理论形成和发展过程中承前启后的一位重要医家。

四、易水学派的贡献和影响

易水学派的脏腑辨证理论发展和完善了中医的辨证理论体系。张元素对脾胃辨证的论述极大地影响了他的弟子李杲，因而，李杲在其对脏腑辨证理论论述的基础上，独重对脾胃理论的研究，强调了脾胃为元气之本、气机升降的枢纽，从饮食不节、劳役过度和情志内伤三个方面来剖析脾胃内伤病病因，治疗上注重脾气的生长和升发，用药以生脾气、升脾阳的药物为其特长，创制了"补中益气汤""升阳益胃汤"等著名方剂，同时创立了"甘温除大热"的理念，最后提出了著名的"内伤脾胃，百病由生"的观点，把中医脾胃病的研究推向了历史的顶峰，并形成了享誉后世的所谓补土派。

至此，易水学派以着眼于脏腑证候的病因、病机，从脏腑的寒热虚实来分析疾病的发生和演变，从而形成了较为完整的理论——脏腑辨证说。

李杲对脾胃病的论述与王好古对阴证病因病机和辨证治疗论述，对后来的同时代医家朱丹溪的影响颇大，朱丹溪重点从"阳常有余阴常不足"和"相火论"展开论述，系统阐述了阴虚火旺的病机理论，善治阴虚火旺证，创制了"大补阴丸"，最后又形成了后世著名的滋阴学派，又称丹溪学派。

易水学派的脏腑病机研究在明代又有了新的发展。许多医学在继承李杲脾胃学说的基础上，进而探讨肾命病机，从阴阳水火不同的角度探讨脏腑虚损的病机与辨证治疗，建立了以温养补虚为临床特色的辨治虚损病证的系列方法，理论上发展成为以先天阴阳水火为核心的肾命理论，后世称为温补学派，实质是由易水学派派生出来的，亦是易水学派的发展。

到了明代，遥承张元素、李杲之学者，大有人在，其中颇具代表性的医家有薛己、赵献可、张介宾、李中梓等。不过，明代医家强调肾命水火，形成重视温阳补虚的思想，通过在临床的发扬和传承，形成了特有的温补学派。

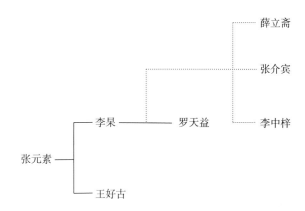

图 2-2　易水学派师承授受关系示意图（—直接师承　····间接私淑）

复习思考题

1. 试述易水学派学术思想的发生与演变。
2. 易水学派研究的主要内容是什么？其对中医学发展的贡献是什么？

第三节　丹溪学派

丹溪学派以元代朱震亨为学派之倡导者。朱震亨（1281—1358），字彦修，世居丹溪，称"丹溪翁"，为"金元四大家"之一。

丹溪学说尤重相火为病，大倡"阳有余阴不足论"，注重保存阴精，强调肾精不足，相火易亢，是人体发病的关键，治疗侧重滋阴降火，而开后世滋阴法之先河，并擅长气、血、痰、郁等杂病的论治，其门人、私淑者众，形成的学派称为丹溪学派。

一、丹溪学派形成的社会文化背景

丹溪学说的产生、形成，是与元代初期社会文化历史背景分不开的。

朱丹溪生活在统一后的元代。元初统治者采用了一些休养生息的措施，使经济生产有所恢复和发展，国内外商业繁荣，江南鱼米之乡成为全国的经济中心，呈现出歌舞升平的景象。元代的国家统一，也为北方医学成就传入江南，奠定了必不可少的条件，是丹溪医学成长的历史背景。元代程朱理学的内容纳入了科举考试，成为官方意识形态的重要部分，元代是程朱理学传播发展的重要时期。戴良撰《丹溪翁传》云："（丹溪）后闻许文懿公（许谦）得朱子四传之学，讲道八华山，复往拜焉，益闻道德性命之说，宏深粹密，遂为专门。"理学的流行，是丹溪学说形成的文化背景。

历经频繁的战祸，宋、金、元朝代的更迭，饱尝兵燹离乱之苦，人们渴望安定生活，许多人因此而多膏粱厚味，或沉湎酒色，更有甚者服食药石以助阳补火，从而导致相火炽盛和阴精被劫。于是"阴亏火盛"成为医界面临着的一个突出问题，如明人孙一奎言"丹溪生当承平，见人多酗酒纵欲，精竭火炽，复用刚剂，以至于毙"。而医界仍遵从《太平惠民和剂局方》，多辛香刚燥之剂，如丹溪在《局方发挥》所述"自宋迄今，官府守之以为法，医门传之以为业，病者持之以为命，世人习之以为俗"，在"多服、常服、久服"之后，每易造成阴液匮乏，所以流传愈广，其弊愈烈。朱丹溪在临床中，悟知"操古方以治今病，其势不能尽合"（《丹溪翁传》）。这是朱丹溪理论创新的内在动力。丹溪学说的产生对于当时人们恣食厚味、放纵情欲的生活习惯，江南地域湿热相火为病最多的发病情况，以及局方温燥之剂盛行的医风具有很强的针对性。《四库全书总目提要》说："震亨《局方发挥》出，而医学始一变。"

二、丹溪学派形成的学术渊源

朱丹溪年三十读《素问》，而知医术。36岁从朱熹四传弟子许谦学习理学，40岁时，因许谦病久，勉其学医，遂弃儒而致力于医，从学于刘完素的再传弟子罗知悌。《明史·方技·戴思恭传》云："震亨……学医于宋内侍钱塘罗知悌，知悌得之荆山浮屠，浮屠则河间刘守真门人也。"

丹溪在《格致余论》中自述："得罗太无讳知悌者为师，因见河间、戴人、东垣、海藏诸书，始悟湿热相火为病甚多。又知医之为书，非《素问》无以立论，非《本草》无以立方……夫假说问答，仲景之书也详于外感；明著性味，东垣之书也详于内伤，医之书至是始备，医之道至是始明，由是不能不致疑于《局方》也。"可知，丹溪之学远绍《素》《难》，近受河间火热理论影响，深受理学的影响，兼采戴人、东垣、海藏之书。

丹溪的"相火论"实是脱胎于《太极图说》，参刘完素"六气皆能化火"之说、李杲"阴火论"的观点而来。丹溪"升补阴血"的治法也与李杲"升阳"理论两法可以互参，"六郁论"的观点也明显受到刘完素"六气怫郁"与张从正"血气流通说"的影响。有研究者还认为南宋永嘉医派陈无择在痰、郁诸证的病因病机认识上对丹溪也有较大影响。

理学也是丹溪学说产生的重要思想基础。丹溪出身于理学门户，理学的"理气""太极""心性"之说成为丹溪学术观点形成的思想来源。朱丹溪援北宋理学大师周敦颐《太极图说》，参其"太极动而生阳"之理，提出太极动而相火生的"相火论"。朱丹溪的"阳有余阴不足"论明显受到了张载《正蒙》"太虚即气"思想的影响。朱丹溪在《格致余论》中说："人之情欲无涯，此难成易亏之阴气，若之何而可以供给也？"提出滋阴降火和修养身心，怡养寡欲的临床之道，这里可以看到理学"人心听命于道心""吉凶悔吝皆生乎动""主之以静"，以及"动而中节"等理学思想的印记。

丹溪将理学思想广泛结合到医学之中，实开风气之先河。

三、丹溪学派的主要师承

（一）朱丹溪

朱丹溪为丹溪学派的创始人，丹溪学术思想以养阴为主题，于气、血、痰、郁、火诸证的治疗亦多发挥，每被后世奉为圭臬。其"相火论"颇为完整地剖析了相火之概念，从生理、病理方面探索相火之本质，系统地阐述相火之生理及病理之危害，纠正了历史上许多医家偏执一隅之不足。"阳有余阴不足论"对纠正当时医界辛燥时弊，提醒世人重视护养阴精，振聋发聩，起着划时代的重大作用，它充实了中医学之理论体系，在临床治疗方面，丹溪乃出类拔萃之医学集大成者，他撷取众长，熔于一炉，擅长杂病论治，故后世有"杂病宗丹溪"之说，非拘于养阴一端也，其杂病治验，迄被奉为不刊之论，对中医临床学发展做出了重要贡献。（详见下篇"历代著名医家"介绍）

丹溪之学传于赵道震、赵以德、戴原礼、王履诸人，其后虞抟、王纶、汪机、徐彦纯等亦继承丹溪之说而发明、补阐，各有发挥，使丹溪学派的影响日益扩大，影响之广波及至日本。在中国留学研修的日本名医田代三喜（1465—1537）是日本传播丹溪学说的先驱，他崇尚朱丹溪学说，将丹溪学说带入日本，他的学生曲直濑道三（1507—1594），尤以丹溪医学为宗，在京都讲学行医传播丹溪医理，使丹溪医学大为风行。开创以曲直濑道三为代表的日本"道三流"学派。

（二）戴思恭

戴思恭（1342—1405），字原礼，明代浦江人，随父学医于丹溪，尽得其术。洪武间，征为御医，晚岁任太医院使。著有《证治要诀》《推求师意》等，并校补《金匮钩玄》。戴思恭对丹溪学术颇多阐发。承丹溪"阳常有余，阴常不足""气常有余，血常不足"之论，阐述气血盛衰。丹溪在《格致余论》开头即云："人受天地之气生，天之阳气为气，地之阴气为血，故气常有余，血常不足。"但丹溪后文所讨论与发挥的主要是阴精与阳火的关系。因而，思恭据之，则以泛论气血的盛衰，明确指出阴即言血，阳即言气。"气属阳，动作火""血属阴，难成易亏"。其说认为气属阳，主动，动而中节，则周流全身，循环不已，外而护卫体表，内则温养脏腑。然而气的周流实赖肺之敷布，故曰肺主气而司治节。但若气动太过，则乖戾失常，使清者变浊，行者留止，甚至反其顺路之势，致生冲逆之象，病如气喘、躁扰、惊骇、狂越、痈疽、疮疡之类随之而起。凡此气行失常，总归于气机的火化，所谓"捍卫冲和不息之谓气，扰乱妄动变常之谓火"（《金匮钩玄·气属阳动作火论》）。由此，戴思恭在临证时，对火热的病理变化极为重视。他还认为：血属阴，主静，静而有守，则和调于五脏，洒陈于六腑，约束于血脉之中。而营血之所以能遍于周身，亦必有赖于心为之主，肝为之藏，脾为之裹，肺为之布，肾为之施泄。故目得血而能视，耳得血而能听，手得血而能摄，掌得血而能握，足得血而能步，脏得血而能液，腑得血而能气。而人在气交中，多动而少静，故阳气易于滋长，阴血最易耗伤，所谓"阳道常饶，阴道常乏；阳常有余，阴常不足"。阴血既乏，复受阳扰，则诸病由此而生。突出地论述了气血病机，以"气化火，血易亏"为主，来阐明阳盛阴衰的道理，羽翼丹溪之说。

在治疗上，戴思恭更趋于全面深入，言丹溪所未尽。治火，辨其虚实多端而采用甘温以除之、甘寒以降之、咸冷以折之、壮水以制之、温热以济之、升散以发之等法。对治实火主张用苦寒之味。"若阴微阳强，相火炽盛，以乘阴位，日渐煎熬，为火虚之病，以甘寒之剂降之，如当归、地黄之属；若肾水受伤，其阴失守，无根之火为虚火之病，以壮水之剂制之，如生地黄、玄参之属。"再三强调"阴虚不胜夫火动者，用先生益精血、壮肾水以安之，本脏气血不足先补其虚，次泻其火"（《推求师意》）。很明显反映出戴思恭补水重于泻火的思想，他还提倡甘寒降火，先后分治，这实际是纠偏的具体表现。正如《四库全书总目提要》所说："震亨用黄柏、知母补阴，致以苦寒伐生气，原礼能调济所偏，尤为善学者矣。"

（三）王履

王履对"阳有余阴不足"论的发挥，是运用五行生克制化的理论阐发《难经》经义，从而提出水能胜火，补水重于泻火的学术主张。

《难经·七十五难》说："南方火，火者木之子也；北方水，水者木之母也。水胜火，子能令母实，母能令子虚，故泻火补水，欲令金不得平木也。"后世解释这段话，往往忽略虚实补泻之精义。王履独具慧眼，认为火乃木之子，子火既助母木而致肝气亢害，只有补水泻火，使水能胜火，则火势退而木气衰。这就是母能令子虚之义。所谓虚，即抑其太过而使其衰。在临证时，多属于阴虚火旺一类病证。火性炎上充斥，可害他脏。然而治疗时，但补水泻火即可。此法表面虽没有益金，实则火退则金不受克而制水，土又不受克而生金。因此，虽不补金，而金自受益。从中不难看出王履的治疗学重点在心肾，且滋水重于泻火。他认为心肾是生命活动最重要的根本所在，心是火之源，阳气之根，肾是水之主，阴气之根。对水亏火旺之证，"唯有补水泻火之治而已"，不同意"独泻火而不补水"或"泻火即是补水"的说法，认为"其要尤在于补水耳"（《医经溯洄集》）。纵观丹溪滋阴降火并用，实际是偏于苦寒泻火的。所以王履强调指出"苦寒之药，通为抑阳扶阴，不过泻火邪而已，终非肾脏本药，不能以滋养北方之真阴也"。此说颇为中肯。（详见下篇"历代著名医家"介绍）

（四）刘纯

刘纯学宗丹溪，悉"以先生之旨，辑其医之可法"（《医经小学·序》）。他对"阳有余阴不足论"的理解几与丹溪相同。所不同的是治疗，可概括为两点：一是侧重于补，反对泻。他告诫人们"虚者十补，勿一泄之"。认为阴常不足是本，火热只是标，"补其阴与阳齐等，则水火自然升降，所谓乾坤定位而坎离交也"。"苟不益阴以内守，则阳亦无以发扬健运之能，是天失所依也，而为飘散飞荡，如丧家之狗耳，阳既飘散则地愈失所附也，形气不相依附则死矣"（《医经小学·序》）。阴阳相互依存，处于相对平衡状态，只有补阴以配阳，才能达到"阴平阳秘，形态以宁"（《医经小学·序》）。二是补土与补水同样重要。"除邪养正，平则守常，阳动阴静，五行之机，根本化源，由乎土水，水为物元，土为物母，人能自存，益其根本，遍相济养，是谓和平"（《医经小学·序》）。显然，这是继承师说，而多有己见，这种治病求本，本于脾肾的思想，是刘纯学术思想的一大特点，对后世医家薛己的影响颇深。

（五）虞抟

虞抟私淑丹溪，他从阴阳互根、气血互生的道理，进一步阐明了"阴"的重要性。"阳有余阴不足"，戴元礼将阴阳直指气血，虞抟则更进了一层。他说："夫阳常有余，阴常不足……非直指气为阳，而血为阴也。《经》曰阳中有阴，阴中有阳，正所谓独阳不生，独阴不长是也"（《医学正传·序》）。就是说气血皆有"阴"作物质基础，而"阴"又常不足，无疑当补。"气中阴虚"，即脾气虚偏于热者，用四君子汤甘温益气除热；"血中阴虚"即肝血偏于燥者，用四物汤养血柔肝润燥。虞抟把万事分阴阳，阴中有阳，阳中有阴的道理引向气血。即气血又可分阴阳，气血不足又多是"阴"方面的不足，这与丹溪重视阴精的思想是一致的。

（六）王纶

王纶对阳有余阴不足论的发展，与前几位医家有所不同。不仅重肾水，而且精娴于甘温益气。

王纶宗法丹溪，认为"人之一身，阴常不足，阳常有余，况节欲者少，过欲者多，阴血既亏，相火必旺，火旺则阴愈消"（《明医杂著·补阴丸论》）。故治疗时"补阴之药，自少至老不可缺"。虽然明确地提出了丹溪补阴的观点，但他用药已注意到甘寒清润、温化养阴、阴阳互济了。如自制补阴丸与丹溪大补丸相比，知柏龟甲之量略减，熟地黄稍增，又加入天冬、白芍、五味子、甘枸杞等以甘寒养阴，并益以锁阳、干姜等，这同时也是"调济所偏"。他还接受李杲思想，熔李、朱于一炉。如在养阴的基础上要顾护脾胃。他治疗劳瘵，在滋阴降火方中，除用知柏天冬外，还用白术、陈皮、干姜等。即使对"病属火"而"大便多燥"的患者，也要注意调节饮食，勿令泄泻，一旦溏泄，则"寒凉之药难用矣"，当急与调理脾胃，俟胃气恢复，然后用治疗本病之药。王履重视气血，主张气血互补，其中尤擅用参芪。如治亡血脉虚等用参芪，"补其气而血自生，阴生于阳，甘能生血也"；治咳嗽久肺虚，当"滋气补血"，除用黄芪，还用阿胶、当归、白芍等以补血；又如治脾胃不和之呕吐、泄泻、"气血虚而痢""气虚而咳血著"等皆用参芪。不仅如此，还用于防患于未然，如"夏暑在途中常服以壮元气，清热祛暑，服之，免中暑霍乱、泄泻、痢疾等症""若遇劳倦辛苦用力过多"，即服参芪，"免生内伤发热之病"。也有禁用参芪的。如湿热泄泻、黄疸不可用，以免"生湿热，反助病邪"；肺痨吐血、咳血、阴虚火旺者不可服，"盖甘温助气，气属阳，阳旺则阴愈消"。显然，参芪之用与不用是根据辨证确定。某些医家曾批评王纶"畏用参芪"，那是片面的。其实王纶的学术思想已向重视气血甘温的方向发展了。

（七）汪机

汪机受业于戴思恭，为丹溪再传弟子。他虽注重保护阴精、养阴泻火，但更多的是接受了戴思恭重视气血和李杲重视脾胃的思想，参以己见，加以综合，突出了甘温益气的学术见解。

他认为丹溪所云"阳常有余"是指卫气，"阴常不足"是指营气而言。"卫气者，水谷之悍气也，慓疾不受诸邪，此则阳常有余，无益于补者也""营气者，水谷之精气，入于脉内，与息数呼吸应，此即所谓阴气不能不盈虚也，不能不待于补也"（《石山医案·营卫论》）。此说卫气为阳常有余，营气为阴常不足，给"阳有余阴不足"赋以新的含义。并做进一步阐发，营气又具有阴阳二义，营属阴、气属阳。"营阴而不禀卫之阳，莫能营昼夜，利关节矣。古人于营字下加一'气'字，可见卫固阳也，营亦阳也。"阴中有阳，阳中有阴，是阴阳本同一气。"若执以营为卫配，而以营为纯阴，则孤阴不长，安得营养于脏腑耶？"所以说，"丹溪以补阴为主，固为补营，东垣以补气为主，亦补营也，以营兼气血而言"。可见汪机对营卫气血的概念与别人不同，是承《内经》之说，"清者为营，浊者为卫"，营卫气血皆一气所化。

治疗上，主要根据阴阳气血互根互化的理论，指出"营者，阴血也"，"血之与气异名而同类，补阳者，补营之阳；补阴者，补营之阴"。对营气不足的治疗，擅用人参、黄芪。因其甘温，既能益气，又可补阴养血。"经曰阴不足者补之以味，参芪味甘，甘能生血，非补阴而何？又曰阳不足者温之以气，参芪气温，又能补阳。故仲景曰：气虚血弱，以人参补之。可见参芪不唯补阳，而亦补阴"（《石山医案·营卫论》）。并批评那些奉苦寒养阴为最善之法的医家，"丹溪治病，通常达变，不拘一格，何世人昧此，多以阴常不足之说，横于胸中，凡百诸病，一切主于阴虚，而甘温助阳之药，一毫不敢轻用，岂理也哉"。是俗医不善学丹溪，不认识阳气的重要

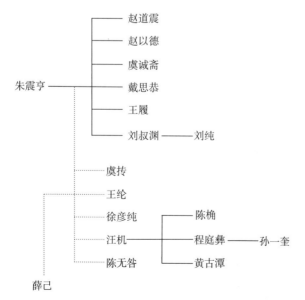

图2-3　丹溪学派师承授受关系示意图（—直接师承 ┈间接私淑）

性，也不知道保护阳气。而"人之安危，皆由阳气之虚实……人之寿夭，亦由阳气之存亡……是以圣人未尝不保养其阳矣。故仲景之伤寒，东垣之脾胃，皆以阳气为主，而参芪为所必用之药也"。竭力申明自己重视阳气和以参芪补阳的观点。由于"营气、卫气皆藉水谷而生"，健其脾胃，使饮食进则血自生；"又脾胃喜温而恶寒，脾胃有伤，非藉甘温之剂乌能补哉"？参芪味甘性温，为补脾胃圣药，只有"脾胃无伤，则水谷可入，而营卫有所资，元气有所助，病亦不生，邪亦可除矣"（《石山医案·病用参芪论》）。故誉参芪为"圣药"。

以上可以看出，汪机名义上传震亨之学，但已改换了"阳有余阴不足"的"阴阳"概念，而以营卫气血立论，表明自己的学术见解。其重视脾胃，善用参芪，温阳益气与丹溪擅用知柏养阴泻火有着本质的区别，丹溪学说至于汪机，实已面目改观。

复习思考题

1. 试述丹溪学派学术思想的发生与演变。
2. 丹溪学派对中医学发展的贡献是什么？

第四节　攻邪学派

攻邪学派以张从正为代表人物。张从正（1156—1228），字子和，号戴人，为"金元四大家"之一。

攻邪学派以攻击邪气作为治病的首要任务，强调邪留则正伤，邪去则正安之理，以善于运用汗、吐、下三法为其特征。攻邪学派的产生，远则取法《内经》《伤寒论》，近则受刘河间火热论及其治病经验的影响。河间之学传之张从正，为之一变，张从正继承了河间善用寒凉的特点而为攻邪之说，擅长攻邪，独树一帜。

一、攻邪学说形成的社会文化背景

金元之际，社会动荡，战乱疫疠饥馑相继。《儒门事亲》云："政令烦乱，徭役分冗，朝戈暮戟，略无少暇。""余见泰和六年丙寅，征南师旅大举，至明年军回。是岁瘴疠杀人，莫知其数，昏瞀懊侬，十死八九。""皆火化也。"而医界唐宋遗风未衰，局方盛行，崇尚古方、推崇成药、喜用温补；富者穷其私欲，朝夕服饵，而丹砂、硫黄、金石等燥烈之品，积久化热，时医见投牵牛、大黄"往往聚讪"，非议寒凉。张从正直面临床积弊，指出"医者不达时变，犹用辛温，兹不近于人情也"。正值金世宗（1161—1189）文化政策中对汉文化多重视吸收而少限制禁锢，开创了鼓励创新，推贤荐能，活跃学术气氛的局面，这样就给医家发展医学提供了一个自由的学术氛围，医界出现了"医之门户分于金元"之势。张从正顺应时势，独树一帜，提出了祛邪学说。

二、攻邪学派的学术渊源

《金史·本传》曰："精于医，贯穿《素》《难》之学，其法宗刘守真，用药多寒凉，然起疾救死多取效。"

张从正为刘完素的私淑弟子，其秉承河间火热之说，又转变之。刘河间论病以火热立论，谓"热气怫郁"致玄府闭密乃病。张从正则以气血郁滞论病，认为不论天之六气、地之六味，皆可成邪，造成人体上、中、下三部的气血郁滞而病，主以汗、吐、下三法攻逐病邪，以"发腠理，致津液，通气也"，从而"使上下无碍，气血宣通，并无壅滞"，将刘河间的"实火说"转变为"实邪说"，"夫病之一物，非人身素有之也。或自外而入，或由内而生，皆邪气也。邪气加诸身，速攻之可也"。

张从正推崇河间之法，谓热病"止可用刘河间辛凉之剂，三日以里之证，十瘥八九。予用此药四十余年，解利伤寒、温热、中暑、伏热，莫知其数，非为炫也，将以证后人之误用药者也"。对刘完素的防风通圣散、双解散、瓜蒂散、独圣散、舟车丸、神芎丸等方剂的应用得心应手，并化裁为新方茶调散、三圣散、浚川散、通经散、禹功散等。

治病力主攻邪，"先论攻其邪，邪去而元气自复也"，张从正以《内经》及《伤寒论》的理论为依据，谓"圣人止有三法无第四法也"。指出："世人欲论治大病，舍汗、下、吐三法，其余何足言哉！"将狭义的汗吐下三法发展为广义的汗吐下三法，形成了一套完整的临床证治体系。

张从正论汗法，源于《内经》，所谓"因其轻而扬之……其有邪者，渍形以为汗；其在皮者，汗而发之"及"火郁发之"等，张从正曰"发为汗之，令其疏散也"，其他如张仲景的辛温解表法、刘完素的辛凉解表法及开玄府逐邪气等法尽入汗法的内容。

张从正论吐法，依《内经》吐法的治疗原则。《素问》曰："其高者，因而越之。"同时，张从正面对社会上"吐者人之所畏，且顺而下之，尚犹不乐，况逆而上之，不悦者多矣"的片面之见，旁征博引历代著名医家有关吐法的理论与临床经验，以说明吐法并不可畏。张从正曰："仲景《伤寒论》中，以葱白豆豉汤以吐头痛；栀子厚朴汤以吐懊憹；瓜蒂散以吐伤寒六七日，因下后腹满无汗而喘者……孙思邈《千金方》风论中数方，往往皆效。近代《本事方》中，稀涎散，吐膈实中满、痰厥失音、牙关紧闭、如丧神守。《万全方》以郁金散吐头痛、眩运、头风、恶心、沐浴风。近代《普济方》以吐风散、追风散，吐口噤不开、不省人事；以皂角散，吐涎潮。《总录方》中，以常山散吐疟。《孙尚方》以三圣散吐发狂，神验方吐舌不正。《补亡篇》以远志去心，春分前服之，预吐瘟疫。"张从正充分借鉴了这些前人用之有效的方法。

张从正论下法，以《素问·阴阳应象大论》"其下者，引而竭之"，《素问·六元正纪大论》"土郁夺之"，王冰注"夺，谓下之，令无拥碍也"，《难经》"痛者为实。腹中满痛，里壅为实，故可下之"等为理论基础。

张从正云："余尝用张长沙汗、吐、下三法。"吕元膺曰："其六门法，盖长沙之绪语也。"张仲景《伤寒论》中治疗表证有麻黄汤、桂枝汤等，为汗法；治疗痰食阻滞有瓜蒂散等，为吐法；治疗里实证有三承气汤等，为下法。张仲景汗吐下三法应用原则及其主要的经方也是张子和攻邪学说创立的重要来源。

三、攻邪学派的主要师承

（一）张从正

张从正为攻邪学派的创始人。

张从正创"病由邪生，攻邪已病"的攻邪学说，丰富和发展了中医学的发病学理论；张从正吸取了前人的经验，并进行了发挥，扩大了汗吐下三法的应用范围，在临床上具有很高的实用价值；张从正在情志病治疗方面，以情胜情颇有特色，为中医心理学的发展有所贡献；张从正对补法的看法不局限于药物滋填扶正，其内涵较为宽广。他辩证地处理邪正关系，主张攻邪居先，寓补于攻，提倡食疗补虚，注重脾胃流通，安谷生精等。（详见下篇"历代著名医家"介绍）

张从正的入室弟子有麻九畴、常德等。

（二）麻九畴

麻九畴长于经史。《归潜志》云："晚更好医方，与名医张子和游，尽传其学。"子和所著书，多半出于麻九畴手。《儒门事亲·序》曰："宛丘张子和，兴定中召补太医，居无何求去，盖非好也。于是退而与麻征君知几、常公仲明辈，日游隐上，相与讲明奥义，辨析至理，一法一论，其大义皆子和发之，至于博之于文，则征君所不辞焉。议者咸谓，非宛丘之术，不足以称征君之文，非征君之文，不足以弘宛丘之术，所以世称二绝。"

（三）常德

常德，字仲明，金代镇阳人，生卒年不详。常德是张从正的亲传弟子，与麻九畴师承同门，颇能探析张从正微旨，有自己独到的理论结构。著有《张子和心镜》（又名《伤寒心镜》）一书，首论刘河间双解散、张从正增减之法，对宣扬张从正医学思想有重大意义。常仲明与麻九畴共同参与编写《儒门事亲》一书，宣扬河间、从正之学。

（四）栾企

栾企，字景先，是子和晚年所收的门人。赵君玉为子和论医说文的友人，《儒门事亲》病发黄案中载与麻知几皆受训于张戴人。阎瑀字润夫，为张从正的门人。

（五）李子范

《儒门事亲》云："有隐士林虑李君子范者，以其有老母在，刻意岐黄，及得是书，喜而不舍，遂尽得宛丘之传。"李子范为私淑从正之学而有心得者。

攻邪学说在实践中发展了河间学派的火热理论，而且对后世亦产生了深远影响。如金元集大成之大家朱丹溪治疗族叔"夏末患泄利，至深秋，百方不应"，丹溪诊脉发现"两手脉俱涩而颇弦"，又询问饮食，族叔说"喜食鲤鱼，三年无一日缺"（《格致余论》），由此，丹溪认为"此必多年沉积，僻在胃肠"，先以青葱、苜蓿、生姜诸药煎汤涌吐，吐出老痰升许，又与平胃散加白术、黄连，旬日而安。丹溪先以张从正涌吐法去其陈积，再以李杲燥湿扶脾法复其正气，使顽证得愈。治疗痢疾，认为如实者，"可用承气汤下之，此通因通用之法也"，虚则补之，异曲同工。

攻邪学说也为温热病治疗开辟了新门径。吴有性《温疫论》强调温疫为邪犯膜原，治疗温疫，达邪祛邪为第一要义，提出"大凡客邪贵乎早治""勿拘于下不厌迟"之说，强调早攻，应用达原饮、三消饮汗下两法表里分消邪气。注重下法，提出"承气本为逐邪而设，非专为结粪而设也"的独到见解。《名医类案》称："吴又可出，俨然一张子和也。"清代医家戴天章也循其道曰："温病下不厌早。""一见舌黄、烦渴诸里证，即宜攻下，不可拘于下不厌迟之说。"杨栗山治疗温病喜用攻下，"按温病总计十五方。轻则清之，神解散、清化汤、芳香饮、大小清凉散、大小复苏饮、增损三黄石膏汤八方；重则泻之，增损大柴胡汤、增损双解散、加味凉膈散、加味六一顺气汤、增损普济消毒饮、解毒承气汤六方。而升降散，其总方也，轻重皆可酌用"。创制的十五方中七方用大黄。温病感受热邪，各个阶段都会出现阻遏气机，气机不畅，易致壅滞，邪盛正虚，叶天士《临证指南医案》谓"阳气窒闭，浊阴凝痞"，以汗吐下诸通阳之法祛邪，宣散肌表之邪热，攻下痰、浊、瘀等壅滞，疏通气机，是叶天士温病治疗的重要治则。吴鞠通创制宣白承气汤、导赤承气汤、牛黄承气汤、增液承气汤、新加黄龙汤等五承气汤通腑泄热治疗温病。叶天士、薛雪、王世雄等温病学家亦各有发展和创新。

有记载云，金元之后走方医竞相仿效创禁（祝由）、截（截断）、顶（吐药）、串（下法）之术，《明史》记载，明太医院使许绅在"壬寅之变"中用峻药攻下救活被缢项气闭的朱世宗，清代医家王清任、唐容川的著作均受到攻邪三法的影响，此多为攻邪学说余绪。

攻邪学派丰富和发展了中医邪正学说和治则理论，"匡蛮补之弊"，汗吐下三法在临床上的运用，充实和发展了中医临床辨治体系，对后世医家的发展及学派的创立颇有影响。

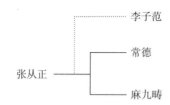

图 2-4　攻邪学派师承授受关系示意图（—直接师承　⋯⋯间接私淑）

复习思考题

1. 试述攻邪学派主要传承人及其学术思想。
2. 攻邪学派对中医学发展的贡献是什么？

第五节　温补学派

继河间、丹溪之学广为传播之后，明代时医用药每多偏执于苦寒，常损伤脾胃，克伐真阳，又形成了新的寒凉时弊。鉴于此，以薛己为先导的一些医家在继承李杲脾胃学说的基础上，进而探讨肾和命门病机，从阴阳水火不足的角度探讨脏腑虚损的病机与辨证治疗，建立了以温养补虚为临床特色的辨治虚损病证的系列方法，强调脾胃和肾命阳气对生命的主宰作用，在辨证论治方面，立足于先后天，或侧重脾胃，或侧重肾命，而善用甘温之味，后世称之为温补学派。代表医家有薛己、孙一奎、赵献可、张介宾、李中梓等。

一、温补学派形成的社会文化背景

明代初期，政府采取了一系列有效措施，农业、手工业、商业逐渐得到发展，社会升平，经济逐步繁荣。在政治上提倡程、朱理学，理学在社会文化意识领域取得了稳定的主流地位，深入到社会文化生活的各个领域，也为众多医家接受，如孙一奎曰"明理如丹溪"（《格致余论》），陈实功曰"先知儒理，然后知医理"，龚廷贤曰"儒医世宝，道理贵明，群书当考"，张介宾曰"医者理也，理透心明斯至也"。理学思想自然也渗入医学理论的研究中。

同时，明代中后期土地兼并达到了前所未有的程度，专制统治日益腐朽，统治阶层醉生梦死，官僚贵族养尊处优，深宫厚裘，淫逸享乐，声色犬马，锦衣玉食。达官显吏、富商大贾，所患之病多见下元亏损、多虚少实、肾精不足之证。这是温补学派产生的社会文化背景。

而在临床，金元以后"河间方、丹溪法"在医界盛行，几乎独占了元末明初医学界。明代中晚期，部分医家承前遗风，保守成方，滥用寒凉攻伐，动辄滋阴降火。薛己首先责难："世人以脾亏误为肾虚，辄用黄柏知母之类，反伤胃中生气，害人多矣。"《景岳全书》论曰："自河间主火之论行，而丹溪以寒苦为补阴，举世宗之，莫能禁止……"寒凉攻伐，损人脾胃，克伐真阳，形成时弊。

补弊纠偏，是温补学派崛起的临床基础。

二、温补学派理论的学术渊源

明代以来，倡导温补思想的诸多医家，孙一奎、赵献可、张景岳等虽然彼此并无明确的师承关系，但他们都提出类似的命门学说，将人体命门喻为太极，认为命门是人体阴阳消长之枢纽，是生命的本原，重视元阳，强调肾命之火在生命活动中的作用。这些学说源于理学的宇宙生化模式。周敦颐所著的《太极图说》及朱熹所作的《太极图说解》，提出了宇宙发生演变的纲领，认为"太极"是产生宇宙万物的本原，强调"阳尊阴卑"。邵雍作《先天图》，有先天八卦图和后天八卦图，用象数的数量关系推演世界的发展及其周期过程，"先天""后天"也成为理学的一个基本概念和思想元素。医学上，"先天之本在肾，后天之本在脾"等医学理论也被建立起来了。

温补学派的学术特点源于张元素的脏腑辨证理论，受李杲脾胃学说的影响而进行了发扬和发展。在李杲的"甘温除大热"和朱丹溪"滋阴清热"思想的引导下，后世医家在此基础上分别从脾胃肾命去探讨疾病的病因病机，拓宽甘温药物的治疗范围。

《内经》云："少火生气。""阳气者，精则养神，柔则养筋。""阳气者，若天与日，失其所，则折寿而不彰，故天运当以日光明，是故阳因而上卫外者也。"《内经》关于"阳气"重要作用的论述乃温补学派诸家理论发明之根。

同时，历代名家的论述及临床经验，如张仲景《金匮要略》以"肾气丸"治疗虚劳、痰饮、消渴等疾患，认为此乃肾阳之气不足，致不能蒸津化水所致，首论"阳气"与"肾气"的联系，王冰编次注释《内经》提出的"益火之源，以消阴翳，壮水之主，以制阳光"的治病大法，钱乙"肾主虚，无实"的论述，《金匮要略》肾气丸、黄芪建中汤、薯蓣丸等甘温扶阳之剂，钱乙的六味地黄丸等方药出入加减的临床经验，给温补学派诸家以很大的启发。

薛己私淑李杲之学，遥承王冰、钱乙之说，他重视脾胃在人体内的重要作用，强调"人以胃气为本"，主张"治病求本，务滋化源"，同时还指出"若治脾无效则求之于肾"，临证上无论外感内伤，在治疗时都强调滋其化源即补脾土，在方药选择上，补脾统以李杲补中益气汤，或出入于四君、六君之间，补肾命则用六味地黄丸、八味地黄丸，若脾肾同病又以土虚为主者，其谓"补肾不如补脾"，指出补土不应则宜急补其母，即补火以生土，求责于肾命水火，反映了他重脾胃兼顾肾命的学术特点。

赵献可阐发薛己之旨，致力于肾命水火的探讨。他认为命门在脏腑中处于极其重要的地位，对人身先后天均有主宰作用，以肾命概括脾胃，临床治疗亦特别重视先天水火，提出"火不水灭，药不可寒攻"，善用六味地黄丸补水以配火，以八味地黄丸于水中补火。至于后天不足，则宗李杲之法而重脾胃，并"分别阴阳水火而调之"。在薛己学术思想的影响下，尤为强调欲补太阴脾土，先补肾中少阳相火，力倡"补脾不如补肾"。

张介宾初崇信刘完素、朱丹溪，对其学术观点和临证经验称赞有加，等自己学验俱丰后又转而折服于张元素、李杲，倡言"阳非有余真阴不足"，实补丹溪学说之未备。他同时对王冰水火有无之说颇有研究，在李杲论脾胃为元气之本的基础上，进一步以脾、胃、肾、命门共论元气。其认为人之始生，本乎精血之源，人之既生，由乎水谷之养，非精血无以立形体之基，非水谷无以成形体之壮。精血之司在命门，水谷之司在脾胃。是以水谷之海，本赖先天为之主，而精血之海，又必赖后天为之资。尤其是对临证用药方面，强调了用药"四维"，上述不仅对李杲"脾胃论"有所补充，也为李中梓明确提出先天之本在肾、后天之本在脾打下了一定的基础。

以上诸家分别从脾胃、肾、命门、水火阴阳等方面来强调了温阳补虚对身体生理和疾病治疗的重要性，在明代中后期，形成了特有的强调肾命水火，重视温阳补虚思想的医家群体，有效矫正滥用辛燥的不良现象，对后世临床各科及众多医家都产生了积极而深远的影响。

三、温补学说的师承

明代形成的强调肾命水火，重视温阳补虚的思想追随之学者甚众，李中梓在李杲、薛己、张介宾诸家的影响下，脾肾并重，强调肾为先天之本、脾为后天之本、肾有水火之分、脾有阴阳之别。其治虚劳重在脾肾，补脾常用补中益气汤、四君子汤、六君子汤、归脾汤等，补肾常用六味地黄丸、八味地黄丸、大补阴丸、左归丸饮、右归丸饮等。他论阴阳互生的关系，更重阳气的主导作用，治疗上主张补气在补血之先，养阳在滋阴之上。李中梓治学平正不偏，博采诸家，择善而从，多有创见，不少精辟之论脍炙人口，成为后世医家诵唱之名言。李中梓门人众多，最得其真传者有沈颋，再传为马俶，又传为尤怡。

又如清初三大名医之一张璐，辨治杂病多取法于薛己、赵养葵、张景岳诸家方论，再如高鼓峰、吕留良、董废翁等医家都不同程度地继承和发展了温补的学术思想。

四、温补学派的代表医家

（一）薛己

薛己为明代医家。其学术思想悉以李杲脾胃内伤论为中心，强调"人以脾胃为本"，"胃为五脏本源，人身之根蒂"，"若脾胃一虚，则其他四脏俱无生气"（《明医杂著·补中益气汤》注），"人之胃气受伤，则虚证蜂起"（《明医杂著·风症》注），发挥了李杲"脾胃内伤，百病由生"的理论，更强调了脾胃内伤与虚证的关系。在治疗上统治以李杲补中益气汤，或出入于四君、六君之间。又主张若补脾不应，即求之于肾和命门之水火阴阳不足，若肾阴不足，用六味丸，壮水之主以制阳光；若命门相火不足，用八味丸，益火之源以消阴翳。此等理论实遥承于唐代王冰，而六味、八味之用又效法于宋代钱乙。其对肾命的认识虽未脱离《难经》左肾右命门之说，但其已明确指出"两尺各有阴阳，水火互相生化"，故以六味、八味补之，使"阳旺则阴生"，"阴旺则阳化"。临床上崇尚温补，力戒苦寒，实为温补学派之先驱。（详见下篇"历代著名医家"介绍）

（二）孙一奎

孙一奎，字文垣，号东宿，别号生生子，明医家，汪石山的再传弟子。著《赤水玄珠》《医旨绪余》等。其论命门学说的特点是综合《难经》关于命门和肾间动气理论，并融入《易经》中太极生阴阳的思想，阐发为动气命门说，即以命门为两肾间动气，为人身生生不息之根，并以命门动气说用以指导临床，突出表现在注重保护三焦元气，对虚损诸证，多从下元不足论治，自制壮元汤，配合李杲补中益气汤作为三焦元气不足之主方。此外，注意保护脾胃，也是孙一奎的临床特点之一。（详见下篇"历代著名医家"介绍）

（三）赵献可

赵献可，字养葵，自号医巫闾子，浙江鄞县（浙江宁波）人，生活于明万历（1573）至崇祯（1644）年间。其"好学淹贯，尤善于《易》而精于医"。著有《医贯》《邯郸遗稿》《内经钞》《素问注》《经络考》《正脉论》《二本一例》等书，仅存《医贯》及《邯郸遗稿》，《医贯》最能体现他的学术思想。

赵献可根据自己的学识经验，对《难经》"左肾右命"说提出异议。他认为："两肾俱属水，但一边属阳，越人谓左为肾，右为命门，非也。命门即在两肾各一寸五分之间，当一身之中。《易》所谓一阳陷于二阴之中。《内经》曰：七节之旁，有小心是也。名曰命门，是为真君真主，乃身之太极，无形可见，两肾之中，是其安宅也。"两肾有形均属水，命门无形则属火，"命门无形之火，在两肾有形之中，为黄庭，故曰五脏之真，唯肾为根"。两肾之水经命火的蒸腾才能化气而温养五脏，命门与肾"相依而不相离"。自此之后，"两肾之间为命门"说行以大倡。

赵献可深入学习经文，并往往有所收获。《素问》曰："凡此十二官者，不得相失也。故主明则下安，以此养生则寿，殁世不殆，以为天下则大昌。主不明则十二官危。"诸家释"主"皆谓心，唯赵献可提出了不同观点。他说："玩《内经》注文，即以心为主。愚谓人身别有一主，非心也。谓之君主之官，当与十二官平等，不得独尊心之官为主。若以心之官为主。则下文主不明则十二官危，当云十一官矣，此理甚明。"赵献可进而提出命门为一身之真主，人之脏腑功能无不依赖命门的主宰。他明确指出："褚齐贤云：人之初生受胎，始于任之兆，唯命门先具，有命门，然后生心，心生血；有心然后生肺，肺生皮毛；有肺然后生肾，肾生骨髓；有肾则与命门合，二数备，是以肾有两歧也。可见命门为十二经之主，肾无此，则无以作强，而技巧不出矣。膀胱无此，则三焦之气不化而水道不行矣。脾胃无此，则不能蒸腐水谷，而五味不出矣。肝胆无此，则将军无决断，而谋虑不出矣。大小肠无此，则变化不行，而二便闭矣。心无此，则神明昏，而万事不能应矣。所谓主不明则十二官危也。"他更形象地将命门譬作"走马灯之烛"，"元宵之鳌山走马灯，拜者舞者飞者走者，无一不具，其中间唯是一火耳，火旺则动速，火微则动缓，火熄则寂然不动，而拜者舞者飞者走者，躯壳未尝不存也"。命门之火实际上就是推动十二脏腑功能活动的动力源泉。他明确指出：其为"五脏六腑之本，十二经之源，呼吸之门，三焦之根"，为性命之原，为全身机能活动之所系。命门火盛则生机因而活跃，命门火衰则生机因而衰减，命门火灭则生机因而决绝。"余所以谆谆必欲明此论者，欲世之养身者治病者，的以命门为君主，而加意于火之一字。夫既曰立命之门，火乃人身之至宝，何世之养身者，不知保养节欲，而日夜戕贼此火。既病矣，治病者，不知温养此火，而日用寒凉，以直灭此火，焉望其有生气耶？经曰：主不明则十二官危，以此养生则殃，戒之戒之。余今直指其归元之路而明示之，命门君主之火，乃水中之火，相依而永不相离也。"可见，命门之火为水中之火，乃人身之至宝，非外来之火可比，可补而不可泻。因此，"火之有余，缘真水之不足也，毫不敢去火，只补水以配火，壮水之主以镇阳光。火之不足，因见水之有余也，亦不必泻水，就于水中补火，益火之原以消阴翳。"

（四）张介宾

张介宾为明代医家。著《景岳全书》《质疑录》《类经》等。张介宾所论命门与赵献可略同。认为命门藏先天之水火，为元阴元阳所居之所。故"命门之水火为十二脏之化源，五脏之阴气非此不能滋，五脏之阳气非此不能发"（《类经附翼·真阴论》）。五脏之功能必赖命门始能发挥正常。若命门之元阴元阳亏损。则必变生脏腑阴阳虚损之病，所谓"火衰其本则阳虚之证迭出，水亏其源则阴虚之病迭出"（《类经附翼·真阴论》）。创制左归、右归作为治疗命门先天水火不足的主方。大力倡导"阴阳相济"，完善了阴阳虚损治法。其阴阳理论的另一个重要观点是阳重于阴，反对朱丹溪的"阳常有余，阴常不足"论，针对性地提出"阳非有余"论，认为："天之大宝，只此一丸红日；人之大宝，只此一息真阳"（《类经附翼·大宝论》）。为其温补学说奠定了理论基础。张介宾对阴阳虚损的治疗提出了"阴阳互济"的法则，同时又基于阴阳互根理论，创制了许多著名方剂。如：左、右归丸，左、右归饮，大温中饮，六味回阳饮及金水六君煎等著名方剂，都是阴阳相济观点的体现。而将熟地黄与人参配伍使用堪称治疗阴阳虚损病证的典范。在临床施治方面，张介宾主张"治病用药，本贵精专，尤宜勇敢"，如"确知其寒，则竟散其寒，确知其热，则竟散其热。"对于新暴之病，虚实既明，即竣攻其本，若畏缩不进，势必导致病邪深固。他认为"凡施治之要，必须精一不杂，斯为至善…若用治不精，则补不可以治虚，攻不可以去实。"他反对用药庞杂、用"广络原野之术"制方。因此，张介宾所制新方，用药不杂，平均每方不过五六味。（详见下篇"历代著名医家"介绍）

（五）李中梓

李中梓为明代医家。著《医宗必读》《内经知要》等。其学术思想宗李杲、薛己，即重脾，复重肾，明确提出先天之本在肾，后天之本在脾，脾有阴阳，肾分水火，宜平不宜偏，宜交不宜分，并表现出明显的重阳抑阴的倾向，尝谓"气血俱要，而补气在补血之先，阴阳并需，而养阳在滋阴之上"（《医宗必读·水火阴阳论》）。其在临床上善于博采众家之长，持论公允，又多有创见，如擅长辨治寒热真假、实虚疑似之证，倡言"大实若羸状，至虚有盛候"（《医宗必读·疑似之证须辨论》），颇具临床指导意义，为后世医家所称道。

李中梓临证上坚持治病求本。他指出："不取化源而逐病求疗，譬犹草木将萎，枝叶蜷挛，不知固其根蒂，灌其本源。"并将"虚则补其母，实则泻其子"的理论，衍化为隔二、隔三之治。在辨证治疗方面，也非常娴熟，积累了丰富的临床经验和心得体会。尤其对疑似证的辨识，独有见地。并分别从阴阳、脏腑、气血和虚实四个方面进行了阐述。李中梓同时在内科杂病方面又有其特长，尤其是治泻九法和治癃闭七法可以称为是他杂病治法中较为精湛的一组。这些都是他临床经验的总结，对后世临床具有较高的实用和指导价值。（详见下篇"历代著名医家"介绍）

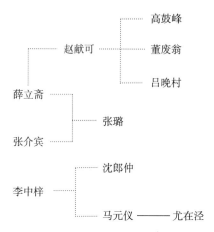

图 2-5　温补学派师承授受关系示意图（—直接师承　…间接私淑）

复习思考题

1. 温补学派产生的社会文化背景及学术渊源是什么？
2. 试述温补学派主要传承人及其学术思想。
3. 温补学派对中医学发展的贡献是什么？

第六节　伤寒、温病研究诸家

外感热病，为害最烈，从古至今都是中医学重点关注的内容之一。热病之名，首见于《黄帝内经》，如《素问·热论》云："今夫热病者，皆伤寒之类也。"又云："凡病伤寒而成温者，先夏至日为病温，后夏至日者为病暑。"此后的伤寒学、温病学都是在《黄帝内经》的基础上发展起来的。东汉张仲景总结了寒邪致病的六经传变规律，将热病学发展到一个新的高度。金代刘完素已经注意到火热致病与寒邪不同，提出六气皆能化火，火热郁结学说，成为由伤寒向温病发展的先声，故后世有"伤寒从仲景，热病用河间"之语。明清时期已普遍注意到寒、温的区别，温病学逐渐从伤寒中分化出来并迅速发展。明末吴又可《温疫论》开启了温病学之门，此后叶天士、薛雪、吴鞠通、王孟英等，承前启后，创立温病三焦和卫气营血的辨证论治体系，使温病学进入鼎盛发展时期。现代多数中医学者已认识到伤寒和温病都属于外感热病的范围，有必要纳入"外感热病"之下加以统一论述，以避免临床医生各执一端，顾此失彼。

一、伤寒诸家

在中医学术发展的不同历史时期，都有过许多著名医家致力于《伤寒论》的研究，并取得显著成果。伤寒研究始于晋唐，盛于明清。其学术研究历千余年而不衰，对中医理论和临床医学的发展，特别是对外感热病的辨证论治体系的发展，有着深远的影响。

伤寒诸家以《伤寒论》为其学术研究的主要对象。张仲景所著《伤寒杂病论》把医学理论和临床经验有机地结合起来，融理法方药为一体，从而确立了临床医学辨证论治的基本体系，为临床医学的发展奠定了基础。由于该书具有极高的临床指导价值，一经写出，立即受到人们的青睐，当时名医华佗就曾赞誉"此真活人书也"。由于东汉末年战乱频仍，该书曾一度散失不全，未能广泛流传。直到晋太医令王叔和通过收集整理，将其书中伤寒部分的内容重加编次，名曰《伤寒论》，成为流传后世的唯一传本。后世医家所借以研究的正是经过了王叔和重编的《伤寒论》，由此导致了后世医家在《伤寒论》条文真伪问题上的长期争论不休。

总之，伤寒诸家以研究张仲景的《伤寒论》为指归，各自从不同的角度用不同的方法进行研究和发挥。根据其不同时期的学术研究特点，一般习惯分为宋金以前伤寒八家和明清时期伤寒三派。

（一）宋金以前伤寒八大家

仲景《伤寒论》一直为后世医家所珍视，历代治伤寒之学者为数甚多，王焘《外台秘要》就汇集了唐以前21家的经验，共305条。从晋迄宋，研治伤寒最有成就者约有八大家，他们是晋代王叔和，唐代孙思邈，宋代韩祗和、朱肱、庞安时、许叔微、郭雍、成无己。兹分述如下：

1.王叔和　与张仲景（150—219）几乎同时代，他对已散失不全的《伤寒杂病论》进行收集整理和重新编次，使《伤寒论》得以保存并流传后世。王叔和所增诸篇内容反映了他研究《伤寒论》的成果，他在《伤寒例》中对一些理论问题进行了探讨，如寒毒发病，引《内经》条文以证伤寒三阴三阳，重申风伤卫、寒伤营等，皆为首倡。对后世学术研究起到了导向作用，产生了深远影响。

2.孙思邈　唐代著名医学家。他创用了"方证同条，比类相附"的研究方法，以揭示伤寒六经辨治的规律。这种研究方法开后世以方类证研究之先河，也为其他多种分类研究方法提供了借鉴。孙思邈研究伤寒的另一重要观点是他特别推崇太阳病桂枝、麻黄、青龙三法的运用，这一观点对后世医家产生了深远影响，明代方有执、喻嘉言宗其说而发挥为"三纲鼎立"之说，成为错简重订派的主要观点之一。

3.韩祗和　北宋医家，著《伤寒微旨论》，惜原本已佚。今有传本，系后人自《永乐大典》中辑出者。其析伤寒之病机为阳气内郁，治伤寒杂病于一炉，强调从脉证入手分析，主张杂病应证为先，脉为后，伤寒则脉为先，证为后。只师仲景之心法，而不泥于《伤寒论》之方药，故临证多自拟方。尤以依时令用药为特色，大致分立春以后至清明以前，清明以后至芒种以前，芒种以后至立秋以前三个阶段，在诸家中为独到之处。

4.朱肱　北宋医家，著《南阳活人书》。其治伤寒，重视经络的作用，曾谓"治伤寒先须识经络，不识经络，触途冥行，不知邪气之所在"。认为伤寒三阴三阳病即是六经为病，主张从经络辨识病位，伤寒六经经络之辨自此倡言。其又注重病与证的鉴别诊断，主张"因名识病，因病识证"，可谓是病与证结合辨析的首倡者。诊断上强调脉与证合参以辨阴阳表里。方药研究则承袭孙思邈之法，以方汇证，颇切适用。

5.庞安时　北宋医家，以善治伤寒闻名于江淮间。著《伤寒总病论》。阐发广义伤寒的病因为冬伤于寒毒杀厉之气，即病者为伤寒，不即病者寒毒藏于肌肤，至春发为温病，至夏发为暑病，至长夏发为湿病，于八节可为中风。此说系承袭《伤寒例》而发挥者。其又强调人的体质强弱，宿病之寒热，地域之南北高下，季节气候对伤寒发病与转归的影响，颇具临床指导意义。其讨论天行温病为感受四时乖戾之气而发，具有流行性、传染性。其辨治与伤寒大异，也不同于一般温病。其结合发病时节与证候，将天行温病按孙思邈的命名分为五种，即青筋牵、赤脉攒、黄肉随、白气狸、黑骨温，各配以主治方药。虽其证治方药均取材于孙思邈《备急千金要方》，然其汇集成篇，以示有别于伤寒，对后世余师愚治疫不无影响。

6.许叔微　南宋医家，著《伤寒百证歌》《伤寒发微论》《伤寒九十论》等。其于《伤寒论》的八纲辨证最有研究，主张以阴阳为纲，统领表里寒热虚实，并把六经分证和八纲辨证紧密地结合起来。其《伤寒百证歌》《伤寒发微论》均体现了这一思想。许叔微对伤寒方证的临床应用十分娴熟，《伤寒九十论》就是他临床应用仲景方验案的汇编，共收集伤寒治验90例，其辨证、方治及论说皆本于《伤寒论》，颇具启发性。

7.郭雍　南宋医家，著《伤寒补亡论》。他因看到《伤寒论》中方药多有缺失，遂摭取后世方以弥补之，其所取以朱肱、庞安时、常器之三家为多。朱庞之书，世有传本，而常器之论著已佚，赖《补亡论》存其一二。常器之善守仲景方而活用之，对原论中未出方治诸条，常器之每取经方补之，而颇切当。郭雍收采世说以补亡，完善了《伤寒论》的方治。

8.成无己　金医家，著《注解伤寒论》《伤寒明理论》。他是注解《伤寒论》的第一家，有首创之功。其注释的特点可概括为以经释论，其注释水平较高。他还特别重视对伤寒症状的鉴别，所著《伤寒明理论》就是一部关于伤寒临床症状鉴别诊断的专著，列举《伤寒论》中50个常见的主要症状进行类证鉴别，其于定体、分形、析证、明理，颇有独到见解。

从晋唐至两宋研治伤寒者不下数十家，举以上八家为其代表，各从不同角度阐发了《伤寒论》的辨证论治精神，他们的学术成就对后世治伤寒诸家有很大影响。

（二）明清伤寒三派

宋金以前伤寒诸家治伤寒各擅其长而无争鸣。主要是处于对《伤寒论》原著进行搜集、整理、注释、阐发的阶段，自明代方有执倡言错简，实施重订，方启后世伤寒学术争鸣之端。至清代诸家各张其说，在研究方法上展开了热烈的学术争鸣，在伤寒学派内部形成了不同的派系，从而促进了伤寒学派的发展，其影响较大者有错简重订派、维护旧论派和辨证论治派。

1.错简重订派 认为世传本《伤寒论》有错简，主张考订重辑的观点。为明末方有执首先提出，清初喻嘉言大力倡导之。而后从其说者甚众，形成错简重订一派。

（1）方有执：明医家。著《伤寒论条辨》。其云："曰《伤寒论》者，仲景之遗书也；条辨者，正叔和故方位而条还之之谓也。"其所重订，削去《伤寒例》；合《辨脉》《平脉》改置篇末；对六经证治诸篇大加改订，把太阳病三篇分别更名为《卫中风》《营伤寒》和《营卫俱中伤风寒》，将桂枝汤证及其相关条文共66条20方列入《卫中风》，麻黄汤证及相关条文57条32方列入《营伤寒》，青龙汤证及相关条文38条18方列入《营卫俱中伤风寒》，六经之外，另增《辨温病风温杂病脉证并治》，计20条3方。以为如此便基本恢复了《伤寒论》原貌。

（2）喻昌：清初三大家之一。著《尚论张仲景伤寒论重编三百九十七法》(即《尚论篇》)。其赞赏方有执错简重订的观点，并发挥为三纲鼎立之说，即：四时外感以冬月伤寒为大纲，伤寒六经以太阳经为大纲，太阳经以风伤卫、寒伤营、风寒两伤营卫为大纲。以此三纲订正仲景《伤寒论》为397法，113方。其《尚论篇》虽保留王叔和之《伤寒例》，但其意在驳之，对成无己之校注亦大加批评。与方有执尊重王叔和，含蓄地批评后世注家的做法不同。以致后来从其说者无不攻击王叔和，批驳成无己，喻昌可谓始作俑者。

（3）其他：张璐，清初三大家之一。著《伤寒缵论》《伤寒绪论》，观点悉从方有执、喻昌，尤以喻昌之说为法。吴仪洛，著《伤寒分经》，推崇喻昌《尚论篇》，附和其三百九十七法之说。吴谦，清初三大家之一，乾隆时任太医院院判，奉敕编著《医宗金鉴》，内有《订正仲景全书》，其中《订正伤寒论注》其编次悉以方有执《伤寒论条辨》为蓝本。取方、喻之注亦复不少。因其为御赐书名颁行天下，故其影响甚大。其后从方、喻之说者甚众，与此不无关系。程应旄，崇尚方有执之说，故名其所著为《伤寒论后条辨直解》，倡伤寒六经统赅百病之旨。章楠，著《伤寒论本旨》，依方有执风伤卫、寒伤营、风寒两伤营卫之例编定。周扬俊，著《伤寒论三注》。兼采方、喻两家之说，合己见故名三注。而每篇首揭经脉环周之说为独创。黄元御，著《伤寒悬解》，侈言错简尤甚，兼采方、喻之说，而阐发五运六气见长。

总之，错简重订之说，自方、喻倡之，和者甚众，故而成派。诸家以错简为由，行重订之实。其所重订，大多围绕风寒中伤营卫之说为辨，在一定程度上揭示了仲景伤寒六经辨证论治的规律性。该派医家思想活跃，不囿于旧说，有一定创新精神，为伤寒研究注入新风，固为可嘉。然而，若过分强调以恢复《伤寒论》旧貌为目的，则不免有强加于古人之嫌了。

2.维护旧论派 维护旧论派是指主张维护世传《伤寒论》旧本内容的完整性和权威性的众多医家。与讥讽王叔和、批评成无己的错简重订派诸家相反，维护旧论诸家对王叔和编次《伤寒论》和成无己首注《伤寒论》持基本肯定和褒扬的态度。认为王叔和编次，仍为长沙之旧，不必改弦更张，而成无己的注释，不仅未曲解仲景之说，其引经析奥，实为诸注家所不胜。因此，世传旧本《伤寒论》的内容不能随便改动。尤其是《伤寒论》中十篇即六经证治部分并无错简，无须重订。只可依照原文研究阐发，才能明其大意。主张仿照治经学的章句法进行注释，故称维护旧论派。该派代表医家有张遂辰、张志聪、张锡驹、陈念祖等。

（1）张遂辰：明代医家，著《伤寒论参注》。他认为，王叔和所编次的《伤寒论》虽卷次略有出入，而内容仍是长沙之旧；成无己依旧本全加注释，其"引经析义，诸家莫能胜之"。故其《伤寒论参注》，悉依成无己注本，篇卷次第及成无己注文一仍其旧，并选择性地增列了后世医家如朱肱、庞安时、许叔微、张元素、李杲、朱丹溪、王履、王肯堂诸家之说。故名曰《伤寒论参注》。在伤寒诸家，张遂辰可谓是尊"王"赞"成"之最为旗帜鲜明者。

（2）张志聪：清代医家。张遂辰之高徒，著《伤寒论宗印》和《伤寒论集注》。他承其师说，认为《伤寒论》传本之条文编次不但没有错简，而且义理条贯，毫无阙漏。故就其原本"汇节分章"，然后"节解句释，阐幽发微"，如此则"理明义尽，至当不移"。此即所谓章句法，成为维护旧论的有力武器。但其认为《伤寒例》属王叔和所作，初稿于论末，后竟删之，并将《辨脉》《平脉》置于论末，是与其师不同处。张志聪对方、喻等人的三纲鼎立说大加反对，对成无己的某些注释也表示了不同见解。并首倡六经气化说，主张以五运六气、标本中气之理来理解伤寒六经的生理病理，则伤寒三阴三阳之病，多是人体六气之化，而人体六气之化，"本于司天、在泉、五运六气之旨"。自此，六经气化说成为伤寒六经研究的一个重要内容。

（3）张锡驹：与张志聪同学于张遂辰。受其师门影响，成为力主维护旧论者。故其所著《伤寒论直解》，于三阴三阳诸篇悉依旧本次第，并依张志聪《伤寒论集注》所分之章节调整编次。其于六经研究，亦持气化之说，认为六经六气有正邪两个方面，正气之行，由一而三，始于厥阴，终于太阳，运行不息，周而复始；邪气之传，由三而一，初犯太阳，终传厥阴，唯其传变有不以次，当随其证而治之。次为辨析六经传变之要旨。

（4）陈念祖：清代医家。著《伤寒论浅著》《伤寒真方歌括》《长沙方歌括》和《伤寒医诀串解》等。他是继钱塘二张之后力主维护旧论，反对错简影响最大的一家，成为维护旧论派的中坚。并悉依隐庵所分章节，定为三百九十七法。自《太阳篇》至《劳复篇》十篇洁本《伤寒论》，自此风行。又对二张之从运气阐发六经之理颇为赞赏。

总之，维护旧论一派，反对重订，驳斥三纲，注重义理贯通。其阐发六经气化，又不乏新见。除张遂辰外，诸家一例删去《伤寒例》者，非为贬低王叔和，而是为突出张仲景不得已而为之。其尊王赞成的倾向也是显而易见的。

3.辨证论治派

明清时期伤寒诸家中，有一些医家着眼于对张仲景《伤寒论》辨证论治规律的探讨和发挥。他们对错简重订和维护旧论的观点均持反对意见，认为不必在孰为仲景原著、孰为叔和所增上争论不休，而应当在发扬仲景心法上下功夫。形成了伤寒学术研究中的辨证论治派。根据其研究特点，大致可分为以柯琴、徐大椿为代表的以方类证派，以尤怡、钱潢为代表的以法类证派和以陈修园、包诚为代表的分经审证派。

（1）以方类证：以方类证的方法可以导源于唐代孙思邈的方证同条、比类相附，宋代朱肱亦曾用此法进行方证研究，至清代则有柯琴、徐大椿进行以方类证研究卓有成就。

①柯琴：清代医家。著《伤寒论注》《伤寒论翼》《伤寒附翼》，三书合称《伤寒来苏集》。他根据《伤寒论》中原有桂枝证、柴胡证等语，提出了汤证的概念，即将某汤方的主治证称作某汤证，如桂枝汤证、麻黄汤证等。并采用以方类证的方法，汇集方证条文分属于六经篇中。在六经研究上，以经界释六经，提出六经地面说，"凡风寒湿热，内伤外感，自表及里，有寒有热，或虚或实，无乎不包"。并据此而提出了六经为百病立法，指出"伤寒杂病，治无二理，咸归六经节制"。这对于扩大六经辨证论治范围是很有意义的。

②徐大椿：清代医家。著《伤寒论类方》。其穷研《伤寒论》数十年，结合临床实践，悟出仲景之辨证心法，"不类经而类方"。于是他大胆突破六经的束缚，把论中113方分作桂枝、麻黄、葛根、柴胡、栀子、承气、泻心、白虎、五苓、四逆、理中、杂方等12类。除杂方外，11类各有主方与其主治条文，次列与主方有关的加减方，这种类方研究更切于临床应用。其类方虽未分经，但将六经主要脉证汇列于后，以便观览，并要求学者"熟记于心"，是知徐大椿并非轻

视六经。柯、徐二人均以方类证，唯柯琴以方名证，证从经分；徐大椿更侧重于类方研究，方不分经。

（2）以法类证

①钱潢：清代医家，著《伤寒论证治发明溯源集》，其以研究六经分证治法为指导思想，所归纳治法较为详细。其在以法类证研究中吸收了方、喻的风伤卫、寒伤营、风寒两伤营卫的观点。故其《太阳上篇》为中风证治，《太阳中篇》为伤寒证治，《太阳下篇》为风寒两伤营卫证治。是承袭三纲学说而以法类证者。

②尤怡：清代医家，著《伤寒贯珠集》，其治伤寒以突出治法研究为特点。三阳篇归纳为八法，曰正治法、权变法、斡旋法、救逆法、类病法、明辨法、杂治法和刺法等。此外，太阳还有类病法，阳明又有明辨、杂治二法，少阳则有刺法。三阴经亦有表里温清诸法可辨。如此则一部《贯珠集》，以治法提纲挈领，归于一贯，颇受后人好评。

尤怡与钱潢均注重《伤寒论》的治法研究，但钱潢墨守方、喻三纲之说，所立治法亦过细；尤怡则超脱方、喻之外，以治法为纲统领病证、病机与方药，别具一格。

（3）分经审证

①陈念祖：清代医家，为维护旧论的中坚。其对《伤寒论》的临床运用，采用分经审证的研究方法。如太阳病分作经证、腑证和变证，阳明、少阳皆分经腑，太阴有阴化阳化，少阴有水化火化，厥阴有寒化热化。如此分证深得六经六气之旨，对于掌握六经病机、传变特点和证治规律极有帮助。

②包诚：清代医家。著《伤寒审证表》，主张从六经审证。其将太阳经分作本病中风、本病伤寒、兼病、阳盛入腹、阴盛入脏、坏病、不治病七证；阳明经分作腑病连经、腑病、虚证、不治病四证；少阳经分作经病、本病、入三阴病、入阳明病、坏病五证；三阴经均有脏病连经、脏病二证，少阴、厥阴各有不治病一证。综其分证特点，经病主表，脏腑主里，腑病多实，脏病多虚而已。

陈念祖、包诚二人之分经审证俱从六经分证。唯陈念祖融入六经气化之说，将深奥的理论落实到临床证治，实属难能可贵；包诚注重从经、腑、脏的传变上分辨表里虚实，亦切于临床实用。

总之，明清时期所形成的错简重订、维护旧论和辨证论治三个伤寒学术流派是伤寒诸家不同学术观点争鸣的结果。这种学术争鸣反映了伤寒学术研究的兴旺，也推动了伤寒学术研究的发展，促使伤寒学术研究达到了一个新的水平。

二、温病诸家

明清之际，江浙一带温疫流行猖獗，促使诸家对温病进行研究。温病学虽成熟于明清，但早在《黄帝内经》中已有关于温病的记载，如"冬伤于寒，春必病温""凡病伤寒而成温者，先夏至日者为病温，后夏至日者为病暑""五疫之至，皆相染易，无问大小，病状相似"。这些内容已涉及温病的各个方面。《难经》里亦载有一些论述温病的内容，如《五十八难》曰"伤寒有五，有中风、有伤寒、有湿温、有热病、有温病"。《伤寒论》明确指出："太阳病，发热而渴，不恶寒者为温病，若发汗已，身灼热者，名风温。"晋·王叔和在《伤寒例》中阐发《内经》"伏气温病说"云："冬令严寒，万类深藏，君子固密，则不伤于寒，触冒之者，乃名伤寒耳……中而即病者，名曰伤寒；不即病者，寒毒藏于肌肤，至春变为温病，至夏变为暑病。暑病者，热极重于温也……从立春节后，其中无暴大寒，又本冰雪，而有人壮热为病者，此属春时阳气，发于冬时伏寒，变为温病"。晋·葛洪的《肘后备急方》收录了许多防治温病、温疫、温毒的简便药方，如太乙流金方、辟温病散等，并指出温病主要是感受疠气所致。隋·巢元方在《诸病源候论》中列举了热病候28论、温病候34论、时气病候43论、疫疠病候3论，叙述了温热病的致病因素、病机原理，以及症状特点，提出温病、时气、疫疠皆"因岁时不和，温凉失节，人感乖戾之气而生病"。"病气转相染易，乃至灭门，延及外人"。唐·孙思邈的《备急千金要方》亦收载了不少治疗和预防温病的有效方剂，及各名医论述温病的内容。北宋庞安时在《伤寒总病论》里亦着重发明温病，将其分为一般温病及天行温病两类，强调寒温分治，并具体论述了天行温病的病因、发病、证治、预防，指出天行温病与异气有关，既可即时而发，又可伏而后发，季节不同则证型不同、治法有别，但总以清热解毒、重用石膏为主。南宋朱肱的《南阳活人书》注重伤寒与温病的辨别，对多种温热病，如热病、中暑、温病、温疟、风温、温疫、湿温、温毒等进行了详细的阐述，在治疗上虽未跳出伤寒圈子，但也不墨守伤寒成方，而能灵活化裁，不拘一格。郭雍在《伤寒补亡论》中强调温病的病因不限于冬伤于寒，其云"冬伤于寒，至春发者，谓之温病；冬不伤寒，而春自感风寒温气而病者，亦谓之温"。以上诸家虽各有发挥，但多是零散的认识与经验，仍未形成独立的体系而隶属于广义伤寒病。

金元以降，对温热病的研究有了较大的进展和突破。刘完素据《素问·热论》创立六气皆从火化的病机学说及辛凉甘寒解表的治疗原则，标志着外感温热病在理法方药诸方面开始自成体系，温热学说初具规模，出现了"热病用河间"的局面。其后，元代王履在《医经溯洄集》中进一步强调伤寒温病不可同治。明代汪机在《石山医案》中提出新感温病的概念。缪希雍在《先醒斋医学广笔记》里指出温疫邪气侵犯人体"必从口鼻"而入。凡此种种，充分说明明代以前中医学对温热病的认识虽不甚完善，但已具备了一定的水平，为温病学派的形成奠定了基础。

明末，我国南方温疫流行，极为猖獗，专门研究温病的著名医家不断涌现，代表医家如吴有性、戴天章、余霖、叶桂、吴瑭、王士雄、薛雪等。

（一）吴有性

吴有性为明代医家，著有《温疫论》，他对瘟疫病的致病因素、感受途径、侵犯部位、传变方式、临床表现、治疗方法等详加探究，指出瘟疫乃感天地之异气所致，邪自口鼻而入，先伏于膜原，后传于表里，感之深者，中而即发，感之浅者，未能顿发，或由诱因，正气受伤，邪气始张，治疗总宜疏利膜原，表里分消。对瘟疫病形成了一套比较完整的认识，自此瘟疫学说开始建立，并得到迅速发展。

（二）戴天章

戴天章为清代医家，著《广瘟疫论》。他十分推崇吴有性的《温疫论》，为推广吴有性之学，戴天章在吴有性《温疫论》的基础上，详尽论述了瘟疫的辨证与治法，在辨证方面，尤殚心于瘟疫病早期的鉴别诊断，提出辨气、辨色、辨舌、辨神、辨脉是识别瘟疫的五种大法。强调瘟疫汗不厌迟，下不厌早，清法贯穿始终，补法用于善后，表里寒热虚实并见或余热未尽，则用和法。可谓充实了吴有性的辨证论治思想。

（三）余霖

余霖为清代医家，著《疫疹一得》。他就乾隆之际的瘟疫大流行阐发己见，认为该瘟疫的流行乃运气之淫热入胃，敷布于十二经脉所致，因而倡用石膏重剂泻诸经表里之热，实为补充了吴有性论瘟疫之未逮，制定名方清瘟败毒饮，为人所称道。

（四）叶天士

叶天士为清代著名医家，著《温热论治》。创立温病卫气营血辨治大纲，他认为"温邪上受，首先犯肺，逆传心包，肺主气属卫，心主血属营……卫之后方言气，气之后方言血"，治疗宜"在卫汗之可也，到气才可清气，入营尤可透热转气，入血则恐耗血动血，直须凉血散血"。极大提高了自河间学派以来对温热病的认识，使温热病理论形成了更为独立完整的体系，彻底从伤寒病中摆脱出来。此外，他还注重辨舌、验齿和辨斑疹、白痦的辨别，并做了具体阐述，丰富了温病诊断学的内容。叶天士因之成为这一时期的代表人物和温热学派的中坚。

（五）吴瑭

吴瑭为清代医家，著《温病条辨》。强调以上中下三焦为纲统论温热、湿热与瘟疫，充实了温病清热养阴的治疗大法，并拟定银翘散、桑菊饮等方，进一步发展和提高了叶天士的理论。

（六）王士雄

王士雄为清代医家，著《温热经纬》。集前人之大成，对温病学进行了一次史无前例的大总结，另外，其对暑邪、伏气温病、顺传逆传及霍乱病等均做了深入的阐发，纠正了前人的谬误，补充了前人之未及。对暑、湿、火三气辨证尤多发挥。

（七）薛雪

薛雪为清代医家，著《湿热条辨》。详细论述了湿热病的病因病机、发病特点、传变规律、临床证型、遣方用药，弥补了叶天士详论温热、略论湿热的不足。自此，温热学说与瘟疫学说均日臻完善，温病学发展到鼎盛时期。

清代末年，南方诸医对温病的研究仍方兴未艾，浦城雷丰反对吴有性、吴瑭温瘟不分的模糊认识，撰《时病论》专论非疫性外感病，包括风热、伤暑、冒暑、中暑、暑温、疰夏、热病、湿热、湿温、秋燥、冬温、春温、风温、温毒、伏暑等十余种新感及伏气温病，对其病因、病理、证候特点、立法方药详加论述，颇为实用。此外，江阴柳宝诒针对"重新感，轻伏邪"的时弊，撰《温热逢源》详论伏气温病，强调伏邪为病颇多，致病较重，治疗宜以清泄里热为主，兼顾温肾育阴，疏解新邪。

总之，温病学是在历代医家研究外感温热病的基础上形成的，经过明清两代而逐渐发展成熟。在其形成发展过程中，又分为两个派系，一为温疫学派，一为温热学派。温疫学派以吴有性、戴天章、余师愚为代表，以探讨温疫病见长，为温疫学说的创立与完善做出了巨大的贡献。温热学派以叶天士、薛雪、吴瑭、王士雄四大家为代表，以研究普通温热病（包括湿热病）的发生发展证治规律，具有更为广泛的意义，为温热学说的成熟做出了卓越的贡献。

三、寒温并重诸家

不管是伤寒，还是温病，其实皆归属于外感热病，广义伤寒历史上就是外感热病的总称，《内经》直言："今夫热病者，皆伤寒之类也。"《难经·五十八难》说："伤寒有五，有中风、有伤寒、有湿温、有热病、有温病。"温病辨证论治体系的形成过程，实际上就是寒温分治的论争过程。当中医界能很好地分辨伤寒、温病之后，伤寒与温病之学分别得到了系统的发展。随着临床认识的不断深入，人们观察到伤寒与温病在临床上并没有绝对的界限，寒温经常互相渗透。近代名医丁甘仁主张"必须把《伤寒论》与温病学说结合起来，融会贯通，因人制宜"。历史发展到今天，"寒温统一"的争鸣又呈现于世，普遍认为是中医外感热病未来的发展趋势。

近代不少医家从各自的临床实践出发，融合伤寒学说、温病学说、瘟疫学说的有关内容，不拘泥于一家之说，因证施治，博采众方，在外感热病的治疗上取得了较为突出的成就。其中成就较大的有丁甘仁、时逸人、张骧云、蒲辅周等。

（一）丁甘仁

丁甘仁治疗外感热病，宗《伤寒论》而不拘泥于伤寒方，守温病学说而善用经方时方。他认为治疗外感热病，必须把《伤寒论》与温病学说的辨治方法相联系，决不能把二者对立起来。在《丁甘仁医案》中，对伤寒、温病的处理往往是伤寒方和温病方并用，表明他对伤寒与温病的关系有一个较为客观的认识。

（二）时逸人

时逸人编著了《中国时令病学》《中医伤寒与温病》和《中国传染病学》，总结了历代医家的认识，并吸收了部分西医学的相关内容。

（三）张骧云

张骧云为上海名医，以擅治伤寒热病闻名沪上。他继承了张仲景及叶天士、吴鞠通诸家的学说，师古而不泥古，尤其对"表与透"有独到见解。如对新感与伏邪，张骧云认为新感虽有寒温之分，但外邪总是由表入里，治疗上只宜表散。伏气因新感引动，由里出表，治疗上亦宜透达。新感务求"表透"，伏气务求"透表"。他又认为伤寒学派持本寒而标热的观点，温热学派持本热而标寒的观点，病情不同，治当有异，固然无可厚非，但伤寒可化热，温病有寒化，寒热之间的传变转化，并无绝对界限，决不可胶柱鼓瑟。

（四）蒲辅周

蒲辅周博采伤寒、温病之说，系统地梳理了四季常见急性外感热病，提出了治疗纲要，认为外感热病需要注意季节性，根据六气掌握相应时段的多发热病。如大寒、立春、雨水、惊蛰为初之气，主厥阴风木，多发风温、春温，或寒疫；春分、清明、谷雨、立夏为二之气，主少阴君火，多发温热病；小满、芒种、夏至、小暑为三之气，主少阳相火，多发暑病；大暑、立秋、处暑、白露，为四之气，主太阴湿土，外感病多发湿热；秋分、寒露、霜降、立冬为五之气，主阳明燥金，多发秋燥；小雪、大雪、冬至、小寒为终之气，主太阳寒水，外感病多发伤寒，也多冬温。并指出，对瘟疫的治疗与四时温病有所不同，临床上当灵活应用杨栗山《伤寒瘟疫条辨》中的十五方。

复习思考题

1. 试述伤寒、温病学派主要有哪些代表医家。
2. 伤寒、温病学派对中医学发展的贡献是什么？

第七节　汇通思潮下研究诸家

一、中西医汇通思潮的形成

中西医汇通思潮是伴随着西方医学的传入而在中医领域中兴起的，中西医汇通即将西方医学与中医学汇聚而沟通。自西方医学传入我国之后，一些医家开始接受西说，逐渐发展为持中西医学汇通观点的著名医家所形成的一股思潮，进而出现中医改进说及中医科学化的主张，其中以王清任、唐宗海、张锡纯等为代表的医家，在汇通思潮下，不仅在中西医的融会贯通上进行了艰难的探索，而且在中医药理论的研究中多有独到之处，为后世提供了宝贵的经验。

约自明万历年间（1573—1619）始，西方医学伴随着欧洲传教士的传教过程而输入到我国。传入到我国的第一部有关西医学的书籍是意大利人利玛窦所著《西国记法》，其中包含部分神经学内容。随后瑞士人邓玉函来我国做了第一例解剖术，并译著《泰西人身说概》，意大利人罗雅谷译著《人身图说》，在中国传播西方解剖及生理学知识，以上两书为传入我国最早的解剖及生理学著作。此后意大利人熊三拔著《泰西水法》，介绍了西方医学常用的药露、温泉疗法及排泄、消化等生理知识。德意志人汤若望译著《主制群征》；意大利人艾儒略著《性学抵述》《西方要纪》；意大利人高一志著《空际格致》；意大利人毕方济著《灵言蠡勺》。这些虽非医学专著，但有相当多的内容涉及医学。西学东渐对我国学术产生一定的影响，《明史·意大里亚传》记载："自玛窦入中国后，其徒来益众……其国人东来者，大都聪明特达之士，意专行教，不求利禄，其所著书，多华人所未道，故一时好异者咸尚之。"在中医领域一些医家亦乐于接受新思想，如明代的方以智，清代的汪昂、王宏翰、赵学敏、王学权、王清任、陈定泰诸家，力图以他人之长，补己之短。

鸦片战争之后，西方医学向我国的传播速度加快。自1848年始，英国医生合信在广州设立医院，并相继译著了《全体新论》《西医略论》《内科新说》《妇婴新说》《博物新编》等西医书籍，将西方的近代医学逐渐引入到我国，其流行范围日广，影响愈甚。国内医界勇于接受新知者，不乏其人，汇通中西医之说渐起，他们主张不论古今、不分疆域的限制，而使学术归于一是，其中最富代表性的医家为朱沛文、唐宗海、张锡纯等。20世纪初，西方医学开始向西医学过渡，并大大加快了传入我国的步伐，其势如破竹，在大力推广新式教育的背景下，亦正式列入高等教育体系，国人学习西医者日益增多，并逐渐形成一支独立而强大的力量，开始占据国内医疗卫生事业的主导地位。继而，余云岫之流大煽消灭中医之风，中医内部则出现改进说及科学化的主张，以恽树珏及陆彭年为其代表。

二、主要代表医家的学术观点

（一）开始接受西说诸家

1.汪昂　字讱庵，晚号浒湾老人，明末清初安徽休宁人，约生于明万历四十三年（1615），约卒于清康熙三十九年（1700）。其为明诸生，明亡后遂弃去举子业，专意岐黄之学，对医经、本草、方剂的研究尤精，同时对早期传入我国的西方医药学知识持较客观的态度，而有所批判地接受。例如，历代先贤对脑功能的认识多囿于"心者，君主之官，神明出焉"（《素问·灵兰秘典论》）及"所以任物者谓之心"（《灵枢·本神》）之说，未能明确提出脑的功能与神志有关，对脑功能认识进展比较缓慢。汪昂则曰："吾乡金正希先生尝语余曰：人之记性，皆在脑中。小儿善忘者，脑未满也。老人健忘者，脑渐空也。凡人外见一物，必有一形影留于脑中。昂按：今人每记忆往事，必闭目上瞪而思索之，此即凝神于脑之意也。不经先生道破，人皆习焉而不察矣。"史料记载，告知汪昂人之记性在脑的金正希，为崇祯进士，有文集及时艺行于世，其非医者，而精西学，并为天主教徒，据此推测金正希所谓"人之记性在脑"必源自西人之说。汪昂还指出："李时珍曰：脑为元气之府。其于此义，殆暗符欤。"从上述可见，汪昂不仅明确提出"记性在脑"，而且进一步分析了人之健忘或因脑功能发育不全，或为脑功能失常，力图将当时关于脑的中医最新观点与西方医学脑的功能认识结合在一起，具有开创性意义。

汪昂对西方医疗技术并非毫无选择，全盘吸收，而是采取为我所用的态度。例如当时西方的"药露疗法"已传入我国，汪昂在《增补本草备要》中收载了金银花露、薄荷露、玫瑰露等25种药露。并谓其"芳香清冽，和中利膈，清暑化热，有气无质，能透窍入络，疏瀹灵府，各种不同，各以药性为用。代茶最妙"。不仅如此，他亦客观地指出："其力最薄，今人用以入药，断难倚仗。"汪昂的判断是正确的，实践证明，因无特别疗效，西洋药露疗法并未对中医治疗产生重要影响。

2.赵学敏　字恕轩，号依吉，乳名利济，钱塘（今浙江杭州）人，约生于清康熙五十七年（1718），殁于嘉庆十年（1805）。其自幼性好博览，涉历星、历、医诸学，早年习儒，后收集和整理本草学、民间医学，颇具贡献，亦吸收了不少西方医药学知识。著有《利济十二种》100卷，其中仅存《本草纲目拾遗》与《串雅内外编》。赵学敏尊重科学，融会新知，行医守三字诀，赵学敏以科学的探索精神，在增补《本草纲目》的过程中，不仅纠正了李时珍记述本草的一些错误，而且收录了不少民间的常见药物及罕见的药物，更为可贵的是，在西方医药学传入我国之初，勇于接受科学真知，吸取其制药学的成果，以补己之不足。《本草纲目拾遗》的问世代表了我国当时中药学学术水平。赵学敏与铃医赵伯云合写《串雅内外编》，广泛搜集整理民间医药经验与知识，是一部具有简、便、廉、验特色的民间疗法专书。

赵学敏所著《本草纲目拾遗》大量收录了源自泰西、东洋、缅甸等地的外来药物，体现了他勇于融会新知的治学精神。如其记载泰西炼制药露的方法："凡物之有质者，皆可取露。露乃物质之精华，其法始于大西洋，传入中国。大则用甑，小则用壶，皆可蒸取。其露即所蒸物之气水，物虽有五色不齐，其所取之露无不白，只以气别，不能以色别也。时医多有用药露者，取其清冽之气，可以疏瀹灵府，不似汤剂之腻滞肠膈也。"《本草纲目拾遗》中还保存了大量植物学方面的珍贵资料，但赵学敏对外来药物的评析不可避免地受到历史条件的限制，多以取类比象、四气五味等中医药理论为基础总结其功效主治。赵学敏同时在引述《本草补》"香草"中承泰西之说"人之记舍在脑"，继汪昂之后再次肯定了脑主记忆。

赵学敏谓："走医有三字诀：一曰贱，药物不取贵也；二曰验，以下咽即能去病也；三曰便，山林僻邑，仓卒即有。能守三字之要者，便是此中之杰出者也。"治病最能体现贱、验、便的方药莫过于治内以顶、串、截，治外以针刺、蒸、灸等，"取其速验，不计万全"。

赵学敏治内之法中，"顶"指药性上行者，多为吐药；"串"指药性下行者，多为泻药；"截"谓绝也，使其病截然而止。"此即古汗、吐、下三法也。然有顶中之串，串中之顶，妙用药更元妙，用意入神，则又不可以常格论也。"

赵学敏还广泛收载了各种外治法，如灸、熏、贴、蒸、洗、熨、吸、针刺、坐药、扎指、塞耳、吹喉、点眼、涂掌、钩骨、探吐、灯照等，这些方法简便廉验，切合临床应用，确可弥补内服药之不足，充分体现出民间医药的特色。

3.王清任　王清任是接受西说的代表医家，其"性磊落，精岐黄术，名噪京师；其论人脏腑，与古方书异；盖尝于野冢、市曹诸凶秽地，寻求审视，非曾言也；所纂《医林改错》，已不胫而走"。王清任重视实践，致力解剖，诊治疾病以气血为纲，对气虚、血瘀病证论治独具特色，在中风病的治疗上具有独到经验。

王清任崇尚实践，致力解剖，其所著《医林改错》主要辨析古人论脏腑解剖和脏腑生理之非。在前人的基础上，对解剖学上的许多问题，进行了新的补充；对脑的生理功能及其与五官的关系也有十分正确的描述。由于他所观察到的尸体，均为"犬食之余，刑杀之后"，故在解剖生理方面还存在不少讹误之处。

王清任提出："治病之要诀，在明白气血，无论外感内伤，所伤者无非气血。"他对各种病证多从气虚、血瘀论述病机，分别采用补气、逐瘀之法。由于所治病证不同、病因病机各异，又相继衍生出理气活血、补气活血、温经活血、通络活血、解毒活血、回阳活血、化痰活血、逐水活血等法，并创制了不少传世名方，为后世广泛治疗各科病证奠定了理论基础。

王清任从气虚血瘀立论，解释中风病因病机，创补阳还五汤补气活血以治疗中风病证，对中风的先兆症状进行了精细入微的观察，形成了系统的理论。不仅弥补了前人所论不及，而且开拓了论治中风的新途径。

（二）持汇通说诸家

1.唐宗海　唐宗海主张中西医汇通，开风气之先，对后世医家产生很大影响。其著有《中西汇通医经精义》《血证论》《伤寒论浅注补正》《金匮要略浅注补正》《本草问答》，以上五书合称《中西汇通医书五种》。唐宗海持中西医汇通说，并对血证的论治做出重要贡献。

唐宗海认为中西医学原理一致，力主中西医汇通，提出"方今四海为家，五洲同轨，自鸿荒以至今日天地开辟于斯，为盛举，凡三才之所有、百族之所宜，上可损益乎古今，下可参酌乎中外，要使善无不备、美无不臻……因摘《灵》《素》诸经，录其要义，兼中西之说解之，不存疆域异同之见，但求折衷归于一是"（《中西汇通医经精义·序》）。唐宗海的中西医汇通仅为文字上的强相比附，缺乏科学的验证，其所论中西医汇通，具有明显的重中轻西的倾向，且其更崇尚远古中医，因此，唐宗海中西医汇通的愿望虽然符合时代的潮流，但却难以实现。

唐宗海溯源《内经》《难经》及《伤寒杂病论》，继承历代医家论治血证的经验，以阴阳水火气血立论，其所著《血证论》一书，对水火气血的相互资生进行了论述；唐宗海阐发血证病机有气机阻逆、脾失统摄、血热妄行、瘀血阻络等几个方面，并总结治疗血证的经验，提出了止血、消瘀、宁血、补血的血证治疗四大通治之法。唐宗海遵古而不泥古，补前人之未备，丰富和发展了血证理论，对后世有较大影响，迄今仍有实用价值。

2.张锡纯　张锡纯在继承中医的基础上，撷取西人之说，提倡"衷中参西"，撰著《医学衷中参西录》，力图从人体生理、病理，到诊断、治疗等各个方面汇通中西医学，创立新说而不忘根本，积累了不少行之有效的经验，为后世广为应用，被誉为"至贵至宝之救命书""医书中第一可法之书""医家必读之书"，其影响遍及海内外。张锡纯主张"衷中参西"，对伤寒和温病的辨治加以辨析，重视气机升降，并在中风的辨治上做出重要贡献。

张锡纯认为《伤寒论》虽是一部辨治外感病的全书，但问世至今已千百余年，善学者唯知常达变，才能更好地用于临证实践。其指出伤寒、温病始异终同。始异者，伤寒发表可用辛温，温病发表必用辛凉。终同者，病皆传阳明，无论何因，皆当治以寒凉。

张锡纯论治气失升降的病证独具特色，张锡纯论气，极为重视大气、元气与冲气，他提出：

"元气，先天之气也。乃有其气本于先天，而实成于后天，其于全身至切之关系，有与元气同其紧要者，胸中大气是也。夫元气藏于脐下，为先天生命之根柢，道家所谓祖气也。大气积于胸中，为后天全身之祯干，《内经》所谓宗气也。"张锡纯在前人所论的基础上，加以发挥，立方遣药，形成了独具特色的系统理论，认为大气下陷，责在心肺，元气之脱，皆脱在肝，冲气上逆，肝激胃肺。

张锡纯论类中风更以虚实为纲，实证者系肝木失和导致脏腑气化上升太过，血之上注于脑亦太过，而致充塞血管累及神经，治以镇肝息风汤；虚证者因胸中大气虚损，不能助血上升而致脑不满，脑失其养指挥无权，气虚者经络亦多瘀滞，治以升补其气，辅以养血通经之品。

张锡纯勤于思考，注重实践，对各种疾病的治疗颇多心得。《医学衷中参西录》不仅在理论上独树一帜，而且留得大量治病验案，诚为后人临证之楷模。

3.张寿颐　字山雷，清末民初嘉定县（今属上海市）人，生于清同治十二年（1873），卒于民国二十三年（1934）。其禀赋聪颖，自幼好学，于诸子百家之书靡不涉猎，后因母病弃儒学医，先后师从俞德珩、侯春林、黄醴泉、朱阆仙等，并在黄墙中医学校、浙江兰溪中医专门学校任教，是清末民初著名的中医教育家、临床大家。著有《难经汇注笺正》《脏腑药式补正》《重订中风斠诠》《疡科纲要》《病理学读本》《沈氏女科辑要笺正》《脉学正义》《本草正义》《小儿药证直诀笺正》等25种医书及部分临证手录的医案，所述"皆本积学心得，不拾他人牙慧。发前贤未言之奥，破诸家涂附之谜，启后学之性灵"。

张寿颐主张中西医合参。他提出："中西两说，俱有至理，止可合参，而必不可偏废者矣。""当挹取他族之精华，藉以纠正旧学之未逮，庶可折衷一是。"但其虽谓中西合参，但更重视中医理论研究。

张寿颐身处中医学术荒芜之时，鼎力协助其师朱阆仙创办黄墙中医医校，以"发扬国粹，造就真才"，教授学生600余人。张寿颐精于中医古籍研究，既非厚古薄今，更非轻经篾占，提倡"是其所当是，而非其所当非"。其要求后人学医首先从读《内经》《难经》《伤寒杂病论》《神农本草经》开始，以夯实基础；学有余力者当另选历代名家之著，以广见闻。

张寿颐论中西医合参，目的是吸取西学中的科学知识以丰富中医学术内容。力主："生理解剖必须中西合参，借征西化，欲阐病源，须明生理、骨骸之枢机，气血之循行，脏腑之体用。吾邦医籍，但详其理，未尽其形，虽然一由心理而体贴夫真情，一由目睹而穷其状态，吾究其理，彼究其形，互有专长，岂宜偏重……苟非融合为一家，奚以排解夫纷乱，兹拟化除畛域，撷取精神，融洽中西，务求翔实。非敢炫骑墙于两可，冀以溶成见于一炉。"

张寿颐就中风之病提出内风脑病说，独重张伯龙《雪雅堂医案》，其"引证古书，吻合无间，即参西学，又是明白晓畅，精切不浮，似此论病，真是古人所未有"。于是，"疏其要旨，并述治疗次第"。

张寿颐论中风病因有二，"自外感受者，由浅入深，自经络而腑脏，幻化百端，不可思议，古所谓善行而数变者，其故可思也。此外因之风邪，为害固已甚厉。凡古人祛风方药，恒主疏邪解表者，诚以外感为病，仍须治之于外，泄而散之，此外因证治之一大纲也……五脏之性肝为暴，肝木横逆，则风自生；五志之极皆生火，火焰升腾，则风亦动。推之而阴虚于下，阳浮于上，则风以虚而暗扇；津伤液耗，营血不充，则风以燥而猖狂，所以病至末传，阴液云亡，阳浮飞越，恒有虚风陡动，而一蹶不可复振者，是人有此生，竟是与风相为终始。大率自内而发者，由静生动，则猝然震撼，波谲云诡，一往无前，古所谓风为百病之长者，殆即指此。此内因之风火，恣肆又最难驯。凡古人息风良法，必以潜阳镇定者，诚以内因为病，务必治之于内，安而宅之，此内因证治之又一大纲也"。内外中风病因不同，临证表现各异，治疗则各有其法。

针对内风治法，张寿颐谓：内风之源，"虽同是木旺水衰，肝阳陡动，气升痰壅，激犯神经，而真阴之虚，有微有甚，即木火之焰，有重有轻，理论止此一端，见证已多歧异"。张寿颐总结内风治法8条，即：闭证宜开、脱证宜固、潜镇肝阳、开泄痰涎、顺降逆气、育阴养血、滋填肾阴、通经宣络，此八法"界限截然，次序步骤不可紊乱。果能施治如法，除非真气暴绝，顷刻告危不及用药者，必不可救，苟其神志瞀乱，肢体不随，气血上菀，而未至于一蹶不振者，皆有可起之望"。

（三）改进说与科学化的主张

1.恽树珏　字铁樵，别号药盦、黄山、冷风、樵木、学涵，江苏武进孟河人，生于清光绪四年（1878），卒于民国二十四年（1935）。恽树珏体羸多病，不惑之年，又有多个儿女相继夭折，遂愤而弃文习医，他问学于伤寒名家汪莲石，又常与丁甘仁切磋医学。恽树珏还是一个中医教育家，他于1925年和1933年，先后创办"铁樵中医函授学校"和"铁樵函授医学事务所"，海内外受业者千余人。1927年开办"临证学习班"，从游者众。恽树珏在开展中医教育的同时，注意吸收西医及近代科学知识，使一批优秀人才脱颖而出。其致力于中西医汇通探索，为发展中医事业辛勤奋斗了一生，对近现代医学界有很大影响。10余年间，著书20多种，后由弟子整理出版，名曰《药盦医学丛书》，全书分为8辑，主要有《群经见智录》《伤寒论研究》《论医集》《保赤新书》等。

恽树珏主张改进中医，力倡中西医汇通，进行了中西医比较，探寻改进中医的途径。恽树珏对中西医学的比较研究，重点放在阐说各自的特点与长短之处，以图为改进中西医寻求客观依据。他深刻地认识到中西医不同的关键在于中西文化的差异。其谓："西医之生理以解剖，《内经》之生理以气化。""《内经》之五脏，非解剖的五脏，乃气化的五脏……《内经》之所谓心病，非即西医所谓心病。西医之良者能愈重病，中医治《内经》而精者亦能愈重病，则殊途同归也。"为了发展中医学，恽树珏还主张中医兼治西医学以补不足。恽树珏认为改进中医，宜以中医为主体，并提倡改进中医的思想基础，即不能单就医学讲医学，提倡多学科研究中医。

恽树珏致力于阐发《内经》学理，余云岫否定中医，首先从攻击《内经》开始。恽树珏虽然提倡改进中医，但极力维护《内经》。他不仅明确提出《内经》不能废除，而且认为"医书浩瀚，必通《素问》，然后得起纲领"。恽树珏提挈《内经》纲领，认为《素问·玉版论要》中"揆度奇恒，道在于一，神转不回，回则不转，乃失其机"系全面理解《内经》的关键之处，"倘此处不能了了，即全书不能了了"。

恽树珏提出《内经》与《易经》相通，并从哲学角度揭示两者的理论基础，如其言"《内经》全书言四时……《易经》则曰：法象莫大乎天地，变通莫大乎四时……四时为基础，《内经》与《易经》同建筑于此基础之上者也"。

恽树珏提出《内经》五行代指四时，阐明《内经》所论五行，不带术数迷信气味，是四时的代名词，与阴阳家所云截然不同。恽树珏辨析《内经》中的五行，以四时顺序变化来阐释五行相生相克之理，强调以五行六气为宾以四时为主，显然是对原始五材之说进行了系统的改造。通过四时寒暑对人生老病死的影响，透彻地阐明了《内经》五行学说的医学特点及其内涵。他还进一步提出中医学的五脏乃"四时之五脏"的深刻命题，认为"四时之五脏"重在机能的变化，此乃《内经》理论的实质。恽树珏力倡改进中医之说，注重实践，不尚空谈。他熟谙伤寒、温病，临证多遵仲景治法，于内科、妇科皆有研究，尤精于儿科，学验俱丰，亦为一代临床大家。

2.陆彭年　字渊雷，上海川沙人，生于1894年，卒于1955年。曾师从恽树珏并助其开办"铁樵中医函授学校"，后又问业于章太炎，并与徐衡之、章次公等共同创办上海国医学院，任教务长。当时余云岫之流极力攻击中医不科学，陆彭年则力倡中医科学化，主张用科学方法研究中医，"余之治医也，主以汉师训诂、远西科学。读汉唐古书，博考深思，去其浮空执滞，为之疏通互证。向之中西画若鸿沟者，窃不自量，辄欲糅合为一，故方术则中土，理法则远西，心之所安，非立异也"。其著作颇丰，主要有《伤寒论今释》《金匮要略今释》《陆氏论医集》《生理补正》《病理补正》《诊断治疗》。

陆彭年中医科学化主张是恽树珏"改进中医"思想的进一步发展，其较恽树珏思想更为激进，并十分明确地提出以西医学作为参照系，用近代科学的研究方法整理中医药学，并坚决反对废止中医，他认为要彻底改进中医，实施中医科学化，唯有依靠中医本身，在具体措施上，重方药而轻理论，尊仲景而扬经方，并行研究证与药，辨证与辨病结合。

陆彭年大力倡导"中医科学化"，本意在于改革中医以谋自存，但未能收到真正科学化的结果。他不恰当地分割中医学体系，自相矛盾地批评《内经》理论，仅从实用、实效的角度认识《伤寒杂病论》，并进而否定金元以后800年诸家之说，不能历史地、客观地以科学态度认识中医理论，把西医学的模式作为参照物，以西医学作为真理的评判标准，来衡量和规范中医学，最终使"中医科学化"必然地走向废医存药的道路，但其"中医科学化"留给后人的思索是意味深长的。

复习思考题

1. 试述中西汇通思潮主要有哪些代表医家。
2. 中西汇通思潮对中医学发展的贡献是什么？

下篇
历代著名医家

晋唐时期在全面整理前代医学成就的基础上，进一步总结了当代医家新的经验和成就。如隋代《四海类聚方》和《诸病源候论》的编纂；唐代《新修本草》《备急千金要方》《外台秘要》等书的撰著，无不继往开来，为中医学术的持续发展增添了新的坚实基础。晋唐是我国医学发展史中承先启后的一个重要历史时期，在编纂、校注经典著作，阐述医学理论，研究养生，辑集方剂等方面颇多贡献。

一、编纂、校注经典医籍

在对《内经》考证校释方面有梁·全元起的《内经训解》，隋·杨上善的《黄帝内经太素》等，对《内经》原文进行考证训诂和注释；唐·王冰的《黄帝内经素问》，在注解、阐发经旨的同时，增补了有关五运六气学说的七篇大论；西晋皇甫谧撰集《素问》《针经》《明堂孔穴针灸治要》三部，成《黄帝针灸甲乙经》等。在《伤寒杂病论》方面，如晋·王叔和对此曾详加辑集和研究；孙思邈则在《千金翼方》中，搜集和保存了仲景要论。都为经典著作的保存和流传做出了贡献。

二、阐述医学理论

隋·巢元方撰《诸病源候论》，系统地阐述病机理论，是我国第一部病理学的专著。《中藏经》及《备急千金要方》对脏腑辨证颇多阐发。王冰在《黄帝内经素问》的注释中，发挥了阴阳互根的有关论说，并提出了"益火之源以消阴翳，壮水之主以制阳光"的治则名言。又如华佗的伤寒热毒入胃，胃烂发斑；许仁则对中风病因认识，注重于"本气"虚亏；褚澄在虚劳、血证方面颇有阐发；王叔和在《脉经》中总结脉象加以论述；陈藏器在《本草拾遗》里提出方药"十剂"等，都对后世医学产生了重大影响。

三、研究养生

如葛洪《抱朴子》论述养生，强调"宝精、行气"；陶弘景《养性延命录》保存了先秦以下各种有关资料，包括列子、彭祖、张湛《导引经》等论述；《诸病源候论》载有《养生方》，重视补养宣导之法；《备急千金要方》更详细地讨论了养生的理论和多种具体方法等。

四、辑集方剂

晋唐之际，方书繁多，如葛洪的《金匮药方》《肘后备急方》，晋·范汪的《东阳方》，北周·姚僧垣的《姚氏集验方》，隋·陈延之的《小品》，隋·谢士泰的《删繁方》，唐·刘涓子的

《鬼遗方》等，惜大都已亡佚。现存陶弘景整理的《肘后百一方》，孙思邈的《备急千金要方》《千金翼方》。后两书衮辑了大量方剂。晋唐重视方书，其遗风及于宋代，对后世也产生了重大影响。

五、医德理论的系统阐发

随着佛教的进一步发展，佛教的生命伦理思想逐渐融入中国传统伦理思想体系中。儒、释、道三教鼎立并相互融合的趋势，为中国传统医德思想的发展提供了丰富的伦理文化土壤。隋唐时期，中医医德思想有了前所未有的发展，以孙思邈为代表的医家系统讨论了传统医德观念、医德规范和行医准则，标志着中华医德思想体系、医德规范和行医准则的基本形成。孙思邈《备急千金要方》将《大医习业》与《大医精诚》论述医德和行医准则的两篇医论放于卷首的显著位置，充分说明以孙思邈为代表的隋唐医者对医德伦理和行医准则的重视，也反映了这一时期医德伦理思想和行医规范的发展已达到了前所未有的高度。

第一节　陈延之

一、生平与著作

陈延之，南朝宋齐间著名医学家，生卒不详。著《小品方》（亦称《经方小品》《小品》），约成书于宋孝建元年至宋后废帝元徽元年间（454—473）。唐代以《小品方》为习医必读之书。宋以后原书散佚，残文散见于《肘后备急方》《备急千金要方》《外台秘要》《诸病源候论》及日本《医心方》、朝鲜《东医宝鉴》等。20世纪80年代初，日本前田育德会尊经阁文库发现古卷子本《经方小品》（残卷），得窥全书结构。其后，我国学者多种辑复本无不以之为依据。

《小品方》的命名，受《大品般若蜜经》（《大品经》）《小品般若蜜经》（《小品经》）的影响，借用"小品"以名书。陈延之集辑仲景、华佗，乃至范汪等"古今经方"，是谓"小品"；原著则称"大品"，强调"今若欲以方术为学者，当精看大品根本经法，随宜制方、处针灸……但以备身防急者，当依方诀，看此《经方小品》一部为要也"，"《经方小品》一部，以备居家野间无师术处，临急便可即用也；童幼始学治病者，亦宜先习此小品，则为开悟有渐，然后可看大品"。小品、大品，有启蒙读物和根本经法之别。

《小品方》凡12卷。卷首为处方用药总论，主要论述方药配伍方法、用药禁忌、处方用药原则及药物相反相杀，药物主治、药品炮制大法等。卷一至卷十为临证治病要方，分述各科疾病主治方药及急救方法等；其中卷六论述四时伤寒、时行温病等内容，最为作者倚重。卷十一述用本草药性，以《神农本草经》为基础，拾补民间传用经验。卷十二灸法要方，包括述用灸法、灸法要穴、灸治禁忌、诸病灸法等。全书以《秘阁四部书目录》（宫廷藏书目录）为依据，从《华佗方》《张仲景辨伤寒并方》《黄素方》等近30种汉晋以来医学典籍，辑录临床效验名方500余首，以为"小品成法"，全面反映了汉晋以来外感、内伤各科疾病治疗及方药学发展的成就。唐代文学家刘禹锡撰著《传信方》时，曾"从世医号富于术者借其书，伏案读之，得《小品方》于群方为最古"的赞叹。日本天元五年（982）日人丹波康赖所撰《医心方》中，引录《小品方》内容达两百二十处之多。唐代，《小品方》已被朝廷规定为学医必读书。宋臣林亿等校正《备急千金要方》序称："臣尝读唐令，见其制，为医者皆习张仲景《伤寒》，陈延之《小品》。张仲景书今尚存于世，得以迹其以为法，莫不有起死之功焉。以类推之，则《小品》亦仲景之比也。"日本文武天皇大宝元年（701）颁行的《大宝律令》，也将《小品方》列为习医的五种必读古医籍之一。《小品方》不仅左右了三百多年隋唐医学的发展，也影响了三个多世纪的日本医学。

二、学术理论

陈延之书中并未直接标明引自张仲景，但对张仲景有非常高的评价："汉末有张仲景，意思精密，善详旧效，通于往古。自此以来，未闻胜者。夫学术之验，皆依智慧开悟，心意安审，寻详经法，得其变通，然后处方耳。"经分析比较，其残卷中所保留方剂与今本《金匮要略》有诸多关联，可见其受张仲景思想影响较大。《小品方》受到陶弘景、巢元方、孙思邈、王焘、李时珍等历代医家的重视和推崇，究其原因，与陈延之的承古、创新密切相关。陈延之在《自序》中说："今先记述上古已来旧方，卷录多少。采取可承案者，为《小品》成法焉。"所用参考书包括《华佗方》《张仲景辨伤寒并方》《张仲景杂方》《黄素方》、葛氏所撰方、阮河南所撰方、辽东都尉广所撰备急方、《中古备急》、杨氏所撰方、《杂撰方》《治下汤丸散方》《治妇人方》《治少小杂撰方》《治眼方》《杂膏方》、范东阳所撰方等，"皆是《秘阁四部书目录》所载录者也"，足见他对"秘阁"收藏的汉魏两晋医家要籍，经过一番斟酌，并结合临床实际择其精要，使之成为一部继承性和创新性的临床实用方书。《小品方》的学术内容，拟从四时外感诸病治疗及方药学成就等，分述于后。

（一）伤寒与时行温疫异气说

鉴于世人对伤寒、温病、天行诸病混称的模糊认识，陈延之指出，无论其病名、病因、病机，还是治法、方药都各不相同，强调"古今相传，称伤寒为难治之疾，时行温疫是毒病之气，而论治者不判伤寒与时行温疫为异气耳，云伤寒是雅士之辞，天行温疫是田舍间号耳，不说病之异同也。考之众经，其实殊矣，所宜不同，方说宜辨"，明确提出外感寒温有别，治法各异。陈延之的"时行瘟疫为异气"说，明确提出时行之气发病，具有春夏秋冬"非其时而有其气"的异常气候特征，同时兼具"病无长少，多相似者"的流行性发病特征，这与伤寒中病即发、温病寒毒藏而伏发，有着极大的区别。

陈延之根据《阴阳大论》论四时病的论述，指出"伤于四时之气，皆能为病，而以伤寒为毒者，以其最为杀厉之气也。中而即病，名曰伤寒；不即病者，其寒毒藏于肌骨中，至春变为温病，至夏变为暑病。暑病热极，重于温也。是以辛苦之人春夏多温热病者，皆由冬时触冒寒冷之所致，非时行之气也。凡'时行'者，是春时应暖而反大寒，夏时应热而反大冷，秋时应凉反而大热，冬时应寒而反大温，此非其时而有其气。是以一岁之中，病无长少多相似者，此则时行之气也"。为此，他在《小品方》卷六分立"治冬月伤寒诸方""治春夏温热病诸方""治秋月中冷（疟病）诸方"诸章，分别介绍伤寒、温病、天行病的论治方法。他说：《小品方》"其中秘要者，是第六一卷。治四时之病……终极为最要也"。

值得重视的是，陈延之还在《素问·热论》及《素问·阴阳应象大论》"冬伤于寒，春必病温"之论基础上，发现温病并非全由寒邪所致，另有冬令感温、伏而后发者，从而提出"冬温毒伏发"说，突破了"冬寒伏发"的传统认识，丰富了外感热病的内容。如"葛根橘皮汤，治冬温未即病，至春被积寒所折，不得发，至夏得热，其春寒解，冬温毒始发出，肌中斑烂瘾疹如锦纹，壮热而咳，心闷，呕，但吐清汁，宜服此汤则静方（葛根、橘皮、杏仁、麻黄、知母、黄芩、甘草）"，阐发了"冬温毒伏发"病机及其病初即现高热、发斑等证候特征。

基于上述认识，《小品方》卷六集辑不少治疗温热、瘟疫病的方剂。如芍药地黄汤、茅根汤等用于治疗温病；葳蕤汤治冬温、风温及春月中风、伤寒；知母解肌汤用于温热病或夏月时行病；茅根橘皮汤用于春夏天行、伤寒、温病；黑奴丸用于温毒发斑，大疫难救者；大黄汤用于天行头痛、壮热；华佗正朝屠苏酒法（方见本篇第一章华佗注释）"令人不病温疫"等。

由此可见，伤寒与天行、瘟疫诸病的病因病机及其治疗有很大差异，将其混同论治是绝对错误的。后世医家对伤寒与时行、瘟疫等疾病的认识渐趋清晰，如《诸病源候论》将之分篇论述，《圣济总录》分"中风伤寒""伤寒时气""伤寒疫疠"等，北宋庞安时《伤寒总病论》设"天行温病"专篇等，实皆源自《小品方》对伤寒与时行、温疫的剖判。

（二）外感诸"毒"，重在清泄解毒

从《小品方·卷六》所论，可以发现无论天行、瘟疫、温热，乃至伤寒等病，时常提及一个"毒"字。如时行病有"天行毒""时行瘟疫是毒病之气""春夏时行寒毒""夏月天行毒"之说，温热病有"温毒""冬温毒""寒毒入胃""湿热为毒"之称，伤寒亦有"伤寒为毒""寒毒""风寒冷毒""伤寒热毒""毒热病""伤寒阳毒""伤寒阴毒""毒气攻心"，以及"毒病""风毒""诸热毒""瘴气毒""射公毒""溪毒""药毒""食毒"等。

《小品方》对解毒类药及其配伍运用颇具匠心。除了充分发挥解毒药个性所长之外，诸病早期通常再适度配伍麻黄、升麻、桂心、川椒等辛散透达诸药，以宣泄诸毒于外。

针对伤寒、温热、时行诸毒的发病机理，陈延之酌选苦寒解毒的黄连、黄芩、黄柏、栀子、大青、龙胆，甘寒解毒的石膏、葳蕤、茅苈等，燥湿或渗利解毒的秦皮、白头翁、茅根，泻实攻毒的大黄，升透解毒的升麻，散瘀解毒的牡丹皮，清心解毒的犀角等组方，如治疗伤寒三四日不瘥，身体毒热的葛根汤，方中葛根重用八两，取其升透解毒为主药，佐以升麻、麻黄、桂心、生姜等散发火郁，配龙胆、大青、黄芩、石膏、芍药、葳蕤等大队寒凉解毒药，遂成温清并举、开泄热毒的经典方。这一治法发展了"寒温并用"法。

诸多伤寒、温病名方，出自《小品方》，为后世医家所推重。如葳蕤汤：治冬温及春月中风、伤寒，发热，头眩痛，喉咽干，舌强，胸内疼，心胸痞满，腰背强。方取仲景麻杏石甘而化裁：添白薇以清上，加独活以启下；合葳蕤则从清润，配川芎、木香则疏而能清。及《备急千金要方》，则用以治风温。

芍药地黄汤：治伤寒及温病，应发汗而不发之，内瘀有蓄血、鼻衄、吐血不尽，面黄而大便黑者。此方《备急千金要方》更名为犀角地黄汤，并载其加减法："喜妄如狂者，加大黄三两，黄芩三两。其人脉大来迟，腹不满自言满者，为无热，但依方，不须加也。"清·吴鞠通将此方收入《温病条辨》，用治邪热入营血、内陷心包所致的高热神昏，吐血衄血，发斑等，成为后世治疗温病热入营血的名方。

大黄汤：治天行，若已五六日不解，头痛壮热，四肢烦疼，不得饮食等。方以黄连泻火为君，泻火必先泻心，心火宁则诸经之火自降，且又能泻中焦之火；黄柏、大黄泻下焦之火；栀子通泻三焦，导热下行。

由上可见，在伤寒、温病、天行、瘟疫的病变过程中，凡有热毒，则清泄解毒之药的运用则是必然，有其共通之理。

三、治疗经验

（一）随宜制方，审的为效

《小品方》载录诸方，上自张仲景，下迄范东阳，多属"古今经方，治病旧典"。陈延之基于

患者"异乡殊气，质耐不同""所苦相似，而所得之根源实别异"的认识，将因时、因地、因人、因病"随宜制方""审的为效"的临床处方原则，引为辑集旧方和创制新方的原则，这是《小品方》对中医临床方药学的贡献，也是有别于其他方书的一个显著特点。

1.损益经方，随宜制方 仲景方历来为后世医家所推崇。为了扩大临床适用范围，或增强专病专方的疗效，陈延之对仲景方加减损益，或数方合一而推出新方。

葛根汤：本方以仲景葛根汤法为基础，去其大枣，倍用葛根，另增龙胆、大青、葳蕤、黄芩、石膏五药，将仲景辛温开泄、生津滋脉之法，一变而成为重在清泄阳明毒热，促使邪毒由肌表透达之方，实是温清透泄、表里双解的临床要法。

茵陈汤：治伤寒七八日，内实瘀热结，身黄如橘，小便不利，腹微胀满。本方取《金匮要略》茵陈蒿汤，加石膏一斤而成。石膏功擅清热泻火，还能解疫毒、开闭塞。清代名医余师愚善用大剂石膏治疫，有"非石膏不足以治热疫"之论。瘀热内实黄疸，证属"疫黄"，非大剂石膏，难以清透开泄，陈延之组方，其意殆亦在此。

沃雪汤：治上气不得息卧，喉中如水鸡声，气欲绝。此小青龙汤去芍药、甘草，重用麻黄为四两；去酸甘之芍、甘，相应减辛热之细辛（二两）、桂心（一两），旨在功专力猛，一举平喘。此方"投杯即得卧"，故又名"投杯汤"。

瓜蒌子汤：作为治痰结胸痹的专方，陈延之把仲景的瓜蒌薤白半夏汤与枳实薤白桂枝汤合为一方，去厚朴、桂枝而成。本方以瓜蒌薤白半夏汤为主方，添加枳实，取其破气以消痰积之意。

解急蜀椒汤：治寒疝气，心痛如刺，绕齐（脐）绞痛，腹中尽痛，白（魄）汗自出欲绝方，是《金匮要略》附子粳米汤与大建中汤去人参、饴糖而成。陈延之方后自注称"数用，疗心腹痛困急欲死，解结逐寒、上下痛良"，《医心方》作"数用，疗心痛最良"，所谓病势汹急者，当损其滋柔，强其阳刚，以缓急而挽亡之意。

2.勤求古训，研创新方 陈延之勤求古训，博采名方，参合其临证心得，创制出不少切合临床、疗效显著的新方。有些新方，历经临床检验，成为中国医学流传千古的名方。

（1）猪肾荠苨汤：主治少时服五石诸丸散者，积经年岁，人转虚耗，石热结于肾中，使人下焦虚热，小便数利，则作消利。消利之病，不渴而小便自利也。亦作消渴，消渴之疾，但渴不利也；又作渴利，渴利之病，随饮小便也；又作强中病，强中病者，茎长兴，终不痿，溺液自出；亦作痈疽之病。观其组方，反映了陈延之治疗渴利类疾病的经验和特色。《小品方》曰："消渴者，原其发动，此则肾虚所致，每发即小便至甜，医者多不知其疾，所以古方论亦阙而不言。今略陈其要：按《洪范》'稼穑作甘'，以物理推之，淋饧醋酒作脯法，须臾即皆能甜也。足明人食之后，滋味皆甜，流在膀胱，若腰肾气盛，则上蒸精气，气则下入骨髓，其次以为脂膏，其次为血肉也。上余，别为小便，故小便色黄，血之余也。臊气者，五脏之气；咸润者，则下味也。腰肾既虚冷，则不能蒸于上，谷气则尽下为小便者也。故甘味不变，其色清冷，则肌肤枯槁也。犹如乳母，谷气上泄，皆为乳汁；消渴疾者，下泄为小便。此皆精气不实于内，则便羸瘦也。"陈延之所说的肾虚消渴、小便至甜，对消渴病的认识切中肯綮，非常经典；被后人称之为脏器疗法的猪肾治消渴经验等，对后世的影响很大。

（2）小续命汤：治卒中风欲死，身体缓急，口目不正，舌强不能语，奄奄惚惚，精神闷乱，诸风服之皆验，不令人虚。本方被《崔氏方》《古今录验》《救急方》《延年方》《备急千金要方》《外台秘要方》等多种方书引录，药味稍有出入。因《备急千金要方》载录而未标出处，且作为治疗中风系列的代表方，后人每称之为"千金小续命汤"。

（3）温脾汤：除冷实，肠胃中实，始作滞下，腹痛自下。本方寒热同用，攻补兼施，有温中健脾、祛寒攻积之功。《备急千金要方》卷十五载有三首同名方，其中一方药物组成与本方完全相同，主治"下久赤白，连年不止及霍乱"。另二方，一以桂心代甘草，治"冷热赤白痢"；一加芒硝与当归，治"腹痛，脐下绞结"。由此可知，孙思邈温脾汤诸方，均脱胎于《小品方》。后世医家未能得睹《小品方》，遂有"千金温脾汤"之说。

《小品方》芍药地黄汤、葳蕤汤、漏芦连翘汤、通气汤（治胸胁满、气噎）、苦参散（治已服诸汤，余热不除，久病黄疸者）、枸杞汤（治内消热中，小便多于所饮，短气而不渴）、秦皮汤（治眼风结肿，或目翳，睛中牵引疼痛，白睛赤起，或黑变黄，从下上覆半睛者）等新方，很多成为千年传用的名方，或是后世名方验方之源。

（二）单方救急，简便效验

陈延之出于"备居家野间无师术处，临急便可即用"的初衷，在撰集诸方时选录了不少简便效验的救急方法，所载录的单方有240余首，几近过半；且多以单味药、生鲜药取胜。陈延之强调："夫欲执术者，皆宜善识暴卒病候，看方宜先解救急要说，次精和缓，末详辅卫，此则要矣。是以官府有成合见药者，以备仓卒也。凡多口数家，亦宜其然也。"

1.救急单味方　卒病、重证，用单味药救急，是《小品方》的一大特点。

治卒被火烧，苦剧闷绝不识人方：取新热小便，饮一升。及冷水和蜜饮之。口噤不开者，可拗开灌之。

治卒腰痛不得俯仰方：鹿角（长六寸，烧）。捣筛为末，以酒服方寸匕。

治伤后中风发痉方：竹沥饮二三升，若口已噤者，可以物拗开内之。

地肤饮方：治妊娠患子淋，小便数，出少，或热痛，酸疼，足肿。地肤草三两，水煮分服。

治妇人崩中，昼夜十数行，医所不能治方：芎藭八两，以酒五升，煮取三升，分三服（《外台秘要》作"不饮酒，水煮亦得"）。又方，取生地黄汁一升，温顿服之，即止。

一物前胡丸方：治小儿夜啼。前胡（随多少），捣筛，蜜丸如大豆，服一丸，日三，加至五六丸，以瘥为度。

2.救急生鲜药　采用生鲜药物或生鲜药捣汁，对急重证病或食物、药物中毒，有所谓"急则治其标"，随处可寻、疗效明显等特点。《小品方》介绍了生鲜药的根、茎、叶等捣汁治疗多种疾病的经验。

竹沥：治妊娠子痫，或产后忽痉，口噤面青，手足强及张者。

生蓟根汁：治血热引起的崩中，以春生蓟根汁一升，顿温服之。用小蓟根治崩漏，亦见载于陶弘景的《名医别录》，后被孙思邈载入《备急千金要方》。

治吐血方：用东向蘘荷根，捣绞取汁一二升，顿服立愈。

卒小便不通及胞转方：车前草一斤，水煮分四服。

治霍乱腹疼吐下方：取桃叶，冬用皮，绞取汁，服一杯立愈。亦可浓煮，饮三升。

治食鱼中毒、蟹毒方：治面肿烦乱，或食鲈鱼肝中毒欲死。剉芦根，春取汁，多饮乃良。

食鱼中毒方：冬瓜汁最验。

（三）重视药物，炮制剂型

《小品方》不仅简述了旧方中常用药物的炮制方法，而且对古方中一些不注明分两的药物做了一定的规范，如"用附子一枚者，以重三分为准""桂一尺者，以原二分、广六分为准"等，以使医者容易掌握。

《小品方》对剂型的论述，除汤剂外，有丸剂、散剂、膏剂，使用的辅料有蜜、酒、醋、药汁、猪膏、鸡子白（黄）、米泔水等10多种，其中以酒、醋的使用较多。对治法的论述除内治法外，还有熨法、口含法、外涂法、粉扑法、洗局部法、洗浴法、吹耳鼻法、灌注法、外塞法、点眼法等多种外治法，为后世医家研究方剂剂型和给药途径提供了丰富的资料。

《小品方》注重药物煎制，认为同一药物经过不同的炮制与煎煮，药物的性能发生改变，方剂疗效随之变化，所主治的疾病也因之而不同。举例如下：

单味大豆3升，以酒3升，煎取2升，可治疗妇人妊娠腰痛，若用醋煮可治疗胎死不下。

制成大豆紫汤，治产后中风。

制成豆豉，以豉半升，水4升煎煮，治小便闭塞不通。

用大豆，以水6升，煮熟，出豆澄汁，更内美酒5升，微火煎，可利水消肿。

四、临床验案

【原文】运使王公叙撝，自长芦罢官归里，每向余言手足麻木而痰多。余谓：公体本丰腴，又善饮啖，痰流经脉，宜搏节为妙。一日忽昏厥遗尿，口噤手拳，痰声如锯，皆属危证。医者进参、附、熟地等药，煎成未服。余诊其脉，洪大有力，面赤气粗，此乃痰火充实，诸窍皆闭，服参附立毙矣。以小续命汤去桂、附，加生军一钱，为末，假称他药纳之，恐旁人之疑骇也。戚党莫不哗然。太夫人素信余，力主服余药。三剂而有声，五剂而能言，然后以消痰养血之药调之，一月后步履如初。（徐灵胎《洄溪医案·中风》）

【按语】患者虽有昏厥、遗尿脱象，然口噤、手拳，痰声如锯，且脉洪大有力，面赤气粗，当属闭证，由痰火充实而诸窍皆闭。小续命汤以辛散祛风药为主，如麻黄、川芎、防风、防己等，辛味能散、能行，既可祛风，亦可行气、活血，故能祛其经络之风，清其脑窍之浊，化其壅滞之瘀。"治风先治血，血行风自灭"，故配伍川芎、白芍等行气活血、柔筋缓急，则窍开、有声、能言。患者热象明显，去温热之桂、附，加生大黄以通腑除热。

复习思考题

1. 试述陈延之伤寒与时行瘟疫发病之异同。
2. 试论陈延之外感病证治特色。
3. 陈延之方药学方面的主要成就有哪些？

第二节　王冰

一、生平与著作

王冰，号启玄子。仕唐为太仆令，后世因称王太仆。约生活于唐景云、贞元间（710—804）。王冰早年笃好养生，酷嗜医学。他精勤博访，曾于郭子斋堂，受得先师张氏所藏秘本，遂将旧藏之卷补入《素问》，并加撰注编次，合八十一篇二十四卷。书成于宝应元年（762），历时十二载。别撰《玄珠》，述其未尽之旨。此书在宋代已佚，世传《玄珠密语》《昭明隐旨》等书，均系后人托名之作。

王冰学识渊博，治学严谨。他要求医者"安不忘危，存不忘亡……求民之瘼，恤民之隐"，俾"君臣无夭横之期，夷夏有延龄之望"，其高尚的精神是值得后人景仰的。王冰的学术成就对中医学的发展具有重要贡献，历代医学受其影响颇深。

二、学术理论

（一）撰注《素问》，编次训解

对于《内经》的校注，早在齐、梁间全元起的《内经训解》中就已经开始了。王冰见其传本，发现其中纰缪不少，如"篇目重叠，前后不伦，文义悬隔……或一篇重出，而别立二名；或两论并吞，而都为一目；或问答未已，别树篇题；或脱简不书，而云世阙"，诸如此类，使学者领会既难，谬误滋多。因此，王冰根据师授之本对全元起《内经训解》加以编次注释。其整理方法，一为分类别目，所谓"篇论吞并，义不相涉，阙漏名目者，区分事类，名目以冠篇首"；二为迁移补缺，所谓"其中简脱文断，义不相接者，搜求经论所有，迁移以补其处"；三是加字明义，所谓"篇目坠缺，指事不明者，量其意趣，加字以昭其义"；四为删繁存要，所谓"错简碎文，前后重迭者，详其指趣，削去繁杂，以存其要"。同时还将篇卷做了全面调整，如把《上古天真论》和《四气调神大论》从原九卷移至首卷第一、二篇；将《生气通天论》和《金匮真言论》从原第四卷移为首卷第三、四篇，使其合成一卷。重新编次后，原有的9卷被分成了24卷，大致分养生、阴阳五行、藏象、治法、脉法、经脉、疾病、刺法、运气、医德及杂论等，其类分之法较《训解》为妥。

王冰认为只有运用训诂的方法注释《素问》，才能领会原文，阐发奥义。如《五脏生成》云："腹满䐜胀，支鬲胠胁，下厥上冒，过在足太阴阳明。"王注："胠，谓胁上也。下厥上冒者，谓气从下逆上，而冒于目也。足太阴，脾脉；阳明，胃脉也。足太阴脉，自股内前廉入腹，属脾络胃，上鬲。足阳明脉，起于鼻，交于頞，下循鼻外，下络颐颔，从喉咙入缺盆，属胃络脾；其直行者，从缺盆下乳内廉，下侠脐入气街中；其支别者，起胃下口，循腹里至气街中，而合以下髀，故为是病。"王冰复述太阴、阳明经脉，意在把临床症状有机联系起来，便于后学理解和掌握。又如《玉版论要》云："揆度奇恒，道在于一，神转不回，回则不转，乃失其机。"王冰解为："血气者，神气也，《八正神明论》曰：血气者，人之神，不可不谨养。夫血气应顺四时，递迁囚王，循环五气，无相夺伦，是则神转不回也。回，谓却行也。然血气随王，不合却行，却行则反常，反常则回而不转也。回而不转，乃失生气之机矣。何以明之？夫木衰则火旺，火衰则土旺，土衰则金旺，金衰则水旺，水衰则木旺，终而复始循环，此之谓神转不回也。若木衰水旺，水衰金旺，金衰土旺，土衰火旺，火衰木旺，此之谓回而不转也。然反天常规，生之何有耶？"把"神"和"转"的问题与气血、四时、五行联系起来加以诠释，从而更加具体和直观。

（二）探微索隐，阐发医理

王冰注释《素问》，刻意研精，不仅识契真要，而且多所阐发。对后世医家的理论研究和临床实践具有重要的影响。

1.研究自然规律，重视天人关系

（1）论"天人相应"：通过对《素问》的研究，王冰深刻地认识到人处于宇宙之中，自然变化与人体生理有密切关系。他说："天地之气，上下相交，人之所处者也。""言人之所居，可谓下矣，征其至理，则是太虚之中一物耳。"又说："天地之气交合之际，所遇寒暑燥湿风火胜复之变之化，故人气从之。"对于人与自然相应的问题，《素问·三部九候论》曾有"上应天光星辰历纪，下副四时五行，贵贱更立，冬阴夏阳，以人应之"之说。王冰加以阐述说："天光，谓日月星也；历纪，谓日月行历于天二十八宿三百六十五度之分纪也。言以人形血气营卫周流，合时候之迁移，应日月之行道。然斗极旋运，黄赤道差，冬时日依黄道近南，故阴多；夏时日依黄道近北，故阳盛也"。说明人体荣卫气血的运行情况与四时的迁变相应，而其根本的因素则在于日月运行的变化。春温、夏热、秋凉、冬寒，为四时之气序，如果违逆四时之序，摄生不慎，则必然使荣卫气血运行乖乱，甚而致病。所以，王冰强调"养生者必敬顺天时"，指出"但因循四时气序，养生调节之宜，不妄作劳，起居有节，则生气不竭，永保康宁"。而在临床上，同样贯穿着这个精神，要求"合人形以法四时五行而治"。

（2）论"五运六气"：王冰于运气学说颇有研究，其认为五运六气是自然界四时更序、万物化生以及气候、气象、物候变化的根本，是自然界一切生命的原动力。他认为"五运更统于太虚，四时随部而迁复；六气分居而异主，万物因之以化生"，说明四时的递更，万物之化生，均本于自然界五运六气。在一年之中，风、君火、相火、湿、燥、寒六气，各分治六十日余八十七刻半，其次序为：春分前六十日，厥阴风木之位，"天度至此，风气乃行"；春分后六十日，少阴君火之位，"天度至此，暄淑大行。居热之分，不行炎暑"；夏至日前后各三十日，少阳相火之位，"天度至此，炎热大行"；秋分前六十日，太阴湿土之位，"天度至此，云雨大行，湿蒸乃作"；秋分后六十日，阳明燥金之位，"天度至此，万物皆燥"；冬至前后各三十日，太阳寒水之位，"天度至此，寒气大行"。可见五运六气不失常度，则时序气候风、温、热、湿、燥、寒均属正常状态，无所变异。然而，如运气失常，则必然引起自然界气候、气象、物候等一系列变异，也可使人体气血受扰，多致疾病。王冰说："造化之气失常，失常则气变，变常则气血纷挠而为病也。天地变而失常，则万物皆病。"如君火之位，相火居之，则"大热早行，疫疠乃行"，但君火之气过甚也可致"天下疵疫"；如燥金之位，君火居之，则气候温热，"热病时行"，但金气太过，亦可为"大凉燥疾"；如风木之位，天气炎热，则"少阳居之，为温疫至"，若少阴居之，则"为热风伤人，时气流行"……凡此，说明五运六气的失常，是发生时行疫病的重要因素。王冰的论述，对于我们理解《素问》之旨，并进一步研究气候变异与人体发病的关系，是很有启发的。

（3）论"阴阳互根"：在阴阳学说方面，王冰根据《素问·四气调神大论》"春夏养阳，秋冬养阴，以从其根"的论说，对阴阳互根问题做了精辟论述。他说："阳气根于阴，阴气根于阳。无阴则阳无以生，无阳则阴无以化。全阴则阳气不极，全阳则阴气不穷……二气常存，盖由根固"。指出阴阳互为其根，凡阳之所以生，阴之所以化，必须有赖于二者交互的作用。王冰论阴阳，以"互根"为关键，他反复举例老子之言"万物负阴而抱阳，冲气以为和"。因之，欲阳气旺盛，便须保全阴气；欲阴气充沛，也得保全阳气。唯有固其根本，方能"二气常存"，强身长年。

《素问》所说的"春夏养阳，秋冬养阴"，正是在不同季节从阴阳互根角度提出的调摄法。王冰特别重视四时食宜对养阳、养阴的作用，认为"春食凉、夏食寒，以养于阳；秋食温、冬食热，以养于阴"。这对养生和治疗用药有一定的指导意义，而其阴阳互根的名论，则对中医学理论的发展，具有更大影响。

（4）论"升降出入"：升降出入，关系万物的生化，对于人体尤其重要。《素问·六微旨大论》云："出入废则神机化灭，升降息则气立孤危。故非出入则无以生长壮老已，非升降则无以生长化收藏。是以升降出入，无器不有，故器者生化之宇，器散则分之，生化息矣。故无不出入，无不升降……四者之有，而贵常守，反常则灾害至矣。"指出升降出入四者，是万物生化的重要条件。王冰认为，凡生气根于中者，以神为动静之主，故谓之神机；根于外者，假气以成立主持，故命曰气立。如出入废则神去而机息，升降息则气止而化绝。他还认为"包藏生气者，皆谓生化之器，触物然矣"，凡物之窍横者，皆有出入来去之气，窍竖者皆有阴阳升降之气往复于中。如"虚管溉满，捻上悬之，水固不泄，为无升气而不能降也。空瓶小口，顿溉不入，为气不出而不能入也"。以常见物理现象，形象地说明了"升无所不降，降无所不升。无出则不入，无入则不出"的至理。同时，他还进一步将其联系人体，认为大而天地，小及诸身，都是生化的器宇。对于人身，"出入谓喘息也，升降谓化气也"，出入升降之气即为生气，故"居常而生，则未之有屏出入息、泯升降气而能存其生化者"。王冰在此强调了呼吸出入、升降化气对于生命的重要意义。在此基础上，后世医家的认识有了不少发展，如论人身之气的运动，有阳升阴降、阴升阳降之说。若升降失常致病，则必须调整其升降之机。又论精气的化生，有精升化气、气降为精之说，若精气亏虚，影响其正常的升降，以致生化无源，则治宜补精以化气、益气以生精。后世医家的种种论述，都与《素问》之旨以及王冰的阐发分不开。

2.阐述生理病理，详论辨证施治　王冰的医学理论，还阐明了脏腑生理病理，以及辨证施治等问题。

（1）对脏腑、经络生理的阐述：王冰认为五脏在于人体，其性质各有不同，即五脏各有本气。如"肝气温和，心气暑热，肺气清凉，肾气寒冽，脾气兼并之"。这就是所谓的"本脏之气"。认识五脏的本气，对于探讨病机尤为重要。刘完素在其病机学说中，对这一问题做了更加深刻的论述，这与王冰的影响是分不开的。在脏腑生理方面，王冰还有很多重要阐述。如《素问·经脉别论》有"饮入于胃，游溢精气，上输于脾，脾气散精，上归于肺，通调水道，下输膀胱，水精四布，五经并行"之论。谈到了肺、脾二脏对于水液输布的重要作用，但《内经》原文未论及肾。王冰的解释则强调肺、脾、肾三脏的功能，他说"水土合化，上滋肺金，金气通肾，故调水道，转注下焦，膀胱禀化，乃为溲矣"。这补充并突出了肾脏的作用。不仅使经旨更加完整，而且也更加合于生理。对于奇经八脉的功能，王冰亦多阐发，如明确地指出了冲、任二脉与生育的关系。他说："冲为血海，任主胞胎，二者相资，故能有子。"其论十分精辟，历来医家论述妇科胎产，无不奉为圭臬。

（2）对病机理论的研究：王冰在病机理论方面，也有深刻研究。首先，他将各种疾病的病因病机概括为四类，他说："夫病生之类，其有四焉。一者始因气动而内有所成；二者不因气动而外有所成；三者始因气动而病生于内；四者不因气动而病生于外。"所谓"气动"，是指脏气的变乱。"内有所成"是指因脏气之变而内结为癥瘕积聚、结核瘿瘤之类；"外有所成"是指痈肿疮疡、痂疥疽痔等体表疾患；"病生于内"谓喜怒悲忧、饥饱劳损、留饮澼食之类，也因脏气内变所致；"病生于外"乃虫蛇蛊毒、风雨暑湿、捶仆坠堕之类，均系外有所伤。这种分类法将病因、病机结合在一起，不同于内因、外因、不内外因之说。王冰的四种分类，对张元素、张从正等医家颇有影响，在他们著作中均有论及。

在虚损疾病方面，《素问·阴阳别论》有"二阳之病发心脾，有不得隐曲，女子不月。其传为风消，其传为息贲者，死不治"之论。《素问》此说，使人难以理解。但王冰详论其病机说："二阳，谓阳明大肠及胃之脉也……夫肠胃发病，心脾受之。心受之则血不流，脾受之则味不化。血不流故女子不月，味不化则男子少精，是以隐蔽委曲之事不能为也。"并指出："胃病深久，传入于脾，故为风热以消削；大肠病甚，传入于肺，为喘息而上实，然肠胃脾肺，兼及于心，三脏二腑互相克薄，故死不治。"其病机分析十分详尽，故后世医家论治虚损病多宗其说。

又如，对于血虚的病因病机，一般多责诸心、肝、脾脏，而罕有言及肾脏者。然而王冰在解释《素问·脉要精微论》"肾脉……其耎而散者，当病少血，至令不复也"时，明确指出"肾主水以生化津液，今肾气不化，故病少血。本原气衰，令不能遽复，至令不复也"，强调肾病对血液衰少的重要影响。论发人所未发，符合临床实际，而历代医家多未重视，此颇为惋惜。此外，王冰对"鬲消"的病机，也有独特之见。《素问·气厥论》曰："心移热于肺，传为膈消。"王冰认为："心肺两间，中有斜鬲膜，鬲膜下际，肉连于横鬲膜。故心热入肺，久久传化，内为鬲热，消渴而多饮也。"由此可见，王冰通于解剖之学，故能从解剖学的角度来研究病机，这在唐代来说是难能可贵的。

另外在外感发热和内伤杂病方面，王冰的病机分析也是值得我们重视的。如其反对将伤寒与温病混为一谈。《素问·热论》云："今夫热病者，皆伤寒之类也。"但这种热病，与伤寒发热不同。他认为伤寒发热，不等于《热论》所说的热病。伤寒发热，其主要病机在于"外凝内郁"，所谓"寒气外凝，阳气内郁，腠理坚致，元府闭封。致则气不宣通，封则湿热内结，中外相薄，寒盛热生。故人伤于寒，转而为热，汗之则愈，则外凝内郁之理可知"，说明伤寒表热，其病机以"外凝内郁"为关键，这一认识颇有见地。

三、治疗经验

在辨证论治、治则治法方面，王冰的有关学说对后世医学有重要和深远的指导意义。

（一）辨证论治

王冰理论的精辟之处，还在于明辨阴阳水火之虚实。如说："大寒而甚，热之不热，是无火也；热来复去，昼见夜伏，夜发昼止，时节而动，是无火也……大热而甚，寒之不寒，是无水也；热动复止，倏忽往来，时动时止，是无水也。"又如在辨呕吐时说："内格呕逆，食不得入，是有火也；病呕而吐，食久反出，是无火也。"凡无火、无水均可见发热之证，必须细辨。若无水发热不可以寒疗热，若误治"以寒疗热，治热未已而冷疾已生"，其治疗当助其肾，所谓"取肾者，不必齐以寒……强肾之阴，热之犹可"；若无火恶寒不可以热攻寒，若"以热攻寒……攻寒日深而热病更起"，其治疗当助其心，所谓"取心者不必齐以热……但益心之阳，寒亦通行"。总之当如《素问·至真要大论》曰："诸寒之而热者取之于阴，诸热之而寒者取之于阳，所谓求其属也。"王冰根据对《内经》的湛深研究，提出了"益火之源，以消阴翳；壮水之主，以制阳光"的名论。千百年来，此论始终指导着医家的理论研究和临床实践，对中医学的发展起着重要作用。

对于伤寒的辨证施治，王冰认为不可拘泥于《素问·热论》所云"其未满三日者，可汗而已；其满三日者，可泄而已"，应以脉证为凭，伤寒汗下不拘时日。王冰指出："脉大浮数，病为在表，可发其汗；脉细沉数，病在里，可下之。由此则虽日过多，但有表证而脉大浮数，犹宜发汗；日数虽少，即有里证而脉沉细数，犹宜下之。正应随脉证以汗下之"。

（二）治疗法则

有关正治反治等问题，王冰剖析入微，如《素问·至真要大论》曾有"寒者热之，热者寒之。微者逆之，甚者从之"之论。王冰释为："逆者正治也，从者反治也。逆病气而正治，则以寒攻热，以热攻寒。虽从顺病气，乃反治法也。"说明对病甚者的从治，实为反治。他分析用从治之理，以火为喻："夫病之微小者，犹人火也，遇草而蒸，得木而燔，可以湿伏，可以水灭，故逆其性气以折之攻之。病之大甚者，犹龙火也，得湿而焰，遇水而燔，不知其性以水湿折之，适足以光焰诣天，物穷方止矣；识其性者，反常之理，以火逐之，则燔灼自消，焰光扑灭。"王冰此说，是指病之甚者当从顺其性而治之，其论实为后世"引火归原"法的滥觞，在临床上颇有指导意义。

此外，对于郁证的治疗，王冰区别五郁而分别用汗、吐、下等法。《素问·六元正纪大论》云："木郁达之，火郁发之，土郁夺之，金郁泄之，水郁折之，然调其气……"王冰认为："达，谓吐之，令其条达也；发，谓汗之，令其疏散也；夺，谓下之，令无拥碍也；泄，谓渗泄之，解表利小便也；折，谓抑之，制其冲逆也。通是五法，乃气可平调，后乃观其虚盛而调理之也。"他的阐述，使《素问》五郁的治法更加具体明确，后世医家论治郁证多采其说，如朱丹溪、王履、赵献可、张介宾诸家都在此基础上各有发明，从而使郁证的论治在中医学中形成一门富有临床意义的学说。

如上所述，王冰通过对《素问》的注解，发表了他的许多重要学术见解，对后世医学的发展，具有承先启后的重大作用。

复习思考题

1. 王冰注《素问》，主要做了哪几方面的工作？其意义何在？
2. 王冰重视自然与人的相应关系，主要论述了哪些问题？
3. 王冰对脏腑生理有什么重要阐述？其对后世的影响如何？
4. 王冰认为疾病的病因病机认为主要有哪几类？
5. 简述王冰在辨证论治方面的重要学术内容。

第三节　孙思邈

一、生平与著作

孙思邈，初唐著名医学家，京兆华原（今陕西耀县）人。其生卒年代，据考证为581—682年（隋开皇元年—唐永淳元年），一说为541—682年。孙思邈品性高雅，博学多闻，通晓经史佛老之学。《旧唐书》称其："善谈老庄及百家之说，兼好释典。"在当时享有盛名，甘于淡泊，不事仕进，过着隐居生活。

孙思邈致力于医学的研究，勤奋诚笃，终生未辍，正如他自己所说："青衿之岁，高尚兹典；白首之年，未尝释卷。"他认为医学乃"至精至微之事"，不能以"至粗至浅之思"而草率从事，必须"精勤不倦"，方克有成。对医理的研探，强调医者须博览群书，增加知识，提高修养，指出："凡欲为大医，必须谙《素问》《甲乙》《黄帝针经》、明堂流注、十二经脉、三部九候、五脏六腑、表里孔穴、本草药对、张仲景、王叔和、阮河南、范东阳、张苗、靳邵等诸部经方……若不尔者，如无目夜游，动致颠殒。"

孙思邈十分重视吸取他人的学术经验，曾说："至于切脉诊候、采药合和、服饵节度、将息避慎，一事长于己者，不远千里伏膺取决。"反对学医浅尝辄止、沾沾自喜的不良学风，认为愚者"读方三年，便谓天下无病可治，及治病三年，乃知天下无方可用"。孙思邈这种谦虚好学、精勤不倦的学习态度，是极为可贵的。

孙思邈集毕生之精力，著成《备急千金要方》《千金翼方》两书，虽名为方书，但实乃各科兼备、理法俱全的医学巨著。根据《旧唐书》记载，孙思邈的著作还有《摄生真录》《枕中素书》。

《备急千金要方》凡30卷，计233门，方5300余首。在医理方面，博采群经，辑录了《内经》和扁鹊、仲景、华佗、王叔和、巢元方等名家论述，是研究魏、晋、隋、唐医药的重要文献；在方药方面，广泛裒辑了前代医家的大量方剂以及当时流传民间的许多有效方药，并参以己说，总结了用药经验，内容丰富，资料翔实。宋代林亿曾赞之说："上极文字之初，下迄有隋之世，或经或方，无不采撷，集诸家之秘要，去众说之所未至……厚德过于千金，遗法传于百代。"

《千金翼方》30卷，是孙思邈补充《备急千金要方》的著作，在其晚年撰成，内容虽有重复之处，但又新增了不少临证心得，采用了仲景《伤寒论》的大体内容，对传播和推广《伤寒论》的学术内容，起过积极的历史作用。还增加了"药录纂要"和"本草"，是我们研究唐代药物学的珍贵资料。

二、学术理论

（一）《大医精诚》论

孙思邈强调医德是中医学的优良传统，在《备急千金要方》中首列《大医精诚》，较全面地论述了医者必须恪守的道德准则，其核心就是"精诚"两字。首先，他指出医学为"至精至微之事""故学者必须博极医源，精勤不倦"。同时，他说："凡大医治病，必当安神定志，无欲无求，先发大慈恻隐之心，誓愿普救含灵之苦；若有疾厄来求救者，不得问其贵贱贫富、长幼妍蚩，怨亲善友，华夷愚智，普同一等，皆如至亲之想；亦不得瞻前顾后，自虑吉凶，护惜身命，见彼苦恼，若己有之，深心凄怆，勿避崄巇，昼夜寒暑，饥渴疲劳，一心赴救，无作功夫形迹之心。如此可为苍生大医，反此则是含灵巨贼。"他对医者提出了严格的要求，首先必须具有恻隐之心，对病人普同一等，把他们的痛苦当成自己或亲人的事情来对待。其次，救治必须一心一意，无欲无求。孙思邈认为："人命至重，有贵千金，一方济之，德逾于此。"其著作以"千金"命名，正是体现了这种崇高的精神境界。

他痛斥当时医界的不良风气，指出："末俗小人，多行诡诈，倚傍圣教而为欺绐，遂令朝野之士庶，咸耻医术之名，多教子弟诵短文，构小策，以求出身之道，医治之术，阙而弗论。"这里的所谓"末俗小人"，是指那些医德败坏的渔利欺世者，他们的恶劣影响，使当时社会鄙弃医术，从而妨碍了医学的发展。

在医疗实践中，孙思邈提出了一句珍贵的名言"胆欲大而心欲小，智欲圆而行欲方"，强调医者治病，既须小心翼翼，周密谨慎，又要大胆果断，毅然能决。在具体治疗方面，须灵通圆活，随机应变。而在医者的行为上，又须端方正直，一丝不苟地恪守医德准则，不可稍有偏离。他这一胆大心细，智圆行方的告诫，赢得后世医家的普遍推崇。

在治病时，孙思邈强调医者须持严肃稳重的态度，"不得多语调笑，谈谑喧哗"；也不可任意诽谤其他医者，"道说是非，议论人物，衒耀声名，訾毁诸医"；当取得治疗效果后，更不能骄傲自满"而有自许之貌"。

他所提倡的医德，表现了医者忘我救治的善良之心，是古今医务人员必须遵循的医疗道德准则，至今仍具有重要的现实意义。

（二）养生论述

"养性"和"养老"，即养生之道和老年保健，为历代医家所重视。它涉及预防医学、心身医学和老年医学等各个方面。孙思邈对此有颇为深刻的研究，其《养性》《退居》等篇章载述的内容，十分丰富多彩。凡所论述，无不反映了他"安不忘危，预防诸病"的医学思想。其所以克享遐龄，亦是他身体力行的缘故。

孙思邈曾说："夫养性者，欲所以习成性……性既自善，内外百病皆悉不生。"说明"养性"就是养成良好的习性，维护精气，增强体质，以期却疾延年。他认为"神仙之道难致，养性之术易崇"，但如果不知其术，则"纵服玉液金丹，未能延寿"。

养性之道包括多方面。孙思邈力主"易""简"，而将其归纳为"啬神""嗳气""养形""导引""言论""饮食""房室""反俗""医药""禁忌"等十要点。其所谓"反俗"，就是主张"不违情性之欢而俯仰可从；不弃耳目之好而顾眄可行"的养生术。兹将其有关内容阐述如下：

1.抑情节欲 孙思邈根据《素问·上古天真论》摄生之旨，反对恣情纵欲。他说："纵情恣欲，心所欲得则便为之……无所不作，自言适性，不知过后，一一皆为病本。"又谓"少年之时，乐游驰骋，情致放逸，不至于道，倏然白首，方悟虚生"，说明情欲过度是罹疾早衰的重要因素。孙思邈指出："人之寿夭，在于搏节。"《千金翼方》认为人生大限百年，应当注意"节护"，譬喻"如膏用小炷之与大炷"，若不知搏节，则犹同大炷焚膏，其熄必速。故善于养生者当知"十二少"，即不多思、多念、多欲、多事、多语、多笑、多愁、多乐、多喜、多怒、多好、多恶，实为适当节制，以免"荣卫失度，血气妄行"，而为"丧生之本"。上述内容，包括啬神、爱气、养形、言论、饮食、房室等事宜，尤其强调"抑情养性"以及"慎言语""节饮食"的重要性。如不"浮思妄想"可避免许多情志疾患，"慎语言"可以养气，"节饮食"能预防多种疾病的发生。总之，孙思邈提倡抑情节欲，在于不违生理，而使气血充固，精神内守，真气长存。正如《养性篇》引抱朴子之言所说："割嗜欲所以固血气，然后真一存焉，三一守焉，百病却焉，年寿延焉。"

2."常欲小劳"和导引、按摩 运动是摄生养性的重要方面，孙思邈继承了华佗的养生思想，指出"流水不腐，户枢不蠹，以其运动故也"。他认为适当的运动对人体保持健康是必要的，如果运动太少或过度，均无益于健康，故说："养性之道，常欲小劳，但莫大劳，及强所不能堪耳。"他所提倡的适当活动，包括华佗五禽戏、天竺国按摩法十八势、老子按摩法等。五禽戏根据虎、鹿、熊、猿、鸟的姿势进行活动锻炼，天竺国按摩法十八势、老子按摩法以导引、按摩相结合。孙思邈认为这些方法不仅可施于平日，亦可用于患病时，如"小有不好，即按摩按捺，令百节通利，泄其邪气"。《千金翼方》又载单纯按摩之法："清旦初，以左右手摩交耳，从头上挽两耳，则面气流通，如此者令人头不白，耳不聋；又摩掌令热，以摩面，从上向下二七过，去气，令人面有光，又令人胜风寒时气，碌热头痛，百疾皆除。"这是简易可行的方法。此外，孙思邈还主张每于食讫，行步踌躇，并以手摩面及腹，使饮食易消，若"饱食即卧，乃生百病"。这些论述，体现了他主张"常欲小劳"的观点。

适当的运动，可以增加全身各部分的活动，不仅促进气血的运行生化，也有助于疏治病邪。可见，"常欲小劳"与片面主静或主动的观点相较，显然更为合理和优越。

3.依时摄养 "依时摄养"也是养性应遵行的一种方法。孙思邈认为衣食寝处皆适，能顺时气者，始尽养生之道。他继承了《素问·四气调神论》的论说，并增加了许多具体内容。如说："春冻未泮，衣欲上厚下薄，养阳收阴……冬时天地气闭，血气伏藏，人不可作劳出汗，发泄阴气，有损于人也。又云冬日冻脑，春秋脑足俱冻，此圣人之常法也。春欲晏卧欲早起；夏及秋欲侵夜乃卧，早起；冬欲早卧而晏起，皆益人。虽云早起，莫在鸡鸣前；虽言晏起，莫在日出后。凡冬月忽有大热之时，夏月忽有大凉之时，皆勿受之。人有患天行时气者，皆由犯此也。即须调气，使寒热平和，即免患也。"说明无论衣着、劳作、起卧，均须与季节特点相适应，并应重视预防四时不正之气的侵犯。《千金翼方》引《列子》曰："一体之盈虚消息，皆通于天也，应于物类。"人居天地气交之中，自然界的变化与人体息息相关，故顺应自然，依时摄养，对于保护健康具有重要的意义。

4.内视、调气 古代养生术的"内视""调气"，是一种专意存思、吐纳气息，以却疾强身的方法。"内视"，是一种专意存想的养生法。《素问》遗篇《刺法论》早有论述。孙思邈著作中载有"黄帝内视法"及"彭祖和神导气"法等内容，可供研究参考。

孙思邈主张人在康健之时，"每日必须调气补泻、按摩导引为佳"，并认为养性"常当习黄帝内视法"。其法为："存想思念，令见五脏如悬磬，五色了了分明，勿辍也。仍可每旦初起，面向午，展两手于膝上，心眼观气，上入顶，下达涌泉，旦旦如此，此名曰迎气；常以鼻引气，口吐气，小微吐之，不得开口，复欲得出气少，入气多。每欲食，送气入腹，每欲食气为主人也。"这是"内视"和"调气"相结合的方法。

又有"调气"法，辅以叩齿、咽津，其法在夜半后、日中前，将床铺厚软，枕之高下与身平，然后仰卧，意专思存，舒手展脚。两手握大拇指节，去身四五寸，两脚相去四五寸。数叩齿，饮玉浆（口津）。引气从鼻入腹，足则停止，有力更取，久住气闷，从口细细吐出使尽，还从鼻细细引入，出气一准前法。若阴雾风寒之日，则但闭气，勿更取气。古人认为这些方法可使"身体悦泽，面色光辉，发毛润泽，耳目精明，令人食美，气力强健，百病皆去"。

《备急千金要方》还有调气以治五脏病的记载。"若患心冷病，气即呼出；若热病，气即吹出；若肺病即嘘出；若肝病即呵出；若脾病即唏出；若肾病即呬出。"并在调气之先，左右导引三百六十遍。以上呼、吹、嘘、呵、唏、呬"息之六字"，是调气治病的重要方法，早在陶弘景《养性延命录》中就有记载，此后颇为养生家所重视，认为其可以通过呼吸吐故纳新，促进新陈代谢。故曰："气息得理，即百病不生，若消息失宜，即诸疴竞起，善摄养者，须知调气方焉。"

5.食宜、食养和食疗 孙思邈十分注意食宜、食养和食疗等问题。

首先，他在《食治》篇中引卫汛的话说"安身之本必资于食"，但"不知食宜者不足以存生"，故养性之道当明饮食宜忌。如"食不欲杂"，饮食过杂，必然久积为患。孙思邈举例说："关中土地，俗好俭啬，厨膳肴羞，不过菹酱而已，其人少病而寿；江南岭表，其处饶足，海陆鲑肴，无所不备，土俗多疾而人早夭。"因此，他以为"厨膳勿使脯肉丰盈，常令俭约为佳"，并谓"每食不用重肉，喜生百病。常须少食肉，多食饭及少菹菜，并勿食生菜、生米、小豆、陈臭物，勿饮浊酒"。为了避免酸咸过度，有伤于人，他还主张"学淡食"，这对后世医家如朱丹溪等力主"茹淡"，是深有影响的。同时，孙思邈又反对暴饮暴食，提倡少食多餐，曾说："善养性者先饥而食，先渴而饮。食欲数而少，不欲顿而多，多则难消也。常欲令饱中饥，饥中饱耳。"并告诫"夜勿过醉饱。食勿精思，为劳苦事"，否则致疾生灾，其害匪浅。孙思邈还提出进食时要有良好的精神状态，如果进食时为七情所伤，或强力劳苦，不仅损伤脾胃，对全身气血也有影响。

在理论上，孙思邈发挥《内经》之旨，阐论了味归形、气归精、味伤形、气伤精的问题，认为"精以食气，气养精以荣色；形以食味，味养形以生力……精顺五气以为灵也，若食气相恶，则伤精也；形受味以成也，若食味不调，则损形也。是以圣人先用食禁以存性，后制药以防命也"。说明饮食气味相宜，则生精养形，气味相恶不调，则伤精损形，故养生欲求食之所宜，必先知"食禁"。

孙思邈还十分重视"食治"。"食治"实包括了"食养"和"食疗"，他认为"食能排邪而安脏腑，悦神爽志以资血气"，强调了食物对养身和治病的重要作用。

"食养"，是用饮食以养脏腑之气。由于五味入口，各有所走，各有所病，故孙思邈还认为欲以饮食养脏腑之气，必须在不同季节损益五味。即春省酸增甘，以养脾气；夏省苦增辛，以养肺气；秋省辛增酸，以养肝气；冬省咸增苦，以养心气，季月各十八日省甘增咸，以养肾气。这是根据五行相克之理，不使主时的脏气偏胜而害于他脏。此法可供进一步研究。

孙思邈通过丰富的临床实践，认识到张仲景所说的"药势偏有所助，令人脏气不平"实为至理名言，故积极提倡食疗。他说："医者当须先洞晓病源，知其所犯，以食治之，食疗不愈，然后命药。"并称："若能用食平疴，释情遣病者，可谓良工。"在《备急千金要方·食治》中曾记载果实、菜蔬、谷米、鸟兽虫鱼等百余种食物，详论其气味以及对于养身和治病的功用。

6.服食、服水 所谓"服食"，即服饵方药，以期益寿济命。《备急千金要方》认为，根据季节，在四季分别服小续命汤、肾沥汤、黄芪丸及某些药酒，能有利于却病强身。然而这必须因人因体质而施。《服食法》指出："夫欲服食，当寻性理所宜，审冷暖之适，不可见彼得力，我便服之。"作为"服饵"的药物，包括草、木、石药。草药如天冬、地黄、黄精、乌麻、松子，木药如茯苓、枸杞、柏实、松脂、松子仁；石药如云母水、炼钟乳粉等。服饵方法有一定次序，一般当先驱除虫积，再用补养之剂，如孙思邈所说："服饵大法，必先去三虫，次服草药，次服木药，次服石药。"其祛邪药物如干漆、大黄、芜菁子、瓜子、真丹等。这些记载，可供后人研究。

《千金翼方》还介绍了"服水"方法。孙思邈说："水之为用……可以涤荡滓秽，可以浸润焦枯。"对人体也起有同样作用。服水法，在天晴日出时，以瓦器贮水三杯，每杯一升。先向东立，叩齿并鸣天鼓三通，然后服水一杯，饮时须"细细而缓""专心注下"，服后徐行，如此三遍。并可进食枣栗，凡陈臭、生冷、辛热诸物，则在所禁。孙思邈认为，凡年十岁以上，八十以下，均可终身行此法。服水法原出古代养生家的《服水经》，该书寓有神秘色彩，但其合理的内核，应该得到重视和研究。

7.养老 养老是指老年人的养性，也包括老年病的防治。孙思邈认为"人年五十以上，阳气日衰，损与日至"，故常须慎护之。如避免六淫、七情之所伤，体力上不宜"强用气力"，脑力方面不应"大用意"，凡"非其务勿行"。在饮食方面，切忌"贪味伤多"，"常宜清甜淡之物"。又"常宜温食"，且当保持"常不饥不饱、不寒不热"。这样，起居饮食，随宜调护，自可有益。

"食养"对老年人尤为重要，孙思邈称之为"长年饵老之奇法，极长生之术"。在食物中，如乳酪、酥、蜜等品，可经常适量温食。孙思邈推崇牛乳之功，曾说："牛乳性平，补血脉、益心、长肌肉，令人身体康强润泽，面目光悦，志气不衰。故为人子者须供之以为常食……此物胜肉远矣。"

至于老年疾病，孙思邈更主张"期先命食以疗之，食疗不愈，然后命药"。尤其是老人虚损，用食治最多，常用甘润和血肉填精之品，符合"甘旨养老"之旨。如耆婆汤（酥、生姜、薤白、酒、白蜜、油、椒、胡麻仁、橙叶、糖）、乌麻方、蜜饵（白蜜、猪脂肪、胡麻油、干地黄末）、牛乳补虚破气方（牛乳、荜茇）、猪肚补虚羸乏力气方（猪肚、人参、椒、干姜、葱白、粳米）、补虚劳方（羊肝、肚、肾、心、肺、胡椒、荜茇、豉心、葱白、犁牛酥）等。

对于养老，孙思邈还指出："非但老人须知服食，将息节度，极须知调身按摩，摇动肢节，导引行气。"同时，由于年老往往"兴居怠堕，计授皆不称心……情性变异"，所以后辈当识其性情，"常须慎护其事"。

如上所述，孙思邈对"养性""养老"等进行了较为全面的阐述，并说明两者之间有密切联系。他为中医养生学的发展，做出了重要贡献。

（三）脏腑虚实寒热辨证

孙思邈是继《脉经》后对脏腑辨证颇有建树的医家，他将多种疾病分属五脏六腑进行论治，如坚癥积聚属肝、胸痹属心，痢疾属脾……这种按脏腑系统归纳的疾病分类法，基本上是合理的。《备急千金要方》所载的脏腑虚实寒热辨证法，比之《脉经》有了明显提高，对后世脏腑辨证的进一步发展有着深远的影响。

脏腑虚实寒热的辨证纲领，是每一脏、每一腑都有"实热"和"虚寒"证，而相为表里的脏腑又有"俱实""俱虚"或"俱实热""俱虚寒"的情况（实际上，也包括了脏腑虚热和寒实的证治内容），孙思邈在此辨证纲领下，记载了许多具体症状和治疗方药。如举肝胆为例：

"肝实热。左手关上脉阴实……病苦心中坚满，常两胁痛，自忿忿如怒状""肝虚寒。左手关上脉阴虚……病苦胁下坚，寒热，腹满不欲饮食，腹胀，悒悒不乐，妇人月经不利，腰腹痛""胆实热。左手关上脉阳实……病苦腹中气满，饮食不下，咽干头痛，洒洒恶寒，胁痛""胆虚寒。左手关上脉阳虚……病苦眩厥痿，足指不能摇，躄不能起，僵仆，目黄失精""肝胆俱实。左手关上脉阴阳俱实……病苦胃胀，呕逆，食不消""肝胆俱虚。左手关上脉阴阳俱虚……病如恍惚，尸厥不知人，妄见，少气不能言，时时自惊"。

孙思邈的脏腑虚实寒热辨证纲领，论说精炼简洁，罗列病证详细，治疗方药具体，如治肝实热，目痛胸满，气急塞，泻肝前胡汤；治肝虚寒，胁下痛，胀满气急，目昏浊，视物不明，槟榔汤；治胆腑实热，精神不守，泻热半夏千里流水汤；治大病后虚烦不得眠，此胆虚寒故也，宜服温胆汤。而在脏腑辨证中所论的"肝虚寒""胆虚寒"，以及"肺虚寒""肾实热"等证治，其中有很多内容为后世医家所忽略，故尤当引起我们的重视。

（四）伤寒温病方论

1.研究仲景学说，搜集诸家方论　唐初，《伤寒杂病论》流传未广，"江南诸师秘仲景要方不传"。因之，医者多难于获得仲景旨趣，其用药"极与仲景本意相反"。孙思邈有鉴于此，遂在其晚年，辑集《伤寒论》要妙，在《千金翼方》中加以著录，对仲景著作的传播和研究，发挥了重要作用。

孙思邈对仲景《伤寒论》有高度的评价，他说："伤寒热病，自古有之，名医睿哲，多所防御，至于仲景，特有神功。"其研究《伤寒论》，采用了"方证同条，比类相附"的方法。将《伤寒论》所有条文，分别按方证比类归附，使之以类相从，条理清楚。

如其通过分析，把太阳病分为桂枝汤法、麻黄汤法、青龙汤法、柴胡汤法、承气汤法、陷胸汤法，以及杂疗法等，各法之下，有证有方。他认为"寻方之大意，不过三种。一则桂枝，二则麻黄，三则青龙。此之三方，凡疗伤寒不出之也。其柴胡等诸方，皆是吐下发汗后不解之事，非是正对之法"。说明了桂枝、麻黄、青龙是伤寒太阳病的治疗主方。其他阳明、少阳、太阴、少阴、厥阴诸病，无不如此类分。这种"以方类证"的研究法，颇为后世医家如柯琴、徐大椿等所心折，而曾经效法。其麻、桂、青龙三方之说，又为成无己、方中行、喻嘉言诸人"三纲鼎立"说的滥觞。其影响是十分深远的。

除仲景之外，汉、魏及晋唐医家，在外感热病治疗方面也积有丰富经验。孙思邈《备急千金要方》精选了华佗、王叔和、陈延之等医家的有关理论和治疗方药，这对后世温病学的发展，有着深远的影响。如华佗论发斑，认为属于胃热，但有虚实两种，一由"热毒在外，未入于胃，而先下之；其热乘虚入胃……胃虚热入烂胃也。其热微者赤斑出……剧者黑斑出"；一因"病者过日，不以时下，则热不得泄，亦胃烂斑出"。上述"胃烂发斑"之说，为历代医家所沿袭，如清代温病学家叶天士亦继承此说。孙思邈所采治疗伤寒、温热的方药，也很重要。如小品葳蕤汤，治冬温、风温及春月中风伤寒，而见发热、咽干、喉痛等证者；犀角地黄汤治伤寒、温病失汗所致的内蓄血，如吐衄、便黑、面黄，或喜忘、如狂等证。此外，治疗"天行时气、温疫热入脏腑""内入攻心"的紫雪和玄霜，经千百年来临床实践证明，是抢救温热病重危证的有效良方。从而可见，孙思邈研究伤寒，是学宗仲景而博采众方，仅从上列的医论和方剂来看，已早开后世"温病学派"之先河。

2.主用除热解毒，善于养阴生津　关于伤寒的治疗，孙思邈认为本宜"逐日深浅，以施方治"，但因病变迅速，主张"临时消息制方"，并提出了"方虽是旧，弘之唯新"处方用药重在化裁的论点。

《备急千金要方》对于伤寒（包括时气温疫）的治法有很大发展。其最为突出的是，治疗方药主用"除热解毒"，并重视养阴生津。因此，他所称伤寒，实包括后世所称的多种温病和温疫，其临床表现以热证为多，在病变过程中所出现的种种证候，也多因热毒所致。在具体用药方面，孙思邈以汗、吐、下三法为祛邪大法。其发汗之法，广泛采用了汤剂、丸散，这些方剂，不但以清热者居多，且有不少创新。如治"时气，表里大热欲死方"，以麻黄、葛根、升麻与大黄、芒硝、石膏、寒水石同用；治伤寒头痛壮热，用葱、豉、栀子，合大黄、黄连、黄柏。又如，治疗时行热毒，变生外证之漏芦连翘汤，方用漏芦、连翘、黄芩、麻黄、白蔹、升麻、甘草、枳实、大黄，热盛加芒硝。上述诸方，说明晋唐医家早已不为"发表不远热"的旧说所囿，而开"表里双解"之法。

在着重清热解毒的同时，他还注意养阴生津。如"生地黄煎主热方"，用生地汁、麦冬汁、生地骨皮、生天门冬、瓜蒌、葳蕤、知母、石膏、竹叶、蜜、姜汁等味，养阴清热。后世治温热病诸方，多由此化裁而来。又如，下法之中的大柴胡加葳蕤知母汤治伤寒七八日不解，默默心烦，腹中有干粪、谵语；生地黄汤治伤寒有热，虚羸少气，心下满，胃中有宿食，大便不利。均为后世医家开启了扶正攻下和滋阴润下的法门。后人治疗温病的许多方药，实多自孙思邈著作中承袭损益而成。

3.重视温疫，详论防治　孙思邈《备急千金要方·伤寒》把温疫防治放在首要的位置。首先，他把温疫与其他热病区别开来。指出"时行温疫"乃是"毒病之气"所致。为了预防"温疫转相染着"，孙思邈首重"辟温"，他记载了前贤研制的屠苏酒、太乙流金散、雄黄散、辟温病粉身散、治瘴气方等。这些方药用以预防疫病，多在当时临床上流传使用。

在"时行温疫"的证治方面，孙思邈详载了四时五脏阴阳毒的病名、病机及证治。如春三月的"青筋牵病"，属肝腑藏温病阴阳毒，以发热、项直、背强等为特点；夏三月的"赤脉攒病"，属心腑藏温病阴阳毒，以发热、战掉惊动、口开舌破为特点；秋三月的"白气狸病"，属肺腑藏温病阴阳毒，以体热生斑，或暴嗽呕逆，气喘引饮为特点；冬三月的"黑骨温病"，属肾腑藏温病阴阳毒，以里热外寒、恶寒引饮，及胸胁腰部疼痛等为特点；可发于四季的"黄肉随病"，属脾腑藏温病阴阳毒，以隐隐发热、不相断离、头重颈直、皮肉强痹、颈侧结核等为特点。其治疗方药基本上多采用石膏、大青叶、栀子、芒硝，或加生地黄、豆豉、黄芩、知母、升麻、羚羊角等品，总以清解热毒为主，结合养阴生津。由于宋代名医庞安时将上述内容载入《伤寒总病论》中，故后人多误认是庞安时发明。这也说明《备急千金要方》对于伤寒温疫的论治对温病学的发展有着重大影响。然其诸多内容，竟被人们所忽视，这是深为可惜的。

（五）方剂学方面的成就和特色

1.集方剂之大成 孙思邈搜集、保存了大量古方和当时流行的验方，仅《备急千金要方》一书，已有方剂5300首之多，《千金翼方》中又有不少补充，其中许多名方，得以流传后世，对中医方剂学的发展，做出了重大贡献。

《备急千金要方》中许多方剂成为后世医家常用的名方，如犀角地黄汤、大续命汤、小续命汤、紫雪丹、孔子枕中丹、肾沥汤等。也有许多方剂，被后人应用化裁而发展为新方，如"治男子五劳六绝"的"内补散"（干地黄、巴戟天、甘草、麦门冬、人参、苁蓉、石斛、五味子、桂心、茯苓、附子、菟丝子、山茱萸、远志、地麦），实为后世治疗喑痱的地黄饮子所本。又如生地黄煎（生地黄汁、生地骨皮、生天门冬、生麦门冬、白蜜、竹叶、生姜汁、石膏、栝楼、茯苓、葳蕤、知母），对清代温病学家们所习用的甘寒养液诸方，亦有很大影响。

《备急千金要方》中尚有单方、验方，对某些疾病具有很好的疗效，如独活寄生汤、鲤鱼汤、苇茎汤、神曲丸（即磁朱丸），以及后世定名的苏子降气汤，又如以栝楼为主的治疗消渴的方剂；以海藻、昆布为主的治瘿诸方；以莨菪子为主的"治积年上气不差，垂死者方""治水气肿、鼓胀、小便不利"方、治癫痫方；外科疮痈方面的漏芦汤等。在浩如烟海的大量方剂中，有的已被后人所采纳应用，尚有许多未被人们重视，值得进一步研究。

2.化裁发展古方 《备急千金要方》又善于化裁古方，以更切合于时用。于仲景方尤多研究，根据临床的实际需要，灵活加减，扩展成许多类方，如仲景当归生姜羊肉汤，《备急千金要方》则衍变为羊肉汤、羊肉当归汤、羊肉杜仲汤、羊肉生地黄汤、羊肉桂心汤、羊肉黄芪汤等，都是根据妇女产后的不同病证，从仲景方损益发展成为新的方剂。

又如仲景小建中汤，《备急千金要方》所载由此而衍变的类方有前胡建中汤，"治大劳虚羸劣，寒热呕逆，下焦虚热，小便赤痛，客热上熏头目及骨肉疼痛口干"；黄芪汤，"治虚劳不足，四肢烦疼不欲食，食即胀，汗出"；乐令黄芪汤，"治虚劳少气，心胸淡冷，时惊惕，心中悸动，手足逆冷，体常自汗，五脏六腑虚损，肠鸣，风温，荣卫不调百病，补诸不足，又治风里急"。又将小建中汤施治于妇女产后诸病，如内补当归建中汤，治"产后虚羸不足，腹中痛不止，吸吸少气，或若小腹拘急、挛痛引腰背，不能饮食"；内补芎劳汤治"妇人产后虚羸，及崩伤过多，虚竭，腹中疗痛"；大补中当归汤"治产后虚损不足，腹中拘急……"反映了孙思邈重视实践及学古化古的精神。

3.组方配伍特色 《备急千金要方》中有许多方剂组方繁杂，药味多至数十种，熔寒热补泻于一炉，乍看似多抵牾，实则其结构至为严密，俱根据临床较复杂的病情而用药。如以镇心圆为例，该方治"男子女子虚损，梦寐惊悸失精，女人赤白注泻，或月水不通，风邪鬼疰，寒热往来，腹中积聚，忧恚结气诸疾"，凡下寒上热之虚损惊悸失精，妇人虚羸而瘀血阻滞之干血劳，虚人受邪寒热往来，赤白痢下，癥瘕积聚诸症，"皆悉主之"，《备急千金要方》针对这种复杂的病情，以寒热虚实为纲，有条不紊地展开治疗，治下虚寒有紫石英、苁蓉、桂心的温养，上火热用石膏、牛黄以凉泄，正虚以人参、地黄、薯蓣、当归等培补，瘀滞则用卷柏、大黄、䗪虫等推荡，又参入铁精、银屑以定惊安神，防风、乌头等疏散风寒。

又如孙思邈收载的羚羊角汤一方，以寒凉的羚羊角与温热的乌头相配伍，治气阻不食之证。治心腹积聚的乌头汤方以人参、半夏、巴豆、大黄、乌头组成，其中大黄与巴豆寒热并用，半夏和乌头借相反之性以发挥攻邪之力，清代张璐称其为"反用"和"激用"法。

再如耆婆万病丸，能治癖块、癫病、蛊毒、黄病、疟疾、水肿、大风、痹证、喘嗽、积聚、宿食、痹痢、虫积、痰饮、瘀血等，方剂组成有兽类、石类、虫类药，作用有攻下、疏宣、益气、理血、温热、清凉等，虽为外来古方，却也代表了当时中医方剂丰富多彩、配伍灵活的特点。临床病情寒热温凉，深浅轻重各有不同，孙思邈均能把握病机，全面照顾，后人称为"大而有法，杂而有方"，实为切中肯綮的评价。其他类似的方剂，在其著作中屡见不鲜，如应用得当，皆卓有成效。这些都是值得我们很好地学习和研究的。

孙思邈以后，直到晚近，由于历代各家学说的发展，以及近代学术流派的形成，在总体上说各种医学理论和治疗方法虽有所丰富，但是近代医家在辨证论治方面每有流于程式化的偏向，处方用药亦随之而趋向呆滞和狭隘，以致反不能正确地理解《备急千金要方》中许多寒热补泻灵活结合的方剂，更少在临床应用，这是值得我们加以深思的。

除上述学术内容之外，孙思邈又十分重视妇科、幼科，在《备急千金要方》《千金翼方》中他都把妇科列为临床各科之首，《备急千金要方》中有关妇科的内容极为丰富，不失为一部妇科专著。在幼科方面亦载述很多病证，是我们今天研究儿科疾病的重要资料。

此外，于五官科"七窍病"，外伤科"疗肿痈疽""痔漏"、堕跌各病，针灸治病，以及诊断学方面的诊气血、诊脉等都有专题论述，值得我们重视和借鉴。由此也说明了孙思邈在医学上的贡献是巨大的。

三、治疗经验

1. 中风 关于中风的病因、病机和治疗，《备急千金要方》分别从内、外两个方面进行认识。

在外则属"风中五脏六腑之腧，亦为脏腑之风"，即脏腑受外来之风而致病，并且将人体在四时各季节所受之风结合五脏而命名，所谓"以春甲乙伤于风者为肝风，以夏丙丁伤于风者为心风，以四季戊己伤于风者为脾风，以秋庚辛伤于风者为肺风，以冬壬癸伤于风者为肾风"。

对外风的治疗，《备急千金要方》收载了以祛散风邪为主的古方如大、小续命汤等。孙思邈称："小续命，治卒中风欲死，身体缓急，口目不正，舌强不能语，奄奄忽忽，神情闷乱，诸风服之皆验。"本方虽合麻黄、桂枝两方疏散外邪，但又因正虚，故用人参扶正，这是循"内虚邪中"之说而立方。孙思邈又记载："大续命汤，治肝厉风，卒然喑痖。"并说明古法用大续命、小续命二汤，通治五脏偏枯贼风。大续命汤是在小续命汤中去人参、附子，加入石膏清热，荆沥涤痰，侧重外风而兼痰热者，与小续命汤有所不同。上述两方，每被后世医家奉为治疗真中风的代表方剂。

《备急千金要方》又在内因方面指出："人不能用心谨慎，遂得风病，半身不遂，言语不正，庶事皆广，此为猥退病，得者不出十年……当须绝于思虑，省于言语，为于无为，乃可求愈，若还同俗类，名利是务，财色为心者，幸勿苦事医药，徒劳为疗耳。"明确地把劳心烦神，嗜欲杂念，摄养不慎作为中风病证的重要内因。这对后世"类中""内风"说的产生，有一定影响。

除正虚引邪而为中风外，正虚亦可直接产生内风，这种由内风而造成的中风病证，皆呈本虚标实，本虚为精气之亏，标实为痰火之盛。由于阴液匮乏，痰火肆虐，故内风多见热证，即孙思邈所谓"凡患风人多热""凡中风多由热起"。对于这种中风的治疗，他主张初发病时以清热涤痰治标为先，宜竹沥汤（生葛汁、竹沥、生姜汁），荆沥方（荆沥、竹沥、生姜汁），又宜接服羚羊、石膏、黄芩、芍药、升麻、地骨皮、地黄、天冬等，意平肝息风，清热养液。虽然在当时不少有关方剂之中，尚杂有麻黄、防风、附子、独活等辛刚之品，这是受当时医界所盛行的外风论治影响的结果。然而在病因方面能认识到此证是由于"不用心谨慎"将息失宜所引起；在症状方面，表现多呈痰火热证；治疗用药以羚羊、石膏、竹沥等为主，都是新见卓然，对发展中风论治具有一定贡献，但这些观点和治疗经验，每易为后人忽略。

2.虚损　虚损的形成，孙思邈强调内因，在《千金翼方·叙虚损论》中指出："凡人不终眉寿，或致夭殒者，皆由不自爱惜，竭情尽意，邀名射利，聚毒攻神，内伤骨髓，外败筋肉，血气将亡，经络便壅，皮里空疏，唯招蛊疾，正气日衰，邪气日盛。"孙思邈所称虚损，范围很广，与后世虚损的概念不尽相同。

《备急千金要方》把虚损分为五劳、六极、七伤。其内容与《诸病源候论》基本相同。纵览《备急千金要方》所述虚损，包括病证甚多，诸如积聚、大风、湿痹、偏枯、浮肿、寒热、惊悸、喘息、消渴、血衄、黄疸、痈肿等，凡正气虚怯，邪气留连者多属本证范围。

在补虚治疗方面，《备急千金要方》十分重视心肾两脏，如称："疾之所起，生自五劳，五劳既用，二脏先损，心肾受邪，腑脏俱病。"其补益心气，常用人参、甘草、茯苓、五味子、远志等；滋养肾脏则侧重在血肉补精和温润益精两法，前者如牛髓、羊髓、羊肾、羊肚、羊肝、麋角胶、鹿茸、鹿角胶、白马茎等；后者如地黄、菟丝子、山萸、杜仲、远志、巴戟、麦冬、五味、人参、苁蓉、石斛、茯苓、桂心、附子等。这些方药，对后世补肾益精类方剂的发展，有一定影响。

《备急千金要方》所指虚损的病种很多，治疗各有特点，其间有一些重要的法则，如"补剂兼泻""以泻为补""寒热互济""劳则补子"等，对临床颇有指导意义。兹分述如下：

（1）补剂兼泻：《备急千金要方》把许多疾病都归附在虚损门下，在病机方面多存在着各种正虚邪踞的情况，即使是虚象明显的疾病，在补益方中每兼以泻，使正气强盛而邪不得留，邪气祛除而正气得复。

补方中加入祛邪药物，如黄芪丸治五劳、七伤诸虚不足，肾气虚损，目视晾晾，耳无所闻，在人参、黄芪、石斛、当归、地黄、苁蓉、羊肾等补药中参入防风、羌活、细辛等。又如治男子五劳、七伤的肾沥散用干漆；治虚损羸瘦百病的大薯蓣丸用干漆、大黄。此外，在补方中还每兼化痰、消滞诸药。

（2）以泻为补：在正虚邪盛，或邪恋而致正虚不复的情况下，此时暂不投补，常用泻剂来祛除外邪，以达到保存正气的目的，如治骨极虚热而见膀胱不通，大小便闭塞，颜色枯黑，耳鸣者，用三黄汤通利为先（大黄、黄芩、栀子、甘草、芒硝）；又如用西州续命汤治肉极虚热，津液开泄而用麻黄、防风、黄芩、石膏等药。这种不同一般的治法，值得后世医家重视和研究。

（3）寒温相济：在《备急千金要方》所载诸多补益方中，常见寒凉药与温热药兼用，大致有如下几种情况。

温阳散寒为主，济以苦寒清火。如"治久病虚羸，脾气弱，食不消"的温脾丸，组方以吴茱萸、桂心、干姜、细辛、附子温阳逐寒为主，又加入黄柏、黄连和大黄，这是因真火式微，脾虚不能熟腐水谷，但宿食停滞，蕴积不消，又郁而为热，所以"非用三黄之苦寒，标拨上盛，则萸、桂、姜、附入胃先助上热"，就不能起到达下焦暖补阳气的作用。

甘寒养液为主，济以辛温开滞。如地黄煎治疗"肺胃枯槁，不能滋其化源，而致烦渴便难"之证，方中以地黄汁、麦冬汁、栝楼根、知母、鲜骨皮等甘寒濡润之味为主，又佐入姜汁一味，取"辛以开结滞之气"。又如"治精极，五脏六腑俱损伤，虚热，遍身烦疼"之证，主以生地汁、麦冬汁、石膏、竹沥、黄芩等养液清热，同时参入桂心和麻黄两味辛温药物，以"发越怫郁"，宣通气机。其配伍寓有深意。

温补精气为主，济以养阴清热。如治男子风虚劳损方，方中有苁蓉、桂心、菟丝子、巴戟天温补肾阳，又用生地黄汁、生地骨皮、生麦门冬汁、石斛、白蜜等甘寒濡养阴液，适用于阴阳俱亏之证，使阳得阴助，生化无穷，阴得阳济，泉源不竭。

（4）劳则补子：在虚劳的治疗方面，《备急千金要方》载有劳则补子之法，即"心劳补脾""脾劳补肺""肺劳补肾""肾劳补肝""肝劳补心"，其意是指凡母脏虚劳，须补益子气，子气充盛，必能上感于母，使母气受益而恢复健康。如"白石英丸补养肺气方"中有白石英、阳起石、苁蓉、菟丝子、巴戟天、干地黄等补益肾气，俾肾气旺盛而上感于肺，肺气充复则虚劳自愈。

劳则补子之法，原载于谢士泰《删繁方》中，是虚则补母之外的又一补虚途径，但临床上多拘囿于虚则补母之说，孙思邈重视并采录其内容，可以开拓医家之思路。

3.血证　《备急千金要方》引陈廪丘之论认为："吐血有三种，有内衄，有肺疽，有伤胃。"内衄"得之于劳倦饮食，过常所为"，血色深暗，如豆羹汁；肺疽常因酒毒血热举发；伤胃每由"饮食大饱之后……不能消化"，食伤胃腑所致，表现为血色鲜红、腹痛、呕吐等。

对吐血的治疗，在消瘀、凉血、清热方面，《备急千金要方》颇具特色，常用犀角、大黄、生地黄、牡丹皮、桃仁、芍药等药。如名方犀角地黄汤，即初载于此，原为《小品方》芍药地黄汤，"治伤寒及温病应发汗而不汗之内畜血及鼻衄、吐血不尽，内余瘀血，大便黑，面黄"，有凉血"消瘀"之功，如果瘀热甚而"喜忘如狂者"加大黄、黄芩。

虚劳吐血方面，在扶正的同时，亦重视消瘀，如"治吐血胸中塞痛方"，内有大黄、桃仁、虻虫、水蛭等；又如治"吐血虚劳胸腹烦满疼痛"的干地黄丸，也用干漆、大黄、虻虫、䗪虫等。胸腹疼痛则为用消瘀药物的重要指征。需要指出的是，古代许多药物的功效与今日的认识不尽相同，如《备急千金要方》认为干地黄能"破恶血……通血脉"，生地黄"主妇人崩中血不止，及产后血上薄，心闷绝，伤身胎动，下血胎不落，堕坠踠折，瘀血、留血、衄鼻、吐血"诸证，芍药能"除血痹，破坚积寒热疝瘕……通顺血脉……散恶血，逐贼血"等，这些都是我们在学习分析《备急千金要方》治疗方药时所必须加以注意的。

基于临床实践，《备急千金要方》又记载了许多单方，如"吐血百治不差，疗十十瘥神验不传方"（地黄汁、大黄生末），疗效确切，已得到今日临床的验证。又如对某些血证服用大量桂心末，以及"捣荆叶汁"等，尚有待于进一步研究。

《备急千金要方》治吐血，虽然侧重在消瘀、凉血、清热，但俱以严格的辨证论治为基础，如温摄则用黄土汤，中虚则用坚中汤（糖、芍药、桂心、甘草、生姜、大枣、半夏），气血虚亏加入人参、阿胶，兼夹外邪则佐以宣泄等。总之，《备急千金要方》所载治吐血的方法灵活而全面，对后世有重大指导意义。

4.备急　"备急""解毒"也是《备急千金要方》的重要内容。古人为了救急，往往因陋就简，就地取材进行治疗。其中也积有不少可贵的经验，可供我们参考。如治"卒死，针间使各百余息。又灸鼻下人中"；"治卒忤"服盐汤取吐即愈；治"五绝"，取半夏末吹鼻中；救溺水不醒，灸脐中；治猘犬毒，服莨菪子、傅猘犬脑或用灸法。此外，如"甘草解百药毒，此实如汤沃雪，有同神妙"，又鸡子清治野葛毒；甘草汁、蓝青汁治"食莨菪，闷乱如卒中风，或拟热盛狂病"；蓝子汁解杏仁毒等。都体现了《备急千金要方》所载的备急、解毒方法，具有一定的科学价值。

四、临床验案

病例一

【原文】有人病渴利始发于春，经一夏，服栝楼豉汁得其力，渴渐瘥，然小便尤数甚，昼夜二十余行，常至三四升，极瘦不减二升也，转久便止，便食肥腻，日就羸瘦，咽喉唇口焦躁，吸吸少气，不得多语，心烦热，两脚酸，食乃兼倍于常，故不为气力者，然此病皆由虚热所为耳。治法：瓜蒌汁可长将服以除热，牛乳、杏酪善于补，此法最有益。（《备急千金要方卷第二十一·消渴 淋闭 尿血 水肿》）

【按语】本案患者素有渴利之证，又因饮食肥腻导致"三焦猛热、五脏干燥"，出现羸瘦、咽喉唇口焦躁、吸吸少气、不得多语、心烦热、两脚酸、食乃兼倍于常故不为气力等虚热之象。孙思邈认为栝楼苦寒无毒，主消渴、身热、烦满、大热，补虚安中，常服栝楼汁可以养阴除热。本案仅以一味栝楼而获效，不仅反映出孙思邈对消渴病机的精准判断，还体现出其单药单方治单病的临证特色。

病例二

【原文】有人患水肿，腹大，四肢细，腹坚如石，小劳苦足胫肿，小饮食便气急，此终身疾，不可强治，徒服利下药，极而不瘥，宜服此药，将以微除风湿，利小便，消水谷，岁久服之，乃可得力耳，瘥后可常服之方。

丹参　鬼箭羽　白术　独活（各五两）　秦艽　猪苓（各三两）　知母　海藻　茯苓　桂心（各二两）　上十味，㕮咀，以酒三斗，浸五日，服五合，日三，任性量力渐加之。（《备急千金要方·卷第二十一·消渴 淋闭 尿血 水肿》）

【按语】

孙思邈治疗水肿，善于在前人基础上灵活化裁。本案治法即《金匮要略》"诸有水者，腰以下肿，当利小便；腰以上肿，当发汗乃愈"方法的进一步发挥。方中诸药融除风湿、利小便、消水谷为一体，是祛邪兼顾扶正、利水兼顾活血治疗水肿的典型医案。

复习思考题

1. 孙思邈有关医德的论述主要有哪些？
2. 孙思邈在伤寒研究和杂病论治方面有哪些成就？对目前临床有什么指导意义？
3. 孙思邈的养性、养老学说有哪些主要内容？
4. 孙思邈对方剂学的贡献包括哪些方面？

第八章
两宋时期

扫一扫，查阅本章数字资源，含PPT、音视频、图片等

宋代理学的治学方法和学风思潮，开启了当时医家们的创新精神和对医学理论研究的重视，这种理学思想对中医理论的直接影响即是中医辨证施治方法在宋代的彰显及相关理论的提出与在实践上的运用。程朱理学探讨"格物致知""太极""性命之说"等，对明代医学亦有着重要影响。我国医学发展到宋代，已有良好基础，积累了丰富的经验，为理论上的提高和研究新问题，准备了条件。承袭晋唐遗风，文人通医的情况更为普遍，不少宋代名人皆研究医学而有著书立说，如司马光的《医问》，文彦博的《药难》，苏轼的《圣散子方》，沈括的《灵苑方》《良方》，张来的《治风方》等。文人进入医学队伍，提高了医学队伍的素质，与朝廷重视医学也是分不开的，当时士人知医，成为风尚。所以文人每有"不为良相，则为良医"之说，"儒医"之称，亦源于此时。这一时期医学成就有如下两个方面：

一、研究伤寒，阐发补充

宋以前医书虽丰，而亡佚大半，流传于世的一些古医籍，亦常常错简脱衍，讹误丛生。嘉祐年间（1057）成立官方的校正医书局，专门从事辑集、校订、刊行古典医著工作，《素问》《伤寒论》《金匮要略》《脉经》《甲乙经》《备急千金要方》《千金翼方》《外台秘要》等宋以前重要医著才能流传于世。宋代研究伤寒颇多，例如，成无己著《注解伤寒论》，首注伤寒，对伤寒病机理论进行了阐发；朱肱著《南阳活人书》，认为伤寒六经即经络，并突出了表里阴阳的辨证；庞安时著《伤寒总病论》，阐述伤寒寒毒伤阳的问题，重视四时温证的论治；许叔微著《伤寒发微论》，以表里虚实为辨证要点，着重于八纲辨证的发挥；郭雍著《伤寒补亡论》，补仲景论述之阙略。

二、各抒医理，发挥专长

陈无择著《三因极一病证方论》，强调以内因、外因、不内外因的"三因说"论治疾病，为中医病因学专著；钱乙著《小儿药证直诀》，首用五脏辨证于儿科临床，诊断方面提出了简要的小儿脉法和"面上证""目下证"；严用和著《剂生方》，以虚实为纲，总结脏腑辨证，重视脾肾，提出"补脾不如补肾"说；刘昉著《幼幼新书》，论述了小儿指纹法的研究，提出虎口三关指纹检查法。此外，如孙兆、张锐论"补脾不如补肾"；杨士瀛提出"气者血之帅，气行则血行"等，均丰富和发展了中医学理论。

三、儒医大量出现

两宋时期儒医的大量出现对医学的发展起了积极的作用，他们整理编撰方书，探求中医之理，谙熟养生之道，在笔记杂著中记载丰富的医学史料等，促使了医学知识的广泛传播，推动了

医学理论的发展，并因此而创造了丰富多彩的中医药文化。他们借儒学研究医理，将仁义纳入医德，"仁爱""修身""孝亲""利泽生民"等儒家思想渗透到医学的方方面面，使医学队伍素质明显提高，弘扬了"医乃仁术"的传统医道，提高了医家的人文境界。

四、官药局的出现

宋代政府还开创性地设立了熟药所、惠民局、和剂局等官办药局，建立起较为完善的药品生产经营管理制度。官办药局的设立促成了《太平惠民和剂局方》的修订成书，这部由当朝政府组织编写并颁布的医籍，初步统一了中成药的制药规范。官办药局对中药炮制方法、剂型及用法等的规范，为后代对医药发展有很大影响。

第一节　钱乙

一、生平与著作

钱乙，字仲阳，宋东平郡（今山东郓城东平）人，约生活于1032—1113年（北宋仁宗天圣十年至徽宗政和三年），享年82岁，是历史上著名的儿科大家。

钱乙祖籍浙江钱塘，至曾祖北迁郓州。父钱颢，善针医，然嗜酒喜游，一旦隐匿姓名，浪游海上而不返，乙时年3岁，嗣后母亲又病故，姑母哀其孤而收养为子。于是随姑丈吕氏学医，至吕将殁，乃告以家史，乙号泣请往，寻其父凡五六返，方得相见，又积数岁，迎父以归，乙年已30余岁。又历7年，父以寿终。

钱乙为医，于20余岁时，即以善颅囟方而著名。元丰年间，长公主女有疾，召钱乙诊治而愈，乃授以翰林医学士。次年，皇子仪国公病瘈疭，乙以黄土汤治愈，因而提升为太医丞，从此，医名大噪，不论皇室官宦之家，或是庶民百姓，争相求医。10年后，乙患周痹，辞官返里。

钱乙精通儿科，亦通各科。平生注意研究方药，于本草尤邃。并多识物理，喜欢气象，诸书无不涉猎。钱乙著作很多，有《伤寒论指微》5卷，《婴孺论》百篇，皆已亡佚，现存《小儿药证直诀》3卷。

《小儿药证直诀》3卷，由其学生阎季忠搜集钱乙生前论述、方剂编辑而成。上卷论脉法治法，中卷为医案，下卷为方剂，它较全面地论述了小儿的生理、病理特点、五脏辨证及小儿常见疾病论治方法，还记载了120多首方剂，是我国现存第一本以原本形式保存下来的儿科著作，对儿科学术发展有重大影响。

继承钱乙之学者，有与钱乙同时的董汲、阎季忠等人。

二、学术理论

钱乙在继承《内经》及历代诸家学说的基础上，并结合自己丰富的儿科经验，在小儿生理、病理、辨证、诊断、治疗等方面颇多创见。

（一）明析儿科生理病理特点

小儿与成人相比较，生理病理有不少相同之处，诸如脏腑的基本功能，阴精阳气的基本作用等，但小儿在生理病理上又有很多与成人不同之处，认识和掌握这些特点是使儿科学能发展成为一门独立学科的先决条件。

　　钱乙论述儿科疾病，首先从小儿生理特点入手研究，并加以阐发。他在《灵枢·逆顺肥瘦》"婴儿者，其肉脆，血少气弱"以及《诸病源候论·小儿杂病候》"小儿脏腑之气软弱，易虚易实"等学说的启发下，结合自己丰富的临床经验，指出小儿从初生到成年，处于不断生长发育的过程中，无论生理、病理都与成人有所不同，而且年龄越小，差别越大，因此不能简单地把小儿看成是大人的缩影。钱乙认为："小儿在母腹中，乃生骨气，五脏六腑，成而未全。自生之后，即长骨脉，五脏六腑之神智也。"小儿随着年龄的增长而不断变化，此时脏腑"始全"，但犹是"全而未壮"，因此"脏腑柔弱""血气未实"是小儿的生理特点。由于小儿脏腑柔弱，形气未充，一旦调护失宜，则外易为六淫所侵，内易为饮食所伤，易于发病且传变迅速。在发病过程中，具有"易虚易实、易寒易热"的病理特点。"易虚易实"，是指小儿一旦患病，则邪气易实而正气易虚，实证也往往可以迅速转化为虚证，或出现虚实并见、错综复杂的证候。"易寒易热"是说在疾病过程中，由于"血气未实"，既易阴伤阳亢而表现热的证候，又容易阳衰虚脱而出现阴寒之证。

　　因此，钱乙对小儿病的治疗，时时以妄攻误下为禁约。例如，他在分析小儿疳证病因时指出："小儿病疳，皆愚医之所坏病。""小儿易虚易实，下之既过，胃中津液耗损，渐令疳瘦。"又说："小儿之脏腑柔弱，不可痛击，大下必亡津液而成疳。"认为小儿病虽有非下不可之证，亦必"量其大小虚实而下之"，并在使用下药之后，常用益黄散等和胃之剂以善其后。钱乙还进一步强调："小儿易为虚实，脾虚不受寒温，服寒则生冷，服温则生热，当识此勿误也。"由于小儿形质脆弱，易虚易实，易寒易热，尤其是脾虚小儿，更应注意，若调治稍乖，则毫厘之失，遂致千里之谬，钱乙之说对临床诊治有极为重要的指导意义。

　　总之，掌握小儿生理、病理特点，作为临证治疗的重要前提，乃是钱乙学术思想中非常突出的一个方面，并对后世儿科学的发展，起着深远的影响。

（二）发展儿科诊断方法

　　古代中医曾把儿科称为"哑科"，认为小儿疾病比其他科的疾病都难以诊治，这主要是由于小儿多不能自己正确表述病情，同时小儿疾病变化多、传变快，儿科病的诊断确实有不少困难。钱乙对小儿疾病的诊断提出了简易有效的方法。

　　钱乙首先归纳出儿科病证六种常见脉象："脉乱不治，气不和弦急，伤食沉缓，虚惊促急，风浮，冷沉细。"这种扼要的分类具有独创性，使繁杂的脉法更切合于儿科临床。

　　除了提出简要的脉法外，钱乙又提出了"面上证"和"目内证"。

　　面上证：左腮为肝，右腮为肺，额上为心，鼻为脾，颏为肾。如上述某一部位出现赤色，赤者热象，则知为某脏热证，而随证治之。

　　目内证：赤者心热，淡红者心虚热；青者肝热，浅淡者虚；黄者脾热。无精光者肾虚。即根据目色、光彩诊断五脏虚实寒热。

　　这两种特殊的诊断方法，是继承了《素问·刺热论》《素问·脉要精微论》《灵枢·大惑论》中的理论，并结合五脏证治而提出的，实际可行，不仅可用于审证求因，还可用于预测疾病转归。《小儿药证直诀》还记述了其他诊断办法，包括注意观察小儿的皮肤、指甲、大小便等。例如，同一个"面㿠白"，却能区分出"胃气不和""胃冷虚""虫痛"三种原因，又如"黄相似"，可因"黄病""黄疸""脾疳""胎疳"与"胃不和"等不同疾病所引起，钱乙都一一详加鉴别。

　　钱乙诊察小儿之疾，主张四诊合参，尤重望诊，经验丰富，诊断准确。

（三）确立儿科五脏辨证纲领

钱乙在《内经》《难经》《金匮要略》《中藏经》《备急千金要方》脏腑分证的基础上，首先把五脏辨证的方法运用于儿科临床，并做出了一定的发挥。在《小儿药证直诀》中，先列"五脏所主"，即五脏的主证，并辨别其虚实。

"心主惊。实则叫哭发热，饮水而摇（一作搐）；虚则卧而悸动不安。"

"肝主风。实则目直，大叫，呵欠，项急，顿闷；虚则咬牙，多欠气。"

"脾主困。实则困睡，身热，饮水；虚则吐泻，生风。"

"肺主喘。实则闷乱喘促，有饮水者，有不饮水者；虚则哽气，长出气。"

"肾主虚。无实也。唯疮疹，肾实则变黑陷"。"肾病，目无精光，畏明，体骨重。"

这个纲领，是以五脏为基础，以证候为依据，以虚实寒热为论治的准则。其中把"风、惊、困、喘、虚"归纳为肝、心、脾、肺、肾五脏的主要证候特点，用虚实寒热来判断脏腑的病理变化，用五行来阐述五脏之间以及五脏与气候时令之间的相互关系，立五脏补泻诸方作为治疗的基本方剂，可谓切合儿科病特点的辨证方法，在临床具有执简驭繁的作用。

如从主要病证来分析，心属火，主神明，小儿神气怯弱，若遇大声骇异，或受邪热，则心火内动，神不安舍，故易发惊。肝属木，主风，主惊，其声呼，开窍于目，小儿真阴不足，柔不济刚，若受邪热，热极生风，风热相搏，故易发抽搐。脾属土，主运化水谷，主肌肉，小儿运化力薄，一旦受邪或饮食不节，最易发生脾病。湿遏则肢体困重、嗜卧、疲倦、懒动。肺属金，主气，外合皮毛，开窍于鼻，小儿肺气娇嫩，肌腠不密，故易受外邪，不论从皮毛而入，或从口鼻而受，均先及于肺，肺病气机失利，则发为喘嗽。肾属水，主藏精，主骨，小儿本体虚怯，血气未安，精气未充，故病及肾，多为虚证。"唯疮疹，肾实则变黑陷"，是指邪热内陷，属肾虚邪实证，非真正指肾气实。

再从五脏分证论治来看，钱乙列为虚实两大类，包括虚实寒热，所列补泻诸方，按"盛即下之，久即补之""热者寒之""寒者热之"治则制定，其中侧重于五脏热证，列实热证、虚热证为多。因为小儿脏腑柔弱，但又生长旺盛，所以感邪之后易于热化而出现阳热亢盛的实热以及津液损耗的虚热现象。

钱乙针对五脏虚实，立补泻主治诸方。

心气热，导赤散主之；心实热，泻心汤主之；心虚热，生犀散；若心虚肝热用安神丸。

肝实热，泻青丸主之；若肝肾俱虚则用地黄丸滋水涵木。

脾实热，泻黄散主之；邪热伤脾，用玉露散；若脾气虚，则用益黄散。

肺实证，泻白散或甘桔汤主之；肺有痰热，用葶苈丸；若肺气虚则用阿胶散。

肾虚用地黄丸补肾。

钱乙强调五脏证治，但不孤立对待，而是从整体观出发，认为五脏之间可以相兼为病，四时气候对小儿五脏疾病有一定的影响。因此，运用五行生克乘侮理论，来辨别五脏相兼病证的虚实，判断其预后，以及采取相应的治法，这又是钱乙五脏辨证论治法的一大特点。如肺病又见肝虚证，咬牙，多呵欠，以肝虚不能胜肺，肺金尚能制肝木，故易治。如肺病又见肝实证，目直视、大叫哭、项急、顿闷，以肺久病渐成虚冷不能制木，肝木反实侮金，故难治。至于治疗，又提出"视病之新久虚实，虚则补母，实则泻子"大法。结合四时气候而论。如"肝病秋见（或作日晡），肝强胜肺、肺怯不能胜肝，当补脾肺治肝，益脾者，母令子实故也。补脾益黄散；治肝泻青圆"。又如"肺病春见（或作早晨）。肺胜肝，当补肾肝治肺脏。肝怯者，受病也。补肝肾，地黄圆；治肺，泻白散主之"。这些方法在治病中得到充分运用。

三、治疗经验

钱乙具有丰富的临床经验，具有不少创见。兹举其论治疮疹、惊风、疳证的经验分述如下：

（一）论治疮疹的经验

钱乙所论的疮疹，其状包括水疱、脓疱、斑、疹等，从描写的症状看，类似后世所称的麻疹、天花、水痘、喉丹痧及其他发疹性传染病。

钱乙首先指出疮疹的病因多系"外感天行，内蕴热毒"而成。并详细记述了病初症状为"面燥腮赤，目胞亦赤，呵欠顿闷，乍凉乍热，咳嗽喷嚏，手足梢冷，夜卧惊悸多睡"等。钱乙对疮疹的辨证是以五脏分证立论的。不论是初期时的证候或是痘、疹发出后的见症都是这样。把呵欠顿闷归属于肝，时发惊悸归属于心，乍凉乍热、手足梢冷归属于脾，面燥腮赤、喷嚏归属于肺。水疱归属于肝，脓疱归属于肺，斑归属于心，疹归属于脾，疹痘黑陷归属于肾。钱乙细致观察预后表现，指出"疮疹属阳，出则为顺"。但"若一发便出者，必重也；疮夹疹者，半轻半重也；出稀者轻，里外微红者轻；外黑里赤者微重也；外白里黑者大重也"。若疹青干紫陷，患儿昏睡，汗出不止，烦躁热渴，腹胀啼喘，大小便不通，或米谷及泻乳不化等，都是逆证；如疹黑陷，耳尻反发热，也是逆证。这些经验至今还有参考价值。

钱乙认为其治疗原则"温凉药治之，不可妄下及妄攻发"，"宜解毒"目的是使邪毒能从外疏散，从里清解，而不至于邪毒内陷。代表方药：用紫草散开泻散风，清解热毒。若疹出不快，热盛昏睡可用抱龙丸治之；若疮疹黑陷以百祥丸、牛李膏下之；若出现吐血衄血，则可用生犀磨汁服之；疮疹病后阴虚津伤，余焰未尽，上攻口齿，用五福化毒丹；疮疹入眼成翳，轻则可用羊肝散，重则蝉蜕散。并提出护理小儿，不可令饥及受风寒，乳母亦当忌口，这样外不致复感新邪，内不致损伤脾胃，病期就容易顺利度过。

（二）论治惊风的经验

北宋以前，惊风统属于痫证门，合称为"惊痫"。《太平圣惠方》首将惊风分为急惊风、慢惊风。钱乙亦以急慢论说，但在病因、病机、论治上则有更进一步的论述。关于惊厥的原因，《诸病源候论》认为是风、惊、食三种。钱乙指出：急惊风是心肝"热盛则风生"，由外感热邪或素蕴痰热，或伤食积滞，或惊恐引起。他说："小儿急惊者，本因热生于心。身热面赤引饮，口中气热，大小便黄赤，剧则搐也。盖热盛则风生，风属肝，此阳胜阴虚也。""小儿热痰客于心胃，因闻声非常，则动而惊搐矣，若热极，虽不因闻声及惊，亦自发搐。"而"慢惊风"多因"病后，或吐泻脾胃虚损"而生风，表现为"遍身冷，口鼻气出亦冷，手足时瘛疭，昏睡，睡露睛"。在此，钱乙认为"急惊"的原因除受大惊外，高热也是原因之一；"慢惊"主要是吐泻等病后，脾胃虚损所致，这是过去文献所未见记载的。钱乙将"急惊风"的病理归为痰热客于心胃，阳盛而阴虚。"慢惊风"的病理归为脾虚无阳。故前者证型为"无阴"，后者证型为"无阳"。

由于急慢惊是两种不同的病证，所以治法迥别。钱乙谆谆教诲，"凡急慢惊，阴阳异证，切宜辨而治之"，"世间俗方多不分别，误小儿甚多"。治疗上，急惊风则以"急惊合凉泻"法：主要用泻青丸泻肝热，泻心汤、导赤散泻心火。利惊丸利下痰热，抱龙丸镇惊开窍，地黄丸补肝肾之阴，诸方皆治小儿热病神昏惊厥实证之效方。慢惊风以"慢惊合温补"法：缘其大多续发于重病或久病之后，所以因病而异，对症下药，如用瓜蒌汤、宣风散、钩藤饮子、羌活膏等解毒生津、豁痰开窍、祛风镇惊以治标，使君子丸、益黄散、白术散、调中丸等温补脾胃以治本。

（三）论治疳证的经验

"疳"证是小儿慢性消化不良和营养失调所造成的证候群的总称。在钱乙之前的医学文献，如《诸病源候论》仅仅记载有"疳湿疮"，《备急千金要方》指的是局部的疳证，如走马疳等，和儿科的关系并不密切，而且失之过简。《颅囟经》记小儿肝、骨、肺、筋、血、心、脾、肉、脊等疳。《太平圣惠方》记载有近20种疳，但失之烦琐。至钱乙，提出应以肝、心、肺、脾、肾、筋、骨疳论治，最为简明扼要。

在病因方面，钱乙认为"疳皆脾胃病，亡津液所作也。因大病或吐泻后，以药吐下，致脾胃虚弱亡津液"。其症状多样，包括体黄瘦，皮肤干燥，身上或头面疮疥，甚至不易结痂；目肿，目涩或白膜遮睛，下泻青白黄沫，甚或泻血；发鬓呈穗状，头大颈细，腹大，口渴饮水，喜食泥土，气喘，身热，喜卧冷地等。

疳证的治疗，首先得顾护脾胃，"初病津液少者，当生胃中津液，白术散主之，唯多则妙"。具体再分别冷热肥瘦，"其初病者为肥热疳；久病者为瘦冷疳"。热疳胡黄连圆主之，冷疳木香丸，冷热夹杂宜如圣丸，五脏诸疳，可依本脏补其母给予治疳药，同时常以补脾、磨积、安虫等法随证使用于临床。

（四）调剂制方的特色

钱乙平生刻意方药，故《小儿药证直诀》对儿科方剂学的贡献十分突出，其遣药制方，既宗轩岐仲景之旨，又处处照顾小儿的特点，立法精微，制方严谨，用药灵活，其特点可归纳为以下五个方面：

1.用药务求柔润 小儿稚阴未充，体属纯阳，在疾病过程中，常呈阴虚阳亢而表现阳热的证候。因此，治疗小儿疾病，应时时以顾护阴液为要。钱乙用药讲究柔润，轻清灵动，扶助脾胃生生之气。如著名的地黄丸，即在金匮肾气丸的基础上减去桂、附之温燥，而存六味之柔润，变温阳之剂，为养阴之方，适合小儿阴常不足之生理特点。地黄丸对历代医家很有启发，如朱丹溪的滋阴大补丸，是在地黄丸和还少丹的基础上加减而成的。李杲的益阴肾气丸，王海藏的都气丸都是地黄丸的类方。嗣后，明代的薛己承用此方，推为补真阴之圣药，赵养葵极为推崇本方，作为补养命门真水之专剂，故有人认为钱乙创立了后世滋阴大法。

其余如泻白散、导赤散等，皆以甘寒柔润之品组方，盖泻白、导赤二方，均为清热泻火之剂，其所以不用苦寒之芩连者，是因为芩连易于化燥伤阴故也。再如治小儿气血虚弱夜啼的当归汤，治小儿肺阴虚损的阿胶散，则又以柔润而不滋腻呆胃为其特点。钱乙使用柔润药物之精纯手法，于此可见一斑。

2.力戒呆补峻攻 小儿"脏腑柔弱，易虚易实"，不仅在感邪患病后，邪气易实，正气易虚，而且用药不慎，也易导致虚实之变，钱乙据此特点，在祛邪务尽的原则下，力求攻不伤正，补不滞邪，或消补兼施，以通为补，力戒蛮补妄攻。例如小儿肺虚，唇色白，气粗喘促，理当补肺阴，然肺为娇脏，尤不宜呆补，故以阿胶养阴补肺，粳米、甘草培土生金，而用马兜铃、牛蒡子化痰宣肺，该方名阿胶散，是补中有泻、泻中寓补的典范，诚如《小儿药证直诀笺正》所评曰："钱乙制阿胶散，专补肺阴，而用兜铃、牛蒡开宣肺气，俾不壅塞，是其立法之灵通活泼处，与呆笨蛮补者不同。"又如上述地黄丸，更以三补三泻为制方之楷模。

钱乙还明确指出："小儿脏腑柔弱，不可痛击。"观其所创的祛邪诸方，并非单纯攻邪，而常于祛邪方中佐以扶正之品，如败毒散，本为治疗外感风寒表证而制，方中以羌活、独活、柴胡、前胡等以散邪祛湿，尤妙在大队表散药中，加一味人参以扶正气，盖小儿易虚故也。此方补中兼发，邪气不至于滞留；发中带补，元气不致耗散，其药物配伍，颇有理法，用于小儿外感表证，甚为合拍，迄今仍为扶正解表的代表方。余如上述导赤散用生地黄，泻白散之用粳米、甘草，皆有泻中兼补之义。

3.注意升降气机 钱乙以重视脾胃而闻名，处方用药处处顾及脾胃之升降功能，治脾病注重升举清阳，治胃病重视降其逆气。针对小儿胃有虚寒，津液亏耗，中气下陷等证，钱乙创制了著名的白术散。盖脾胃虚弱，当健脾补中，但脾虚吐泻频发，乃中阳下陷之征，若仅以四君健脾，难以取效，故加葛根升举清阳，藿香、木香悦脾，振奋脾胃气机，从而使下陷之脾阳得升，中气得复，则诸证可愈。又如治疗胃虚有热，面赤呕吐等证，创制了藿香散，方中以麦冬、甘草滋养胃阴而清热，半夏降逆而止呕，重用藿香芳香化浊以振中州之气滞。此与白术散，一升一降，前方重脾，后方重胃。

4.善于化裁古方 钱乙灵活变通，采用药味加减化裁、剂型服法变更等方法创制新方。上述地黄丸、白术散、藿香散，皆由古方加味而成。又如异功散，亦以四君子汤加陈皮一味，成为调理脾胃、培土生金的常用方。再如唐代《兵部手集方》的香连丸用黄连苦降清热，木香芳香行滞，本是治痢之方，钱乙广为加减，加豆蔻温涩止泻，名豆蔻香连丸；加诃子肉苦温涩肠，名小香连丸；加白附子祛寒，名白附子香连丸；加豆蔻仁、诃子肉、没石子，名没石子丸。上述五方虽皆治小儿腹痛泻利诸证，但寒热通涩之性已有变化。又如升麻葛根汤，即是《备急千金要方》芍药四物汤的化裁，去黄芩之苦寒，加甘草之甘缓，于小儿伤寒、温疫、风热、疮疹初起等证最为适宜，反映了钱乙师古而不泥古，于继承之中又有创新的精神。

5.创制简便成药 钱乙根据儿科发病急、小儿不易服药等特点，于药物的剂型、服法深有研究，《小儿药证直诀》载方120余首，除口服汤剂23首外，余皆为丸、散、膏方及少数外用药，其辨证准，用药精，味少量小，易为小儿所接受和脾胃吸收。钱乙善用成药，有其独到之处，简述如下。

（1）简便救急：儿科多为急证，来势迅猛，若临时配方煎药，缓不济急，钱乙善用成药治疗急性病，取其随时应急，方便效捷等优势。如：急惊风用利惊丸以除痰热，泻青丸以泻肝火；慢惊风用温白丸祛风豁痰；高热用泻心汤为末冲服等。

（2）寓猛于宽：钱乙遣药，继承了唐宋时期善用金石重坠、介类及香窜走泄药品之特点，这些药，有的不宜入汤剂，如麝香、冰片等；有的为峻猛之品，如干姜、甘遂、巴豆霜等。上述烈性剧药，制为成药，既可发挥其力专的祛邪作用，又能减轻药物的副作用，以尽峻药缓攻之妙。

（3）药饮多样：钱乙对于口服成药，讲究服法，有利于药达病所及进入胃肠吸收。有的仅为了便于吞服，就只用开水或米饮汤送服，有的药饮本身即是一味对症的药物，或是不宜入煎，或是作为药引，种种用意，因病而异。选用薄荷汤、温酒、蜜汤、蝉壳汤、天门冬汤、乳汁、金银花汤、紫苏汤、龙脑水、生姜水等调服散剂或送服丸剂，足见钱乙用药灵动活泼，不拘一格。

四、临床验案

【原文】 李司户孙病，生百日，发搐三五次。请众医治，作天钓或作胎惊痫，皆无应者。后钱用大青膏如小豆许，作一服发之。复与涂囟法封之，及浴法，三日而愈。何以然？婴儿初生，肌骨嫩怯，被风伤之，子不能任，故发搐。频发者，轻也。何者？客风在内，每遇不任即搐。搐稀者，是内脏发病，不可救也。搐频者，宜散风冷，故用大青膏。不可多服，盖儿至小，易虚易

实，多则生热，止一服而已，更当封浴，无不效者。(《小儿药证直诀·卷中》)

【按语】本案为婴儿百日内发搐，此证危及生死存亡，要特别注意辨别真假。如为真病，是内生惊痫，发搐不过三两次，即能死亡；如为假者，发作虽然频繁，并不严重，大都由外伤风冷所致，因为小儿血气未实，不能抵御邪气的侵犯，所以发搐。后者最主要的一个症状是口中气出发热。治之可以发散，用大青膏，并涂囟法、浴法。钱乙明析小儿生理病理特点，成为他对小儿疾病确立辨证论治，遣方用药的重要基础。

【原文】朱监簿子，三岁，忽发热。医曰：此心热。腮赤而唇红，烦躁引饮，遂用牛黄圆三服，以一物泻心汤下之。来日不愈，反加无力、不能食，又便利黄沫。钱乙曰：心经虚而有留热在内，必被凉药下之，致此虚劳之病也。钱先用白术散，生胃中津，后以生犀散治之。朱曰：大便黄沫如何？曰：胃气正，即泻自止，此虚热也。朱曰：医用泻心汤如何？钱曰：泻心汤者，黄连性寒，多服则利，能寒脾胃也。坐久众医至，曰：实热。钱曰：虚热。若实热，何以泻心汤下之不安，而又加面黄颊赤，五心烦躁，不食而引饮？医曰：既虚热，何大便黄沫？钱笑曰：便黄沫者，服泻心汤多故也。钱后与胡黄连圆治愈。(《小儿药证直诀·卷中》)

【按语】本案是钱乙运用五脏辨证纲领阐明类证鉴别的一个例子。忽发热，腮赤，唇红，烦躁引饮，前医误诊为心实热，遂用苦寒凉下，致使脾阳受损，病情加重。钱乙诊断为心经虚而有留热在内，在先用白术散救药误的基础上，后用生犀散清心凉血以治心经虚热，因误治之后，寒药伤中，发热虽愈而渐成疳疾，故用胡黄连圆而收功。证明钱乙"心经虚热"的诊断是正确的。

【原文】东都王氏子，吐泻，诸医药下之，致虚，变慢惊。其候，睡露睛，手足瘛疭而身冷。钱曰：此慢惊也。与瓜蒌汤。其子胃气实，即开目而身温。王疑其子不大小便，令诸医以药利之。医留八正散等，数服不利而身复冷。令钱乙利小便。钱曰：不当利小便，利之必身冷。王曰：已身冷矣，因抱出。钱曰：不能食而胃中虚，若利大小便即死。久即脾胃俱虚，当身冷而闭目，幸胎气实而难衰也。钱用益黄散、使君子圆，四服，令微饮食。至日午果能饮食。所以然者，谓利大小便，脾胃虚寒，当补脾，不可别攻也。后又不语，诸医作失音治之。钱曰：既失音，开目而能饮食。又牙不紧，而口不紧也，诸医不能晓。钱以地黄圆补肾。所以然者，用清药利小便，致脾肾俱虚，今脾已实，肾虚，故补肾必安。治之半月而能言，一月而痊也。(《小儿药证直诀·卷中》)

【按语】此案治疗经过可分为三个阶段认识。初起因病吐泻，误用攻下之药，造成脾胃之寒而起慢惊，症见睡时露睛，手足瘛疭而身冷，钱乙用瓜蒌汤。服后患儿胃气渐实，即目开气温，病见好转，这是第一阶段。因患儿不大小便，前医用八正散等利尿药，又犯虚虚实实之戒，阳气受损，二便不利而身复冷，且不能食。钱乙认为再利二便使脾胃虚寒更甚，预后不佳。故用益黄散、使君子丸补益中宫、运化水谷，这是第二阶段。第三阶段投以地黄丸补肾而收功。从此案可知钱乙重视调治小儿脾肾之一斑。

复习思考题

1. 试述钱乙五脏证治纲领的主要内容。
2. 钱乙对小儿疾病的诊断提出哪些有效方法？
3. 试述钱乙遣方用药的特点与后世影响。
4. 简述钱乙论治疮疹、惊风、疳证的经验。

第二节　陈自明

一、生平与著作

陈自明，字良甫，又作良父，晚年自号药隐老人，江西临川（今江西抚州）人，约生于南宋绍熙元年（1190），约卒于南宋咸淳八年（1272），是南宋著名的妇产科和外科专家。

陈自明三世业医，其祖父与父亲皆为当地名医，他自幼学医，精勤不倦，14岁即通读《内经》《伤寒论》《金匮要略》《神农本草经》等中医经典著作，学术造诣较深，远胜其父祖辈，嘉熙时任建康府明道书院医学教授，景定时任宝唐习医。

陈自明精妇产科和外科，主要著作有《妇人大全良方》《外科精要》《管见大全良方》（已佚，仅在《医方类聚》一书中存有散在内容）。《四库全书提要》赞叹说："以观其用心，亦可云勤矣。"为撰写《妇人大全良方》，陈自明共参阅了三十多种妇产科医书，"附以家传经验方"，结合本人的临证体会，于1237年著成《妇人大全良方》。《妇人大全良方》共24卷，是我国第一部比较完整的妇产科专著。它的问世，使妇产科从此成为一门独立的学科。明代王肯堂《女科证治准绳》、武之望《济阴纲目》皆与此书有一脉相承的关系。

陈自明晚年研究外科，撰成《外科精要》一书，明代医家薛己对此书评价说："虽以疡科名其书，而其治法，固多合外内之道，如作渴泄泻灸法等论，诚有以发《内经》之微旨，殆亘下今所未尝道及者，可传之万世而无弊也。"（《校注外科精要》序）。

二、学术理论

（一）妇产科学的学术思想

1.重视气血　陈自明在阐发妇产科生理与病理特点时，极其重视气血。他根据妇女在解剖上有胞宫、生理上有经孕产乳等不同、脏腑气血活动有其特殊规律的特点，尊崇嵇殷"妇人以血为基本"的观点。因为月经、胎孕、产育、哺乳均以血为用，血气充沛则月经、胎孕、产育、哺乳正常。同时，经孕产乳又易于耗损阴血，致使机体处于血分不足、气分偏盛的状态。他引《产宝方》之说谓："气血宣行，其神自清。所谓血室，不蓄则气和。血凝结，则水火相刑。月水如期，谓之月信。不然血凝成孕，此乃调燮之常。其血不来，则因风热伤于经血，故血不通。或外感风寒，内受邪热，脾胃虚弱，不能饮食。"由于生理上气为血之帅，血为气之配，病理上血伤及气，气伤及血，血病则气不能独化，气病则血不能畅行。因此陈自明十分重视气血的调理。

（1）注重调血：陈自明在论及气与血的关系时引寇宗奭之说云："人之生，以气血为本。人之病，未有不先伤其气血者。"可见人身气血是人体生命活动的根本所在，而女子又以血为用，常常处于血不足而气偏盛的状态，因此妇人之病多责之于血，陈自明论治之时更以治血名方四物汤化裁，并列有"加减四物汤"专篇，定为治疗妇人诸证之"通用方"。他指出："通用方者，盖产前、产后皆可用也。或一方而治数证，不可入于专门，皆是名贤所处，世之常用有效之方。"本方"治妇人经病，或先或后，或多或少，疼痛不一；腰、足、腹中痛，或崩中漏下，或半产恶露多，或停留不出；妊娠腹痛下血，胎不安，产后块不散；或亡血过多，或恶露不下。"综观陈自明加减四物汤用药计45味，涉及补益药、解表药、清热药、活血化瘀药、理气药、温里药、化湿药、利水渗湿药、祛风湿药、止血药、收涩药、化痰止咳平喘药、平肝息风药、泻下药等14类，实际演化为41方。其灵活加减、变化圆通，确系匠心独运，以此方通用于妇人各种统病，注重调血可窥一斑。

（2）兼以补气：陈自明在调血的基础上，还常采取补气之法以生血，使气血和调。例如，他对"妇人血风劳者，由气血虚损，经候不调，或外伤风邪；或内夹宿冷，致使阴阳不和，经络否涩。腹中坚痛，四肢酸疼，月水或断或来，面色萎黄，羸瘦"之证，多用调补气血之法。尝以劫劳散治室女心肾俱虚经闭成劳，以补中丸作为产前产后病常服之通用方，以熟地黄散、白茯苓散、黄芪丸治疗产后蓐劳等，皆重视补气，以气血双补，充分体现了陈自明调血而兼以补气的临证治疗特点。

（3）行气活血：陈自明认为血为妇人之本，血之运行有赖于气的统帅，气滞则会导致血脉凝滞瘀阻而变生百病。例如，"因寒热邪气客于胞中，冲任不调，此非虚弱，盖邪气伏留，滞于血海"，而致女子月经时行时止，或淋漓不断、腹中时痛之症。因"惊恐、忧思，意所不决，气郁抑而不舒，则乘于血，血随气行，滞则血结"，而致月经顿然不行、脐腹疗痛、上攻心胁欲死或因不行结积渐渐成块、脐下如覆杯、久成肉癥之症。因此，陈自明调治气血，主张行气活血并举。尝用桂枝桃仁汤、地黄通经丸治疗月经不行或产后恶露、脐腹作痛，用万病丸治疗忧思气郁而血滞或血结成块者；用温经汤治疗寒气客于血室而血气凝滞、脐腹作痛者。

（二）外科学的学术思想

陈自明指出："自古虽有疡医一科，及《鬼遗》等论，后人不能深究，于是此方沦没。"他在深入研究外科学的基础上，结合自己的临床经验，著成《外科精要》一书，系统论述了痈疽的病因、病机、诊断和治疗，为中医外科学的形成与发展奠定了坚实的基础。

1.痈疽的病因病机　陈自明认为痈疽发病不外三端，或内因七情亏损，气血经络壅结而成痈；或外因六淫侵袭，气血受伤，寒化而为痈；或服丹石补药、膏粱酒面以及房劳所致，此谓不内外因。他还指出背疽之源有五，"天行一，瘦弱气滞二，怒气三，肾气虚四，饮冷酒、食炙爆物、服丹药热毒五"。

陈自明引马益卿之说论痈疽的病机关键在于"五脏不和，则九窍不通，六腑不和，则流结为痈，皆经络涩滞，气血不流畅，风毒乘之而致然也"。

2.痈疽辨证　陈自明对痈疽的阴阳、表里、脏腑、善恶等方面辨别，十分详尽，为后世医家辨治痈疽开辟了新的途径。

（1）辨阴阳：陈自明指出："若初发肿臖便高者，势虽急而毒气却浅，盖散越于表，此乃六腑不和为痈，其证属阳，虽急而易疗。若初发至微如粟粒，甚则如豆许，与肉俱平，或作赤色，时觉痒痛，痒时慎勿抓破，其证乃五脏不调为疽，属阴，盖毒气内蓄已深，势虽缓而难治。"其引华佗论疮痈谓："发于下者，阴中之毒；发于上者，阳中之毒。"并引《三因极一病证方论》言："阴滞于阳则发痈，阳滞于阴则发疽。而此二毒，发无定处，常以脉别之，浮洪滑数则为阳，微沉缓涩则为阴。""若脉不数不热而疼，有盖发于阴也，不疼尤是恶证，不可不知。"

（2）辨脏腑：陈自明引华佗之语谓："痈疽疮肿之作者，皆五脏六腑，蓄毒不流，则皆有矣，非独因荣卫壅塞而发者也。其行也，有处；其主也，有归。假令发于喉舌者，心之毒；发于皮毛者，肺之毒；发于肌肉者，脾之毒；发于骨髓者，肾之毒。""发于外者，六腑之毒；发于内者，五脏之毒。"

（3）辨善恶：陈自明根据自己的临床经验总结出痈疽的五善七恶形证。他指出："饮食如常，一善也；实热而大小便涩，二善也；内外病相应，三善也；肌肉好恶分明，四善也；用药如所料，五善也。渴发而喘，精明眼角向鼻，大小便反滑，一恶也；气绵绵而脉濡，与病相反，二恶也；目中不了了，精明内陷，三恶也；未溃肉黑而陷，四恶也；已溃青黑，腐筋骨黑，五恶也；发痉，六恶也；发吐，七恶也。"

三、治疗经验

（一）妇产科学的治疗经验

1.调摄冲任　陈自明认为冲任二脉与妇女月经、胎孕、产育、哺乳息息相关，在妇科疾病辨治中占有重要的地位。他特别指出："冲任之脉皆起于胞内，为经络之海。手太阳小肠之经、手少阴心之经也，此二经为表里，主上为乳汁，下为月水。""女子十四而天癸至，肾气全盛，冲任流通，经血既盈，应时而下，名之月水。""冲为血海，任主胞胎，肾气全盛，二脉流通，经血渐盈，应时而下。所以谓之月事者，平和之气，常以三旬一见，以象月盈则亏也。""冲任之脉为经脉之海，血气之行，外循经络，内荣脏腑。若无伤损，则阴阳和平而气血调适，经下依时。"明代武之望"论经主冲任二脉"即是在陈自明所论基础上而进一步阐发的。

陈自明强调无论外感、内伤皆可引起冲任失调，进而导致妇人发生月经不调、痛经、崩漏、带下、早产、小产、不孕等疾患。例如：他总结室女、妇人月水不调的病机系冲任不调，其病因则分别为：风邪乘虚客于胞中，伤冲任之脉；劳伤气血，而伤冲任；醉而入房，亏损肾肝，间伤冲任；脾胃虚弱，不能饮食，而伤冲任；郁怒倍于男子，间伤冲任。其谓："妇人月水不调者，由劳伤气血致体虚，风冷之气乘也。若风冷之气客于胞内，伤于冲任之脉，损手太阳、少阴之经。""风冷客于经络，搏于血气，血得冷则壅滞，故令月水来不宣利也。"陈自明还指出："妇人月水不通者，由劳伤血气致令体虚，受风冷邪气客于胞内，伤损冲任之脉。""若劳伤经脉，冲任气虚，故不能制经血，令月水不断也。凡月水不止而合阴阳，则冷气入于脏，令人身体、面目痿黄，亦令绝子不产也。""妇人崩中漏下者，由劳伤血气，冲任之脉虚损故也……劳伤冲任，气虚不能制其经脉，血非时而下，淋沥而不断，谓之漏下也。"其引《产宝方》云："妇人妊娠常胎动不安者，由冲任经虚，胞门子户受胎不实故也。"

陈自明治疗妇人疾病常常以调理冲任、调和气血为原则。例如：以牡丹丸治疗寒热邪气客于胞中、冲任不调所致月水不断；以紫金散治疗冲任虚损而月水过多、崩漏带下、淋漓不断、腰腹重痛等症；以白术丸调补冲任、扶养胎气治疗妊娠宿有风冷胎痿不长；以加减吴茱萸汤治疗冲任衰弱而月候愆期、或前或后、或崩漏不止、赤白带下等症；以茯苓散治疗妇人因虚冷成积、经络无定、血海不调而赤白带下、崩中不止等症。其在治疗中重视调摄冲任，于此可窥其一斑。

2.脏腑辨治

（1）以肝脾为纲："妇人以血为基本"，人之脏腑与血关系最为密切的即是肝脾，脾为气血生化之源，肝为藏血之脏，因此肝脾二脏与月经息息相关，若肝脾伤损，则脾不生血、肝不藏血，化源断绝，月经自然不通。薛己引陈自明之语曰："妇人月水不通，或因醉饱入房，或因劳役过度，或因吐血失血，伤损肝脾，但滋其化源，其经自通。"薛己进而发挥陈自明之说谓："月经不通之证，有因脾虚而不能生血所致者，有因郁结伤脾而血不行所致者，有因积怒伤肝而血闭所致者，有因肾水不能生肝而血少所致者。治疗之法，宜以肝脾为纲，若因脾虚而月经不行者，当补而行之；因脾郁而月经不行者，当解而行之；因怒伤肝而经不行者，当行气活血；因肾水不能生肝而经闭者，宜滋水涵木。"上述治法皆可归入"滋其化源"的范围。陈自明治疗妇人之病，以肝脾为纲，确实抓住了其治疗的关键。

（2）调治脏腑：陈自明主张治疗女子疾病应注意调治脏腑。他还根据女子各个不同时期生理、病理、心理的特点，将其分为室女、已婚、七七数尽之后三个阶段，同时认为女子不同阶段易伤脏腑略异。已婚妇女伤损肝脾为主要环节，因此治疗之时重在肝脾，室女则"积想在心，思虑过当，多致劳损"，伤在心脾，治疗宜以心脾为主，若女子七七数尽而月经下者，则系肝肾虚热所致，治当滋养肝肾兼清虚热。的确，不独肝脾，心肾也是妇科病经常涉及的脏腑，陈自明之论告诫后人在诊治女子疾病时，必须要根据其不同时期的患病特点，注意调治相应脏腑。

3.妊娠用药宜忌 陈自明认为妇女妊娠期间，用药应以不伤胎为原则，治病的同时更应注意保胎。他说："若妊妇伤寒，药性须凉，慎不可行桂枝、半夏、桃仁等药……大抵产前先安胎，产后先补益，次服伤寒药。若病稍退则止，药不可尽剂，此为大法。"其论妊娠胎动，或因饮酒房室过度，或因喜怒不常、伤于心肝、触动血脉、冲任经虚，或因劳役气力，或因触冒冷热，或因居处失宜，或因跌仆击触，当审其因而治之。"若因母病而胎动，但疗母疾，其胎自安。若胎不坚固，自动其母疾，唯当安胎，其母自愈。"陈自明为保母婴健康专门编写"孕妇药忌歌"以警示妇人产前忌，诸如斑蝥、水蛭、乌头、附子、虻虫、牛黄、巴豆、大戟、蛇蜕、蜈蚣、牛膝、藜芦、芒硝、桂枝、代赭石、麝香、芫花、三棱、牵牛、皂角、桃仁、硇砂、瞿麦、半夏、南星等峻烈有毒、破血攻下、大温大燥、辛香走窜、滑利重坠之品，妊娠期间皆当禁忌使用。

（二）痈疽治疗经验

1.内外结合

陈自明指出：治疗痈疽"不可以礼法待之，仍要便服一二紧要经效之药，把定脏腑，外施针灸，以泄毒气。其势稍定，却乃详观方论，或命医者详察定名。是痈是疽，是虚是实，是冷是热，或重或轻，对证用药，毋失先后次序"。至于治法，患痈疽"初觉便宜热拔毒，已溃则脓止痛，脓尽则长肌傅痂，次序施治，切不可拘一法，酌量轻重，形证逆顺，寒则温之，热则清之，虚则补之，实则泻之，导之以针石，灼之以艾炷，破毒攻坚，以平为期"。他还具体提出凡患此病，首先应服内托散、五七服，再服五香连翘汤，以宣泄毒气；其次以骑竹马取穴法灸之，或隔蒜灸之，以使毒气有路而出，不攻于内，以免闭门留寇；更灸足三里，以引热就下。陈自明首创内外合一的治疗痈疽方法，大大促进了中医外科学的发展。

2.重视脾胃 陈自明谓：《素问》云：'形不足者，温之以气，精不足者，补之以味。大抵病疮毒后，焮热痛楚，心气烦壅，胸膈妨闷，不能饮食，所以患疮毒人，须借饮食滋味，以养其精，以助其真，不目可补安全。'《经》云：'脾为仓廪之官，胃为水谷之海，主养四旁，须用调理，进食为上。不然，则真元虚耗，形体尪羸，恶气内攻，最难调护。'"痈疽患者多因气血受伤，故调理脾胃以生气血，成为治疗的关键，这确为陈自明多年经验的结晶。他进一步提出可服茯苓开胃散以治胃气不开、饮食不进者，服人参内补散以治气血虚弱者，服嘉禾散育神养气、和补脾胃、进美饮食以治中满下虚、脾胃不和、不思饮食者，并可兼服行气排脓等方。

3.治疗特色 陈自明治疗痈疽，每在方中配伍较多的芳香药物，以辟秽解毒、疏通气血，既利于祛邪，又兼调脾胃。因"气血闻香则行，闻臭则逆。大抵疮多因荣气不从，逆于肉里，郁聚为脓，稍得香味，血行气通，必无凝滞……凡疮家本自腥秽，又加臭恶，因而相触，反成大患，毒气入胃，令人咳逆。古人用香，可谓有理。且如饮食之中，调令香美，益其脾土，养其真元，可保无虞"。

陈自明引古人之说强调：若"痈疮未破，毒攻脏腑，一毫热药断不可用；痈疮已破，脏腑既亏，一毫冷药亦不可用"。

陈自明尤为重视以灸法治疗痈疽，提出："治疽之法，著艾之功，胜于用药。"凡用蒜饼灸者，盖蒜味辛温有毒，主散痈肿，假火势以行药力。亦有只用艾炷灸者，可施治顽疽固发之疾。凡赤肿紫黑毒甚者，须以蒜艾同灸为妙。至于施灸之后患者状况及处置措施，其曰："灸痈疽发背，其灸法正在不痛者灸至痛，痛者灸至不痛，或有灸而痒者。大抵初灸即痛，毒气方聚，渐次相攻，作痛无疑，皮肉既伤。又有灼艾时，间或作痒，令人抓其旁者。又有初灸而不痛者，毒气内陷，病人昏倦，恶腐结聚，多壮不痛。又云：痒者灸至不痒，痛者灸至不痛。"同时配合服用追毒排脓之方，再外敷消肿之药，以内外兼治。

4.痈疽预后　陈自明指出："五善见三则善，七恶见四必危。若五善并至，则善无以加；七恶并臻，则恶之剧。"其引华佗之语云："感于六腑则易治，感于五脏则难疗。"《卫济宝书》曰："发背透膜者，死，不治。未溃肉陷而青、唇黑便污者，死。溃喉者不治，阴入腹者不治，入囊者死，鬓深及数者不治，在颐后一寸三分、毒锐者不治。无此者生。流注虽多，疗之必愈。"他还谓："腑气浮行于表，故痈肿浮高易治；脏血沉寒主里，故疽肿平陷，状如牛颈之皮，因而内蚀伤骨烂筋为难治。""大抵痈疽脉洪数甚者难治，脉微涩者易愈。"

陈自明云："初发疽时，一粒如麻豆大，身体便发热，生疽处肉亦热，肿大而高，多生疼痛，破后肉色红紫，此为外发。虽大若盆碗，如用药合理，百人百可活。如初发疽时，不拘大小，身体无热，自觉倦怠，生疽处亦不热，数日之间，渐渐开大，不肿不高，不疼不痛，低陷而坏烂，破后肉紫色黑，此为内发。有此证者，未发见之先，脏腑已溃烂，百人百不救。"

四、临床验案

【原文】仲氏嫂金华君，在秦产七日而不食，始言头痛。头痛而心痛作，既而目睛痛如割，如是者更作更止，相去才瞬息间。每头痛甚欲取大石压，食久渐定。心痛作则以十指抓壁，血流掌；痛定，目复痛，又以两手自剜取之，如是者十日不已。国医二三辈，郡官中有善医者亦数人，相顾无以为计。且言其药犯芎，可以愈头痛；犯姜黄，可以治心痛。率皆悠悠不根之言，竟不知病本所起。张益困顿，医益术殚。余度疾势危矣，非神丹不可愈。方治药而张召余。夫妇付以诸子，与仲氏别惨，恒不复言。余瞑目戒张曰：弟安心养疾。亟出召伯氏曰：事急矣，进此丹可乎？仲氏尚迟迟以两旬不食，恐不胜任。黄昏进半粒，疾少间；中夜再服药下，瞑目寝如平昔；平旦一行三升许，如蝗虫子，三疾减半；巳刻又行如前，则顿愈矣。遣荆钗辈视之，奄殆无气。午后体方凉、气方属，乃微言索饮，自此遂平复。大抵产者，以去败恶为先，血滞不快乃至是尔。后生夫妇不习此理，老媪、庸医不能中病，所以疾苦之人，十死八九。大数虽定，岂得无夭？不遇良医，终抱遗恨！今以施人，俾终天年，非祈于报者，所冀救疾苦、养性命尔。崇宁元年五月五日，郭忧序。(《妇人大全良方·产后门》)

【按语】此案为妇人产后血滞不食。陈自明用黑龙丹进行治疗而效显，其认为黑龙丹可"治产后一切血疾、产难、胎衣不下、危急恶疾垂死者。但灌药得下，无不全活，神验不可言。"从此案可见陈自明"妇人以血为基本"的学术思想。

复习思考题

1.简述陈自明妇产科证治纲领。

2.简述陈自明的妊娠用药规律。

3.陈自明为什么提出"妇女以血为基本"的观点？

4.陈自明是如何阐发冲任二脉的生理与病理的？

5.简述陈自明治疗痈疽的特点。

第三节　庞安时

一、生平与著作

庞安时，字安常，北宋蕲水（湖北浠水）人。生于宋庆历二年（1042），卒于元符二年（1099）。医学世家，幼时得其父授诵脉诀，长而博读《灵枢》《太素》《甲乙经》诸书，融会贯通，尤精于伤寒，临证经验丰富，为人治病十愈八九。现存著作有《伤寒总病论》《难经辨》《主对集》《本草补遗》等均佚。

庞安时与大文学家苏轼有深厚友情，"苏门四学士"中的黄庭坚、张耒等分别作序跋。黄庭坚序《伤寒总病论》，对庞安时所学、所为及医德等称赞备至："自神农黄帝经方、扁鹊《八十一难》《灵枢》《甲乙》、葛洪所综缉，百家之言无不贯穿，其简策纷错、黄素朽蠹，先师或失其读，学术浅陋私智穿凿，曲士或窜其文，安常悉能辩论发挥；每用以视病，如是而生，如是而不治，几乎十全矣。然人以病造之，不择贵贱贫富，便斋曲房，调护以寒暑之宜，珍膳美膳，时节其饥饱之度，爱其老而慈其幼，如痛在己也。未尝轻用人之疾尝试其所不知之方。盖其轻财如粪土而乐义，耐事如慈母而有常，似秦汉间游侠而不害人，似战国四公子而不争利。所以能动而得意，起人之疾，不可缕数。"张耒《总病论》之跋，更有"用心为述，追俪古人，淮南谓安常能为伤寒说话，岂不信哉"的赞誉，足见评价之高。

《伤寒总病论》6卷。卷一叙论及六经诸证；卷二论汗吐下证并可与不可诸证；卷三论结胸、心下痞、阴阳毒、狐惑、百合、痉湿暍、伤寒劳复、阴阳易等杂病；卷四论暑病、寒疫、斑痘等时行病；卷五论天行温病、黄疸、小儿伤寒等；卷六论伤寒、妊娠杂方，以及外感诸病的生死证候等。庞安时论治伤寒、天行温病等，发仲景未发之意，从其发病、病机入手辨析，明确提出伤寒与温病分治，就魏晋以来或有论而无方，补辑历代名方及己验方，对后世伤寒及温病学的发展有深远影响。

二、学术理论

《素问·热论》有"今夫热病者，皆伤寒之类"之说，庞安时承其说而广之，将伤寒、中风、温病、暑病、湿病及天行温病等总属于广义伤寒，并从诸病之病因、发病入手，结合患者秉质、居住地域与气候环境等予以探讨，多有发挥。

（一）寒毒与伏气说

庞安时认为，广义伤寒的病因是"寒毒"，但由于感受邪气的时间、地域、体质不同，而表现出伤寒（狭义）、中风、温病、暑病、湿病等不同证候。

基于《素问·热论》"凡病伤寒而成温者，先夏至日者为病温，后夏至日者为病暑"的理论，医家渐开"伏气"之说。"伏气"之称，最早见于《伤寒论·平脉法》。《伤寒例》又云："冬时严寒，万类深藏，君子周密，则不伤于寒，触冒者，乃名伤寒耳。其伤于四时之气，皆能为病，以伤寒为毒者，以其最成杀厉之气也。中而即病者，名曰伤寒；不即病者，寒毒藏于肌肤，至春变为温病，至夏变为暑病……春夏多温热病，皆由冬时触寒所致，非时行之气。"《小品方》及《备急千金要方》《外台秘要》等，均载有此说。

伏气"寒毒"，有别于时行之气。庞安时将其与《素问·四气调神大论》"冬三月，此谓闭藏，水冰地坼，无扰乎阳"等论说相结合，进一步阐明了"寒毒"伤阳的问题。他认为，伤寒致病，由冬令扰动阳气，寒毒侵犯所致。其受邪发病与否与人体正气盛衰有密切关系："严寒冬令，为杀厉之气也，故君子善知摄生，当严寒之时，周密居室而不犯寒毒。其有奔驰荷重，劳房之人，皆辛苦之徒也。当阳气闭藏，反扰动之，令郁发腠理，津液强渍，为寒所搏，肌腠反密，寒毒与荣卫相浑，当是之时，勇者气行则已，怯者则着而成病矣。其即时成病者，头痛身疼，肌肤热而恶寒，名曰伤寒；其不即时成病，则寒毒藏于肌肤之间，至春夏阳气发生，则寒毒与阳气相搏于荣卫之间，其患与冬时即病候无异。因春温气而变，名曰温病也。因夏暑气而变，名曰热病也。因八节虚风而变，名曰中风也。因暑湿而变，名曰湿病也。因气运风热相搏而变，名曰风温也。其病本因冬时中寒，随时有变病之形态尔，故大医通谓之伤寒焉。"（《伤寒总病论·叙论》）

据此，庞安时认为寒毒侵犯人体，其发病与否，即时或伏发，均取决于正气的强弱；至于温病、热病、中风、湿病、风温等，实属冬月中寒毒，邪伏毒藏，因时令发动或气运相搏变动而生。庞安时此论，对后世温病学及伏气说的形成有一定影响。

庞安时十分重视地理、禀气与发病类型的密切关系。《伤寒总病论·叙论》云："一州之内，有山居者为居积阴之所，盛夏冰雪，其气寒，腠理闭，难伤于邪，其人寿，其有病者，多中风、中寒之疾也。有平居者为居积阳之所，严冬生草，其气温，腠理疏，易伤于邪，其人夭，其有病者，多中湿、中暑之疾也。凡人禀气各有盛衰，宿病各有寒热……假令素有寒者，多变阳虚阴盛之疾，或变阴毒也。素有热者，多变阳盛阴虚之疾，或变阳毒也。"强调了地理因素对禀气及其寿夭、发病的内在关联性，认为禀气因素对病证传变的指向具有重要意义。

他对伤寒的治疗，既宗仲景之法则，而又善于灵活变化，往往因时因地因人而异治。如认为桂枝汤对西北之人，四时可用，但江淮之地只宜用于冬春。自春末及夏至以前，如须用麻黄、桂枝、青龙等汤，则宜加黄芩。夏至以后用桂枝汤取汗，应随证加知母、大青叶、石膏、升麻等药。可见治疗伤寒必须考虑地理、气候及禀气因素。

庞安时倡寒毒之说，阐发了三个重要问题：

其一，强调一切外感热病的共同病因是"毒"。虽然"毒"有阴阳寒热的不同属性，临证表现也有中风、温热、暑湿与急缓轻重等多种，但只要抓住了"毒"，就抓住了一切外感热病的共性。这在临床上有重要实践意义，说明外感热病侧重解毒，是提高疗效的重要途径。

其二，强调了禀气因素在发病中的关键作用，所谓"凡人禀气各有盛衰"，"勇者气行则已，怯者则着而成病"。所谓禀气，亦称秉质，包括人的禀赋和体质；勇怯，借指正气的盛衰。寒毒虽已侵袭人体，但其是否发病，完全取决于禀质之强弱、正气之盛衰。秉质强、正气旺，足以抵御寒毒的侵袭，即所谓"气行则已"；秉质弱、正气虚，不足以抵御寒毒的侵扰，则"着而成病"。

庞安时在毒气"从化"的倾向上，也强调了禀质的决定意义，认为秉质偏寒，感邪则从寒化，即"多变阳虚阴盛之疾，或变阴毒也"；秉质偏热，则从热化，即"多变阳盛阴虚之疾，或变阳毒也"。可见庞安时对外感疾病的发生、发展，都十分重视其内因。

其三，指出发病与四时气候、地域居处关系密切。同是感受寒毒，冬时即发为伤寒，因春温气诱发而为温病，因夏暑气诱发而为热病，因暑湿诱发而为湿病等，都因四时气候变迁而发生不同的病证。不仅如此，山居者多中风中寒之疾，平居者多中湿中暑之疾，注意到发病与地域居处也有关系。

（二）异气与天行说

《伤寒总病论》还包括了多种外感热病的证治内容。其所言"异气""乖气""疫气"是同义语，都是指引起流行性、急性传染性外感热病的病因。他在该书《天行温病论》中叙述"天行之病，大则流毒天下，次则一方，次则一乡，次则偏着一家"，认为颇具流行性，传染性的病证是外感热病中另一类性质不同的病证。这类病证虽属温病范围，但究其因，则是由感受毒性很强的"异气"引起的。

《伤寒总病论》将温病分为两种：一种是触冒寒毒，至春及夏至前发生的一般温病；另一种是感受"异气"而发的，以具有流行性、传染性为特点的温病。

《伤寒总病论·天行温病论》指出："感异气而变成温病也……阳脉浮滑，阴脉濡弱，更遇于风热，变成风温。阳脉洪数，阴脉实大，更遇其热，变成温毒，温毒为病最重也。阳脉濡弱，阴脉弦紧，更遇湿气，变为湿温。脉阴阳俱盛，重感于寒，变成温疟，斯乃同病异名，同名异经者也。"说明这些病证都是同一病因（异气）引起的同一疾病，即温病，只不过由于兼受四时六淫邪气不同，而有不同的病名罢了。

庞安时认为，温病与伤寒的治疗迥然不同。他在该书《上苏子瞻端明辨伤寒论书》中云："四种温病，败坏之候，自王叔和后鲜有明然详辨者，故医家一例作伤寒行汗下……感异气复变四种温病，温病若作伤寒，行汗下必死。伤寒汗下尚或错谬，又况昧于温病乎。天下枉死者过半，信不虚矣。"明确伤寒与温病必须分治。

庞安时从其丰富的临证实践中观察到，温热病中以温毒最为重险，他按《备急千金要方》将温毒分为五大证，并把四时、五行、经络、脏腑联系起来辨证论治，有一定创见。他指出："又四时自受乖气而成腑脏阴阳温毒者，则春有青筋牵，夏有赤脉攒，秋有白气狸，冬有黑骨温，四季有黄肉随，治亦别有法"（《伤寒总病论·天行温病论》）。所谓"青筋牵"，以春色青，属肝主筋；"牵"者，形容其以牵掣痉挛为突出表现的病证特点。所谓"赤脉攒"，以夏色赤，属心主脉；"攒"者，音义与"奋"同，形容其因高热而血脉奋张为突出表现的病证特点。"白气狸"，秋色白，属肺主气；"狸"者以其或静伏或奔突不定，形容上气喘逆之突发急迫状。"黑骨温"，冬色黑，属肾主骨，言其热从骨髓中发出的证候特点；"黄肉随"，长夏色黄，属脾主肉，"随"是形容其肌肉强痛或软疲状的证候特点。

庞安时不仅汇集了《备急千金要方》中对于脏腑温毒五大证的有关论述，并确定了治疗方药。如"青筋牵"，治以柴胡地黄汤、石膏竹叶汤等方；"赤脉攒"，治以石膏地黄汤；"白气狸"，治以石膏杏仁汤、石膏葱白汤等；"黑骨温"，治以苦参石膏汤、知母解肌汤等；"黄肉随"，治以玄参寒水石汤。

庞安时把这些原本收载于《备急千金要方》五脏各篇中的内容集中论述，并为治疗方剂定名，这就把四时天行温病证治独立于伤寒，充分显示其独具慧眼的学术见识。南宋建炎二年（1128），真州疫病流行，许叔微采用庞安时定名的柴胡地黄汤治疗青筋牵病而获效，许叔微明确指出这是一种"时行疫病"。由此可见，庞安时《伤寒总病论》对南宋医家的临床实践发挥了重要的指导作用。

对于温病预防，庞安时"辟温疫论"列举"疗疫气令人不染方"，以为"天地有斯害气，还以天地所生之物以防备之，命曰贤人知方"，列有辟温粉、雄黄嚏法、千敷散等方，体现了他对具有传染性、流行性一类温病的预防思想。

三、治疗经验

（一）重在解毒，佐以寒温透泄

庞安时温毒主治经验，今人虽然少用，但他重用大剂清热解毒、辛温散毒、攻下泄毒、涌吐排毒之法，着眼于尽快排毒、祛毒解毒的原则，以及灵活组配汗、吐、下、温、清、补诸品的治则治法，对发病急骤、来势猛烈、传变迅速、未及治卫、已入气营或内陷心包一类的温毒重证，在治疗上别开门径，颇有创新精神和临床指导价值。

以庞安时柴胡地黄汤为例，其中柴胡、桂枝、生姜辛温发表以散毒；石膏、大青叶寒凉清热以解毒；栀子、豆豉宣透以祛毒；芒硝攻下以泄毒；生地黄、白术补益气阴，体现了诸法并用的组方原则。

再如石膏地黄汤，以葛根、麻黄辛温发表散毒，石膏、黄芩、栀子、大青叶寒凉清热解毒，芒硝攻下泄毒，玄参、知母、地黄滋阴增液，体现了汗下清补四法的联合应用。

更值得一提的是，其方中，麻黄用至二两，石膏、葛根用至四两，其他诸药用量也超乎寻常，实为经验丰富，辨证准确，有胆有识者。要知温毒一类重证，瞬息万变，如犹豫不决，姑息观望，必失去治疗时机。

（二）立法遣方，灵活机变

庞安时善于根据疾病机转，遣方用药则随机变通，颇具特色。

大凡吐法，皆用于胸膈实邪，而虚人禁吐。为此，他创立枳实散"压气毒痰水"一法，所谓"压气"，即降其气，气降则毒、痰、水等实邪随之而下，待日而下入胃肠，再"微下"之。《伤寒总病论·可吐不可吐证》载有"庞曰：虚家当吐而不敢吐之，宜以枳实散压气毒痰水，过日毒入胃，乃可微下之也"的经验。枳实散方，载于该书《叙论》，即枳实细末，米饮调服二钱，日可三四服。并谓："若有虚寒，手足冷及脉微弱者，枳实二两加桂枝一两，同末之，如前服。"由此可见庞安时立法遣方灵活机变之一斑。

再如《伤寒总病论·发汗吐下后杂病证》说："因发汗时，汗出如水漏下，还复汗少，喘促不止……若脉浮，手足微厥，面垢唇青，昏愦而喘者，阴阳未和，尚阻升降，宜服顺阴阳五味子汤。"伤寒发汗，皆取微汗，若大汗则病不除，此仲景所谆谆告诫者。一误再误，大汗漏下不止，既伤阳气，也损阴液。仲景桂枝加附子汤、四逆汤等，皆为大汗伤阳而设，而于气阴两伤、阳气阻格之证，未曾出方。庞安时本条所载，为一再误汗之证。所谓喘促不止，肺气壅滞之象；所谓脉浮，手足微厥，表明阴阳有格拒之势；所谓面垢唇青，昏愦而喘，属气阴不足使然。故本证乃属气阴两伤，阳气阻格，肺气不利所致，即庞安时所云"阴阳未和，尚阻升降"之证。顺阴阳五味子汤，用生脉散益气阴，以麻黄通阳气，杏仁、橘皮利肺气，生姜、大枣和营气，厥甚又配以保温回厥，所虑极为周详。热病救阴易，通阳最难，后来温病学家叶天士也多有告诫。庞安时不用附子温阳回厥，而用麻黄通阳气，变四逆为生脉，为热病通阳别开一途。

四、临床验案

【原文】青筋牵引证

吴德甫戊申春病伤寒，先寒后热，项筋强急，脚踡缩不得伸。医者欲以麻黄辈除其颈强，又欲桂枝加附除其足缩。予曰：皆非治也。此时行疫气，病为青筋牵引。投以柴胡地黄汤，三服而

病已。(许叔微《伤寒九十论·青筋牵引证第五十三》)

【按语】本例属庞安时论四时受乖气而成脏腑阴阳温毒中之"青筋牵"。医以项强投麻黄，一医因足踡缩欲桂枝，麻、桂辛温劫阴，皆非其治。庞安时治温毒，以解毒为要，故以寒温并举、务蠲温毒之柴胡地黄汤，方中柴胡、桂枝、生姜辛温发表以散毒；石膏、大青叶寒凉清热以解毒；栀子、香豉宣透以败毒；芒硝攻下以泄毒；生地黄、白术以坚气阴，切中病机，三剂获效。

复习思考题

1. 简述庞安时寒毒说的主要内容。
2. 试述庞安时异气说的主要内容。
3. 简述庞安时的用药经验。

第四节　陈言

一、生平与著作

陈言，字无择，号鹤溪道人，宋代处州青田(现浙江青田县)人，生活于南宋绍兴(1131)至淳熙(1189)年间，是南宋时期儒医兼通的医学大家，《处州府志》曰："敏悟绝人，长于方脉，治病立效。有不可救者，则预告以期，晷刻无爽。"

陈言的著作有《三因极一病证方论》《三因司天方》。

《三因极一病证方论》，又名《三因极一病源论粹》，简称《三因方》，成书于1173年至1174年间。陈言感慨于当世医方驳杂繁多，附会杂糅，难辨其明，认为"不削繁芜，罔知枢要"。因此，他力倡"由博返约"的方剂学思想，在"读《脉经》，看《病源》，推方证，节本草"的辨证思路指导下，以三因为纲，著《三因极一病证方论》一书，"研穷受病之源，用药之等，医者宗之"，对脉法、病证、方药等方面均进行了全面、系统的论述，颇为后世推崇。全书共计18卷，共分180门，载方1050首。其中卷一为脉法，分人迎、气口以辨内外因，病因辨证在"脉病证治"当中的重要性，详列七表八里九道之病脉以叙外感内伤病；卷二论述了三因致病以及中风、中寒、中湿、中暑等病证治特点；卷三至卷十六为内科、外科及耳、鼻、喉、口腔科疾病证治；卷之十七、十八为妇科及儿科疾病证治。

《三因司天方》，是清嘉庆年间缪问在姜体乾氏所藏的"宋版陈无择《三因司天方》"基础上加入书论、附图所成，并且附图12幅，以发明其意。该书主体为《三因极一病证方论·卷之五》，以三因辨证、五运六气理论为指导，总结出五运时气民病证治特点、六气时行民病证治特点，制天干诸方10首，地支诸方6首，共制方一十六首，发《内经》之原旨，将五运六气理论与临床相结合。

二、学术理论

(一)脉为医门之先

陈言指出："学医之道，须知五科七事。五科者，脉病证治及其所因……脉为医门之先。"因此，他在书中开篇即论脉，阐明了脉诊在疾病诊断中的重要地位。陈言在深入研究《素问》《难经》《伤寒论》《脉经》等著作的基础上，结合自己的临床体会，阐发了对脉诊的独到见解。

1.脉候三因证

（1）以人迎气口辨识内外：陈言认为凡诊脉须识人迎、气口，以辨别内外因。三部诊之，左关前一分为人迎，以候六淫，为外所因，以"邪咸自脉络而入，以迎纳之，故曰人迎"；右关前一分为气口，以候七情，为内所因，以"内气郁发，食气入胃，淫精于脉，自胃口出，故候于气口"；其不与人迎、气口相应，为不内外因。就脉的寸关尺三部而言，所谓人迎即指左寸部，气口为右寸部，通过左寸、右寸部的脉象变化以测知疾病的病因，陈言进而指出"人迎浮盛则伤风，虚弱沉细为暑湿，皆外所因；喜则散，怒则激，忧涩思结悲紧恐沉惊动，皆内所因"，以示两手寸脉在辨别病因中的重要作用，所谓"关前一分，人命之主"。

（2）以七表八里九道论外感内伤：《脉经》首列常见24种脉象，宋·朱肱《南阳活人书》将其分为阴阳、表里两类，陈言则按七表、八里、九道分类。七表病脉包括浮芤滑实弦紧洪，八里病脉包括微沉缓涩迟伏濡弱，九道病脉包括细数动虚促散革代结，七表病脉所论为外感病，八里病脉所论为内伤病，九道病脉所论为不内外病。陈言明确指出："凡学脉，须先识七表八里九道，名体证状，了然分别，然后以关前一分应动相类，分别内外及不内外。"他还描述了24种脉象所主病证及与之相应的二合脉、三合脉的主病。如此分类将相关脉象与病因结合起来，大大丰富了脉学理论。

2.四脉为宗　陈言在《三因极一病证方论·脉偶名状》中详细论述了26种脉象的体状及见于人迎、气口不同部位的所应病理，并将浮沉迟数四脉置于篇首。诚如他所说："又须知二十四脉，以四脉为宗，所谓浮沉迟数，分风寒暑湿，虚实冷热，交结诸脉，随部说证，不亦约乎！"将浮沉、迟数这两组表示脉位及脉动频率的基本脉象作为依托，演变及组合出临床常见脉象，以此四者为宗来统领诸脉，可以执简驭繁地掌握脉学。

3.辨脉常变　陈言在前人所述五脏分属、六经分属及常脉的基础上，总结出五脏本脉体及手足阴阳六经本脉体。五脏本脉体应天常度，即"春肝脉弦细而长，夏心脉浮大而洪，长夏脾脉软大而缓，秋肺脉浮涩而短，冬肾脉沉濡而滑"。手足阴阳六经本脉体奇常揆度，即"足厥阴肝脉，在左关上，弦细而长；足少阴肾脉，在左尺中，沉濡而滑；足太阴脾脉，在右关上，沉软而缓；足少阳胆脉，在左关上，弦大而浮；足阳明胃脉，在右关上，浮长而涩；足太阳膀胱脉，在左尺中，洪滑而长；手厥阴心主包络，在右尺中，沉弦而数；手少阴心脉，在左寸口，洪而微实；手太阴肺脉，在右寸口，涩短而浮；手少阳三焦脉，在右尺中，洪散而急；手阳明大肠脉，在右寸口，浮短而滑；手太阳小肠脉，在左寸口，洪大而紧"。将正常脉象与相关脏腑经络的生理功能、季节气候的变化等密切联系起来，使医者明晰正常之脉，以知常达变。陈言在此基础上，专列"五脏传变病脉"及"六经中伤病脉"两篇，系统论述六淫、七情等邪气侵及相应的脏腑经络而导致脉的太过、不及、乘克传变规律等，并逐一分析各种脉象的病理，以达正确诊断治疗的目的。

（二）论病三因为纲

先秦时期对病因的认识基本以鬼神作祟或蛊惑为害为主，《左传·昭公元年》记载的医和"六气"致病说将气候变化、情志为病以及生活失调纳入病因的探讨中，"六气曰：阴、阳、风、雨、晦、明也……过则为眚。阴淫寒疾，阳淫热疾，风淫末疾，雨淫腹疾，晦淫惑疾、明淫心疾"，"六气致病说"基本上动摇了鬼神致病说。《黄帝内经》概括性地将病因分为阴阳两类："其生于阳者，得之风雨寒暑；其生于阴者，得之饮食起居，阴阳喜怒。"张仲景承《内经》之旨，根据各病因的致病途径、传变规律，结合脏腑部位，将病因归类为三大类："千般疢难，不越三条，一者，经络受邪入脏腑，为内所因也；二者，四肢九窍，血脉相传，壅塞不通，为外皮肤所中也；三者，房室、金刃、虫兽所伤。以此详之，病由都尽。"陈言在前人论病因的基础上，发挥了三因致病的理论，他指出："凡治病，先须识因，不知其因，病源无目。其因有三，曰内，曰外，曰不内外……以此三条，病源都尽。"

1.三因致病 陈言在《三因极一病证方论》中详细论述了三因致病的特点，即"六淫，天之常气，冒之则先自经络流入，内合于脏腑，为外所因；七情，人之常性，动之则先自脏腑郁发，外形于肢体，为内所因；其如饮食饥饱，叫呼伤气，尽神度量，疲极筋力，阴阳违逆，乃至虎狼毒虫，金疮踒折，疰忤附着，畏压溺等，有背常理，为不内外因"。这种分类方法将致病因素和病传途径紧密结合起来，阐述病因、发病特点及病机变化较为清晰简明。陈言三因学说较《内经》以阴阳内外论病因、《金匮要略》以疾病的病理传变逆推病因的分类方法有较大的发挥，且对后世的临床辨证具有重要的指导意义。

2.审因论治 陈言详细分析了疟疾、衄血、吐血、心痛、眩晕、霍乱、滞下、咳嗽、腰痛等多种疾病的内因、外因及不内外因证，并确定了治疗方法。例如论咳嗽一证，他明确指出："微寒，微咳；厉风所吹，声嘶发咳；热在上焦，咳为肺痿；秋伤湿，冬咳嗽，皆外所因。喜则气散，怒则气激，忧则气聚，思则气结，悲则气紧，恐则气怯，惊则气乱，皆能发咳，即内所因。其如饮食生冷，房劳作役，致嗽尤多，皆不内外因。"同时系统论述了20种咳嗽的症状和脉象，具体包括风、寒、暑、湿外因致咳，内因所致之五脏六腑咳，不内外因之房劳伤肾、饥饱伤脾、疲极伤肝、叫呼伤肺、劳神伤心等所致咳嗽。在"推其三因，随脉证治疗，散之下之，温之，吐之，以平为期"的原则指导下，列华盖散、五味子汤等15方分别对证治疗。陈言所论确较前人之说完备、系统，且自成体系，为后世医家辨证治疗多种病证开辟了新的思路。

3.重七情内因 《素问·举痛论》认为"百病始于气"，伤人者有"九气"，分别是：怒、喜、悲、恐、寒、炅、惊、劳、思。《诸病源候论》也提出"七气"积聚致病的理论，其"七气"包括：寒气、热气、怒气、恚气、忧气、喜气、愁气。陈言在《三因极一病证方论·七气叙论》中详细说道："喜、怒、忧、思、悲、恐、惊，七者不同，各随其本脏所生所伤而为病。"陈言还认为："七情，人之常性，动之则先自脏腑郁发，外形于肢体，为内所因。""夫五脏六腑，阴阳升降，非气不生。神静则宁，情动则乱。"可见七情过极，易导致气机不畅，各伤本脏为病，"故喜伤心，其气散；怒伤肝，其气出；忧伤肺，其气聚；思伤脾，其气结；悲伤心胞，其气急；恐伤肾，其气怯；惊伤胆，其气乱"。结合气机的变化，陈言提出："七者虽不同，本乎一气。脏气不行，郁而生涎，随气积聚。"调治七情之病重视理气化痰解郁，创制了七气汤和大七气汤。

三、治疗经验

自两晋隋唐以降，医方成就巨大，其中《备急千金要方》《太平圣惠方》《圣济总录》等载方甚多，但也过于冗杂，不利于临床应用。陈言倡导以三因为基，制方用药力主由博返约，在《三因极一病证方论·太医习业》中提道："博则博矣，倘尚能反约，则何以适从。予今所述，乃收拾诸经筋髓，其亦反约之道也。"他提出用药要究明三因，内外不滥，"不知其因，施治错谬，医之大患，不可不知"。

（一）辨证处方

《三因极一病证方论》分列了中风、中寒、中湿、中暑、中燥等六淫为病，怒、喜、忧、思、悲、恐、惊等七情致病，五运六气为病、六经病、脏胞经络病证及内外妇儿五官等科180种病证及1050首方剂，详细讨论了每一病证的病因病机、分型辨治和方药。例如，陈言论吐之证，谓"呕吐虽本于胃，然所因亦多端，故有寒热饮食血气之不同，皆使人呕吐"。因此，他依据病因，将其分为寒、热、痰、食、血、气呕、漏气及走哺等8个证型，并分别系统列述了每一证型的病因病机、主要症状、常见脉象及治疗方药。其论证清晰，分析精当，唯所列方药多不被后人所取。正如吴澄所言："近代医方，唯陈无择议论最有根柢，而其药多不验，严子礼剽取其论，而附以平日所用经验之药，则兼美矣。"严用和（字子礼）以《三因极一病证方论》之理为依据，结合自己的临床经验，补以方药，著成《济生方》，堪补陈言之缺。

（二）三因司天方

但陈言十分重视五运六气，并指出以方药调气运，"苟气运之失常，非药石则不疗，所谓功夺造，恩备裁成者，无逾于药石也。"他运用三因辨证理论，将外所因与五运六气相结合，发现六气司天、在泉不同、民病证治各异，六气所主气候、病证不同，组方各异，因此，他在《三因极一病证方论·纪用备论》中提出："司天之气，风淫所胜，平以辛凉。诸气在泉，风淫在内，治以辛凉。"明确了病因，提出了治法，将方药分成五运时气民病证治和六气时行民病证治。

五运方有十首：太过之岁所用方剂有岁木太过用苓术汤、岁火太过用麦门冬汤、岁土太过用附子山茱萸汤、岁金太过用牛膝木瓜汤、岁水太过用川连茯苓汤；不及之岁所用方剂有岁木不及用苁蓉牛膝汤、岁火不及用黄芪茯神汤、岁土不及用白术厚朴汤、岁金不及用紫菀汤以及岁水不及用五味子汤。

六气方共六首：治子午之岁少阴君火司天阳明燥金在泉的正阳汤、治丑未之岁太阴湿土司天太阳寒水在泉的备化汤、治寅申之岁少阳相火司天厥阴风木在泉的升明汤、治卯酉之岁阳明司天少阴在泉的审平汤、治辰戌之岁太阳司天太阴在泉的静顺汤以及治巳亥之岁厥阴风木司天少阳相火在泉的敷和汤，六方主十二地支。这种处方思路，系统地把气候、病候、辨证处方融合在一起，为医家运用运气学说指导临床提供了范例。

陈言诊治疾病突出以脉为先，并以人迎、气口分辨三因，按七表病脉、八里病脉、九道病脉类分外感及内伤等病，并将相关脉象与病因结合起来进行论述，在详论26脉的基础上，提出以浮沉迟数四脉为宗统领诸脉。完善内因、外因及不内外因的三因致病理论，将致病因素和病传途径紧密结合起来，阐述疾病的发病特点及病机变化，依据三因辨证，分列内、外、妇、儿、五官等科病证，所论内容多为后世取法，颇有临床实用价值。陈言制方用药必参详三因，强调由博返约，并结合五运六气学说，创制了三因司天方一十六首包括五运方十首和六气方六首。

复习思考题

1. 陈言如何论述脉诊的重要性？
2. 试述陈言三因致病理论。
3. 试述陈言制方用药特色。

扫一扫，查阅本章数字资源，含PPT、音视频、图片等

金元时期是医学发展的重要历史时期，这一时期各家纷起，学术争鸣，正如《四库全书总目提要》中所云"医之门户分于金元"，我国医学面貌焕然一新，其成就有如下两个方面：

一、研究伤寒，阐发温病

刘河间强调"六经传受皆为热证"，河间治疗外感热病，善用寒凉之剂，并自制新方。他曾说："余自制双解、通圣之剂，不遵仲景法桂枝、麻黄之药，非余自炫……故善用药者，须知寒凉之味。"突破了辛温发表，先表后里的成规，为温病学的形成奠定了基础；王好古倡论伤寒内感阴证，指出"阴证一节，害人为尤速"，其伤寒内感阴证理论，实质上是将伤寒学说与脾胃内伤学说做了进一步的联系，也是对仲景和易水学说的重要发挥；以《敖氏伤寒金镜录》为蓝本，又增补了二十四舌图及有关方剂，专以舌色诊断伤寒，对外感热病的临床诊断具有十分重要的意义。直至明代王肯堂《伤寒准绳》时，还采取了其内容。

二、新学肇兴，百家争鸣

刘河间以"五运主病""六气为病"探讨了脏腑六气病机学说；张洁古亦以"五运主病""六气为病"为基础提出"脏腑标本虚实寒热用药式"；张子和力主祛邪却病，善用汗、吐、下三法；李杲重视脾胃元气，强调阳气升发，提出内伤热中证证治；罗天益承李杲之学，述气分、血分、三焦热的治疗，论饮食伤须分饮食，劳倦伤当辨寒热，并总结了药误教训；朱丹溪论述相火，倡"阳有余阴不足论"，认为湿热相火为病最多，杂病论治以气血痰瘀为重点。

此外，元末王履着重对医经的研究，如阐论"亢害承制"，分析四气所伤，发挥阴阳虚实补泻，讨论伤寒与温暑为治的不同，并首创真中、类中说，对后世有一定影响。

第一节　刘完素

一、生平与著作

刘完素，字守真，号通玄处士。约生活于1120年至1200年（宋徽宗大观四年至金章宗承安五年）间，金代河间（河北河间县）人。后人称他为刘河间，为金元时期著名医家。金承安间，章宗曾三次征召，不就，赐号"高尚先生"。他毕生重视《内经》理论的研究，旁及易学及前代诸医家学说，其在《素问病机气宜保命集·自序》中认为医学的"法之与术，悉出《内经》之玄机"。刘完素在重视《内经》理论和对五运六气学说深入研究的基础上，对火热病证详加阐

发，提出了脏腑六气病机、玄府气液理论，创一家之说，为金元时期各医家学术争鸣做出良好的开端，促进了中医学的发展。

刘完素著作传留于世的有《素问玄机原病式》《医方精要宣明论》(即《黄帝素问宣明论方》，简称《宣明论方》)、《三消论》，并传著《素问病机气宜保命集》(简称《保命集》)。至于《伤寒直格》《伤寒医鉴》《伤寒标本心法类萃》《伤寒心要》，都为后人所著，但从中也反映了刘完素及其相传的学术思想。

《素问玄机原病式》2卷，成书于1182年，是刘完素最主要的医学著作。刘完素把《内经》有关病机理论与运气学说联系起来，结合运气学说阐发病机十九条，将十九条的内容，分属五运主病和六气主病，增补了"诸涩枯涸，干劲皴揭，皆属于燥"这一燥病病机，使《内经》的六气病机臻于完善。此书还发展了亢害承制理论，提出六气化火及玄府气液诸说。

《医方精要宣明论》15卷，成书于1172年，是刘河间的重要临床著作。卷一、卷二把《内经》记载的61种病证加以解释与论述，并制定62方与其配合。以下诸卷共分17门，每门先述总论，下列主治之方，计350首左右，是一部很有临床价值的著作，金元时期盛行于北方，与南方的《太平惠民和剂局方》形成了南北对峙的局面，后人称之为"南局北宣"。

《素问病机气宜保命集》3卷，成书于1186年。后世对于本书的作者问题有着不同看法。李时珍在《本草纲目》序例中称该书为《活法机要》或《治法机要》，认为是张元素的著作，《四库全书总目提要》也持同样见解，有待考证。本书卷上载有原道、原脉、摄生、阴阳、察色、伤寒、病机、气宜和本草九论，中、下卷则论述了多种疾病的辨治经验，以及对《伤寒论》的研究见解等。其内容反映了刘完素、张元素二家的学术思想。

二、学术理论

(一)五运六气论

刘完素潜心研究《内经》凡35年，对五运六气学说深有感悟。他在《素问玄机原病式·自序》中提出："别医之得失者，但以类推运气造化之理，而明可知矣……世俗或以谓运气无征，而为惑人之妄说者，或但言运气为大道玄机，若非生而知之，则莫能学之者，由是学者寡而知者鲜……医者，唯以别阴阳虚实，最为枢要，识病之法，以其病气归于五运六气之化，明可见矣。"其强调五运六气学说与中医学的关系，可见一斑。

刘完素为了解决临床实际问题，而重视和研究五运六气学说。他在《素问病机气宜保命集·气宜论》中认为："治病必明六化分治，五味、五色所主，五脏所宜，五行之运行数，六气之临御化，然后明阴阳三才之数……是以将前三数与天象，俱明终始之六气，所司之高下，在泉浅深之胜复，左右之间同与不同，三纪太过不及之理，故可分天地之化产，民病之气宜矣。"由于自然环境与人体的生理活动和病理变化有着极为密切的关系，因此弄清自然界的变化规律有助于医学水平的提高。其对大小运、主气、客气之变之化均有研究。如《素问要旨论·六气变用篇》曰：自初之气至六之气，"每一主位之内，有主客气耳。是以此为其法也，始于子午，终于巳亥。每一岁之中，常以六位矣气在其下，地应阴静，而位永定不易，岁岁皆然。天之气，动而不息，居无常之谓，随其岁气交移，则司天为三之气，地为终之气。左右之间气也，地之左间为初之气，右间为五之气，天之左间为终之气，右间为二之气，所谓客气也。客行则在主之上，主在客之下。上下相召，寒暑相临，阴阳相错，而变由生也。凡此之言人，是以犯其天纲，微微而有异也。先立天地盈虚，以明岁运之太少，及更以别其盛衰，推六步之临御，适其分野，得而推之，察其得遇，可以其用也。"《素问玄机原病式·热类》则谓："所谓四时天气者，皆随运气之盛衰也。然岁中五运之气者，风暑燥湿寒，各主七十三日五刻，合为期岁也。岁中六部之主位者，自大寒至春分属木，故温和而多风也；春分至小满属君火，故暄暖也；小满至大暑属相火，故炎热也；大暑至秋分属土，故多湿阴云雨也；秋分至小雪属金，故凉而物燥也；小雪至大寒属水，故寒冷也。"刘完素还进一步指出："一身之气，皆随四时五运六气而盛衰，而无相反矣。适其脉候，明可知也。"上述可见，人体是随四时的运气变化而变化的，人类疾病的发生也与五运六气的盛衰密切相关。因此，刘完素强调研究医学就必须研究五运六气学说。他在《素问玄机原病式·自序》中说："《内经》云：'治不法天之纪，地之理，则灾害至矣。'又云：'不知年之所加，气之兴衰，虚实之所起，不可以为工矣。'由是观之，则不知运气而求医无失者，鲜矣。"

自然界的气候变化虽然可以影响人体疾病的发生和发展，但是刘完素更强调人在自然界中所具有的独立主宰的能力，人体本身正气的强弱才是生老病死的内在依据。他在《素问病机气宜保命集·气宜论》中说："主性命者在乎人，去性命者亦在乎人……修短寿夭，皆自人为。"因此，他反对那种认为人体疾病的发生和发展，完全受自然气候变化支配的片面观点。

（二）脏腑六气病机说

刘河间在《内经》"天人相应"的理论指导下，认为人体也是一个小天地，在人体内部也存在着类似天地的五运六气的兴衰变化，他指出人体"全备五行之理，递相济养，是谓和平；交互兴衰，变乱失常，灾害由生""寒、暑、燥、湿、风、火之气，应于十二经络脏腑也"。他在《素问玄机原病式》一书中，把五脏之病归于五运，并独具灼见地将人体脏腑的虚实与六气的变化相联系，提出了脏腑六气病机说，对中医学病机理论的阐发做出了重要的贡献。

针对当时俗医治病忽视医理、滥用辛热香燥药物的状况，刘完素致力于补偏救弊。他在《三消论》中指出："叔世不分五运六气之虚实，而一概言热为实。""凡脏腑诸气，不必肾水独当寒，心火独当热，要知每脏每腑诸气和同，宣而平之可也。"他强调病机不可单纯地局限于寒热之气的变化，必须全面考虑各脏腑相应诸气的虚实，从而将运气学说的研究，扩大到人体内部，提出了"脏腑六气"的观点。他指出："一身之内，寒、暑、燥、湿、风、火六气，浑而为一，两停则和平，一盛一衰病以生也。"可见刘完素对病机的研究与认识已不囿于外界四时六气与人体之间的一般联系，而把研究的重点放在体内寒、暑、燥、湿、风、火六气之间兴衰变化的相互关系上。刘完素这种重视人体内生六气兴衰的学术观点，为阐发人体脏腑病机，提供了有益的理论和研究途径。

刘完素根据《内经》的有关理论，如木主春，在六气为风，在人体为肝；火主夏，在六气为热，在人体为心；土主长夏，在六气为湿，在人体为脾；金主秋，在六气为燥，在人体为肺；水主冬，在六气为寒，在人体为肾等理论，进而扩大引申。指出脏腑的本气是肺气清，肝气温，心气热，脾气湿，肾气寒。如果脏腑的虚实发生了变化，则脏腑相应之气亦随之而异，这就是刘完素所谓的"盖肺本清，虚则温；心本热，虚则寒；肝本温，虚则清；脾本湿，虚则燥；肾本寒，虚则热"。值得注意的是，刘完素所指的温、清、寒、热、燥、湿之六气，不是外感六淫之邪气，而是指与脏腑虚实密切相关的人体内生六气，它的变化是脏腑生理、病理变化的结果。然而，刘完素也并不排斥自然界气候与脏腑本气之间的相互关系。因此他又指出："一身之气，皆随四时五运六气兴衰而无相反矣。"

对于脏腑本气兴衰所引起的疾病，刘完素认为人体内生六气不仅反映诸脏腑的属性，同时也是脏腑病变的证候反映，如他在论述脾胃之病理变化时曾分析指出："脾胃土本湿也，湿气自甚，则为积饮、痞满或为肿满，以药燥去其湿，是谓泻其脾胃之本也；或病燥热太甚，而脾胃干涸，成消渴者，土湿之气衰也。"说明了脾土本气兴衰与疾病证候表现之间的关系。在治疗上，对脾土本气过甚者，应以温燥之药除其湿，以泻其脾土过甚之气；对脾土本气虚衰者，应以寒药补阴润燥，以补脾土虚衰之气。因此刘完素认为治脾土之病，应以"补泻脾胃之本，燥其湿则为泻，润其燥则为补"为原则。

刘完素认为脏腑内生六气一有变化，脏腑之间的生理平衡遭到破坏，往往表现为相乘而病。因此他指出："脏腑不必本气兴衰而能为病，六气互相干而病也。"如他对中风一证的病机分析中说："中风偏枯者，由心火暴甚，而水衰不能制之，则火能克金，金不能克木，则肝木自甚而甚于火热，则卒暴僵仆。"可见，脏腑本气的兴衰，除引起本脏的病变之外，也可以因脏腑六气之间的相干，影响他脏而产生病变。

据上所述，刘完素脏腑六气病机说其要在探索脏腑本气兴衰为病以及脏腑有不同的属性和生理特点，并反映出相应的病理变化也各有其特殊性，各个脏腑的虚实表现也各不相同，而相同属性的症状表现，产生于某一特定脏腑为实，产生于另一特定脏腑则为虚。如热在心则实，在肾则虚；寒在心则虚，在肾则实。刘河间的脏腑六气病机学说主要说明每一脏腑各有其特殊性，这对我们研究人体生理与病理变化，提供了一条探索的途径。

（三）玄府气液说

玄府是气液运行的通道，这是刘完素对人体生理、病理观的又一独特见解。"玄府"这一概念，早在《内经》中已有论述："所谓玄府者，汗空也。"但刘完素认为"玄府"不仅是专指汗空而言，且不唯独具于人。他认为："玄府者，无物不有，人之脏腑、皮毛、肌肉、筋膜、骨骼、爪牙，至于世之万物尽皆有之，乃气出入升降之道路门户也。""气液出行之腠道纹理。"可见刘完素对玄府的认识已超越了《内经》所述的汗孔概念，而是将人体各种组织的腠理统称为"玄府"，并明确地论述了玄府为气液运行之通道，把荣卫、气血、津液在人体脏腑、皮肉、筋骨的玄府中正常运行的生理功能称作"气液宣通"。如果玄府通畅则气液流行无阻，四肢、耳目、脏腑、肌肤、骨髓、毛发皆能得其营养而维持正常功能。

同时，刘完素还指出了"玄府气液宣通"与"神机出入"有着密切关系，即"玄府"也是"神机"所通利出入之处，刘完素有时把神机简称为神，如果"气血宣行，则其中神自清利而应机能为用矣。"于是"目得血而能视，耳得血而能听，手得血而能摄，掌得血而能握，足得血而能步，脏得血而能液，腑得血而能气"。反之，若玄府郁结则"气血不能宣通，神无所用而不遂其机"。人体的神机不遂则可出现"目郁则不能视色，耳郁则不能听声，鼻郁则不能闻香臭，舌郁则不能知味"等病理现象，其他如筋痿、齿痛、发痛、皮肤不仁、肠不渗泄等证，均可随之而见。因此，人体脏腑器官的各种生理、病理现象，都与玄府气液是否宣通以及神机的作用密切相关。

导致"玄府"闭塞的原因，刘完素认为主要是由于热气怫郁，这与他六气皆从火化的观点是一致的。他说："热甚则腠理闭塞而郁结也。"如果玄府闭塞则气液不通，则诸病由作。刘完素在《素问玄机原病式》中例举阳热怫郁之证有20多种，如郁结、痞塞、肿满、泻痢、带下、淋闷、遗尿、结核、喉闭、耳聋、目盲以及中风、热厥等证。如论泻痢燥渴，认为"湿热甚于肠胃之内，而肠胃怫热郁结，而又湿主乎痞，以致气液不得宣通，因成肠胃之燥，使饮渴不止"；论阳厥，认为是阳气怫郁，阴阳偏倾，不能运于四肢而致；论耳聋，认为是水衰火实，热郁于上，而使听户玄府壅塞，神气不得通泄之故；论目盲则认为是"热郁于目，无所见也，故目微昏者，至近则转难辨物，由目之玄府闭小也"；至于遗尿不禁，则认为是"热甚客于肾部，干于足厥阴之经，廷孔郁结，极甚而气血不能宣通，则痿痹而神无所用，故液渗入膀胱而旋溺遗矢，不能收禁也"。然而，除热气怫郁外，也有其他邪气引致玄府闭塞。如论皴揭一证，认为"由寒能收敛，腠理闭塞，无汗而燥"；论伤寒发热时，认为"寒伤皮毛则腠理闭密，阳气怫郁不能通畅而为热也"；论转筋，认为"外冒于寒而腠理闭密，阳气怫郁，热由内作，热燥于筋则转筋也"。说明因寒而腠理闭塞，也可影响玄府气液宣通而引起疾病。

由此观之，刘完素"玄府气液宣通"之说，是其病机学说的一个组成部分，其要旨在于研究与论述人体精、气在幽微难见的"玄府"中运行的情况。这一学术思想，虽然受到当时科学条件的限制，未能进一步深化，然而这些精湛的见解，充实了中医学的病机理论，具有一定的研究价值。

（四）对火热病证的阐发

刘完素处于宋金时代，当时热性病流行，医者多用辛热之法，难于收效而多变证，他在长期临床实践中，体会到火热是导致人体多种疾病的一个重要因素，故在《素问玄机原病式》中指出："但依近世方论，用辛热之药，病之微者，虽或误中，能令郁结开通，气液宣行，流湿润燥，热散气和而愈，其或势甚，而郁结不能开通者，旧病转加，热证渐起，以至于死，终无所悟。"他通过对火热病证的研究，结合《内经》中的运气学说及其他有关论述，扩大了《内经》病机十九条所论火热病证的范围，在理论上提出了"六气皆从火化""五志过极皆为热甚"等学术观点；在治疗上，善用寒凉之剂，对后世热病的论治具有较大影响，故医家多以"主火论"者称之。兹分述如下：

1.六气皆从火化　刘完素认为在六气之中，火热之气与风、湿、燥、寒关系密切，往往相兼为病，强调风、湿、燥、寒诸气在病理过程中皆能化生火热，在疾病的过程中，火热又常常成为风、湿、燥、寒的后期转归。火热病机成为六气病机的中心，从而形成了六气皆从火化的学术观点。这些论述刘完素是借"同化""兼化"的概念来阐明的。

（1）火热与风的同化：风木在运气学说中为同化之属，木同风化，木能生火，故风能同化为火。兼化：风火皆属阳，其性相同，故多兼化。在临证中，风火兼化之证甚为多见，刘完素在眩晕病机分析中即指出："所谓风气甚而头目眩运者，由风木旺，必是金衰不能制木，而木复生火，风火皆属阳，多为兼化，阳主乎动，两动相搏，则为之旋转。"因而，对这类火风相兼之证，也当配以清凉之治。

（2）火热与湿的同化：湿邪久郁不得宣化，在一定的条件下可化为火热，即刘完素所谓"积湿成热"。兼化：火属阳，湿属阴，性虽各异，但亦有相兼。刘完素曾举水肿病以说明之，"诸水肿，湿热相兼也。""湿热相搏，则怫郁痞膈，小便不利而水肿也。"因此刘完素治水肿腹胀，每以辛苦寒药为君而利其大小便，因"辛苦寒药，能除湿热怫郁痞膈故也"。

（3）火热与燥的同化：刘完素根据亢害承制之理，指出金主于秋而属阴，其气凉，凉极天气清明，而万物反燥，故燥若火，是金极而反兼火化也，故病血液衰也，燥金之化极甚，则烦热气郁痿弱，而手足无力，不能收持。说明燥极即从火化。兼化：燥则液亏，水乏则热炽，故燥热常兼化，如津枯肠燥多兼便秘内热。

（4）火热与寒的同化：寒热虽性属殊异，但如寒邪闭郁，阳气不能宣散往往转化为内热之症。兼化：寒热兼化，在临床中常见于"冷热相并"之证。刘完素在"己亢过极反似胜己之化"

的论述中所指出的"火极似水"之症，虽也可见"冷热相并"的表现，但其寒证已属假象，与上述寒热兼化是有区别的。

综上所述，火热常可与其他各气同化、兼化，但必须指出，刘完素的同化、兼化概念十分广泛，不仅仅包括上述内容，它如火热又能转化为诸气，各气的形成又往往根源于火热，这些精神又蕴藉在同化、兼化之中。以风热而言，刘完素就明确指出"风本生于热，以热为本，以风为标，凡言风者，热也"；以湿热言之，他认为"湿病本不自生，因于火热怫郁，水液不能宣通，即停滞而生水湿也"；以燥热言之，刘完素又说"热能耗液""燥万物者莫熯于火"，认为瘫痪由火热耗损血液而致；以寒热而言，所谓"胜己之化"的"火极似水"的表现，也本于火。因此，后人所称刘完素"六气皆从火化"的观点，其内容当是火热为病能相兼各气，各气为病又都能同化转归为火，同时火热又能衍生各气。在火与其他各气的转化方面，以六气化火为主，其余为次。刘完素取比物立象为验证方法，用同化和兼化的逻辑推理，论证了火热之邪在各种疾病中所据的重要地位，从而指出火热之邪对人体的危害。

2.五志过极皆为热甚　在内伤杂病方面，刘完素十分重视情志对健康的影响，并认为情志过亢，也可导致热证。《内经》对情志过极而造成的病证早已有所论述。刘完素在《内经》的基础上进而指出情志与热证之间的关系："五脏之志者，怒、喜、悲、思、恐也，若志过度则劳伤本脏，凡五志所伤皆热也。"刘完素阐述情志过极则热的机理主要是："情之所伤，则皆属火热，所谓阳动阴静，故形神劳则躁不宁，静则清平。"他在《素问玄机原病式》中将惊、躁、扰、狂越、妄、谵、郁等证均列为火热之变。如惊，他认为"恐则喜惊者，恐则伤肾而水衰，心火自甚，故喜惊也"；躁扰是由于"躁动烦热，扰乱而不宁，火之体也"；狂越是由于"心火旺则肾水衰，乃失志而狂越"；谵言多语是因"心火热则多言"；郁是由于"结滞壅塞，而气不通畅，所谓热甚则腠理闭塞而郁结也"。又如中风一证，刘完素认为是"将息失宜而心火暴甚，肾水虚衰不能制之，则阴虚阳实而热气怫郁，心神昏冒，筋骨不用，而猝倒无所知"。这些由于喜、怒、思、悲、恐之五志过极而导致的疾病，病机上都与火热有关。刘完素在提出"五志过极皆为热甚"论点的基础上，联系水火、心肾之间的关系，认为以水火言之，水静火动，静则平，动则乱；润万物者莫润于水，燥万物者莫熯于火，水生于金而复润母燥，火生于木而反害母形，故火上有水则为既济，水在火下，不能制火，为未济。以心肾言之，心属火、肾属水，诸所动乱劳伤，以为阳火之化。一水不能制五志之火，所以心火易旺，肾水易衰，在治疗上重视"养肾水，胜心火"。刘完素对内伤火热病证，从情志角度加以探讨，是很有创见的。

3.六经传受皆为热证　刘河间依据《素问·热论》曰"今夫热病者，皆伤寒之类也""人之伤于寒者，则为病热"之说，指出伤寒发而为热病，其机理主要是寒化热。他在《黄帝素问宣明论方·热论》中说："寒藏于肌肤，阳气不行散而内为怫结，故伤寒者反为病热。"并且认为仲景伤寒六经病证为热病，依据《素问·热论》中"未满三日者，可汗而已；其满三日者，可泄而已"的治疗原则，将伤寒热病从表里分治，认为伤寒病有表证、里证、半表半里证之不同，皆为热病，只有表里之分，而无寒热之别。表证用汗，里证用下，半表半里则宜和解，在上则通之，在下则泄之。将伤寒表里诸病皆释为热病，成为以《素问·热论》之旨研究《伤寒论》的医家，开拓了研究《伤寒论》的另一途径。

由此可见，刘河间重视《伤寒论》的研究，悉以伤寒为热病，一方面强调伤寒六经的表里分证，另一方面突出伤寒只能从热治的观点，力主辛凉诸剂以清其热。其说虽未尽合仲景之意，但是充实了火热病机的研究内容，为寒凉用药的治疗方法提供了理论依据，也为温病学说的发展奠定了一定的基础。

"主火论"是刘河间学术理论的核心。"六气皆从火化""五志过极皆为热证""六经传受皆为热证"为其主要观点，说明了火热病证的多发性及普遍性。

（五）亢害承制

在自然界和物类生存的过程中，普遍存在着生化和制约的现象，从而保证各个事物及相互之间的相对平衡。如果某一方面发展过亢或不及，使这种平衡遭到破坏，就会产生一系列的变乱。人体的整个生命过程中也同样存在着这种情况。《内经》称这种现象为"亢害承制"，其有关论述，如"亢则害，承乃制，制则生化，外列盛衰，害则败乱，生化大病"，"相火之下，水气承之；水位之下，土气承之；土位之下，风气承之；风位之下，金气承之；金位之下，火气承之；君火之下，阴精承之"，指出了五运的承制关系。刘完素对运气中的亢害承制理论有精深的研究和独到的见解，并以此来解释人体病理变化中本质与现象的内在联系，他认为运气之间的相互承制，是维持事物动态平衡的必要条件，同时也阐明了脏腑六气亢盛到一定程度时所出现的一种特殊的病理现象。

刘完素指出："夫五行之理，甚而无以制之，则造化息矣。"在自然界中，如春令风木旺而多风，风大则反凉，是反兼金化制其木也；大凉之下，天气反温，乃火化承于金也；夏火热极而体反出液，是反兼水化制其火也。他用"比物立象"的说理方法，从天气的承制，联系到人体脏腑的生理、病理变化，说明由于这一承制关系的存在，脏腑之间才能维持正常的生理功能。

在人体内部，如果承制作用遭到破坏，就会产生病理变化，由于五运六气偏亢过极，破坏了它们之间的相互正常承制关系，往往会出现本质与现象不一致的情况，而呈露"胜己之化"的假象。刘完素称："五行之理，微则当其本化，甚则兼有鬼贼，故经曰'亢则害，承乃制'也。"亢害为其本质，兼化乃其假象。如"诸痉刚强，亢则害，承乃制，故湿过极，则反兼风化制之。然兼化者，假象，而实非风也"。又如，恶寒战栗是寒病的本象，但热气过甚，反而出现寒战振栗等假寒症状，这是"火极反兼水化制之"的现象。因而刘完素曾指出："木极似金、金极似火、火极似水、水极似土、土极似木，故经曰：亢则害，承乃制，谓己亢过极，则反似胜己之化也。俗流末之知，故认似作是，以阳为阴，失其本意，经所谓诛罚无过，命曰大惑。"因此在治疗上应当泻其过亢之气，以治其本，不可被假象所迷惑，误治兼化。他指出："不明标本，但随兼化之虚妄为治，反助其病而害于生命多矣。"刘完素对运气亢害承制理论的阐发，不仅对病理变化的论证和对病候疑似真假做了深刻的分析，而且对后世诊断及治疗很有启示。

三、治疗经验

（一）治热病善用寒凉

刘完素在理论上重视火热病证的机理研究，在治疗上善用寒凉之剂，自制新方，卓有创见。他说："经所谓发表不远热，攻里不远寒，余自制双解、通圣辛凉之剂，不遵仲景法桂枝、麻黄发表之药，非余自炫，理在中矣，故此一时，彼一时，奈五运六气有所更，世态居民有所变，天以常火，人以常动，动则属阳，静则属阴，内外皆扰，故不可峻用辛温大热之剂……故善用药者，须知寒凉之味。"从而在治疗方面突破了温药发表，先表后里的成规，把解表之法从辛温转向寒凉，这在热病的治疗上是继《备急千金要方》之后的又一个发展，对温病论治做出了贡献。

刘完素对外感火热病证，主要分表证、表里同病和里证进行治疗。

1.表证　刘完素主张以辛凉或甘寒之剂以解表，用"甘草、滑石、葱豉等发散甚妙"，如说

"伤寒表热怫郁燥而无汗，发令汗出者，非谓辛甘热药属阳，能令汗出也，由怫热郁结开通，则热蒸而自汗出也"，"又如表热服石膏、知母、甘草、滑石、葱、豉之类寒药，汗出而解者"。若表证汗后不解，前证别无变化者，宜凉膈散治之，以退其热；若汗后热退不尽，可用天水散、凉膈散等治之，以调顺阴阳；若汗后不解，而下证未全者，可用白虎汤清之。

2.表里同病 刘完素对半表半里的病证，治法甚多，而悉以宣通怫热郁结为主，如说："及热病半在表半在里，服小柴胡汤，寒药能令汗而愈者；热甚服大柴胡汤下之；更甚者，小承气汤、调胃承气汤、大承气汤下之；发黄者茵陈蒿汤下之；结胸者，陷胸丸下之。此皆大寒之利药也，反能中病，以令汗出而愈；然而中外怫热郁结，燥而无汗，岂但由辛甘热药为阳，而能发汗出也，况或病微者，不治自然作汗而愈者也，所以能令作汗之由者，但怫热郁结，复得开通，则热蒸而作汗也。凡治上下中外一切怫热郁结者，法当仿此"。表证兼有内热者，可用表里双解法，如防风通圣散、双解散或用天水一凉膈半，或用天水凉膈各半以"散风壅，开结滞，使气血宣通"。

3.里证 若表证已解，而里热郁结，汗出而热不退者，即可应用下法，凡里热郁结，在临床上多表现为目睛不了了，腹满实痛，烦躁谵妄，脉来沉实等症，至于遍身清冷疼痛，咽干或痛，腹满实痛，闷乱喘息，脉来沉细，乃热蓄极深，阳厥阴伤所致，其病变已影响到血分，就不能单纯用承气汤攻下，而必须和黄连解毒汤配合使用；若大下之后，热势尚盛，或下后湿热犹甚而下利不止者，可以黄连解毒汤清其余热；若下后热虽未尽，而不甚者，宜用小剂黄连解毒汤或凉膈散治之。总之，他对热性病的治疗，颇多创见，故后人称颂曰"热病宗河间"。

刘完素在《内经》运气学说和临床实践的基础上以火热立论，在疾病的病因病机及证治各方面都进行了深刻的研究，不泥旧论，独创新说，丰富了中医学的病机学说，所以《四库全书总目提要》认为他能"补前人之未及"，评价颇高。

（二）精于辨证，合理用药

刘完素十分重视火热病证的治疗，以善用寒凉著称，但在临证中又十分重视辨证，用药合理。他指出："大凡治病，必求所在……中外脏腑经络皆然。病气热则除其热，寒则退其寒，六气同法，泻实补虚，除邪养正，平则守常，医之道也。"从中可见其用药指导思想之一斑。寒热温凉攻补之法随证而施，并不是只局限于寒凉一途，其辨证审病亦甚细致，如在辨吐泻寒热一证时说"大法吐泻烦渴为热，不渴为寒，或热吐泻，始得之亦有不渴者，若不止则亡液，而后必渴；或寒本不渴，若亡津液过多，则亦燥而渴也；但寒者，脉当沉细而迟；热者，脉当实大而数，或损气亡液过极，则脉亦不能实数而反弱缓，虽尔，亦为热矣"。说明他对疾病寒热的辨析，十分精详，因此在治疗用药方面，也并非专主寒凉，而是结合时令气候、病机、症情全面考虑。他说："明其岁政君臣脉位，而有逆顺反正主疗之方，随证所宜以施用……寒者热之，热者寒之，清者温之。"《黄帝素问宣明论方》约350首方剂中属于寒凉之剂有39方，属于温热之剂有44方，其余之方均为寒热并用或药性和平之剂，即使是伤寒一门中，对偏于寒者也选用麻黄汤、桂枝汤、小青龙汤、四逆汤等辛热之剂。由上可见，刘完素用药是正确地掌握中医学因时、因地、因人而异的辨证施治原则的，这对纠正当时医学界的轻视理论，以及扭转因滥用局方之影响而忽视辨证的不良倾向都具有一定的作用。

刘完素对消渴病的认识尤有独到之处，在《三消论》中把消渴分为三类："若饮水多而小便多者，名曰消渴；若饮食多而不甚饥，小便数而消瘦者，名曰消中；若渴而饮水不绝，腿消瘦而小便有脂液者，名曰肾消。"与现代把消渴分为上消、中消、下消，上消多饮，中消多食，下消多尿基本一致。对病机的认识为："燥热一也，但有微甚耳。"治疗上反对以"燥热毒药助其强阳，以伐衰阴。"主张"补肾水阴寒之虚，而泻心火阳热之实，除肠胃燥热之甚，济一身津液之衰……"设猪肚丸、葛根丸、人参白术散治疗。猪肚丸由猪肚、黄连、瓜蒌、麦门冬、知母组成，养阴清热。葛根丸用葛根、瓜蒌养阴生津润燥，铅丹祛除毒热，附子温补使阳生阴长。人参白术散中用大黄、栀子、连翘、石膏、寒水石、滑石、甘草等泻火解毒；栝楼根、干葛、当归、芍药等养阴润燥；人参、白术健脾益气；官桂温肾；木香、藿香、茯苓、泽泻等疏气利湿。熔多种治法于一炉，扶正祛邪，剿抚兼施。

（三）重视降心火、益肾水

对于脏腑变乱兴衰所致的阳实阴虚之证，刘完素认为必滋肾水真阴，阴足则阳火自平，肾属水，心属火，水为内清明而外不彰，静顺信平，下善润而万物；火为外明耀而内烦浊，炎上而燔蒸万物。病阳盛阴虚则水弱火强，如头目昏眩、耳鸣或聋、上气喘咳、涎唾稠黏、口苦舌干、咽喉不利、肢体焦痿、筋脉拘倦、中外燥涩、便溺闭结等症，皆属阳实阴虚之候；七情所致的谵妄、狂越等证也由五志化热而致水虚火旺引起；中风之由，刘完素更强调为心火暴盛，肾水虚衰所致，创内风火盛之说；消渴一证亦缘肾水不胜心火而上下俱热之故。因而刘完素对水少火多，阴虚阳实之患，主张益肾水而降心火，以养阴退阳。在益肾水与降心火二者之间，益水与降火，因证而施，不拘一格。他还擅用补益肾精，以使"火归水中"，著名方剂地黄饮子，便是其中一例。该方擅治肾虚足废不用，火旺乘金暴喑失语，目前临床仍广为沿用，以治中风后遗症等。

（四）主张开发郁结，宣通气液

刘完素在治疗用药中十分重视开发郁结，以保持机体玄府气液宣通。他对热病、下痢、带下、水肿、结胸、郁、淋、战栗等证的治疗，都十分明确地强调这一点。如他在热病的治疗中指出："伤寒表怫郁，燥而无汗，发令汗出者，非谓辛甘热药属阳，能令汗出也。""石膏、滑石、甘草、葱、豉之类寒药，皆能开发郁结，以其本热，得寒而散。"说明发散开郁，治疗火热的重要性，以及提出凉药也能开郁散结的独到见解。又如对于痢疾之治，他指出"夫治诸痢者，莫若以辛苦药治之，或微加辛热佐之则可，盖辛热能发散开通郁结，苦能燥湿，寒能胜热，使气宣平而已，如钱氏香连丸之类是也。故治诸痢者，黄连、黄柏为君，以至苦大寒，正主湿热之病"。在此基础上，刘完素提出了"行血则便脓自愈，调气则后重自除"的治痢卓见，创制芍药汤，以行气血、导积滞、清湿热，对中医学治疗痢疾，做出一定贡献。又如对带下之由，刘完素认为是"下部任脉湿热甚者，津液涌溢"所致，其治不宜用辛热之剂，应以"辛苦寒药，按法治之，使甚者微者，皆得郁结开通，湿去燥除，热散气和而愈"。可见刘完素治病十分强调一个"通"字。所以王好古《此事难知》记载说："刘完素用药务在推陈致新，不使少有怫郁，正造化新新不停之义，医而不知也，是无术也。"

综上所述，刘完素是我国医学史上一位有卓越贡献的医家，他重视医学理论研究，继承发展了《内经》《伤寒论》的要旨，孜孜于疾病机理的探索，提出了脏腑六气病机学说以及玄府气液宣通的理论，阐发了《内经》病机十九条的内容，增加了"诸涩枯涸，干劲皴揭，皆属于燥"的病机，促进了后世病机理论的发展。刘完素以亢害承制理论来解释人体病理变化中本质和现象之间的内在联系，对病候的疑似真假做了详细分析，具有一定临床意义。刘完素能理论结合实践，独创新说，创造性地阐述了火热病证的理论，他结合《内经》有关理论，提出了"六气皆从火化""五志过极皆为热甚""六经传受皆为热证"等学术观点，开金元时期各家争鸣的先河，活跃了当时医界的学术气氛。刘完素对火热病证的有关论说，又从不同的方面，渗透在许多医家的学术思想中。如张子和的善用寒凉攻邪，朱丹溪的"阳有余，阴不足"论，李杲的论述阴火等，无不受到他的影响。在治疗用药方面，不论外感热病或内伤杂病，在重视辨证的前提下，刘完素善用寒凉保阴的方法，治疗火热病证，这对于后世温病学说及杂病论治法则的发展，都有一定的启示和指导意义。

四、临床验案

病例一

【原文】汪石山治一人，年三十余，病水肿，面光如胞，腹大如箕，脚肿如槌，饮食减少，汪诊之，脉浮缓而濡，两尺尤弱，曰：此得之酒色，宜补肾水。家人骇曰：水势如此，视者不曰通利，则曰渗泄，先生乃欲补之，水不益深耶？汪曰：经云水极似土，正此病也，水极者，本病也；似土者，虚象也。今用通利渗泄，则下多亡阴，肾水益耗是愈伤其本病，而增湿土之势矣，岂知亢则害，承乃制之旨乎？遂令空腹服地黄丸，再以四物汤加黄柏、木通、厚朴、陈皮、参、术煎服十余贴，肿遂减半，三十贴而愈。（《古今医案按·卷五·水肿》）

【按语】汪石山治水重病，依"亢害承制"例。本案"水极似土"，指肾水不足，而外有水湿泛滥之象，所以地黄丸为根本之治。

病例二

【原文】张石顽治春榜赵明远，平时六脉微弱，己酉九月患类中风，经岁不痊，邀石顽诊之。其左手三部弦大而坚，知为肾脏阴伤，壮火食气之候，且人迎斜内向寸，又为三阳经满，溢入阳维之脉，是不能无颠仆不仁之虞；右手三部浮缓，而气口以上微滑，乃顽痰涌塞于膈之象。以清阳之位，而为痰气占据，未免侵渍心主，是以神识不清，语言错乱也。或者以其神识不清，语言错乱，口角常有微涎，目睛恒不易转，以为邪滞经络，而用祛风导痰之药。殊不知此本肾气不能上通于心，心脏虚热生风之证，良非风燥所宜；或者以其小便清利倍常，以为肾虚，而用八味壮火之剂。殊不知此证虽虚，而虚阳伏于肝脏，所以阳事易举，饮食易饥，又非益火消阴药所宜；或者以其向患休息痢，大便后常有淡红渍沫，而用补中益气。殊不知脾气陷于下焦者，可用升举之法，此阴虚久痢之余疾，有何清气在不可升发乎？是升举药不宜轻服也。今举河间地黄饮子，助其肾，通其心，一举而两得之。但不得薄滋味，远房室，则药虽应病，终无益于治疗也，唯智者善为调摄，为第一义。（《张氏医通·卷一》）

【按语】本案采用刘河间之地黄饮子治疗中风后遗症，其功能滋阴补阳，开窍化痰与肾虚阴伤，痰浊阻窍的疾病本质相合。

复习思考题

1. 刘完素研究发挥运气学说的主要内容是什么？
2. 刘河间认为脏腑的本气是什么？本气虚实是如何变化的？
3. 刘河间对"亢害承制"理论是如何认识的？
4. 试述刘河间"六气皆从火化"及"五志过极皆为热甚"的学术观点。
5. 刘完素对火热病证的治疗有何发展？
6. 刘完素对消渴病如何认识和治疗？

第二节 张元素

一、生平与著作

张元素，字洁古，金代易州（今河北易县）人，约出生于1129年，略晚于刘完素。《金史》言其自幼天资聪颖，8岁应童子试，27岁经义登科，因犯章庙讳出落学医，从此潜心于医学20余年。曾治愈刘完素的伤寒病，声名大噪。《医学启源·张序》亦云："洁古治病，不用古方，但云：古方新病，甚不相宜，反以害人。每自从病处方，刻期见效，药下如擢，当时目之曰神医。"张元素为金元"易水学派"的开山，后人评之，有"张洁古、刘守真、张子和、李明之四人者作，医道于是乎中兴"之说。李时珍亦称其"大扬医理，《灵》《素》之下，一人而已"。

张元素精究《内经》，师法仲景，曾谓"仲景药为万世法，号群方之祖，治杂病若神。后之医家宗《内经》法，学仲景心，可以为师矣"。他还汲取华佗、王叔和、孙思邈、钱乙之说，并受到刘完素学术思想的影响。他把运气学说贯穿于脏腑辨证、遣药制方等理论研究之中，倡导"运气不齐，古今异轨，古方新病，不相能也"。

张元素的著作颇丰，如《医方》《药注难经》《洁古家珍》《洁古本草》《医学启源》《珍珠囊》《脏腑标本寒热虚实用药式》《产育保生方》《补阙钱氏方》等，惜大多已遗佚。今仅存《医学启源》《珍珠囊》《脏腑标本寒热虚实用药式》《洁古家珍》等。

《医学启源》3卷。上卷包括天地六位藏象图、手足阴阳五脏六腑（除心包络）十一经脉证法、三才治法、三感之病、四因之病、五郁之病、六气主治要法、主治心法。主要论述脏腑、经脉、病因及主治之法。中卷包括《内经》主治备要和六气方治。下卷为用药备旨，列有19篇介绍其药学理论。

《珍珠囊》1卷。见于元代杜思敬所辑《济生拔粹》。载有113味药物的阴阳、寒热、性能、主治、归经、宜忌和气味厚薄、升降浮沉补泻、君臣佐使等理论，以及六气、十二经随证用药的方法和疮疡主治心法与制方之法等。

《脏腑标本寒热虚实用药式》，被李时珍收录在《本草纲目·序例》中，赵双湖又刻于《医学指归》中。其以脏腑为纲，病理为目，分列五脏六腑的虚实标本用药。

《洁古家珍》1卷。约载18证、140首方剂，多为先论后方。本书见于杜思敬所辑之《济生拔粹》，并可参阅李杲《活法机要》以得其全貌。

传张元素之学者，有李杲、王好古、罗谦甫和张元素之子张璧等诸家，私淑者亦众，世称"易水学派"。

二、学术理论

张元素的学术成就，主要表现在对脏腑辨证和遣药制方的总结和发挥，并重视扶养脾胃。兹分述如下。

（一）总结脏腑辨证理论

脏腑辨证说滥觞于《内经》。如《灵枢经》的《邪气脏腑病形》《经脉》《经筋》《本脏》和《素问》的《阴阳应象大论》《玉机真脏论》《脏气法时论》等篇，各从不同的角度论述了脏腑病证，但其内容散在，尚未形成系统理论。张仲景《金匮要略方论》在继承《内经》脏腑论的基础上，加以引申和发展，将其运用于杂病辨证之中，首篇论"脏腑经络先后病脉证"，明确提出了脏腑经络学说是指导杂病辨证论治的核心，并使之成为贯穿全书的基本论点。华佗《中藏经》专列11篇，从虚实寒热生死顺逆等方面论述脏腑辨证，使之形成系统，然辨证方法粗略，有论无方，而失之于略。孙思邈《备急千金要方》广泛收集先贤有关脏腑辨证说，在疾病辨治中以脏腑为纲，诸病为目，列脏腑虚实病证数十篇，方论皆具，却失之于泛。钱乙《小儿药证直诀》以寒热虚实分辨小儿五脏的病变，未涉及六腑。上述诸家所论虽各有不足，但为张元素阐发脏腑辨证理论奠定了坚实的基础，他同时结合自己数十年的临床经验，提出了较为系统的脏腑辨证理论。具体包括各脏腑的生理、从脉以论病理、病证、演变和预后、常用方药等方面内容。

　　脏腑的生理，包括各脏腑的性质、功能、特点。如论述肝胆云："肝之经，肝脉本部在于筋，足厥阴，风，乙木也。《经》曰：肝与胆为表里，足厥阴、少阳也。其经王于春，乃万物之始生也。其气软而弱，软则不可汗，弱则不可下，其脉弦长曰平。""胆属木，为少阳相火，发生万物，为决断之官，十一脏主之。"又如论脾胃说："脾之经，脾脉本在肌肉，足太阴，湿，己土。《经》曰：脾者土也。谏议之官，主意与智，消磨五谷，寄在胸中，养于四旁，旺于四季，正主长夏，与胃为表里，足太阴是其经也。""胃之经，足阳明，戊土，胃者，脾之腑也……足阳明是其经也。"

　　张元素以脏腑的生理特点为基础，根据脏腑本气和经络循行部位，结合虚实寒热进行辨证。他把脏腑病分为"本病""标病"，并有虚实寒热、"是动""所生病"等的区别。如肝脏："肝藏血属木，胆火寄其中，主血、主目、主筋、主呼、主怒"；肝之"本病"，包括"诸风眩运、僵仆强直、惊痫、两胁肿痛、胸胁满痛、呕血、小腹疝痛、疝瘕、女人经病"等；肝之"标病"包括"寒热疟、头痛、吐涎、目赤、面青、多怒、耳闭、颊肿、筋挛、卵缩、丈夫癞疝、女人少腹肿痛、阴病"等。张元素所指的"本病"和"标病"，以脏腑经络而言，脏腑为本，经络为标。又如厥阴与少阳互为表里，厥阴为本，少阳则为标。少阳之气不调，多见寒热、疟疾、目赤、耳聋等，这与《伤寒论》中少阳病寒热往来、口苦、咽干、目眩等描述相似。对于肝的虚实寒热脉证，张元素归纳为，"凡肝实则两胁下引痛，喜怒，虚则如人将捕之"。"肝中寒，则两臂不举，舌燥，多太息，胸中痛，不能转侧，其脉左关上迟而涩者是也。肝中热，则喘满，多嗔，目痛，腹胀，不嗜食，所作不定，梦中惊悸，眼赤，视物不明，其脉左关阳实者是也。肝虚冷，则胁下坚痛，目盲，臂痛，发寒热如疟状，不欲食，妇人则月水不来，气急，其脉左关上沉而弱者是也"。同时，张元素还载列《灵枢·经脉》是动、所生诸病，如肝之经"是动则病腰痛，甚则不可俯仰，丈夫癞疝，妇人小腹肿，甚则嗌干，面尘脱色；主肝所生病者，胸中呕逆，飧泄，狐疝，遗溺，闭癃病"。从脉象进行辨证，也为张元素所重视。如肝的正常脉象是"弦长"，反此则为病。若"脉实而弦，此为太过，病在外，令人忘忽眩运；虚而微，则为不及，病在内，令人胸胁胀满……其气逆则头痛、耳聋、颊赤，其脉沉而急；浮之亦然，主胁支满，小便难，头痛眼眩；脉急甚，主恶言；微急，气在胸胁下；缓甚，则呕逆；微缓，水痹；大甚，则内痈、吐血；微大，筋痹；小甚，多饮；微小，痹；滑甚，癞疝；微滑，遗尿；涩甚，流饮；微涩，疭挛"。这是张元素所述肝之脉证，其中有本于《灵枢》者，有取于《金匮》者，但脉证并举，则为元素自己的归纳方法。

　　同时，张元素还归纳了各脏腑病的演变和预后。如肝病的演变和预后："肝病旦慧，晚甚，夜静。肝病头痛，目眩，胁满，囊缩，小便不通，十日死。又身热恶寒，四肢不举，其脉当弦而急，反短涩者，乃金克木也，死不治。"

　　最后，张元素取法于《素问·脏气法时论》，并结合医疗实践，从补虚、泻实、温寒、清热等方面总结了常用的方和药。如对肝病的处方用药为"肝苦急，急食甘以缓之，甘草""肝欲散，急食辛以散之，川芎。以辛补之，细辛。以酸泻之，白芍药""肝虚以陈皮、生姜之类补之。《经》曰：虚则补其母。水能生木，肾乃肝之母也……若补其肾，熟地黄、黄柏是也。如无他证，钱氏地黄丸补之。实则白芍药泻之。如无他证，钱氏泻青丸主之。实则泻其子，心乃肝之子，以甘草泻心。"

另外，张元素所著的《脏腑标本寒热虚实用药式》，依据各个脏腑的本病、标病，辨其寒热虚实，而分别罗列了临证用药。脏腑病的用药，除了"实则泻其子，虚则补其母"的原则和用药之外，还有其他各种具体的用药。如：

肝：有余泻之（行气、行血、镇惊、搜风）；不足补之（补血、补气）；本热寒之（泻木、泻火、攻里）；标热发之（和解、解肌）。

心：火实泻之（泻气、泻血、镇惊）；神虚补之（补气、补血）；本热寒之（泻火、凉血）；标热发之（散火）。

脾：土实泻之（催吐、攻下）；土虚补之（补气、补血）；本湿除之（燥中宫、洁净府）；标湿渗之（开鬼门）。

肺：气实泻之（除湿、泻火、通滞）；气虚补之（润燥、敛肺）；本热清之（清金）；本寒温之（温肺）；标寒散之（解表）。

肾：水强泻之（泻腑）；水弱补之（补气、补血）；本热攻之（下）；本寒温之（温里）；标寒解之（解表）；标热凉之（清热）。

胆：实火泻之（泻胆）；虚火补之（温胆）；本热平之（降火、镇惊）；标热和之（和解）。

胃：胃实泻之（湿热、饮食）；胃虚补之（湿热、寒湿）；本热寒之（降火）；标热解之（解肌）。

大肠：肠实泻之（热、气）；肠虚补之（气、燥、湿、陷、脱）；本热寒之（清热）；本寒温之（温里）；标热散之（解肌）。

小肠：实热泻之（气、血）；虚寒补之（气、血）；本热寒之（降火）；标热散之（解肌）。

膀胱：实热泻之（泄火）；下虚补之（热、寒）；本热利之（降火）；标寒发之（发表）。

三焦：实火泻之，虚火补之，本热寒之（皆分上中下）；标热散之（解表）。

命门：火强泻之（泻相火）；火弱补之（益阳）；精脱固之（涩滑）。

张元素在《脏腑标本虚实寒热用药式》中还具体提出各脏腑虚实、标本治则及用药心法，极具实用价值。例如脾病，土实泻之：泻子用诃子、防风、桑白皮、葶苈；涌吐用豆豉、栀子、萝卜子、常山、瓜蒂、郁金、薤汁、藜芦、苦参、赤小豆、盐汤、苦茶；泄下用大黄、芒硝、青礞石、大戟、甘遂、续随子、芫花。土虚补之：补母用桂心、茯苓；补气用人参、黄芪、升麻、葛根、甘草、陈皮、藿香、葳蕤、砂仁、木香、扁豆；补血用白术、苍术、白芍药、胶饴、大枣、干姜、木瓜、乌梅、蜂蜜。本湿除之：燥中宫用白术、苍术、橘皮、半夏、吴茱萸、天南星、草豆蔻、白芥子；洁净府用木通、赤茯苓、猪苓、藿香。标湿渗之：开鬼门用葛根、苍术、麻黄、独活。其对某些药物的分类及使用，虽然与今日认识有所不同，但是仍有进一步研究的必要。

张元素所论其他各个脏腑与上述大同小异，皆以《内经》为理论依据，并结合本人的临床经验，自成体系，如此执简驭繁，不仅在当时具有临床实用价值，而且至今仍是相关研究的重要参考文献。

（二）探讨遣药制方理论

《素问·阴阳应象大论》的气味厚薄、寒热升降理论，以及《素问·脏气法时论》《素问·至真要大论》的五味、五脏苦欲补泻理论，是中药学的重要理论。张元素在此基础上，对药物的气味厚薄与升降浮沉、药物的归经和苦欲补泻、制方大法等，都进行了重要的发挥和探讨，对中药学、方剂学的理论发展做出了可贵的贡献。张元素依据制方原则创制的不少方剂，至今仍应用于临床。

1.重视药物的气味厚薄与升降沉浮　张元素认为凡药皆有性，性分寒、热、温、凉；亦必有味，味别酸、苦、辛、咸、甘、淡。性味相合乃成药性，从而决定药效作用。张元素认为"夫药有寒热温凉之性，有酸苦辛咸甘淡之味，各有所能，不可不通也。夫药之气味不必同。同气之物，其味皆咸，其气皆寒之类是也。凡同气之物，必有诸味；同味之物，必有诸气。互相气味，各有厚薄，性用不等，制方者必须明其用矣"。

药物不仅有气味阴阳之分，而且亦有气味厚薄之别，其与药物的升降浮沉有密切的关系，从而决定着药物的不同疗效。《素问·阴阳应象大论》说："味厚者为阴，薄为阴之阳；气厚者为阳，薄为阳之阴。"张元素联系药物对此做了解释。他说："升降者，天地之气交也。茯苓，淡，为天之阳，阳也，阳当上行，何谓利水而泄下？《经》云：气之薄者，阳中之阴。所以茯苓利水而泄下，亦不离乎阳之体，故入手太阳也。麻黄，苦，为地之阴，阴也，阴当下行，何谓发汗而升上？《经》曰：味之薄者，阴中之阳。所以麻黄发汗而升上，亦不离乎阴之体，故入手太阴也。附子，气之厚者，乃阳中之阳，故《经》云发热。大黄，味之厚者，乃阴中之阴，故《经》云泄下。竹，淡，为阳中之阴，所以利小便也。茶，苦，为阴中之阳，所以清头目也。"从气味中分厚薄，即从阴阳之中又可分阴阳，说明气薄者未必尽升，味薄者未必尽降。

药物升降浮沉与炮制的关系也十分密切，"凡为熟升生降"。比如，"黄连、黄芩、黄柏，治病在头面及手梢皮肤者，须酒炒之，借酒力上升也。咽之下、脐之上者，须酒洗之；在下者，生用。凡熟升生降也""用上焦药，须酒洗曝干""当归酒浸，助发散之用也"。

2.制定药类法象　张元素认为"药有气味厚薄、升降浮沉、补泻主治之法，各各不同"。"凡同气之物，必有诸味；同味之物，必有诸气。互相气味，各有厚薄，性用不等，制方者必须明其用矣"，因此，他在《医学启源》中叙述药物分类时，十分注重气味厚薄、升降浮沉的异同和辩证关系，制订了药类法象，将所举100多味药物分成风升生、热浮长、湿化成、燥降收、寒沉藏五类。

（1）风升生：属味之薄者，为阴中之阳，味薄则通，酸、苦、咸、平是也。包括防风、羌活、升麻、柴胡、葛根、威灵仙、细辛、独活、香白芷、牛蒡子、桔梗、藁本、川芎、蔓荆子、秦艽、天麻、麻黄、荆芥、薄荷、前胡等药。

（2）热浮长：属气之厚者，为阳中之阳，气厚则发热，辛、甘、温、热是也。包括黑附子、干姜、生姜、川乌头、高良姜、肉桂、桂枝、草豆蔻、丁香、厚朴、益智仁、木香、白豆蔻、川椒、吴茱萸、茴香、延胡索、缩砂仁、红蓝花、神曲等药。

（3）湿化成：戊土其本气平，兼气温凉寒热，以胃应之。己土其本味淡，兼味辛甘咸苦，以脾应之。包括黄芪、人参、甘草、当归、熟地黄、半夏、白术、苍术、橘皮、青皮、藿香、槟榔、莪术、京三棱、阿胶、诃子、桃仁、杏仁、麦芽、紫草、苏木等药。

（4）燥降收：属气之薄者，为阳中之阴，气薄则发泄，辛、甘、淡、平、寒、凉是也。包括茯苓、泽泻、猪苓、滑石、瞿麦、车前子、木通、灯草、通草、五味子、白芍、桑白皮、天门冬、麦门冬、乌梅、牡丹皮、地骨皮、枳壳、琥珀、连翘、枳实等药。

（5）寒沉藏：属味之厚者，为阴中之阴，味厚则泄，酸、苦、咸、寒是也。包括大黄、黄柏、黄芩、黄连、石膏、草龙胆、生地黄、知母、汉防己、茵陈蒿、朴硝、瓜蒌根、牡蛎、玄参、苦参、川楝子、香豉、地榆、栀子等药。

张元素将药物按照气味厚薄、升降浮沉分为五类，确系独创。虽然这种分类法有一定的局限性，很难准确地概括药物，但是在中药分类方法中却起到了承先启后的作用。

3.阐发苦欲补泻 张元素依据《内经》的理论，结合临床实践，对脏腑的苦欲和补泻做了较为详细的阐释，并尽可能结合方药以说明之。

对脏腑的补泻和气味的关系，张元素认为"肝胆，味辛补，酸泻；气温补，凉泻。心小肠，味咸补，甘泻；气热补，寒泻。脾胃，味甘补，苦泻；气温热补，寒凉泻。肺大肠，味酸补，辛泻；气凉补，温泻。肾膀胱，味苦补，咸泻；气寒补，热泻"。

对五脏的苦欲补泻，张元素为《素问·脏气法时论》的论述做了方药补充。如："肝苦急，急食甘以缓之，甘草。心苦缓，急食酸以收之，五味子。脾苦湿，急食苦以燥之，白术。肺苦气上逆，急食苦以泄之，黄芩。肾苦燥，急食辛以润之，黄柏、知母。"张元素认为针对性的治疗，其目的是"开腠理、致津液、通气血也""肝欲散，急食辛以散之，川芎；以辛补之，细辛；以酸泻之，白芍药。心欲软，急食咸以软之，芒硝；以咸补之，泽泻；以甘泻之，黄芪、甘草、人参""脾欲缓，急食甘以缓之，甘草；以甘补之，人参；以苦泻之，黄连。肺欲收，急食酸以收之，白芍药；以酸补之，五味子；以辛泻之，桑白皮。肾欲坚，急食苦以坚之，知母；以苦补之，黄柏；以咸泻之，泽泻"。张元素认为："酸、辛、甘、苦、咸，各有所利，或散、或收、或缓、或软、或坚，四时五脏病，随五味所宜也。"

对于五脏虚实苦欲的治疗，张元素还补充了相应的方剂。如："心苦缓，以五味子之酸收之。心欲软，软以芒硝之咸，补以泽泻之咸，泻以人参、甘草、黄芪之甘。心虚，则以炒盐补之。虚则补其母，木能生火，肝乃心之母，肝母生心火也，以生姜补肝。如无他证，钱氏安神丸是也。实则甘草泻之。如无他证，钱氏方中，重则泻心汤，轻则导赤散是也。"

"脾苦湿，急食苦以燥之，白术；脾虚则以甘草、大枣之类补之；实则以枳壳泻之。如无他证，虚则以钱氏益黄散，实则以泻黄散。心乃脾之母，炒盐补之；肺乃脾之子，桑白皮泻之。"

"肺苦气上逆，黄芩。肺欲收以酸，白芍药也，补以五味子之酸，泻以桑白皮之辛，虚则五味子补之，实则桑白皮泻之。如无他证，钱氏泻白散，虚则用阿胶散。虚则补其母，则以甘草补土；实则泻其子，以泽泻泻肾水。"

"肾苦燥，则以辛润之，知母、黄柏是也。肾欲坚，坚以知母之苦，补以黄柏之苦，泻以泽泻之咸。肾虚则以熟地黄、黄柏补之。肾本无实，不可泻，钱氏只有补肾地黄丸，无泻肾之药。肺乃肾之母，金生水，补母故也，又以五味子补之者是也。"

张元素把钱乙的地黄丸、泻青丸、安神丸、导赤散、益黄散、泻黄散、泻白散、阿胶散、地黄丸等选为五脏补泻的标准方剂。同时指出："凡药之五味，随五脏所入而为补泻，亦不过因其性而调之。"可以看出，张元素是十分重视药物性味与五脏之间的密切关系的。其阐释承前启后，而为后世师法。

4.创药物归经 药物的归经是指药物对于机体某部分的选择性作用。归经思想源于《黄帝内经》，却未用来解释具体的药物，历代医籍中虽有类似记载，但未形成系统理论。由于张元素临床极为重视脏腑辨证，遣药时就特别关注药物对某个或某些脏腑经络的特殊效用，因此发明了药物归经之说。他认为药物的作用与其所归之经息息相关，若能直入所病之经，则力专效宏，疗效愈显。

例如葛根"通行足阳明之经"、细辛"治少阴经头痛如神"、香白芷"治手阳明头痛"、麻黄"发太阳、太阴经汗"、羌活"手足太阳经风药"。

另如，同为泻脏腑之火药，"黄连泻心火，黄芩泻肺火，白芍药泻肝火，知母泻肾火，木通泻小肠火，黄芩泻大肠火，石膏泻胃火。柴胡泻三焦火，须用黄芩佐之；柴胡泻肝火，须用黄连佐之。胆经亦然。黄柏泻膀胱火"。他指出："已上诸药，各泻各经之火，不唯止能如此。更有治病，合为君臣，处详其宜而用之，不可执而言也。"只有掌握药物的归经，才能有的放矢地选用药物，从而获取确切的疗效。

5.引经报使说　张元素在创立归经学说的基础上，于制方学中又提出"引经报使"说。他认为在组方时可通过某一药物的特殊作用，引导全方到达某一脏腑经络，才能更好地发挥作用张元素重视脏腑辨证，并把脏腑经络和用药密切结合，发明了药物归经说。他归纳了手足十二经的引经报使药。如太阳小肠、膀胱经病，在上用羌活，在下用黄柏；少阳胆、三焦经病，在上用柴胡，在下用青皮；阳明胃、大肠经病，在上用升麻、白芷，在下用石膏；太阴脾、肺经病，用白芍药；少阴心、肾经病，用知母；厥阴肝、包络经病，在上用青皮，在下用柴胡。

在总结药物的性味功效时，张元素又强调了一些药物的引经报使作用。例如羌活"手足太阳引经"、升麻"足阳明胃、足太阴脾引经药"、柴胡"少阳、厥阴引经药也"、独活"足少阴肾引经药也"、香白芷"阳明经引经之药"、桔梗"谓之舟楫，诸药中有此一味，不能下沉"、川芎"少阳引经"药、附子"治湿药中宜少加之，通行诸经，引用药也"、川乌头"疗风痹、半身不遂引经药"。

6.六气内淫制方大法　张元素遣药制方，在《素问》气味理论的基础上，结合五运六气之说，根据《素问·至真要大论》六气之邪内淫而病的治疗原则制方，列为"风制法""暑制法""湿制法""燥制法""寒制法"。

风制法：肝，木，酸，春生之道也，失常则病矣。风淫于内，治以辛凉，佐以苦辛，以甘缓之，以辛散之。

暑制法：心，火，苦，夏长之道也，失常则病矣。热淫于内，治以咸寒，佐以甘苦，以酸收之，以苦发之。

湿制法：脾，土，甘，中央化成之道也，失常则病矣。湿淫于内，治以苦热，佐以咸淡，以苦燥之，以淡泄之。

燥制法：肺，金，辛，秋收之道也，失常则病矣。燥淫于内，治以苦温，佐以甘辛，以辛润之，以苦下之。

寒制法：肾，水，咸，冬藏之道也，失常则病矣。寒淫于内，治以甘热，佐以苦辛，以辛散之，以苦坚之。

张元素解释说："酸、苦、甘、辛、咸，即肝木、心火、脾土、肺金、肾水之本也。四时之变，五行化生，各顺其道，违则病生。圣人设法以制其变，谓如风淫于内，即是肝木失常也，火随而炽，治以辛凉，是为辛金克其木，凉水沃其火也。其治法例皆如此。"

张元素还以当归拈痛汤、天麻半夏汤为例，说明上述制方原则的实用性和指导意义。

例如，"当归拈痛汤：治湿热为病，肢节烦痛，肩背沉重，胸膈不利，遍身疼，下注于胫，肿痛不可忍。《经》云：湿淫于内，治以苦温。羌活苦辛，透关利节而胜湿；防风甘辛，温散经络中留湿，故以为君。水性润下，升麻、葛根苦辛平，味之薄者，阴中之阳，引而上行，以苦发之也。白术苦甘温，和中除湿；苍术体轻浮，气力雄壮，能去皮肤、腠理之湿，故以为臣。血壅而不流则痛，当归身辛温以散之，使气血各有所归。人参、甘草甘温，补脾养正气，使苦药不能伤胃。仲景云：湿热相合，肢节烦痛。苦参、黄芩、知母、茵陈者，乃苦以泄之也。凡酒制药，以为因用。治湿不利小便，非其治也。猪苓甘温平，泽泻咸平，淡以渗之，又能导其留饮，故以为佐。气味相合，上下分消，其湿气得以宣通矣"。

张元素把《内经》的制方理论和临床用药密切联系，并援引钱乙创拟的方剂充实其中，形成了一整套辨证立法处方的体系，从而丰富了方剂学说的理论。在"古方新病，甚不相宜"思想指导下，张元素创制了不少新方，如九味羌活汤、枳术丸、门冬饮子、天麻丸等，至今仍被广泛运用。

（三）注重扶养脾胃

治疗脏腑寒热虚实，施以温凉补泻之剂，尤其重视脾胃。张元素对脾胃虚实病证的治疗，有比较系统、完整的方法。

张元素以前人学说为基础，进行了精辟的论述。他认为："脾者，土也……消磨五谷，寄在胸中，养于四旁。""胃者，脾之腑也……人之根本。胃气壮则五脏六腑皆壮也。"并指出："五脏更相平也，一脏不平，所胜平之，此之谓也。故云：安谷则昌，绝谷则亡。水去则荣散，谷消则卫亡。荣卫散亡，神无所居。又仲景云：水入于经，其血乃成。谷入于胃，脉道乃行。故血不可不养，卫不可不温。血温气和，荣卫乃行。"这些论述，说明张元素充分认识到了脾胃在五脏中的地位，以及温养脾胃的重要意义。

张元素提出，土实泻之，方法有泻子、吐、下；土虚补之，方法有补母、补气、补血；本湿除之，方法有燥中宫、洁净府；标湿渗之，主要是开鬼门。胃实泻之，主要是泻湿热、饮食；胃虚补之，是补胃气以胜湿热、寒湿；本热寒之，主要为降火；标热解之，主要是解肌等。可以看出，张元素根据脾喜温运、胃喜润降的特点，分别确定了治脾宜守、宜补、宜升，治胃宜和、宜攻、宜降等治则。

凡脾土虚弱，张元素用药分补气和补血两个方面。补气如人参、黄芪、甘草、陈皮、升麻、葛根之属；补血如白术、白芍、大枣、木瓜、蜂蜜、胶饴、乌梅等品。这不仅是李杲治疗脾胃内伤立方用药之所本，而且对后世论治脾胃病有很大的启发。

张元素治病十分重视扶养脾胃，曾有"养正积自除"的名言。对于脾胃虚弱，饮食不消，谆谆告诫医者"不可用峻利食药"。他所说的峻利食药，指的就是攻积峻药，"峻利药必有情性，病去之后，脾胃安得不损乎？脾胃既损，真气、元气败坏，促人之寿"。此外，对老幼虚弱，脾胃不足，饮食不消之证，他变仲景枳术汤为枳实丸。原方枳实用量重于白术，以消化水饮为主，兼顾脾胃；枳术丸的白术用量重于枳实，则以补养脾胃为主，兼治痞消食。即"先补其虚，而后化其所伤"。正如其方后自注所说："白术者，本意不取其食速化，但令人胃气强实，不复伤也。"方中配荷叶芬芳升清，以之裹烧，又用米饭为丸，与白术协力，则更增强滋养胃气之功。不难看出，张元素对脾胃病治疗的主导思想，是以扶养为主，祛邪为辅，也就是前面所说的"养正积自除"之谓。为了保护脾胃，张元素在药物的炮制方面也特别注意。如对虚弱者，用大黄须煨；用黄柏、知母须酒浸曝干，"恐寒伤胃气也"。

张元素重视扶养脾胃的思想，对其弟子李杲、罗谦甫的临床用药和李杲脾胃学说的形成均产生了重要影响。

三、治疗经验

张元素具有丰富的临床经验，除对脏腑辨证和遣药制方进行总结和探讨外，在随证用药和各种杂病的治疗方面也做了可贵的总结。

（一）随证治病用药

张元素一生临床经验丰富，对如何选用药物，进行了全面的总结："头痛须用川芎，如不愈，各加引经药。太阳蔓荆，阳明白芷，少阳柴胡，太阴苍术，少阴细辛，厥阴吴茱萸。巅顶用藁本，去川芎。肢节痛用羌活，风湿亦用之。小腹痛用青皮、桂、茴香。腹痛用芍药，恶寒而痛加桂，恶热而痛加黄柏。腹中窄狭用苍术、麦芽。下部腹痛川楝子。腹胀用姜制厚朴、紫草。腹中实热用大黄、芒硝。心下痞用枳实、黄连。肌热去痰用黄芩；肌热亦用黄芪。虚热用黄芪，亦止虚汗。胁下痛、往来寒热用柴胡。胃脘痛用草豆蔻。气刺痛用枳壳，看何经，分以引经药导之。眼痛不可忍者，用黄连、当归根以酒浸煎。茎中痛用甘草梢。脾胃受湿，沉困无力，怠惰嗜卧，去痰，用白术、枳实、半夏、防风、苦参、泽泻、苍术。破滞气用枳壳，高者用之，能损胸中至高之气，二三服而已。陈皮、韭白、木香、白豆蔻、茯苓。调气用木香、香附子、丁、檀、沉。补气用人参、用（疑为石）膏、粳米。去滞气用青皮，多则泻元气。破滞血用桃仁、苏木、红花、茜根、玄胡索、郁李仁。补血不足用甘草、当归、阿胶。和血用当归，凡血受病皆用。血刺痛用当归，详上下用根梢。上部血，防风使牡丹皮、剪草、天麦二门冬；中部血，黄连使；下部血，地榆使。新血红色，生地黄；陈血瘀色，熟地黄。去痰用半夏，热痰加黄芩，风痰加南星。胸中寒邪痞塞，用陈皮、白术，然多则泻脾胃。嗽用五味、杏仁、贝母。去上焦湿及热，须用黄芩，泻肺火故也；去中焦湿与痛，用黄连，泻心火故也；去下焦湿肿及痛，并膀胱火，必用汉防己、草龙胆、黄柏、知母。渴者，用干葛、茯苓、天花粉、乌梅，禁半夏。心烦用栀子仁、牛黄、朱砂、犀角、茯苓。饮水多致伤脾，用白术、茯苓、猪苓。喘用阿胶。宿水不消，用黄连、枳壳。水泻用白术、茯苓、芍药。肾燥香豉。疮痛不可忍者，用苦寒药，如黄芩、黄连，详上下分根梢及引经药则可。小便黄用黄柏，涩者加泽泻，余沥者杜仲。惊悸恍惚用茯神、金虎睛珠。凡春加防风、升麻；夏加黄芩、知母、白芍药；秋加泽泻、茯苓；冬加桂、桂枝。凡用纯寒纯热药，必用甘草，以缓其力；寒热相杂，亦用甘草，调和其性也；中满者禁用，《经》曰：中满勿食甘。"

张元素的这一总结，对后人的临床随证用药有重要的影响。

（二）治疗杂症经验

1.解利外感 张元素认为"凡解利伤风，以防风为君，甘草、白术为佐。《经》曰：辛甘发散为阳。风宜辛散，防风味辛，乃治风通用，故防风为君，甘草、白术为佐。"对于伤风者恶风，用防风二钱，麻黄一钱，甘草一钱。如头痛，加川芎一钱；项下脊旁至腰痛者，羌活一钱；体沉重，苍术一钱；肢节痛，羌活一钱；目痛鼻干及痛，升麻一钱；或干呕，或寒热，或胁下痛者，俱加柴胡一钱。

2.治伤寒热食物 张元素认为，伤西瓜、冷水、牛乳寒湿之物，用白术二钱，川乌半钱，防风一钱，丁香一个，炙甘草一钱。伤羊肉、面、马乳，皆湿热之物，用白术一钱，黄连一钱，大黄二钱，炙甘草半钱，制黄芩一钱。

加减法：腹痛，加白芍药一钱；心下痞，枳实一钱；腹胀，厚朴半钱；胸中不利，枳壳半钱；腹中寒，陈皮三分；渴者，白茯苓一钱；腹中窄狭，苍术一钱；肢体沉重，制苍术一钱。

对于因怒而伤者，加甘草半钱；因忧而伤者，加枳壳半钱；因喜而伤者，加五味子半钱；因悲而伤者，加人参半钱。

3.治疗泻痢水泄 张元素认为，凡泻痢小便白，不涩为寒，赤涩为热也。完谷不化，而色不变，吐利腥秽，澄澈清冷，小便清白不涩，身凉不渴，脉细而微者，寒证也。谷虽不化，而色变非白，烦渴，小便赤黄而或涩者，热证也。

凡谷消化，无问他证及色变，便为热证也。寒泄而谷消化者，未之有也。

泻痢，白术、甘草；水泻，米谷不化，防风；伤食微加大黄；腹胀，厚朴；渴者，白茯苓；腹痛，白芍药、甘草为主。冬月，白芍药一半，白术一半；夏月，制黄芩。先见脓血，后见大便者，黄柏为君，地榆佐之；脓血相杂而下者，制大黄；先大便而后脓血者，黄芩二制。皆以当归根梢，详其上下而用之。腹不痛，白芍药半之。身体困倦，目不欲开，口不欲言，黄芪、人参；沉重者，制苍术；不思饮食者，木香、藿香叶；里急，大黄、芒硝、甘草下之；后重者，木香、藿香、槟榔和之。

4.治疗疮疡经验 对于疮疡的治疗，张元素以为，"苦寒为君，黄芩、黄柏、黄连、知母、生地黄酒洗；甘温为佐，黄芪、人参、甘草；大辛解结为臣，连翘、当归、藁本；辛温活血去瘀，当归梢、苏木、红花、牡丹皮"。

对脉浮者，为在表，宜行经，用黄连、黄芩、连翘、当归、人参、木香、槟榔、黄柏、泽泻。在腰以上至头上者，以枳壳作为引药，引至疮所。出毒消肿用鼠黏子。排脓选肉桂，入心引血化经。汗而不溃，伤皮者，用王瓜根、三棱、莪术、黄药子。疮痛甚，用黄芩、黄连、黄柏、知母。脉沉者在里，当疏利脏腑，利后用前药中加大黄，取利为度，随虚实定分量。痛者，则以当归、黄芪治之。

5.治目疾经验 眼目暴发赤肿，张元素选用"羌活、防风、香白芷、升麻、二制黄芩、黄连、甘草"等，"以防风、黄芩为君以泻火；和血为佐，黄连、当归是也。兼以各经药引之"。

白睛红，用白豆蔻少许，则以当归为主。去翳，用谷精花、蝉蜕、瞿麦、秦皮洗。养目血，菊花。明目，葳蕤、蜀椒、龙脑。目昏暗，则以熟地黄、当归根为君，以羌活、防风、甘菊花、甘草之类为佐。

四、临床验案

病例一

【原文】罗谦甫治建康道按察副使奥屯周卿子，年二十有三，至元戊寅春间，病发热，肌肉消瘦，四肢困倦，嗜卧盗汗，大便溏，多肠鸣，不思饮食，舌不知味，懒言，时来时去，约半载余。罗诊，脉浮数，按而无力，正应浮脉。歌云：脏中积冷荣中热，欲得生津要补虚。先灸中脱，乃胃之纪也，使引清气上行，肥腠理；又灸气海，乃生发元气，滋荣百脉，长养肌肉；又灸三里，乃胃之合穴，亦助胃气，撒上热，使下于阴分。以甘寒之剂泻热，佐以甘温，养其中气；又食粳米、羊肉之类固其胃气。戒以慎言语、节饮食、惩忿窒欲，病气日减。数月气得平复，逮二年，肥甚倍常。或曰：世医治虚劳病，多用苦寒之剂，君用甘寒之剂。羊肉助发热，人皆忌之，今食之而效，何也？罗曰：《内经》云，火位之主，其泻以甘。《脏气法时论》云：心苦缓，急食酸以收之，以甘泻之。泻热补气，非甘寒不可。若以苦寒泻其上，使脾土愈虚，火邪愈甚。又云：形不足者，温之以气；精不足者，补之以味。劳者温之，损者益之。补可去弱，人参、羊肉之类是已。先师亦曰：人参能补气虚，羊肉能补血虚之病。食羊肉，胡以疑为？或者曰：洁古之学，有自来矣。（《名医类案·卷五·虚损》）

【按语】周卿子之病，当为内伤热中证，故罗天益遵其师张元素的教诲，运用《内经》五脏苦欲补泻理论进行辨治，用灸气海、三里，生发元气，助胃气；用甘寒之粳米泻火，甘温之人参、羊肉滋养中气，使周卿之子的病气日减，肥甚倍常。至于引用的"心苦缓"是指因心气涣散，因而发热、盗汗、嗜卧；"以甘泻之"则为以甘寒之品益气泻热。

病例二

【原文】罗谦甫治真定王用之，年二十九岁，病积，脐左连胁如覆杯，腹胀如鼓，多青络脉，喘不能卧。时值暑雨，加之自利完谷，日晡潮热，夜有盗汗，以危急求治。罗视之，脉得浮数，按之无力。谓病家曰：凡治积，非有毒之剂攻之则不可。今脉虚弱如此，岂敢以常法治之？遂投分渗益胃之剂，数服而清便自调。继以升降阴阳，进食和气，而腹大减，胃气稍平，间以削之，月余良愈。先师尝曰：洁古有云，养正积自除。譬之满座皆君子，纵有小人，自无所容。今令真气实，胃气强，积自除矣。洁古之言，岂欺我哉？《内经》云：大积大聚，衰其大半而止。满实中有积气，大毒之剂尚不可过，况虚中有积者乎？此亦治积之一端也。邪正虚实，宜精审焉。（《名医类案·卷五·积块》）

【按语】王用之之积，实属脾胃虚弱，水湿内停之本虚标实证，故须投以分渗益胃之剂，养正以除积，间以削之，月余良愈。罗谦甫之治，正是受张元素重视扶养脾胃思想的影响，最终取得良效。

复习思考题

1. 张元素脏腑辨证的内容包括哪几个方面？你如何评价？
2. 张元素对药物的研究表现在哪些方面？最突出的成就是什么？
3. 张元素对方剂学的贡献有哪些？谈谈你对制方理论的认识。
4. 张元素治疗脾胃病的主导思想是什么？其确定的治脾治胃的原则是什么？
5. 简述张氏的枳术丸和仲景枳术汤的区别。

第三节　张从正

一、生平与著作

张从正，字子和，号戴人，睢州考城（河南省兰考县）人，因久居宛丘，又称为"宛丘张子和"，或径称"宛丘"，约生活于金正隆元年（1156）至金正大五年（1228）间。其曾被召补为太医，后因故辞归乡里，"隐然名重东州"。

《金史·列传·方伎》谓：张从正"精于医，贯穿《素》《难》之学，其法宗刘守真，用药多寒凉，然起疾救死多取效……古医书有汗下吐法……从正用之最精"。可见张从正之学源自《内经》《难经》《伤寒杂病论》，近则私淑刘完素。张从正主要著作有《儒门事亲》，另有《张子和心镜别集》凡7篇短文，系常德整理张从正之论所作。

《儒门事亲》15卷，前3卷28篇为其手定，复经麻九畴（字知几）润色加工，卷三后两篇文章及所余各卷，应为知几、仲明据其"平日所著论议，及尝试之效"整理编辑而成。诚如李濂所谓："子和草创之，知几润色之，而仲明又摭其遗。"《儒门事亲》前3卷共30篇文章，为张从正医论总集，最能反映他的学术思想；卷四~卷五为治病百法，论说100个病证的治疗方法；卷六至卷八为十形三疗，系从正医案专集，收集医案139则，以汗下吐三法为主，间用以情治情等疗法；卷九为杂记九门，包括误中涌法等内容；卷十为撮要图，包括天地六位藏象之图等，大抵述五运六气与内伤、外感病证辨治；卷十一为治病杂论，系仲明撷其遗而作；卷十二为三法六门，系门人归类其常用方剂；卷十三为刘河间先生三消论，因此书未传于世，麻九畴偶得之，恐为沉没，故与《儒门事亲》同时刊行；卷十四为治法心要，系门人随师习医所录读书笔记及释疑问难等；卷十五为世传神效名方，所录方剂多源于前人著述，或采自民间。

张从正业医50余载，"探历圣之心，发千载之秘，辨实于虚，识燠于寒，以至阴阳之所以造化，运气之所胜复，风土之异宜，形神之殊禀，无一不究其极。凡所拯疗，如取如携"。不仅在医学理论方面多所创见，而且为内、外、妇、儿等科积累了丰富的临床经验，对中医学的发展做出了卓著的贡献。

二、学术理论

（一）攻邪论

张从正面对上至皇帝下至平民喜补恶攻、滥用温补的不良风气，历陈种种为庸医或方士所误致死之例，"有服丹置数妾，而死于暴脱"，"有服草乌头、如圣丸，而死于须疮"，"有服乳石、硫黄，小溲不通"，"有习气求嗣，而死于精血"，"有嗜酒而死于发狂见鬼"，"有好茶而为癖"，有"病嗽，服钟乳粉数年，呕血而殒"等，并明确指出："诸药皆不可久服，但可攻邪邪去则已"。

1.病由邪生，攻邪已病　张从正认为：无论人体所患何病，均非人身素有，都是由邪气导致，其或由外而入，或自内而生。并指出由于感受天邪、地邪、人邪的不同，所中部位亦各相有别。他说："天之六气，风、暑、火、湿、燥、寒；地之六气，雾、露、雨、雹、冰、泥；人之六味，酸、苦、甘、辛、咸、淡。故天邪发病，多在乎上；地邪发病，多在乎下；人邪发病，多在乎中。此为发病之三也。"除此之外，尚有喜怒不节及药邪为病。邪气虽有内外之分，但其中人，"轻则传久而自尽，颇甚则传久而难已，更甚则暴死"，因此"速攻之可也，速去之可也"。在这种思想的指导下，他经过多年临床实践，提出邪气侵犯部位不同，攻邪方法亦应不同，即"处之者三，出之者亦三也。诸风寒之邪，结搏皮肤之间，藏于经络之内，留而不去，或发疼痛走注，麻痹不仁，及四肢肿痒拘挛，可汗而出之。风痰宿食，在膈或上脘，可涌而出之。寒湿固冷，热客下焦，在下之病，可泄而出之"。如此，因势利导，使邪气或由表解，或自上涌，或从下泄，邪气去则正气自安。张从正自述其用三法"识练日久，至精至熟，有得无失，所以敢为来者言也"。

张从正主攻而着眼于邪气，是根据疾病发生、发展机制来认识的。他极力反对社会上那些庸医无问病之久暂、体之虚实一味强调"当先固其元气，元气实，邪自去"的说法。指出"若先论固其元气，以补剂补之，真气未胜而邪已交驰横骛而不可制矣。唯脉脱下虚，无邪无积之人，始可议补。其余有邪积之人而议补者，皆鲧湮洪水之徒也"。

2.攻邪之法，行汗吐下　张从正以《内经》及《伤寒论》的理论为依据，统论三法治病，并谓："圣人止有三法无第四法也。"他还指出："世人欲论治大病，舍汗、下、吐三法，其余何足言哉！"其对三法的应用形成了一套完整的"理、法、方、药"体系。

（1）汗法：张从正指出："凡解表者，皆汗法也。"因此，除服用辛温解表或辛凉解表等药物发汗之外，其他如"灸、蒸、熏、渫、洗、熨、烙、针刺、砭射、导引、按摩"等，凡能疏散外邪的方法，都属于汗法。

对于汗法应用，张从正强调"发汗之法，辨阴阳，别表里，定虚实，然后汗之，随治随应"。可见用汗法治病首先要明辨阴阳、表里、虚实。

①适应病证：凡"风寒暑湿之气，入于皮肤之间而未深"者，最迅速有效的治法，莫如发汗。"飧泄不止，日夜无度，完谷下出"，亦可使用汗法。诸如"破伤风搐，牙关紧急，角弓反张""小儿之病，惊风搐搦，涎潮热郁""风寒湿痹，腰脚沉重浮肿，夜则痛甚"、狂病酒病，仍可使用汗法，或与吐法、下法连用，或与吐法兼用。

②处方用药：张从正指出："世俗止知唯温热者为汗药，岂知寒凉亦能汗也。""外热内寒宜辛温，外寒内热宜辛凉。"其处方范围极其广泛，具体包括：辛热解表的麻黄汤与桂枝汤等，麻黄汤为表实而设，桂枝汤则为表虚而设；辛温解表的升麻汤、葛根汤等；苦寒解表的大柴胡汤、小柴胡汤、柴胡饮子等；辛凉解表的防风通圣散、双解散、当归散子等。同时将常用药物按辛温、辛热、辛平、辛凉、甘温、甘平、甘寒、苦温、苦寒、苦平、酸微寒、辛酸寒等进行分类，并按类分别列出荆芥、白芷、薄荷、浮萍等40味药物。上述所列方药虽不尽善，且有可商之处，但确为后世医家处方遣药开拓了思路。

除此之外，张从正还对辛温解表法与辛凉解表法的运用积累了丰富的经验。例如，"凡解利、伤寒、时气疫疾，当先推天地寒暑之理，以人参之。南陲之地多热，宜辛凉之剂解之；朔方之地多寒，宜辛温之剂解之。午未之月多暑，宜辛凉解之；子丑之月多冻，宜辛温解之。少壮气实之人，宜辛凉解之；老耆气衰之人，宜辛温解之。病人因冒寒、食冷而得者，宜辛温解之；因役劳、冒暑而得者，宜辛凉解之。病人禀性怒急者，可辛凉解之；病人禀性和缓者，可辛温解之。病人两手脉浮大者，可辛凉解之；两手脉迟缓者，可辛温解之。如是之病，不可一概而用，偏热寒凉及与辛温，皆不知变通者。夫地有南北，时有寒暑，人有衰旺，脉有浮沉，剂有温凉，服有多少，不可差玄。"

③其他方法：张从正除论方药发汗外，还特别举出"前人用之有验"的导引、熏渍等发汗方法，以示后人。若"导引而汗者，华元化之虎、鹿、熊、猴、鸟五禽之戏，使汗出如傅粉，百疾皆愈"；"张苗治陈廪丘，烧地布桃叶蒸之，大汗立愈"；"许胤宗治许太后感风不能言作防风汤数斛，置于床下，气如烟雾，如其言，遂愈能言"。这些简便易行的外治方法，简便灵验。

④注意事项：张从正告诫人们在使用汗法时，应使患者"周身漐漐然，不欲如水淋漓，欲令手足俱周遍，汗出一二时为佳。若汗暴出，邪气多不出，则当重发汗，则使人亡阳。凡发汗中病则止，不必尽剂。要在剂当，不欲过也"。

（2）吐法：张从正指出："凡上行者，皆吐法也。"诸如引涎、漉涎、嚏气、追泪等，凡能使邪气涌而出之的方法，均属于吐法。

对于吐法应用张从正曰"曾见病之在上者，诸医尽其技而不效。余反思之，投以涌剂，少少用之，颇获征应。既久，乃广访多求，渐臻精妙。过则能止，少则能加，一吐之中，变化无穷。屡用屡验，以至不疑"。

①适应病证：张从正指出："《内经》曰：下痢脉迟而滑者，内实也；寸口脉微滑者，上实也。皆可吐之。王冰曰：上盛不已，吐而夺之。仲景曰：宿食在上脘，当吐之。又如宿饮酒积在上脘者，亦当吐之……仲景曰：病人手足厥冷，两手脉乍结，以客气在胸中，心下满而烦，欲食不能食者，知病在胸中，当吐之"。此外，凡风痰、客气等在膈或上脘以上成实者，均可涌而出之。诚如他所说："自胸以上，大满大实，痰如胶粥，微丸微散，皆儿戏也。非吐病安能出？"

②处方用药：张从正全面继承历代医家吐法方药治疗经验，并发挥颇多。如：伤寒头痛用瓜蒂散，杂病头痛用葱根白豆豉汤，痰、饮、食证用独圣散加茶末少许，两胁肋刺痛濯濯水声者用独圣散加全蝎梢。其常用涌吐药物有豆豉、瓜蒂、郁金、常山、藜芦、参芦头、蝎梢等36味，

其中常山、胆矾、瓜蒂有小毒，藜芦、芫花、轻粉、乌附尖有大毒，其他皆无毒性，可"各对证擢而用之"。根据张从正经验，凡用瓜蒂及诸草木类药物引起呕吐不止的，宜煎麝香汤解之。用藜芦而引起呕吐不止的，则以葱白汤解之。用矿石类药物引起呕吐不止的，当以甘草、贯众解之。

③其他方法：张从正曰："上涌之法，名曰撩痰。"其所谓撩痰者，系"以钗股、鸡羽探引，不出，以齑投之；投之不吐，再投之；且投且探，无不出者"。可见他不仅使用药物催吐，而且常以钗股、鸡羽等进行物理刺激以吐出病邪。

④注意事项：张从正指出："涌吐之药，或丸或散，中病则止，不必尽剂，过则伤人。"使用吐剂当先小服，不效则积渐加之。若身体健壮的可以一吐而安，身体弱者则可分作三次吐之。吐后转天或见轻快，或者转甚，凡吐之而邪气未尽的，均可等待数日再行催吐。吐至昏眩，切勿惊疑，饮冰水可解，无冰水时，饮新汲水亦可。吐后觉渴者，可饮用冰水、新汲水，或食瓜、梨、柿及凉物，毋须服药。吐后唯禁贪食过饱及难以消化的食物，大禁房劳与情志刺激。

张从正明确吐法禁忌："性行刚暴，好怒喜淫之人，不可吐；左右多嘈杂之言，不可吐；病人颇读医书，实非深解者，不可吐；主病者不能辨邪正之说，不可吐；病人无正性，妄言妄从，反复不定者，不可吐；病势巇危，老弱气衰者，不可吐；自吐不止，亡阳血虚者，不可吐；诸吐血、呕血、咯血、衄血、嗽血、崩血、失血者，皆不可吐，吐则转生他病，浸成不救，反起谤端。"

张从正感叹吐法"废之久矣"！世俗之人则对他使用该法治病甚为惊骇，且多谤议，其深为此道能否再兴而忧虑。因此，他谆谆告诫后人"必标本相得，彼此相信，真知此理，不听浮言，审明某经某络，某脏某腑，某气某血，某邪某病，决可吐者，然后吐之。是予之所望于后之君子也。庶几不使此道湮微，以新传新耳"。

（3）下法：张从正指出："凡下行者，皆下法也。"除用药物泻下通便之外，他如催生、下乳、磨积、逐水、破经、泄气等具下行作用的方法，均属下法。

对于下法应用，张从正曰"人之食饮酸咸甘苦百种之味，杂凑于此，壅而不行，荡其旧而新之，亦脾胃之所望也"。指出下法较为适宜脾胃的病变。

①适应病证：凡"积聚陈莝于中，留结寒热于内"，"寒湿固冷，热客下焦，在下之病，可泄而出之"；"宿食在胃脘，皆可下之……若（下后）心下按之而硬满者，犹宜再下。如伤寒大汗之后，重复劳发而为病者，盖下之后热气不尽故也，当再下之。若杂病腹中满痛不止者，此为内实也……故可下之，不计杂病、伤寒，皆宜急下之"；"伤寒热病，时气瘟毒，发斑泻血，燥热发狂，大作汤剂，以荡涤积热"；"伤寒大汗之后，发热，脉沉实，及寒热往来，时时有涎嗽者，宜大柴胡汤加当归煎服之，下三五行，立愈"；"目黄、九疸、食劳，皆属脾土，可下之，宜茵陈蒿汤。或用导水丸、禹功散，泻十余行。次以五苓散、桂苓甘露散、白术丸等药，服之则愈矣"；"腰脚胯痛，可用甘遂粉"；"落马堕井、打仆闪肭损折、汤沃火烧、车碾犬伤、肿发焮痛、日夜号泣不止者……峻泻三四十行，痛止肿消"。

②处方用药：张从正运用攻下法，并不囿于脾胃的病变，其根据热郁、寒凝、水聚、食积、痰结、血瘀等不同性质的邪实，将常用攻下方剂分为如下五类：即寒药攻下方有调胃承气汤、大承气汤、小承气汤、桃仁承气汤、陷胸汤、大柴胡汤；凉药攻下方有"八正散泄热兼利小溲、洗心散抽热兼治头目、黄连解毒散治内外上下畜热而不泄者、四物汤凉血而行经者也、神芎丸解上下畜热而泄者也"；温药攻下方有"无忧散下诸积之上药也、十枣汤下诸水之上药也"；热药攻下方有煮黄丸、缠金丸；调中攻下方有三一承气汤、调中汤。

　　张从正临床使用下法，尤以寒凉之剂为多，因此极为推崇大承气汤，并为该方方义作解："大黄苦寒，通九窍，利大、小便，除五脏六腑积热；芒硝咸寒，破痰散热润肠胃；枳实苦寒，为佐使，散滞气，消痞满，除腹胀；厚朴辛温，和脾胃，宽中通气。此四味虽为下药，有泄有补，卓然有奇功。"他还以大承气汤加姜枣煎之改作调中汤，"治中满痞气不大便者，下五七行，殊不困乏。次日必神清气快，膈空食进"。

　　张从正将常用30味攻下药物按寒、凉、温、热、平等不同性质分类，同时指出：其中"唯牵牛、大戟、芫花、皂角、羊蹄根、苦瓠子、瓜蒂有小毒，巴豆、甘遂、腻粉、杏仁之有大毒，余皆无毒"。在诸毒之中以巴豆为甚，他认为此药"下后使人津液涸竭，留毒不去，胸热口燥，他病转生。故下药以巴豆为禁"。

　　③注意事项：张从正运用下法，主张宜根据病情的缓急轻重而治。诸如："急则用汤，缓则用丸，或以汤送丸，量病之微甚，中病即止，不必尽剂，过而生愆"；"积年之患，岂可一药而愈？即可减而去之"；"若人年老衰弱，有虚中积聚者，止可五日一服万病无忧散"；"至如沉积多年羸劣者，不可便服陡攻之药"。他还指出：洞泄寒中、伤寒脉浮、表里俱虚、五痞心证、厥而唇青手足冷、小儿慢惊、两目直视鱼口出气、十二经败甚等，凡属其一者，均禁止使用下法。

　　张从正在临证中或单独使用其中一法，或先后使用二三法，或三法并用，各相病之所宜而用之。他说："以余之法，所以该众法也。"其不仅扩大了汗、吐、下三法的范围，而且积累了丰富的以三法治疗疾病的经验，提高了三法的理论，发展了中医的治则学说。

（二）血气说

　　《内经》认为血气的盛衰及正常运行是人体健康与否的重要标志。诚如《灵枢经·天年》所谓："人生十岁，五脏始定，血气已通……二十岁，血气始盛，肌肉方长……六十岁，心气始衰，苦忧悲，血气懈惰。"《灵枢经·本脏》则进一步指出："人之血气精神者，所以奉生而周于性命者也。"说明人以血气为本而奉养周身，维持机体内各个脏腑、组织、器官的生理功能。张从正在前人论述的基础上，十分重视血气流通，并进一步发展了这一学说。

　　1.血气流通，祛邪安正　《内经》尤为重视血气流通。《经》曰"血和，则经脉流行，营复阴阳，筋骨劲强，关节清利""脉道以通，血气乃行""气血正平，长有天命"。一旦血气壅塞，就会出现"血气不和，百病乃变化而生"。因此，治病的关键即"疏其血气，令其条达，而致和平"。张从正精研《内经》，并指出，《内经》一书，唯以血气流通为贵，目的是告诫人们要经常保持气血通畅，使其运行无碍，此为祛病延年的重要条件。

　　凡"积聚陈莝于中，留结寒热于内"，均以祛除为快。"陈莝去而肠胃洁，癥瘕尽而荣卫昌。"否则，"气热则内结，结甚则肿胀，肿胀甚则痹"，而为喉痹。"热气上行，结薄于喉之两傍，近外肿作，以其形似，是谓乳蛾…其比乳蛾差小者，名闭喉。热结于舌下，复生一小舌子，名曰子舌胀。热结于舌中，舌为之肿，名曰木舌胀……热结于咽，项肿绕于外，且麻且痒，肿而大者，名曰缠喉风。喉痹暴发暴死者，名走马喉痹。""风热结薄于乳房之间，血脉凝注，久而不散，溃腐为脓"，而成乳痈。白带则是"遗热于带脉之间。热者，血也。血积多日不流，火则从金之化。金曰从革而为白，乘少腹间冤热，白物滑溢，随漫而下，绵绵不绝，多不痛也。或有痛者则壅碍，因壅而成痛也"。妇人产后脐腹腰痛，乃败血恶物所致，"医者便作虚冷，以燥热药治之，误已久矣。《难经》曰：诸痛为实。实者，热也"；"人热则血行疾而多，寒则血行迟而少"。北人卫德新，"冬月饮寒则冷，病腰常直，不能屈伸，两足沉重，难于行步"，诸医皆谓之肾虚，唯张从正认为此证是"太阳为寒所遏，血坠下滞腰间也，必有积血，非肾也"。可见，寒热之邪均能导致血气郁滞不畅。张从正治疗此类疾病，常用吐、汗、下三法，"吐之令其条达也，汗者是风随汗出也，下者是推陈致新也"，目的是使气血流通。证属热者多以寒药降火益水，和血通经；属寒者如卫德新病腰强不能屈伸则以药下数百行，去血一二斗，次以九曲玲珑灶蒸之，汗出三五次而愈。

2.血实决之，急刺出血　张从正指出："《内经》云：'血实者宜决之。'决者，破其血也。"所谓血实多指血热壅滞为病，故用针出血以清火热之邪，血行自然通畅，正气较易恢复。因此，他说："出血者，乃所以养血也。"张从正的出血疗法主要用于上部疾患，诸如目暴赤肿、重舌木舌、咽肿喉痹、头风、头痛腰脊强、年少发早白落或有白屑以及在下的阴囊燥痒等证，此皆血热太过所致。诚如他所说："大抵治喉痹，用针出血，最为上策。《内经》曰：火郁发之。发谓发汗，然咽喉中岂能发汗，故出血者，乃发汗之一端也。"可见，出血与发汗，"名虽异而实同"，有时还能治疗发汗所不能治的一些疾病。

张从正临证使用出血疗法积累了丰富的经验，根据《儒门事亲》的记载其治疗病证多达十余种。例如，他诊治目疾，认为"目不因火则不病……气轮变赤，火乘肺也；肉轮赤肿，火乘脾也；黑水神光被翳，火乘肝与肾也；赤脉贯目，火自甚也"。其对目赤肿痛的治疗方法，在药可用咸寒以行吐下；用针则可刺神庭、上星、囟会、前顶、百会、攒竹、丝竹空上兼眉际等穴出血，亦可用草茎弹鼻两孔内出血，"血之翳者，可使立退；痛者，可使立已；昧者，可使立明；肿者，可使立消"。至于咽肿喉痹，则于肿处急刺出血，或以𬭚针微刺两手少商穴出血，可愈。雷头风，可用𬭚针刺头上赤肿处出血。背疽则以𬭚针于肿焮处乱刺出血。小儿眉炼可用针刺之出血，一次不愈，当再刺之。小儿赤瘤丹肿，可用𬭚针砭刺出血而愈。面肿风，可以草茎弹鼻，致大出血则消。风搐反张，可以针刺百会穴出血二杯。背项痤疖，可用𬭚针刺委中出紫血。两股湿癣，当以痒时，用𬭚针于癣上各刺百余针，其血出尽，病可除。其治大暑之病，当诸药无效之时，却从其头，数刺其有，出血立愈。在上述诸证的治疗中，他或单独使用出血疗法，或与内服、外敷药物、发汗、外洗等方法并用，均能取得很好的效果。

张从正虽然擅用出血疗法，但从不孟浪行事。特别指出：太阳、阳明二经多血故宜出血，而少阳经血少则不宜出血。所谓"刺太阳、阳明出血，则目愈明；刺少阳出血，则目愈昏"，说明刺之出血首先要辨明经络气血多寡，凡血少之经则不宜出血。"雀目不能夜视及内障，暴怒大忧之所致也。皆肝主目，血少，禁出血，止宜补肝养肾""小儿不可刺囟会，为肉分浅薄，恐伤其骨""后顶、强间、脑户、风府四穴，不可轻用针灸，以避忌多故也"，出血之后，禁食"兔、鸡、猪、狗、酒、醋、湿面，动风生冷等物"，避免精神刺激及过度劳累。

（三）补益观

张从正创立"攻邪论"，大倡"病由邪生，攻邪已病"，用药主"攻"，善用汗、吐、下三法治病，为人所共知，历代研究者不乏其人。俗工讪其"好用寒凉"，甚至连朱丹溪亦讥其"唯务攻击"，不少人以其用药偏颇而妄加指斥。然而，张从正确非肆行攻伐的片面机械的主攻论者。他对补法的认识及运用亦有很多独到之处，诚如王孟英祖父永嘉公所说："亘古以来，善治病者，莫如子和先生，不仅以汗、吐、下三法独擅千古也。"

1.虚者当补，药尽其用　有人曾根据张从正"养生当论食补，治病当论药攻"的论点，提出他认为补法只宜于养生，若论治病唯有攻邪，其实这是对张从正的误解。他曾经指出，庸工治疗五虚证与五实证，草草补泻，杯水车薪，竟无成功，反谓：虚者不可补，实者不可泻。并认为这种说法是不恰当的。故此直言："不虚者强补，不实者强攻，此自是庸工不识虚实之罪也。岂有虚者不可补，实者不可泻之理哉！五实证，汗下吐三法俱行更快。五虚证，一补足矣。"可见虚者当补也是张从正所倡导的治疗疾病的大法。他在具体运用中特别注重培补先后天之气。同时也注意结合病情选用相应的药物。否则，"虽补之而非其药，本当生者反钝滞迁延，竟至于死"。

张从正对虚损病证虽少详细论述，但提出了大致的治疗方法。其谓："病人多日，虚损无力，补之以无比山药丸则愈。"无比山药丸由山药、肉苁蓉、五味子、菟丝子、杜仲、牛膝、泽泻、熟地黄、山茱萸、茯苓、巴戟天、赤石脂等药物组成，见于《太平惠民和剂局方》。本方补脾肾，强筋骨，用以治疗脾肾亏损而致的腰腿无力、身体衰弱、头痛目眩、手足逆冷等症。张从正将此方作为治疗虚损的专方，说明其对本证的认识从病因到治疗均是从脾肾着眼，因此"虚者当补"的重点也是调补脾肾二脏。他在临床实践中虽然能根据各种不同的病证变换处方，但是注意固护先后天之气的原则是不变的，这个原则从其验案中也能充分反映出来。例如"赵显之案"："昔维阳府判赵显之，病虚羸，泄泻褐色，乃洞泄寒中证也。每闻大黄气味即注泄。余诊之，两手脉沉而软，令灸水分穴一百余壮，次服桂苓甘露散、胃风汤、白术丸等药，不数月而愈。"病虚羸、洞泄寒中，日久必伤及脾肾阳气，阳虚阴盛，寒自内生。急灸水分，以温补脾肾之阳；继则服药，先用自制桂苓甘露散攻补兼施，复以胃风汤、白术丸温补脾胃而收功。

"虚者补之，实者泻之"，此为治疗一切疾病所当遵循的大法。张从正治病工于泻法，又何尝不擅于补法呢？他在回答那些讥笑自己"好用寒凉"的人时说道："予岂不用温补，但不遇可用之证也。"这也是《儒门事亲》中有关补法的论述及治验较少的重要原因之一，绝不可误认为其重攻轻补。

2.虚实相间，攻补兼施　疾病有虚实，治疗有补泻，这是辨治一切疾病的总则。人们在各自的实践中又不断地丰富它的内容，张从正就是比较突出的一个。其认为不少疾病是有虚必有实，因此在治疗上则宜攻补兼施。他对自己的用药方法解释说："余虽用补，未尝不以攻药居其先。何也？盖邪未去而不可言补，补之则适足资寇。"在具体运用中他还分别采取先攻后补或先补后攻等不同的方法，同样取得满意的疗效。例如治疗息城酒监赵讲道病腰痛案。

张从正尝谓："善用药者，使病者而进五谷者，真得补之道也。"其临证往往于攻邪除痰之后，继以粱肉补之，俾病消而气复，胃气复则形精足，形精足则人体复归于常。张从正还进一步阐发了《内经》"食养尽之"的理论。他说："病蠲之后，莫若以五谷养之，五果助之，五畜益之，五菜充之，相五脏所宜，毋使偏倾可也。"以药先攻，以食善后，善始善终，这在从正的医案中是屡见不鲜的。

3.损其偏亢，以求其平　张从正医旨，损有余补不足。其谓："余用补法则不然。取其气之偏胜者，其不胜者自平矣。医之道，损有余，乃所以补其不足也。余尝曰：吐中自有汗，下中自有补。"人所以患病，是由于体内阴阳失调，具体反映就有虚实两个方面，这是张从正确立上述治法的根据，他从"气之偏胜者"着眼，制其偏胜则其不胜者自平，因此损其有余即是补其不足，正所谓"下中自有补"。

张从正援引《难经》"东方实，西方虚，泻南方，补北方"之说，进而指出对肝木实而肺金虚的病人，可以采用泻心火、补肾水的方法，使有余得"损"，不足得"补"，最终达到"权衡之得其平"的目的。可见张从正论攻与补，自有其道。

（四）情志疗法

张从正精于情志疗法，其以《内经》的理论为基础，不仅通过临床实践进一步丰富了前人的理论，而且大大扩充了情志疗法所治疾病的范围。特别是运用《内经》五行相胜之理，采取以情胜情的方法，治愈了诸多因情志变化而引发的疾病。其论理之深刻，治法之巧妙，均足资后世取法。

张从正在《儒门事亲·九气感疾更相为治衍》中述《内经》"百病皆生于气"之说，用大量笔墨阐论怒、喜、悲、恐、惊、思为病。例如，《素问·举痛论》曰："怒则气上，喜则气缓，悲则气消，恐则气下……惊则气乱……思则气结…怒则气逆，甚则呕血及飧泄，故气上矣。喜则气和志达，荣卫通利，故气缓矣。悲则心系急，肺布叶举，而上焦不通，荣卫不散热气在中，故气消矣。恐则精却，却则上焦闭，闭则气还，还则下焦胀，故气不行矣……惊则心无所倚，神无所归，虑无所定，故气乱矣……思则心有所存，神有所归，正气留而不行，故气结矣。"《灵枢·本神》曰："怵惕思虑者则伤神，神伤则恐惧流淫而不止。因悲哀动中者，竭绝而失生。喜乐者，神惮散而不藏。愁忧者，气闭塞而不行。盛怒者，迷惑而不治。恐惧者，神荡惮而不收。"他认为《素问》所论病机甚详，但于病证所论则略，"唯《灵枢经》论思虑、悲哀、喜乐、愁忧、盛怒、恐惧而言其病"，并在《灵枢经》论病的基础上推而广之。其谓："怒气所至，为呕血，为飧泄，为煎厥，为薄厥，为阳厥，为胸满胁痛。食则气逆而不下，为喘渴烦心，为消瘅，为肥气，为目暴盲、耳暴闭、筋解，发于外为痈疽痛。喜气所至，为笑不休，为毛发焦，为内病，为阳气不收，甚则为狂。悲气所至，为阴缩，为筋挛，为肌痹，为脉痿，男为数溲血，女为血崩，为酸鼻辛颐，为目昏，为少气不足以息，为泣则臂麻。恐气所至，为破䐃脱肉，为骨酸痿厥，为暴下绿水，为面热肤急，为阴痿，为惧而脱颐。惊气所至，为潮涎，为目，为口呿，为痴痫，为不省人，为僵仆，久则为痛痹……思气所至，为不眠，为嗜卧，为昏瞀，为中痞三焦闭塞，为咽嗌不利，为胆瘅呕苦，为筋痿，为白淫，为得后与气快然如衰，为不嗜食。"同时指出《内经》针对情志所致疾病，是以五行相胜之理治之。

《素问·阴阳应象大论》曰："怒伤肝，悲胜怒……喜伤心，恐胜喜……思伤脾，怒胜思……忧伤肺，喜胜忧……恐伤肾，思胜恐。"张从正则进一步提出："悲可以治怒，以怆恻苦楚之言感之；喜可以治悲，以谑浪亵狎之言娱之；恐可以治喜，以恐惧死亡之言怖之；怒可以治思，以污辱欺罔之言触之；思可以治恐，以虑彼志此之言夺之。凡此五者，必诡诈谲怪，无所不至，然后可以动人耳目，易人听视。若胸中无材器之人，亦不能用此五法也。"（《儒门事亲·卷三·九气感疾更相为治衍二十六》）张从正精通此道，熟练地将这一理论应用于临床，常常是不药而愈。例如："息城司侯，闻父死于贼，乃大悲哭之。罢，便觉心痛，日增不已，月余成块，状若覆杯，大痛不住，药皆无功。议用燔针炷艾，病人恶之，乃求于戴人。戴人至，适巫者在其旁，乃学巫者，杂以狂言以谑病者，至是大笑，不忍回。面向壁，一二日，心下结块皆散。戴人曰：《内经》言忧则气结，喜则百脉舒和。又云：喜胜悲。"（《儒门事亲·卷七·因忧结块一百》）又如："一富家妇人，伤思虑过甚，二年不寐，无药可疗，其夫求戴人治之。戴人曰：两手脉俱缓，此脾受之也，脾主思故也。乃与其夫，以怒而激之。多取其财，饮酒数日，不处一法而去，其人大怒汗出，是夜困眠。如此者，八九日不寤。自是而食进，脉得其平。"（《儒门事亲·卷七·不寐一百二》）前者以喜胜忧，后者以怒胜思，治法之巧，确有异曲同工之妙。

张从正还在临证实践中，创造性地提出及发展了《内经》之说。例如，予"惊恐"的概念清晰明确："惊者为阳，从外入也；恐者为阴，从内出也。"对"惊恐"一类疾病的辨证和治疗理清了思路。另对"惊者平之"也赋予了新的涵义，对由突然刺激导致的气乱而惊，提出"平者常也，平常见之必无惊"，通过频繁的刺激，使之逐渐适应而消除，此即"习可以治惊"。

三、临床验案

病例一

【原文】卫德新之妻，旅中宿于楼上，夜值盗劫人烧舍，惊坠床下。自后每闻有响，则惊倒不知人，家人辈蹑足而行，莫敢冒触有声，岁余不瘥。诸医作心病治之，人参、珍珠及定志丸，皆无效。戴人见而断之曰：惊者为阳，从外入也；恐者为阴，从内出也。惊者，为自不知故也；恐者，自知故也。足少阳胆经属肝木，胆者敢也，惊怕则胆伤矣。乃命二侍女执其两手，按高椅之上，当面前，下置一小几。戴人曰"娘子当视此"，一木猛击之，其妇大惊。戴人曰"我以木击几，何以惊乎"？伺少定击之，惊也缓；又斯须，连击三五次；又以杖击门，又暗遣人击背后之窗；徐徐惊定而笑曰："是何治法？"戴人曰："《内经》云：'惊者平之'，平者常也，平常见之必无惊。"是夜使人击其门窗，自夕达曙。夫惊者，神上越也；从下击几，使之下视，所以收神也。一二日，虽闻雷亦不惊。德新素不喜戴人，至是终身厌服，如有言戴人不知医者，执戈以逐之。(《儒门事亲·卷七·惊一百三》)

【按语】此案病因为"惊、恐所伤"，具体治法堪称中医心理疗法的经典。本案中体现张子和二个创新，一是明确惊恐所伤阴阳不同，"惊者为阳，从外入也；恐者为阴，从内出也"。二是依据具体病情，创新性提出《内经》云'惊者平之'，平者常也，平常见之必无惊"的新治法，并谓"惊以其忽然而遇之也，使习见习闻则不惊矣"，通过频繁的刺激，使之逐渐适应而消除，此即"习可以治惊"。

本案具体情志疗法体现有三：一是根据《内经》以情胜情之"恐伤肾，思胜恐"理论，治疗首先启发患者思维，"当面前，下置一小几。戴人曰：娘子当视此，一木猛击之……曰：我以木击几，何以惊乎？"并启发患者思维及提问："徐徐惊定而笑曰：是何治法？"二是分析患者具体病因时，依据《内经》理论"惊者平之"，提出"平者常也，平常见之必无惊"的创新理论及其治法"是夜使人击其门窗，自夕达曙"。三是通过病因分析，提出"惊怕则胆伤矣……夫惊者，神上越也"，故治疗以"乃命二侍女执其两手，按高椅之上，当面前，下置一小几……从下击几，使之下视，所以收神也"。本案因为简洁而灵活的创新及其情志疗法，堪称后世心理疗法之楷模。正如程门雪所言："子和治法最奇、独到"。

病例二

【原文】宛丘营军校三人，皆病痿，积年不瘥。腰以下，肿痛不举，遍身疮赤，两目昏暗，唇干舌燥，求疗于戴人。戴人欲投泻剂，二人不从，为他医温补之药所惑，皆死。其同病有宋子玉者，俄省曰：彼已热死，我其改之？敬邀戴人。戴人曰：公之疾，服热药久矣。先去其药邪，然后及病邪，可下三百行。子玉曰：敬从教。先以舟车丸、浚川散，大下一盆许。明日减三分，两足仍不仁，是日觉痛痒。累至三百行始安。戴人曰：诸痿独取阳明。阳明者，胃与大肠也。此言不止谓针也，针与药同也。(《儒门事亲·卷六·痿四十七》)

【按语】此案记载于《儒门事亲》，金元时人，受"局方流弊"影响颇深，喜服温补，或温燥丹药。本案三人，皆患病痿，病程迁延，病状相似，初闻戴人欲投泻剂，皆不从。后因二人，温补致死，方才醒悟；因病因为湿热蕴结胃肠，胃肠属阳明之经，故子和治法依据《内经》曰"治痿者独取阳明"，提出针、药同理，累下"三百行始安"。体现了张子和"治病当论药攻"的真知灼见。

病例三

【原文】息城酒监赵进道，病腰痛，岁余不愈。诊其两手脉，沉实有力，以通经散下五七行；次以杜仲去粗皮细切，炒断丝为细末，每服三钱；猪腰子一枚，薄批五七片，先以椒盐淹去腥水，掺药在内，裹以荷叶，外以湿纸数重封，以文武火烧熟，临卧细嚼，以温酒送下；每旦以无比山药丸一服，数日而愈。（《儒门事亲·卷二·推原补法利害非轻说十七》）

【按语】此案腰痛病久，必累于肾，观其脉象，虚实夹杂，张子和治疗攻补兼施，先以痛经散（陈皮去白、当归各一两，甘遂以面包，不令透水，煮百余沸，取出，用冷水浸过，去面焙干。上为细末。每服三钱，温汤调下，临卧服）下五七行，破血通经，使实邪去；次以杜仲制猪腰合无比山药丸食疗，补肝脾、益肾精、壮筋骨；使经年之疾数日得愈。恰是张子和"养生当论食补，治病当论药攻"及攻补兼施的完整体现。本案也充分展现了子和对攻法和补法的运用都可谓匠心独具。

复习思考题

1. 如何理解张从正"病由邪生"的理论？
2. 试述张从正汗、吐、下三法的立论根据、适应证及临床应用。
3. 张从正的血气说包括哪些内容？
4. 如何理解张从正的补益观？
5. 张从正怎样发展了《黄帝内经》的情志疗法？

第四节 李杲

一、生平与著作

李杲，字明之，晚号东垣老人，金元时真定（今河北省正定市）人，生于1180年（金大定二十年），卒于1251年（元宪宗元年）。

李杲出身富豪之家，早年其母患病，遍延诸医，杂药乱投，竟不知为何证而毙。李杲痛悔自己不知医，于是以千金为贽，受业于易州张元素，尽得其传而多阐发。他不仅重视脏腑辨证，且精于遣药制方，尤其对《内经》《难经》等典籍深有研究，结合其丰富的临床经验，对脾胃与元气的关系做了重要的发挥，提出"内伤脾胃，百病由生"的论点，独具见地。李杲治疗脾胃内伤诸病，主用益气升阳，结合苦寒泻火，对后世影响甚大。其著作有《脾胃论》《内外伤辨惑论》和《兰室秘藏》等，是中医学宝库中的重要文献。

《内外伤辨惑论》撰于1247年，3卷，凡26论。书中主要论述内伤和外感两大病类的病因、病状、脉象、治法等问题。

《脾胃论》撰于1249年，3卷。是李杲创导脾胃学说的代表著作。卷上为基本部分，引用了大量《内经》原文来论述其脾胃论的主要观点和治疗方药。卷中阐述脾胃病的具体论治。卷下详述脾胃病与天地阴阳、升降浮沉的密切关系，并提出多种治疗方法，列方剂60余首，并附方义及服用法。其中补中益气汤、调中益气汤、升阳益胃汤、升阳散火汤等，至今仍为临床所习用。

《兰室秘藏》刊于1276年，3卷。书名"兰室"，取《素问·灵兰秘典论》"藏灵兰之室"一语，表示所述有珍藏价值。全书二十一门，包括内、外、妇、儿临证各科。每门之下，有总论、证候、病源、治疗原则、处方等。

二、学术理论

李杲对脾胃的生理功能和病理变化有颇为深刻的论述，由此而确立了他的脾胃内伤学说。

（一）脾胃生理

1.脾胃为滋养元气之源　人身元气由先天所生，后天所长。李杲对此有着充分的认识，并特别重视脾胃对元气的滋养作用。他说："真气又名元气，乃先身生之精气，非胃气不能滋之。"同时，他还认为人身诸气莫不由胃气所化，故又谓："夫元气、谷气、营气、清气、卫气、上升之气，此数者，皆饮食入胃，谷气上行，胃气之异名，其实一也。"李杲引用了《五癃津液别》《海论》《玉版》等有关论述，说明在正常情况下，人受水谷，由脾胃输布精微，化生元气。因此，脾胃的盛衰直接决定元气的盛衰。如果脾胃有病，则必致气血俱弱。因此东垣所称由胃气所化的元气，不仅指先天之精气，实也概括了阴阳气血。所以，他明确指出"脾胃为血气阴阳之根蒂也"。

2.脾胃为精气升降之枢纽　升降浮沉是自然界事物的基本运动形式，在正常情况下，升降相替，沉浮更变，周而复始。如以天地四时之气而言，春夏主升浮，万物由初萌而趋郁茂，秋冬主沉降，万物由收敛而致潜藏。故李杲说："经言岁半以前天气主之，在乎升浮也……岁半以后地气主之，在乎降沉也……升已而降，降已而升，如环无端，运化万物，其实一气也。"可知气机升降，有了春夏之气的正常升浮，才有秋冬之气的正常沉降。由于脾胃属中土，土旺于四时，在四时中皆有土气，因此土在升降浮沉和万物的生长收藏过程中，居于非常重要的地位。

推及于人体，亦是同理。脾胃属土，在脏腑精气的升降运动中起着重要作用。李杲指出："盖胃为水谷之海，饮食入胃，而精气先输脾归肺，上行春夏之令，以滋养周身，乃清气为天者也；升已而下输膀胱，行秋冬之令，为传化糟粕，转味而出，乃浊阴为地者也"。又说："地气者，人之脾胃也。脾主五脏之气；肾主五脏之精，皆上奉于天，二者俱主生化之奉升浮，是知春生夏长皆从胃中出也。"说明脾胃不仅将水谷之精气灌溉四脏，滋养周身，同时排泄废物，还推动了脏腑精气的上下流行，循环化生。总之，可以认为脾胃是人体精气升降的枢纽。

在论述脾胃之气上升的同时，李杲还重视胆气的升发作用。脾胃虚弱，固然导致胆气不升，而胆气不升又影响胃气的上升，说明胆气的升发亦影响胃气的升发。他说："胆者，少阳春升之气，春气升则万物化安，故胆气春升，则余脏从之。"并认为："人之饮食入胃，营气上升，即少阳甲胆之气也。"

人身精气升而复降，降而复升，是正常的生理现象。李杲所言升降，侧重在于升发的一面，但并非忽视潜降，在他看来，整个精气升降的过程中，胃气的升发是居于主导地位的，有升然后才有降。如果没有胃气上升，则水谷之精气无从化生气血，更谈不上精气的正常升降运行。总之，胃气升发是元气充盛的必要条件。

由此可见，元气是健康之本，而脾胃是元气之本，所以无论在日常生活或治病过程中，都必须注意顾护脾胃，借以保养元气。

（二）内伤脾胃，百病由生

1.病因　造成脾胃虚弱的原因，李杲认为主要是饮食失节，劳役过度，七情所伤。他生活在中原战乱时期，人民辗转于颠沛流离的苦难生活之中，饥饿、劳役以及精神上的创伤都严重地损害脾胃元气，削弱机体抗病能力。李杲分析其发病机理认为："饮食不节则胃病……胃病则脾无所禀受，故亦从而病焉。""形体劳役则脾病……脾既病，则其胃不能独行津液，故亦从而病焉。"又说："因喜怒忧恐，损耗元气……此所以病也。"至于这三方面的因素，在形成内伤病的过程中，往往是先后影响，交互为患的。如"先由喜怒悲忧恐，为五贼所伤，而后胃气不行，劳役饮食不节继之，则元气乃伤"等不同情况。

2.病机

（1）元气不足：脾胃为滋养元气的本源，因此，脾胃损伤必然导致元气不足而产生各种病变。李杲说："脾胃之气既伤，而元气亦不能充，而诸病之所由生也。"这就是其脾胃内伤学说的基本观点。

根据《内经》有关理论，李杲论述脾胃元气不足的发病机理大致有以下方面：①劳伤阳气，汗泄精绝，身热心烦，甚而昏厥；②脾胃不和，谷气下流，阳气沉降，阴精失奉，令人病夭；③胆气不生，饮食不化，飧泄肠澼；④五味不藏，五气失养，津衰神少，气或乖错；⑤脾胃衰弱，形气俱虚，乃受外邪。

（2）升降失常：脾胃内伤致病，是由于人体升降浮沉的气化活动发生障碍或被破坏所致。李杲所谓："或下泄而久不能升，是有秋冬而无春夏，乃生长之用陷于殒杀之气，而百病皆起；或久升而不降，亦病焉。"由于升浮的失常，便影响了正常的沉降，以致"清气不升，浊气不降，清浊相干，乱于胸中，使周身气血逆行而乱。"所以脾胃气虚，升降失常，便会产生种种病变。

脾胃内伤，必然破坏脏腑之间的制约平衡。其中最受其累的是肺，所谓"脾胃一虚，肺最受病"，此外，还招致心火、肝木及肾水的各种病变。同时，脾胃虚弱，元气不足，必然使脏腑、经络、四肢、九窍均失所养。故李杲指出："胃虚则脏腑经络皆无所受气而俱病。""脾胃虚则九窍不通。"总之，内伤元气不足的发病情况颇为复杂，而脾胃虚弱，阳气不升是其根本，这就不同于一般情况下的脏腑病变。

三、治疗经验

（一）阐发内伤热中证

1.病机　内伤热中证是李杲论述内伤疾病的重要内容。他指出："饮食劳倦，喜怒不节，始病热中。""以五脏论之，心火亢盛，乘其脾土，曰热中。"说明热中证多出现于脾胃内伤疾病的早中期。内伤热中证的热象，由"阴火"内燔所致。李杲"阴火"本系《内经》经义的发挥，《素问·调经论》曰："其生于阴者，得之饮食居处，阴阳喜怒。""阴虚则内热，有所劳倦，形气衰少，谷气不盛，上焦不行，下脘不通，胃气热，热气熏胸中，故为内热。"李杲所称"阴火"之阴，意为火由内伤而来，与《素问·调经论》"其生于阳者，得之风雨寒暑"所指外感疾病的"阳"相对而言。这是因脾胃内伤所造成的，指内伤所引起的虚性或本虚标实的火热邪气，阴火上冲，就会产生内伤热中的病证。"脾胃为血气阴阳之根蒂"，脾胃虚损，可表现为气虚、血亏、寒热偏胜、阴阳失调等情况。至于产生"阴火"的病机关键，则是气与火的关系失调所致。他说："火之与气，势不两立，故《内经》曰，壮火食气，气食少火，少火生气，壮火散气。"然而，根据李杲之论分析，阴火的产生可有如下各种具体情况：

（1）阳气不升，伏留化火：脾胃的功能正常，则精气输布机能旺盛，"行春夏温热之令"。他说："五脏禀受气于六腑，六腑受气于胃，胃气和平，营气上升，始生温热，温热者春夏也"。李杲对所谓"温热"有独特见解，认为与胆、小肠的关系极其密切。"甲胆风也，温也，主生化周身之血气；丙小肠，热也，主长养周身之阳气，亦皆禀受气于胃，则能浮散也，升发也。胃虚则胆及小肠温热生长之气俱不足，伏留于有形血脉之中，为热病。"又说："脾胃之气下流，使谷气不得升浮，是春生之令不行，则无阳以护其荣卫，则不任风寒，乃生寒热。"说明脾胃虚损，阳气不升，伏化阴火。另如，在脾胃内伤，气血不足的情况下，如果饮食不慎，多进冷食，又往往会形成阳气阻遏，火郁于中的现象。李杲指出，此是"胃虚过食冷物，抑遏阳气于脾土"之故。这些热病均属脾胃虚弱，阳气不能升发所致。

（2）津伤血弱，内燥化火：津液不足与脾胃气虚产生阴火也有密切关系，李杲指出："大小肠皆禀气于阳明胃经，大肠主津，小肠主液，大小肠受胃之营气，乃能行津液于上焦，灌溉皮毛，充实腠理。若饮食不节，胃气不及，大肠、小肠无所禀受，故津液涸竭焉。"他认为："脾气散精，上归于肺。"与大小肠的功能分不开。水谷精气不化则津液不足，水不制火，即导致阴火产生。如《脾胃论·脾胃胜衰论》中阐述："《经》曰饮入于胃，游溢精气，上输于脾，脾气散精，上归于肺。病人饮入胃，遂觉至脐下，便欲小便，由精气不输于脾，不归于肺，则心火上攻，使口燥咽干，是阴气大盛……"又说："饮食劳役所伤，自汗小便数，阴火乘土位。"此为气不摄津。这种阴火的产生，即是"津液不能停"所造成的阳明胃土化燥火。脾胃津亏燥热，均属李杲的阴火概念范畴。

阴血的生成，来源于脾胃，并与津液有密切的关系。他说："津液至中宫变化为血。""胃之一腑病，则十二经元气皆不足也。气少则津液不行，津液不行则血亏。"又说："脾胃虚弱，乃血所生病。""脾胃不足，皆为血病。"强调脾胃气虚与血病不可分割的关系。李杲还指出血亏是导致阴火产生的又一因素，"津液不行，不能生血脉，脉中唯有火也"，"营血大亏，营气伏于地中，阴火炽盛"，炽盛之阴火又反而煎熬阴血。"血虚发燥"即是阴血不足所导致的阴火病证。

（3）谷气下流，湿火相合：脾胃气虚，失于健运，水谷不化精气，不得上输于肺而下流，成为湿浊，郁结而生内热，所谓内热也即阴火，这是李杲所称阴火的又一涵义。他说："脾受胃禀，乃能熏蒸腐熟五谷者也。"清气不升，即"谷气闭塞而下流"，胃气既病而下溜，《经》云"湿从下受之"，然而李杲进一步认为，水谷之湿也能化而为热，这是与肾间相火相合之故，亦即脾湿内郁，受相火的作用而蕴蒸为湿热。"脾胃气虚，则下流于肾""肾间受脾胃下流之湿气，闭塞其下，致阴火上冲"，亦为阴火生成不可忽视的机理。

（4）心君不宁，化而为火：情志之伤，皆损元气，李杲把七情所致之火，亦概括于阴火范畴。他说："凡怒忿、悲思、恐惧，皆损元气，夫阴火之炽盛，由心生凝滞，七情不安故也。""若心生凝滞，七神离形，而脉中唯有火矣。"强调心君不宁所生之心火，也是阴火，所谓"心火者，阴火也"。

此外，李杲又认为劳役过度也可直接引起阴火上冲。他说："或因劳役动作，肾间阴火沸腾；事闲之际，或于阴凉处解脱衣裳；更有新沐浴，于背阴处坐卧，其阴火下行，还归肾间。"可见劳役过度，耗损水液，导致肾水不足，会造成肾间阴火沸腾。

上述诸点主要说明凡饮食、劳倦、情志所伤，皆可使阴火内盛，产生内伤热中证。虽然其中因脾胃气虚、阴津液亏乏而致的阴火属于虚火，但如谷气下流，酿成湿热的，则为虚中夹实；至于七情引起的心火亢盛，在阴血受伤未显之时，一般仍属于实火的范畴。

关于阴火的产生，不论饮食劳倦或七情所伤，多有关于心肾。然而，由于心为君主，相火代行其令，因此，阴火之源又当求诸肾间，如李杲所指出"既脾胃气衰，元气不足，而心火独盛。心火者，阴火也，起于下焦，其系系于心。心不主令，相火代之。相火，下焦包络之火，元气之贼也"。在这里虽称相火，但实已化为邪火，故谓"元气之贼"。所以，总的来说，内伤热中证的病机是气火失调，当元气不足之时，阴火亢盛鸱张；元气充盛，则阴火自然戢敛，从而李杲得出"火与元气不两立，一胜则一负"的结论。

2.症状 由于产生阴火的病机复杂，又加之脏腑之间生克变化的相互影响，内伤热中证的具体表现亦甚为错杂，既可表现为全身性的，又可表现为局部的，亦可表现为形似外感热病的症状，每因人、因病、因脏腑经络之别而表现各异。虽然症状复杂，但其主要病机是围绕着"火与元气不两立"的矛盾而展开的，脾胃气虚，产生阴火，阴火炎蒸则为内伤热中证，所以脾胃气虚和火热亢盛的两大证候群，可作为整个内伤热中证症状分析之总纲。脾胃气虚的症状：如肌体沉重、四肢不收、怠惰嗜卧、气短精神少等。火热亢盛的症状，如火热上行独燎其面、身热而烦、气高而喘、渴而脉洪大，以及三焦九窍积热等证。

李杲指出："脾胃一伤，五乱互作。其始病，遍身壮热，头痛目眩，肢体沉重，四肢不收，怠惰嗜卧。"如阴火上冲于肺，则气高而喘，烦热，渴而脉洪；如阴火灼伤阴血，心无所养，则心乱而烦；如肝木夹心火妄行，则胸胁痛，口苦舌干，往来寒热而呕，或多怒、淋溲、腹中急痛；如肾中伏火则躁烦不欲去衣，足不任身，脚下隐痛等。

至于阴火所表现的热象亦不尽相同。根据李杲所述，有"发热、恶热、烦躁、大渴不止、肌热不欲更衣、其脉洪大"；亦可见"四肢烦热、肌热"；"热如燎、扪之烙手"；"日高之后，阳气将旺，复热如火"；或"虚热而渴"；"时显热躁，是下元阴火蒸蒸发也"等。

但是由阴火而产生的热中证，并非内伤病证的最后转归，也可以"始病热中，末传寒中"，在内伤病发展过程中，由于人体正气的日益衰惫，或治疗失当，严重地损伤阳气，都能使热中证向着寒中证的方向发展。

3.内伤与外感鉴别诊断 内伤热中证有异于外感热病，除去其病因、病机方面的不同外，气虚不足的证候是一个明显特征。为了能使内伤热中证的头痛、发热、烦渴等症与外感证状有所区别，李杲专著《内外伤辨惑论》以示后人。

（1）辨阴证阳证：辨阴证阳证是鉴别外感与内伤的总纲。李杲根据《内经》"病生于阳者，得之风雨寒暑，病生于阴者，得之饮食居住、阴阳喜怒"理论，阐发阳证是"天之邪气，感则害人五脏，是八益之邪，乃风邪伤人筋骨……盖有形质之物受病也""乃有余之证也"。阴证是"水谷之寒热，则害人六腑，是七损之病，乃内伤饮食也……是无形质之元气受病也""乃不足之证也"。

（2）辨脉：外感者，人迎脉大于气口为外感，其病必见于左手脉，左手主表。外感寒邪，独左寸人迎脉浮紧，按之洪大，紧者急甚于弦；若外感风邪则人迎脉缓，而大于气口一倍，或二三倍。内伤者，气口脉大于人迎为内伤，其病必见于右手，右手主里。内伤饮食，则右寸气口脉于人迎；若饮食不节，劳役过甚，则心脉变见于气口，气口脉急大而涩数，时一代而涩；宿食不消，则独右关脉沉而滑。

（3）辨寒热：外感者，外感寒邪，发热恶寒，寒热并作；其热者，谓翕翕发热，又曰拂拂发热，因寒邪所乘，郁遏阳分，阳气不得伸，故见发热；其恶寒者，虽重衣不解，通近烈火，终不能御其寒，必待表解或邪传入里作下证乃罢。内伤者，饮食不节或劳役过度，见风见寒或居阴寒处，便觉恶寒，但避风寒及温暖处，或添衣被温养其皮肤，所恶风寒即止；其热者，系蒸蒸而躁热，上至头顶，傍彻皮毛，浑身躁热，得寒凉者即已，或热极而汗出亦解。

（4）辨手心手背：外感者，手背热，手心不热；内伤者，饮食不节或劳役过度，则手心热，手背不热。

（5）辨口鼻：外感者，风寒外证必显在鼻，鼻壅塞，声重浊不不清利，其言壅塞气盛有力，口中和，伤寒面赤，伤风则鼻流清涕。内伤者，饮食劳役所伤，外证必显在口，口不知谷味，必腹中不和，不欲言，纵勉强对答声必怯弱，口沃沫多唾，鼻中清涕或有或无，伤食则恶食。

（6）辨头痛：外感者，头痛常作，直须表解或传里成实方罢。内伤者，头痛有时而作，有时而止。

（7）辨筋骨四肢：外感者，得病之日，便着床枕，非扶不起，筋骨为之疼痛，不能动摇。内伤者，急惰嗜卧，四肢沉困不收。

（8）辨渴与不渴：外感者，感受风寒之邪，三日已外，谷消水去，邪气传里，始有渴。内伤者，初劳役形质、饮食失节，伤之重者，必有渴；饮食失节、劳役久病者，必不渴。

李杲总结的临床鉴别诊断方法极具实用价值，正如他所说："以饮食失节，劳役所伤，中气不足，当补之证，认作外感风寒，有余客邪之病，重泻其表，使荣卫之气外绝，其死只在旬日之间。所谓差之毫厘，谬以千里，可不详辨乎？"

4.治疗　内伤热中证主要病机是中气不足所致，故李杲的治疗不同于一般的火证。他谆谆告诫："内伤不足之病，苟误认作外感有余之病，而反泻之，则虚其虚也，《难经》云：实实虚虚，损不足而益有余。如此死者，医杀之耳，然则奈何？曰：唯当甘温之剂，补其中升其阳，甘寒以泻其火则愈。《内经》曰：劳者温之，损者益之。盖温能除大热，大忌苦寒之药，泻其胃土耳。"用甘温之剂来补益其脾胃，升其阳气，泻其火热，这是他治疗内伤病的基本法则，亦即著名的甘温除热法。李杲强调升阳益气，在于使胃气上升，元气充沛，则阴火自敛。他所制的补中益气汤方，主治内伤热中，气高而喘，身热而烦，其脉洪大而头痛，或渴不止，其皮肤不任风寒而生寒热等证。如兼湿热相合，则用调中益气汤（橘皮、黄柏、升麻、柴胡、人参、炙甘草、苍术、黄芪）。虽然，补气升阳为其主法，但在阴火亢盛时，李杲也每借苦寒药物从权施治。若下元阴火蒸发而显躁热，加黄柏、生地黄以救肾水，降心火。至如七情所伤，阴火炽盛，心烦懊恼，心乱怔忡，上热胸中气乱，心下痞闷，兀兀欲吐，则以朱砂安神丸（朱砂、黄连、甘草）苦甘寒剂泻火安神，如阴血灼伤则加生地黄、当归身。在临床上李杲每用补中益气汤配合朱砂安神丸进行治疗。

在益气升阳治法范围内，李杲还创制升阳散火汤治疗血虚或胃衰过食生冷，遏郁阳气所致的发热证；制当归补血汤治疗饥困劳役所致的血虚发热，均为后人树立了典范。

上述方法适用于饮食劳倦，喜怒不节所致的"始病热中"，若"末传寒中"而表现为中、下焦阳虚气弱或夹寒湿证，则治疗方法就不相同。

（二）制方遣药特点

对于脾胃内伤各种疾患，李杲非常重视升降浮沉之理，故其治法重在补益脾胃、升发元气、潜降阴火。

1.四时用药　四时之气的升降浮沉对脾胃内伤患者多有一定影响。他认为脾胃虚弱，随时为病，故当随病制方。其中尤其重视长夏季节对脾胃病的影响，制清暑益气汤治疗暑热之邪乘脾胃损伤而发病。如湿热较盛，则立补脾胃泻阴火升阳汤，每结合时令而处方遣药。

2.脏腑分治　脾胃气虚所致的其他脏腑疾病，李杲都求其本而治之，提出"治肝、心、肺、肾，有余不足，或补或泻，唯盖脾胃之药为切，"如治疗"肺之脾胃虚"，用升阳益胃汤，使胃气升发则肺气自复等。

3.随病用药　在其他各科的治疗中，也同样讲究补益脾胃，升发元气，降纳阴火。如圆明内障升麻汤治脾胃气衰，心火亢盛所致的内障，又如阴血不足，心火旺盛所致的瞳子散大，视物昏花，制熟干地黄丸治疗，方中用补气升阳与滋阴养血降火之品同用。在妇科方面，如以黄芪当归人参汤治经水暴崩；在儿科方面以黄芪汤治小儿慢惊；在外科方面以圣愈汤治恶疮亡血之证，以黄芪肉桂柴胡酒煎汤治阴疽坚硬漫肿……体现了李杲的治疗特点。

4. 虚实并治　李杲的脾胃学说是较为全面的，在他重点阐发的脾胃内伤证论治中，还化裁了张元素的枳术丸，制成橘皮枳术丸、半夏枳术丸、木香人参生姜枳术丸等，以治脾胃虚弱兼有积滞诸证。同时他对脾胃实证，也不废峻剂攻下，如备急丸、雄黄圣饼子、神应丸等，均为他所采用。可见，李杲不仅精于论治脾胃虚证，也善治脾胃实证。

5. 用药宜忌　在用药过程中，不仅忌寒凉淡渗及辛热之品，以免重泻阳气，更助阴火，而且，在饮食方面也注意及此，提出温食、减食、美食等食养事宜。尤其强调省言养气，安养心神，以助元气恢复。但却又主张"小役形体"，使胃气与药力借以运转升发。这些丰富的经验，都是李杲学说中不可忽视的重要内容。

李杲身处金元时期，在医学界"新学肇兴"之际，他以脾胃立论，阐发内伤热中证，不落前人窠臼，独创新义，成一家言，发展了内伤疾病的病机学说，丰富和充实了辨证论治体系的内容，他所自订的许多甘温方剂，对中医学做出了卓越的贡献，给后世医家如朱丹溪、薛己、张景岳、叶天士等人以巨大的影响。无论是他的治学态度、学术思想以及用药经验都是值得后人学习和借鉴的。

四、临床验案

病例一

【原文】李正臣夫人病，诊得六脉俱中得，弦洪缓相合，按之无力，弦在上，是风热下陷入阴中，阳道不行。其症闭目则浑身麻木，昼减而夜甚，觉而开目，则麻木渐退，久则绝止。常开其目，此症不作，俱其麻木，不敢合眼，致不得眠，身体皆重，时有痰嗽，觉胸中常似有痰而不利，时烦躁，气短促而喘，肌肤充盛，饮食不减，大小便如常，麻木为风，三尺之童，皆以为然，细较之则有区别耳。久坐而起，亦有麻木，身如绳缚之久，释之觉麻作而不敢动，良久则自已。以此验之，非为风邪，乃气不行。主治之当补其肺中之气，则麻木自去矣。如经脉中阴火乘其阳分，火动于中为麻木也。当兼去其阴火则愈矣。时痰嗽者，秋凉在外在上而作也，当以温剂实其皮毛。身重脉缓者，湿气伏匿而作也。时见躁作，当升阳助气益血，微泻阴火与湿，通行经脉，调其阴阳则已矣。补气升阳和中汤：生甘草（去肾热）、酒黄柏（泻火除湿）、茯苓（除湿导火）、泽泻（除湿导火）、升麻（升阳助经）、柴胡，以上各一钱，苍术（除湿补中）、草豆蔻仁（益阳退外寒），以上各一钱五分，橘皮、当归身、白术，以上各二钱，白芍药、人参，以上各三钱，佛耳草、炙甘草，以上各四钱，黄芪五钱。哎咀，每服五钱，水二盏，煎至一盏，去渣，食远服之。（《兰室秘藏·妇人门》）

【按语】补中升阳和中汤是李杲治疗麻木的代表性方剂。方中以补中益气汤为主补气升阳；配合白芍、当归调和血脉，共成升阳助气益血通行经脉之功。佐以生甘草、酒黄柏泻阴火以遏燥作之势；加用苍术、茯苓、泽泻健运脾气，分消湿浊，以治身重。又因兼有秋凉外客，肺气不宣，时有痰嗽，所以加草豆蔻辛温祛寒，佛耳草化痰止咳。

病例二

【原文】戊申六月初，枢判白文举年六十二岁，素有脾胃虚损病。目疾时作，身面目睛俱黄，小便或黄或白，大便不调，饮食减少，气短上气，怠惰嗜卧，四肢不收。至六月中，目疾复作，医以泻肝散下数行，而前疾增剧。予谓：大黄、牵牛虽除湿热，而不能走经络，下咽不入肝经，先入胃中，大黄苦寒，重虚其胃，牵牛其味至辛，能泻气，重虚肺本，嗽大作。盖标实不去，本虚愈甚。加之适当暑雨之际，素有黄症之人，所以增剧也。此当于脾胃肺之本脏，泻外经中之湿热，制清神益气汤主之而愈。

清神益气汤：茯苓、升麻，以上各二分，泽泻、苍术、防风，以上各三分，生姜五分，青皮一分，橘皮、生甘草、白芍药、白术，以上各二分，人参七分，黄柏一分，麦冬二分，五味子三分。（《脾胃论·调理脾胃治验》）

【按语】本案为脾胃虚损兼有目疾，治疗重点在于补益脾胃，脾胃健运，元气旺盛，清阳上升则目疾面黄等症自退，从中可以了解李杲重视整体治疗局部的学术思想。

复习思考题

1. 在脾胃的生理方面，李杲有哪些主要论点？
2. 李杲阐述内伤热中证的病理变化，有哪些主要内容？
3. 试述李杲治疗内伤热中证的用药法度。

第五节　王好古

一、生平与著作

王好古，字进之，号汝庄，号海藏老人。元代赵州（今河北省赵县）人。是元代著名医学家，易水学派的代表人物之一。约生活于1200~1264年，卒年不详。早年博通经史，以进士官本州教授，兼提举管内医学。曾同李杲学医于张元素，以年幼于李杲20岁，后元素逝后又习业于李杲，尽得其传。其学识渊博，据其友人麻信之在《阴证略例·序》中所言，其"始从东垣李明之，尽传其所学，后乃精研极思轩岐以来诸家书，驰骋上下数千载间，如指诸掌"。王好古治学刻苦勤奋，其学术思想的主要代表作《阴证略例》一书，积思十余年，且三易其稿，历经五载方成。再如其编写《汤液本草》时，亦三修其稿，历时十年方成。王好古这种钻研精神和治学严谨的态度，是其获得卓越的学术成就的基础，值得今日医门学子认真学习。

王好古的学术思想，渊源与《内经》《伤寒论》等经典，复受历代医家如王叔和、朱肱、许叔微、韩祗和等影响，特别是其师张元素的脏腑议病及李杲脾胃内伤论，对他的熏陶尤深，所有这些，都奠定了其阴证学说的基础。王好古著有《阴证略例》《医垒元戎》《此事难知》《癍论萃英》《汤液本草》等书，其中《阴证略例》最能反映他的学术思想。

二、学术理论

自张仲景《伤寒论》问世以后，历代医家俱奉为经典，进行深入研究。但是王好古所处的金元时期，战争频繁，导致外感热病广为流行；另一方面，人民群众生活在水深火热之中，饥饿、过劳、惊恐、寒温失调等，致内伤虚损病亦较多见。基于当时一般研究《伤寒论》者多详于三阳证而略于三阴证，有关对阴证的研究并没有受到医家的重视。而且承平之时"贵人挟朔方鞍马强悍之气，加以膏粱肥浓之养，故掺以刚剂，往往而中"，致使医者临证"皆不言三阴""黜阴候不论"。王好古在临床实践中深感"伤寒，人之大疾，其候最急，而阴证毒为尤惨。阳证则易辨而易治，阴证则难辨而难治"，更况临证单纯之阴证、阳证并不多见。"病者虚实互见，寒热交分，气运加临，脉候不应，苟或圭黍之差，已有云渊之失。"因此为使医者临证"阴阳寒热，如辨黑白"，使人民"免横夭以无辜，皆康宁而得寿"，他耽嗜数年，搜前贤之嘉言，又验之临床，终著成《阴证略例》一书，以仲景温里扶阳诸方证，及后世诸家有关阴证、阴脉的论述为其立论的依据，对阴证的病因病机、诊断、治疗等做了详细的分析和阐述，可谓用心良苦。

（一）阴证的病因病机

王好古伤寒内感阴证说的提出，是基于他对"内伤三阴"的认识。其师张元素治饮食内伤，曾根据气口脉象分别三阴经受病而用消、吐、下之法。王好古受此启发，悟得"洁古既有三阴可下之法也，必有三阴可补之法"。于是他在对仲景伤寒三阴证进行分析研究的基础上，论述了他的《内伤三阴例》。

王好古论内感阴证的病因，有内、外两方面。外因方面，他以《素问·生气通天论》"平旦人气生，日中而阳气隆，日西而阳气已虚，气门乃闭，是故暮而收拒，无扰筋骨，无见雾露，反此三时，形乃困薄"为据，指出阴证的形成与不知预防、外感寒湿露雾之邪有关。指出："阳气出则出，阳气藏则藏，晚阳气衰，独行阴分，故收敛以拒虚邪。动筋骨则逆阳耗精，见雾露则寒湿交侵。"寒湿雾露之邪，因其性为阴而重浊，故"虽不饮冷，与饮冷同"，可伤人阳气，导致阴证形成。显然，这与一般所说的风寒雨湿外感肌肤而致病迥然不同。内因方面，王好古认为阴证与纵欲、劳倦、饮食生冷、平素体弱有关。《阴证略例·阴证发渴》曰："阴证……乃嗜欲之人，真阴涸竭，元阳中脱而致。"至于"好饮房室之人，真元耗散，血气俱虚"，当其罹内感阴证之后，每易深入厥、少，而出现二经之证。而"膏粱少有，平素气弱之人，患阴证尤多"，指出人的体质因素也是阴证形成的重要因素。

虽然王好古认为外感、内伤皆与阴证形成有关，但他强调劳倦、禀赋素弱、饮食生冷等所致的"内已伏阴"才是阴证发病的基础与关键。以其"内阴已伏，或空腹晨行，或语言太过，口鼻气消，阴气复加，所以成病"。其中王好古尤重饮食生冷、过服凉药，认为它是"内已伏阴"的主要因素，在阴证发病学中尤为重要。因此，他在"海藏老人内伤三阴例"中列举了饮食生冷损及太阴、少阴、厥阴，所出现的一系列脾阳、肾阳、肝阳虚衰证候。所载的治验八例，其中七例病人都有嗜食生冷，过服苦寒药物而致的"伏阴"病史。如"夜服"案中之"宝丰阿磨堆候君辅之县丞，为亲军时，饮食积寒……则阴证无疑"。由此可见，王好古对阴证发病学的认识是建立在饮食生冷等为主的"内已伏阴"基础之上，"内已伏阴"是致病关键。王好古对阴证病邪及其传入途径的认识，实持有与众不同的观点。

然而，内感阴证也可能兼有外感，如内伤饮冷有兼外感风寒的，霜雾雨湿也可同时侵其内外，故王好古说："有单衣而感于外者；有空腹而感于内者；有单衣空腹而内外俱感者。"由于"人本气虚实"有异，故受邪轻重也不一。如"虚人内已伏阴，外又感受，内外俱病"则病重难治。可见王好古对内感的兼夹、禀赋强弱的预后均有相当的研究。

除了对阴证的病因进行了较为全面的阐述以外，在阴证的病机传变途径上，王好古认为外感邪气入里，日久固然可以形成阴证，但是，由于阴证的病位在里，所以其传变途径不同于外感先太阳、次阳明、次少阳、次太阴、次少阴、次厥阴的六经顺传，而主要是自三阴向三阳逆传。虽然其论述不多，但此点是他阴证理论中较为重要的一个方面。

在论述内伤三阴的基础上，王好古重点阐发了饮食冷物、误服凉药以及口鼻吸入雾湿之气导致阴证的机理及危害，补充了除风寒侵袭肌表而致阴证之外的阴寒病证，大大扩充了阴证的范围，明确了内感阴证病变的中心在三阴。三阴阳气的盛衰，决定着疾病的预后，从而把对伤寒阴证的研究侧重在内感方面。

（二）阴证的辨证

1.临床表现 王好古认为"若饮冷内伤，虽先损胃"，但其病变则有三阴经不同的症状表现。"若面青或黑，俱见脉浮沉不一，弦而弱，伤在厥阴肝之经也"，可见四肢厥逆、爪甲青，或自汗不止等症；"若面红或赤，或红赤，脉浮沉不一，细而微者，伤在少阴肾之经也"，可见默默不欲语、但欲寐，或四肢厥逆，或身表冷如冰石等症；"若面黄或洁，或黄洁俱见，脉浮沉不一，缓而迟者，伤在太阴脾之经也"，可见手足自温、自利不渴等症。

2.阴证的鉴别诊断 阴证的证候表现比较复杂，亦多变证和假象。为使医生临证"阴阳寒热如辨黑白"，所以，王好古对阴证的诊断研究颇深。他认为辨识阴阳主要是在疑似之间，"阴证发热而厥，不为难辨；阴证寒盛，外热反多，非如四逆而辨也；至于脉鼓击有力，加阳脉数倍，内伏太阴，发热烦躁欲坐井中，此世之未喻"。而未喻之证则不易辨，稍有不慎，则贻误病情。于是，他广采诸家之说，参以己见，总结归纳出十二种常见症状作为临证辨识阴阳证的客观指标。

（1）发热辨：阳证发热则寒热互见，或蒸蒸而热；阴证发热则下利清谷，汗出而厥，四肢拘急，身表热而手触之不热。

（2）口渴辨：阳证则口舌干燥，渴而多饮，且喜凉饮，脉沉实有力；阴证口舌干燥而不喜饮或喜热饮，若饮其冷水，则渴不解而发热更甚。

（3）烦躁辨：阳证则躁而口渴，脉沉有力；阴证躁而欲坐卧泥水中，四肢逆冷，脉沉细无力。

（4）咳逆辨：阳证则咳而有力，声高气粗；阴证则怅快而连续不已，声末而作咳逆。

（5）便秘辨：阳证便秘则伴发热，口渴，脉有力，能食不大便；阴证便秘则伴脉沉而迟，不能食，身体重。

（6）下血辨：阳证血色鲜红；阴证则色如豚肝。

（7）小便不利辨：阳证则色赤而不利；阴证则小便色先白而后多不利。

（8）小便色赤辨：阳证则赤而涩少；阴证则赤如灰汁，不涩而快利。

（9）手足自汗辨：阳证手足溅然汗出；阴证手足自温而自汗或手足厥冷而有汗。

（10）全身有汗辨：阳证发热，汗出，不恶风寒或微恶风寒；阴证则恶风寒，汗出身凉或汗出身热而脉沉弱无力。

（11）谵言妄语辨：阳证面赤烦躁，脉实；阴证则伴胸背两手斑出如唾血丝，或鼻中微衄，脉虚无力。

（12）厥证辨：阳证则爪甲时温，脉沉有力；阴证发厥则爪甲清冷，大便软利，小便清白，脉弱无力。

除对阴证常见症状进行鉴别外，他还对阴证在某种情况下所表现的变证和假象，阐明其原因，使人临证便于理解和掌握。如他引《活人书》说："假令身体微热，烦躁，面赤，其脉沉细微者，皆阴证也，身微热者，里寒故也；烦躁者，阴盛故也；面戴阳者，下虚故也。"指明要从阴证所出现的"身热面赤"等假象中，认识"脉沉而微"的本质，并分析了微热、烦躁等原因。

三、治疗经验

在调治阴证方面，王好古他十分推崇韩祗和、李思训治疗阴证使用桂皮汤、七物理中丸等温中的经验，他指出"二公虽不为汉之仲景，亦足以为今之仲景"。并援引韩祗和的观点，认为仲景治太阴腹满而吐食不下的理中丸，治厥阴吐利、手足逆冷、烦躁欲死的吴茱萸汤，治少阴病脉沉、急温之的四逆汤及麻黄附子细辛汤、附子汤等"最是治三阴之良法"，"但今世用之，尚有未足之证"。因此，在继承前人经验的基础上，自制新方与古方配合，补充和充实了阴证治疗的手段与内容。

此外，王好古强调阴证治疗应从治本入手，若"治标不治本，则标本俱失"，而"治本不治标，则标本俱得"。因此，治本是阴证治疗中的第一要义。在具体治则上，他认为"伤寒大汗之后尚有真武汤证之温，矧阴证岂可不温补哉"。因此，温补的治疗原则贯彻于阴证治疗的始终。但根据阴证证型的不同症状，又有不同的调理方法。其制方遣药每能自出机杼，对温热药物的使用亦具有独到之见。

1.外感寒湿，调中解表 寒湿雾露之邪中人，虽可致表证，但其论治，王好古则非常重视人的"本气虚实"，曰"有单衣而感于外者，有空腹而感于内者，有单衣空腹而内外俱感者，所禀轻重不一，在人本气虚实之所得耳"。指出本气虚实决定是否感邪及发病症状的程度。因此，对于外感寒湿雾露之邪，症见发热、恶寒、汗出、腰背强硬、头项不舒，四肢沉困，饮食减少，或食已脘闷，脉浮紧或缓的内伤饮冷兼外感寒邪者制神术汤，方取苍术辛苦而温，其气芳香，温燥之中又有散性，既能燥脾胃之湿，又能散风寒之邪的功用配合辛温之防风、甘草、生姜、葱白以温中燥湿、健脾解表。如中雾露则用神术加藁本汤、神术加木香汤。若内伤冷物兼外感风邪则用白术汤。体现王好古治疗阴证外感，善用温养，重视健脾燥湿以调中祛外邪的特点。

2.首重太阴，调中温中 阴证感自脾胃，内伤生冷、过服凉药或寒湿雾露之气自口鼻入腹，必将先伤脾胃易致中焦虚寒。所以，王好古认为阴证发病虽"先三阴而无定"，但中焦太阴虚寒则为三阴病变的核心。究其症状表现形式，一为"阳从内消"，可见头痛不甚、腰腿沉重、心下满闷、腹中疼痛、自利不渴、不欲饮水、呕哕间作、倦卧欲寐等内阴证；一为中焦虚寒、阴寒内盛，逼阳外走的"内阴外阳证"，症见手足自汗，手背偏多，或肢体振摇，腰腿沉重，面赤目红，嗜眠，头面壮热，两胁热甚，或手足自温，两手心热，自利不渴，大便或难或如常度，或口干咽燥，或渴欲饮汤不欲饮水，或欲饮水，呕哕间作；或心下满闷，腹中疼痛；或时喜笑，或时悲哭，或时太息，语言错乱，或恐或悸、脉沉、弦、弱无力等。前者为阴证之常，其证易于明辨，后者为阴证之变，其症状甚为复杂。

无论阳从内消或阳从外走，治疗虽有"先缓后急"之分，但王好古特别重视中气的斡旋作用，故其治法，强调以"调中"为主。认为"身冷脉沉，服调中药，阳自内之外，身体温和而愈"。这是指"阳从内消"的治法。如"脉浮弦细者，服调中药，阳从内生，唤入外热，复得脉平温和而愈"，是指"阳从外走"的治法。所谓"唤入外热"即是不使阳气外走的意思。所谓"先缓"是病情较轻的内阴外阳证的治疗，强调"药当从温，不可遽热"。他所自制的黄芪汤、调中丸即是缓治之剂。若病重者，则在黄芪汤内加干姜，或用理中丸治疗。可见王好古治疗阴证的特点，在三阴中首重太阴。如病入少阴、厥阴，则在调中药内加用附子，但此时犹未离于太阴，故处方犹以调中为基础。若病情更有发展则急选用四逆、真武、通脉四逆等方治疗。至于阴证服四逆后，胸中发躁而渴，大小便秘涩者，王好古制"海藏已寒丸"治疗。

3.阴证药后，慎审变化 王好古强调，阴证的治疗过程中，服药后所出现的反应，以及病理的转变趋向等有所特殊，医者应小心鉴别，不能被假象所迷惑。他说："阴证阳从内消，服温热药，烦躁极甚，发渴欲饮，是将汗也。人不识此，反以为热，误矣。"指出阴证服药后，阳气初复，与邪交争，往往会出现烦躁口渴的病理机转，此为阳气外达，将要出汗的现象，不可误以为热。

此外，阴证药前药后病人均可能有躁烦不适的情况，对于这些阴阳疑似之证以及之后病情的演变趋势，他主张舍证从脉，以脉决断。如"一则始病不躁，药而躁，脉当浮之实大，阳气充也，手足温和则生；若浮之损小，阳气走也，手足厥逆则死。一则始病躁，药而不躁，脉沉之实大，阳气回也，手足温和则生；沉之损小，阳气消也，手足厥逆则死"。虽然躁的时间，一为用药之前，一为用药之后，但只有凭脉才能反映出疾病的真假和病理转归。

四、临床验案

【原文】李良佐子病太阳证，尺寸脉俱浮数，按之无力，谓其内阴虚，与神术加干姜汤。愈后再病，海藏视之，见神不舒，垂头不欲语，疑其有房过，问之犯房过乎，又头重目暗。曰：然，头重目暗。固与大建中三四服，外阳内收，脉反沉小，始见阴候，又与已寒，加芍药、茴香等丸五六服。三日内，约服六七百丸，脉复生，又同大建中接之，大汗作而解。(《古今医案按·卷一·劳复食复女劳复阴阳易》)

【按语】此案为虚人外感之案。王好古论阴证，极其重视内因。认为纵欲、平素体弱皆可导致"内已伏阴"，而"伏阴"又为易感外邪的内在因素。此案初病脉浮而数为邪热在表，但脉不实无力，知为素弱之体，阳气虚馁无力鼓动所致。投以神术汤加干姜温中解表，果然应验。愈后因房室动阳，未复之阳又伤。头重目暗缘于阴盛阳衰、清阳不升，故治不更法，续投大建中汤温中补虚回阳。查服后脉反沉小，知寒邪仍盛，非投以辛热峻剂，则不能收功。故改用温散之力较强的已寒丸、大建中汤，药后阳回脉生，汗出而解。由此可见，王好古治疗外感以扶正温阳为本，重视内因，是其调治疾病的一大特点。《内经》云"治病必求于本"，故临证须再三审慎，万勿孟浪，以避"以活人之心，遗作杀人之事"。

【原文】牌印将军完颜公之子小将军，病伤寒六七日，寒热间作，腕后有癍三五点，鼻中微血出，医以白虎汤、柴胡等药治之不愈。及余诊之，两手脉沉涩，胸膈间及四肢按执之殊无大热，此内寒也。问其故，因暑热卧殿角之侧，先伤寒，次大渴，饮冰酪水一大碗。外感者轻，内伤者重，外从内病，俱为阴也，故先癍衄，后显内阴，寒热间作，脾亦有之，非往来少阳之寒热也。与调中汤数服而愈。(《阴证略例·海藏治验录》)

【按语】此案病者因贪凉饮冷，内伤脾胃，复投凉剂，致脾阳虚损，阴寒内盛，元阳中脱，阳从外走，故出现寒热、斑衄等外阳假热证，与李杲所言脾胃内伤的热中病，大致相同。所异者，本案是脾阳伤，而非脾阳下陷，故不用柴胡、升麻，以调中汤（理中汤加茯苓）温养脾胃即可。其鉴别阴证的关键，在于脉沉涩和胸膈四肢无大热。否则，脉来弦数，胸膈四肢扪之烙手矣。

复习思考题

1. 王好古对内感阴证的发病论点有哪些？
2. 王好古对阴证的鉴别与治疗主张有哪些？
3. 王好古治疗阴证与李杲"内伤热中证"治疗有何不同？

第六节 朱震亨

一、生平与著作

朱震亨,字彦修,元代著名医学家。婺州义乌(今浙江义乌县人),生活于1281—1358年(元至元十八年—至正十八年),因世居丹溪,故学者尊称他为丹溪翁,后世称之为朱丹溪。

丹溪自幼好学,日记千言,文章词赋一挥而成。稍长,从乡先生熟读经书,为举子业。年三十因其母患脾病,始读《素问》而知医术。36岁前往八华山,从朱熹四传弟子许谦(谥号"文懿")学习理学。40岁时因许谦病久,勉其学医,遂弃儒而致力于医。当时,医界正盛行《太平惠民和剂局方》一书,他亦刻苦钻研,手抄一册"昼夜是习",既而悟曰"操古方以治今病,其势不能以尽合。苟将起度量,立规矩,称权衡,必也《素》《难》诸经乎"。遂负笈远游寻师,渡浙河(钱塘江)、走吴中(江苏苏州)、出宛陵(安徽宣城)、抵南徐(江苏镇江)、达建业(江苏南京),皆无所遇,乃还武林(浙江杭州)。后听说郡中有罗知悌者,世称太无先生,精于医,得刘完素之再传,而旁通张从正、李杲二家之说。朱丹溪于是前往拜见,前后往返十多次,终于在其44岁时,拜在罗知悌门下学医,得刘完素、张从正、李杲三家之学,尽得其传而归。数年之间,丹溪医名大振,四方求医者络绎不绝。因其医德高尚,乐于施教,江南从师及私淑其学者甚众。

朱丹溪"孤高如鹤",一生布衣蔬食,节制膏粱厚味,甘于淡泊,从不迷信鬼神,在他临终之时,告诫其子朱汜"医学亦难矣,汝谨识之",意即医学理论精深,一定要认真谨慎对待。当地人民为了纪念这位对中医学发展有较大贡献的医学家,在赤岸镇建有"丹溪陵园",陵园内塑有先生之像,在他的墓碑上还刻有宋濂题写的《丹溪先生墓志铭》,至今仍为后人所瞻仰。

丹溪之学源于《素》《难》,深受理学的影响,又融会诸家之长。针对当时人们恣食厚味、放纵情欲的生活习惯,江南地域"湿热相火为病最多"的发病情况,以及局方温燥之剂盛行的医风流弊,创立阳有余阴不足论、相火论等学说,倡导滋阴降火、升补阴血以制阳等治法,发挥气、血、痰、火、郁等病证论治,受到后世广泛推崇。

丹溪代表性的著作有《格致余论》《局方发挥》等诸书。此外,尚有《金匮钩玄》《脉因证治》《伤寒辨疑》《本草衍义补遗》《外科精要新论》等。流传的《丹溪心法》《丹溪心法附余》等,系他的门人将其医论及临床经验整理纂集而成。

《格致余论》1卷,为丹溪的医学论文集,共载医论40余篇,其中包括著名的"阳有余而阴不足论"和"相火论",着意阐发相火与人身的关系,提出保护阴精为摄生之本。

《局方发挥》1卷,着重指出《太平惠民和剂局方》常以温补、辛香燥热之剂治病的流弊,主张戒用温补燥热之法,在纠正时弊方面发挥了重要作用。

丹溪为"金元四大家"之一,其门人及私淑者甚众。门人中传丹溪之学最有成就者,当推戴思恭与王履二人,私淑丹溪而学术成就较大者,有汪机、王纶、虞抟等人。丹溪之学还远传海外,为日本医家所推崇。

二、学术理论

丹溪力批习尚温燥之时弊,对人体生理病理颇多阐发,颇有创见。

（一）阳有余而阴不足论

丹溪在《格致余论·序》中明确提出："人之一身，阴不足而阳有余。"并谓此论源于《内经》。他援引《素问·太阴阳明论》"阳者，天气也，主外，阴者，地气也，主内。故阳道实，阴道虚"，《素问·方盛衰论》"至阴虚，天气绝；至阳盛地气不足"等论述，作为其立论的依据。"阳有余阴不足"是丹溪阐述人体阴阳的基本观点，是对《内经》阴阳学说的一大发展。丹溪认为"阳有余阴不足"是自然界的普遍现象，整个自然界处于阳有余而阴不足之状态之中，并以天地、日月为例说明之："天大也，为阳，而运于地之外；地居中，为阴，天之大气举之。日实也，亦属阳，而运于月之外；月缺也，属阴，禀日之光以为明者也。"以天地而论，天属阳而大，地属阴而小；天大包于外，地小含于内。因外属阳，内属阴；大属阳，小属阴。故从天地之内外、大小来比较，说明阳多而阴少。以日月而论，日属阳而恒圆，月属阴而常缺；日明于月，月禀日之光始得明。因实属阳，虚属阴；明属阳，晦属阴，故从日月外形的虚实和亮度的明晦来比较，亦说明是阳多而阴少。表明在自然界中就存在着"阳常有余，阴常不足"的现象。他根据"天人相应"的观点，推论人身也同样存在着阳有余而阳不足，"人受天地之气以生，天之阳气为气，地之阴气为血。故气常有余，血常不足。"进一步结合人体生理病理来论述其观点。

1.人之阴阳动静，动多静少　受北宋理学家周敦颐《太极图说》"太极动而生阳，静而生阴"理论的影响，丹溪认为阳主动，阴常静，动则为阳，静则为阴，人的生命活动常处于阳动的状态之中，阳动与阴静二者缺一不可，虽在生理状态下，人体动多静少，但也不可妄动，动而无制则为害。故丹溪十分强调人体的阴阳动静平衡及阴阳恒动对维持生命的重要意义。他说："天主生物，故恒于动；人有此生，亦恒于动。"说明人体常处于动多静少的状态。又指出："人之疾病亦生于动，其动之极也，病而死矣。"动而无静之妄动对人体更具危害性。基于此，丹溪提出正确对待动与静的关系，动静得宜方能养阴抑阳。首先宜收心养心，使心不乱，通过修身养性以驱除非分之念；其次应劳逸结合，生活工作张弛有度，使心君不为所动，相火自然守位禀命，阴精以奉其人寿。

2.人之生长衰老，阴精难成易亏　朱丹溪根据《素问·上古天真论》《素问·阴阳应象大论》的论述，并结合人体之阴精迟成而早竭的生理现象来说明阴精的难成易亏。他指出在人体的生命过程中，阴气只有在壮年时间相对充盛，而其他大部分时期都处于不足之中："人之生也，男子十六岁而精通，女子十四岁而经行，是有形之后犹有待于乳哺，水谷以养，阴气始成，而可与阳气为配，以能成人，而为人之父母。古人必近三十、二十而后嫁娶，可见阴气之难于成。"同时，丹溪还指出："《内经》曰：年至四十，阴气自半，而起居衰矣。""男子六十四岁而精绝，女子四十九岁而经断。夫以阴气之成，止供给得三十年之视听言动。"说明稚幼与垂老之年阴气俱亏，前者未充，后者已亏，只有在壮年时期才相对充盛，而青壮年时期在人生中十分短促，说明人体阴精来迟而早逝，故丹溪认为"阴气难成而已亏"。丹溪通过对人体阴阳盈虚的生理过程分析，总属阴气难成而易亏，从而得出"阳常有余，阴常不足"的结论。

3.人之情欲无涯，相火易夺阴精　朱丹溪根据人体相火易动的病理特点，指出人的阴气既难成于前，又易亏于后，而"人之情欲无涯，此难成易亏之阴气"，就更加不能满足人体活动的需求。况且"阳主动，阴主静"，人之一生多处于阳有余阴不足的状态。加之人们又易受外界环境的影响，若"温柔之盛于声音之盛于耳，颜色之盛于目，馨香之盛于鼻。谁是铁汉，心不为之动也"。而"主闭藏者肾也，司疏泄者肝也，二脏皆有相火，而其系上属心。心，君火也，为物所感则易动动则相火亦动，动则精自走，相火翕然而起，虽不交会，亦暗流而疏泄矣"。在外界环境的影响下，人心易动，"情欲无涯"而致相火妄动，动极则更伤阴精。

据上所述，可知朱丹溪所谓"阴不足"，是指阴精难成易亏而言；所谓"阳有余"，在生理状态下，是指人体脏腑功能时时处于活跃状态并相对于"阴不足"言，在病理状态下，是指由于情欲引动相火，致相火妄动，使人体脏腑功能活动亢进的状态，并非指人体真阳之有余。基于此，丹溪认为阴精的难成易亏，相火之易于妄动，是人体容易发病之关键。要保持阴精充盛，首先就得使相火不致妄动。因此，丹溪在《格致余论》中，首列《饮食箴》《色欲箴》两篇，示人要节制饮食和色欲，不使相火妄动，以保持阴阳平衡。由此可见，丹溪的"阳有余阴不足论"，旨在强调抑制相火，保护阴精，为阐发"阴虚火动"的病机和倡导滋阴降火法提供理论基础，也为其预防、摄生思想提供理论依据。

朱丹溪还在《养老论》中，十分详尽地分析了衰老的原因在于怒火易炽、阴气不足，精血俱耗。由此可知，其"阳有余"论的提出，并非言人身真阳有余，可以肆行攻伐，旨在倡说抑制相火，保护阴精。从养生的角度而言，这种注重保护精血的思想，对人们却病延年有着重要意义。

（二）相火论

朱丹溪的"相火论"与其"阳有余阴不足论"密切相关，共同构成其滋阴降火理论的基础。他认为：心主火，心为君主之官，故谓之君火。相火则与君火相对而言，因其受心君的支配，相行君命，可辅佐君火发生作用，故称其为相火，它的存在可以通过脏腑的功能活动及病理变化而表现出来。他在《相火论》中对相火之名的解释为："火内阴而外阳，主乎动者也……以名而言形气相生，配于五行，故谓之君；以位而言，生于虚无，守位禀命，因其动而可见，故谓之相。"他首先指出火的特性是内阴而外阳，进而从阳动阴静之理中悟出"凡动皆属火"，并以此为据阐论相火。其观点渊源于《素问·天元纪大论》"君火以明，相火以位"之说。明代著名医家孙一奎在《医旨绪余·明火篇》中谓："君火以名者，盖以君虽属火，然至尊无为，唯正火之名，故曰君火以名。相火以位者，盖相宣行火令，而守位禀命，故曰相火以位犹以宰相奉行君令，为职位所宜然也。"相火是相对君火而言的，由于其听命于心，守位察命而动并可见于外，故名之曰相火。

朱丹溪对相火的论述，包括两方面：

1.相火为生命之动力　此从生理方面阐述。人体动多静少，处于一个"阳常有余阴常不足"的状态中，但动而中节，并非妄动，也就是说，人体脏腑组织的功能常处于活跃的状态中，而不是亢奋状态之中。如果没有动，人体脏腑组织的功能活动就会停止，人体就会没有生命。至于"动"的产生，则是相火的作用，正如他所说"天非此火不能生物，人非此火不能有生""天主生物，故恒于动；人有此生，亦恒于动。其所以恒于动，皆相火之为也"。由此可见，朱丹溪所言之相火，是推动和维持人体生命活动的动力，对人体具有极其重要的作用，人之所以富有生命力，无不根源于相火一气的运动。由于相火能温百骸、养脏腑、充九窍，所以称为元阳，亦称真阳、真火，此与一般所指病理状态之"壮火""阴火"不同。

朱丹溪根据阴阳的相互关系指出："火内阴而外阳，主乎动者也……天之火虽出于木，而皆本乎地，故雷非伏、龙非蛰、海非附于地，则不能鸣、不能飞、不能波也，动而为火者也。"可见自然界中的雷鸣、龙飞、海波皆离不开地。联系到人体则相火是以精血为基础。他据此强调："见于天者，出于龙雷则木之气，出于海则水之气也。具于人者，寄于肝肾二部，肝属木而肾属水也，胆者肝之腑，膀胱者肾之腑，心包络者肾之配，三焦以焦言，而下焦司肝肾之分，皆阴而下者也。"可见相火"寄于肝肾二部"，并分属于胆、膀胱、心胞络、三焦等腑。朱丹溪对相火的认识是在刘完素、李杲、张从正等著名医家所论基础上的进一步完善，后世医家言相火者，大都以此为本。

2.相火妄动则为贼邪 此从病理方面阐述。相火作为人身之动气，对人体脏腑组织的生理活动具有推动作用，是人体不可缺少的。但如果动而无制，就会变成贼邪，损害人体之元气，也就是说，人体的脏腑机能活动处于活跃状态，但动而中节，并不处于亢进状态之中，人体则生生不息，否则，相火妄动，脏腑组织机能活动亢进，就会耗损阴精，伤人元气，成为贼邪，导致病变丛生。故他说："人之疾病亦生于动，其动之极也，病而死矣。"

引起相火之原因，主要是人"情欲无涯"。"夫以温柔之盛于体，声音之盛于耳，颜色之盛于目，馨香之盛于鼻，谁是铁汉，心不为之动也。"凡此温柔、声音、颜色、馨香诸物欲，皆是能起相火妄动之外在因素，朱丹溪认为六欲七情之伤激起脏腑之火（即"五性厥阳之火"），然后扇动相火。心主神，心火为君火，心为五脏六腑之大主，故丹溪特别强调心火之动与相火妄动两者的密切关系，指出："二脏（肝、肾）皆有相火，而其系上属于心。心，君火也，为物所感则心动，心动则相火亦动。"此外，房劳过度、饮食厚味、情志过激等也是引起相火妄动之原因，"醉饱则火起于胃、房劳则火起于肾，大怒则火起于肝"。

相火妄动之危害。朱丹溪认为："火起于妄，变化莫测，无时不有，煎熬真阴，阴虚则病，阴绝则死。"明确指出相火妄动，必然会耗伤阴精，轻则病，重则死，对人体危害甚大，已非动气之火，而是成为食气之贼火，所谓"相火者，《经》以火言之，盖表其暴悍酷烈，有甚于君火者也，故相火元气之贼"。

相火之部位。朱丹溪认为相火"寄于肝肾二部。"肝属木而肾属火，肝藏血而肾藏精，肝肾之精血为相火之物质基础。此外，还分属于胆、膀胱、心包络、三焦等脏腑，这是因为"胆者肝之腑，膀胱者肾之腑，心包络者，肾之配；三焦以焦言，而下焦司肝肾之分，皆阴而下者也。"

概之，朱丹溪所言相火妄动，是指人体的机能处于亢奋的一种病理状态，它能耗损阴精、损伤元气，对人体危害甚大；朱丹溪所言之相火，为人体功能活动的推动力，对人体十分重要。故朱丹溪的相火论，也是其滋阴降火法及其预防、摄生思想的理论依据。

（三）阴升阳降论

朱丹溪认为，在生理情况下，人身之气"阳往而阴来，阴往而阳来，一升一降，无有穷也。"可见，其论述阴阳升降，不仅宗李杲之阳升阴降之论，也创造性地提出了阴升阳降的观点，朱丹溪从五脏、水火、气血三方面论述其阴升阳降之观点：以五脏言，"心肺之阳降，肝肾之阴升"，而脾居其中；以水火言，"心为火居上，肾为水居下，水能生而火能降，一升一降，无有穷也"；以气血言，"气为阳宜降，血为阴宜升，一升一降无有偏胜是谓平人"。阴升与阳降是彼此相关的，而在五脏之中，脾"具坤静之德，而有乾健之运"，促成了心肺之阳和肝肾之阴的升降。

凡六淫外侵、七情内伤、饮食失节、房劳致虚等因素都可以导致升降失常而产生各种病证。心火宜降，如果受上述各致病因素的影响，心火上动则相火亦升，使阴精下流而不能上承，而出现阴虚火旺之证；肺气宜降，如肺受火邪，其气炎上，有升无降，则致气滞、气逆、气上，甚至出现呕吐、噎膈、痰饮、翻胃、吞酸等。

丹溪的阴升阳降观点，不仅与"相火论""阳有余而阴不足论"有密切关系，也是其升补阴血及补阴抑阳治法的理论依据。

三、治疗经验

朱丹溪临床经验丰富，且有不少创见，故有"杂病用丹溪"之说。除滋阴降火、补阴配阳外，其对气、血、痰、郁的论治，十分精当。明·王纶《明医杂著·医论》曾云"丹溪先生治病，不出乎气、血、痰、郁，故用药之要有三：气用四君子汤，血用四物汤，痰用二陈汤。久病属郁，主治郁之方曰越鞠丸"，乃是举其治疗杂病大概而言。

（一）滋阴降火法

朱丹溪之滋阴降火法，实多针对相火妄动之证，他所提出的"气有余便是火"，其实质是相火妄动致脏腑功能活动亢盛而表现为阳热有余。其所言之火证，也是指相火妄动之表现："诸热瞀瘛、暴喑冒昧、躁扰狂越、骂詈惊骇、胕肿疼酸、气逆冲上、禁栗如丧神守、嚏呕、疮疡、喉痹、耳鸣及聋、呕涌溢食不下、目昧不明、暴注、瘈疭、暴痛、暴死、五志七情过极，皆属火也。"由此可见，火之为病相当广泛。

朱丹溪对相火妄动所致的内火，创滋阴相火法治之，其代表方为大补阴丸。《丹溪心法·火》曰："火，阴虚火动难治……阴虚证本难治，用四物汤加炒黄柏，降火补阴。龟板补阴，乃阴中之至阴也。"朱丹溪认为，阴虚与火旺是密切相关的，是一个问题的两个方面，阴虚必然导致火旺，而火旺又必致阴液更伤。相火妄动，导致脏腑功能活动亢盛，产热过多而形成阳热有余之火证，而此火为贼邪，易损阴精。故朱丹溪治疗此症之用药特点，补阴必兼泻火，而泻火也即以补阴，滋阴与泻火，只是根据证候表现的不同而用药有所侧重。他以滋阴为治本，也有利于降火，所谓"补阴火自降"。同时，泻火的目的也为滋阴，故说"有泻火为补阴之功"，实为对《内经》"苦以坚肾"理论的发挥，在具体用药上，泻火则习用知母、黄柏等，补阴则有补阴精与补阴血之分；凡阴精虚而相火妄动者宜大补阴丸，阴血虚而相火妄动者用四物汤加知母、黄柏。

（二）升补阴血法

朱丹溪认为，阴阳升降不仅有阳升阴降的一面，也有阴升阳降的一面，其对阴虚阳盛之证重视补阴抑阳，特别强调养阴补血的作用。他指出："补养阴血，阳自相附；阴阳比和，何升之有？"故其治疗阴虚阳盛之证，不同于习俗所用育阴潜阳之治法，而是采用升补阴血而使阳降的治法，使阴升阳降达到"阴阳比和"的目的。朱丹溪非常重视脾在阴升阳降中的作用，常用参芪补脾之气、四物补脾之阴而助其转输，辅助补阴之品，达到"阴阳比和"之目的，其升补阴血之法，除用药治之外，还强调静养、淡食。

（三）气病治疗经验

朱丹溪十分重视元气，曾指出"人以气为主，一息不运则机缄穷，一毫不续则穹壤判。阴阳之所以升降者，气也；血脉之所以流行者，亦气也；荣卫之所以运转者，此气也；五脏六腑之所以相养相生者，亦此气也。盛则盈，衰则虚，顺则平，逆则病，气也者，独非人身之根本乎"。尤其重视后天脾胃之气及气机失调的治疗，凡气虚脾胃虚弱，不欲饮食，丹溪主以四君子汤、六君子汤；脾胃气虚，饮食不进，呕吐泄泻，或病后胃气虚怯者，主用参苓白术散；气血两虚者，主用八珍汤；对于七情相干，气机阻滞之证，治以调气化痰，用七气汤；对于气机不降，三焦气壅，心腹闷痞，腹胁膨胀者，以木香流气饮治之；痰涎壅盛，气逆于上，上盛下虚，肢体浮肿者，用苏子降气汤；呃逆是木邪夹相火上冲的气逆实证，其本在土败木贼，泻火当兼扶土，用大补阴丸、益元散等，而以人参白术汤下，或用参芦取吐；膨胀由于气不化浊瘀而为热，湿热熏蒸成胀满，根本原因却在脾土受伤，宜补脾为先；胎坠多由气血虚损兼内火扰动，故其视白术、黄芩为安胎圣药；产难责脾虚不运，立达生饮，以参、术、归、芍、草补虚治本，紫苏、陈皮、大腹皮行滞为佐治之；难产之后，血气尤虚，其症见胞损淋漓者，即以峻补成功。

（四）血病治疗经验

朱丹溪治疗血病，重养血活血，方以四物汤为主方，并重视气与血的相生关系，重视相火对阴血的危害。

1.血证治疗经验　朱丹溪对血证论治，多从阴虚火旺立论，强调相火过旺对阴血的危害。善用养血活血之四物汤加清相火之品，为其治疗特色，并重视辨证施治。如对吐血，朱丹溪认为其病机为阳盛阴虚，火性炎上，血不得下，随火热溢出，治以补阴抑火，使其复位，用四物加清火之剂；吐血觉胸中气塞，上吐紫血者，以桃仁承气汤下之。先吐红，后见痰嗽，多是阴虚火动，痰不下降，四物汤主之，加痰药、火药；先痰嗽后见红，多是痰积热，降痰火为急。对呕血，若脉大发热喉痛为气虚，用参、芪、蜜炙黄柏、荆芥、当归、生地黄服之；阴虚火旺者，用四物汤加炒山栀、童便、姜汁服；怒气致呕血者，势暴，须抑怒以全阴，以柴胡、黄连、黄芩、黄芪、地骨皮、生地黄、白芍治之，虚者以保命生地黄散治之。对咯血、痰带血丝者，以姜汁、青黛、童便、竹沥入血药中，如四物汤加地黄膏、片膝膏之类；咯唾带血，血出于肾，以天门冬、贝母、知母、百部、黄柏、远志、熟地黄、牡蛎、姜、桂之类；痰涎带血，血出于脾，以葛根、黄芪、黄连、芍药、当归、甘草、沉香之类治之。对衄血，朱丹溪认为衄血多属阳热怫郁，治疗以凉血行血为原则，可用山茶花为末，童便、姜汁、酒调下，或犀角地黄汤加郁金、黄芩、升麻。衄血由肺热引起者，犀角、升麻、栀子、黄芩、芍药、生地黄、紫菀、丹参、阿胶等。对溺血、下血，属热者，丹溪用炒山栀或小蓟、琥珀之类；属实者，用当归承气汤下之，后以四物汤加山栀调治；血虚者，以四物加牛膝膏；肾虚者，用五苓散合胶艾汤，吞鹿茸丸。丹溪认为大便下血，不可纯用寒凉药，必于寒凉药中加辛味药，其属热者，用四物加炒山栀、升麻、秦艽、阿胶珠；属寒者，用四物加炮干姜、升麻；久不愈者，后用温剂，必兼升举药中加酒浸炒凉药，和酒煮黄连丸之类。

2.妇科血病的治疗经验　朱丹溪治疗月经不调，以气血虚实为纲，以四物汤养血调经为主剂来进行辨证施治，如其治血虚所致月经后期，用四物加参、术；血枯而致经闭，治以四物加桃仁、红花；气滞血实而致的经来作痛，治用四物加桃仁、黄连、香附；血瘀而致的经行量少，或胀或痛，四肢疼痛，治用四物加延胡索、没药、白芷等。对妇人胎前诸疾，治以清热养血，认为白术黄芩为安胎圣药，如对胎漏一症的治疗，属气虚有热，用四物汤加白术、黄芩、阿胶、砂仁；治恶阻，用四物去熟地黄加半夏、陈皮、白术、砂仁、藿香等养血和胃降逆；治妊娠肿胀，以四物加茯苓、泽泻、白术、条芩、厚朴、甘草；对产后诸疾，朱丹溪认为当大补气血。妇人产后，气血大损，故朱丹溪指出："产后无得令虚，当大补气血为主。虽有杂症，以末治之。"如其对产后寒热证的治疗，根据左血右气原则，左手脉不足，血虚为甚，补血药多于补气药，右手脉不足，气虚为主，补气药多于补血药；对产后中风之症，忌用表药发汗伤血；对产后乳少者，用木通、猪蹄煎服以补血生乳、利气通络；而对产后瘀血所致诸症，对以五灵脂、血竭等祛瘀生新之品来治疗。

（五）痰证治疗经验

朱丹溪对痰证深有研究，在因证治法方药诸方面颇多阐发，对后世影响很大。

1.痰证的病因病机　痰证因多种原因产生，"或因忧郁，或因厚味，或因无汗，或因补剂，气腾血沸，清化为浊，老痰宿饮，胶固杂糅"。丹溪认为其病机与脾虚和气郁有密切联系，脾虚则运化无权，水谷之气悉化为痰；气郁则火逆上，熬炼津液成痰。

2.痰证的临床表现　痰成之后，随气机升降流注全身，定位于某部位而产生多种病证："为咳为嗽，为吐为利，为眩为晕，为嘈杂惊悸，为寒热痛肿，为痞膈，为壅塞，或胸胁间漉漉有声，或背心一片常为冰冷，或四肢麻痹不仁，皆痰饮所致。""凡人身中有结核不痛不仁，不作脓者，皆痰注也。""痰在膈间使人癫狂或健忘。"正因为丹溪在临床实践中体会到痰之为病的广泛性，故他提出百病兼痰的著名观点。

3.痰证的治疗　朱丹溪治痰善用理气健脾、燥湿化痰之法。他指出："治痰者，实脾土，燥脾湿是治其本。"并认为古人治疗痰饮虽有汗、吐、下、温之法，但不如以顺气为先，分导次之。"善治痰者，不治痰而治气，气顺则一身之津液随气而顺矣。"脾得健运则痰湿自化，气顺则痰饮亦随之蠲化。可见朱丹溪治痰首重其本。

若痰热夹风，以外证为多，热者清之。食积者，必用攻之；中焦有痰则食积，胃气亦赖所养，卒不便虚，若攻之尽则虚矣。兼气虚者，用补气药送。痰清者属寒，二陈汤之类。脾虚者，宜清中气以运痰降下，二陈汤加白术之类，兼用升麻提起。若痰在肠胃间者，可下而愈。痰在膈上必用吐法，泻亦不能去。胶固稠浊者必用吐。在经络中，非吐不可，吐法中即有发散之义。喉中有物咯不出，咽不下，此是老痰，重者吐之。凡用吐药宜升提其气便吐也，如防风、山栀、川芎、桔梗、芽茶、生姜、齑汁之类，或用瓜蒂散。凡人身上中下有块者多是痰，问其平日好食何物，吐下后方用药。气实痰热结在上者，吐难得出。痰成块或吐咯不出，兼气郁者难治。气湿痰热者难治。他不主张治痰过用峻利之品，谓："大凡治痰用利药过多，致脾气虚，则痰易生而多。"

朱丹溪以二陈汤为治一身之痰的通用方，认为其"一身之痰都管治，如要下行加引下药，在上则加引上药"。具体而言，还应根据痰的不同性质、体质状态及邪气兼夹情况而选用相宜药物。若风痰多见奇证，则用天南星、白附子、天麻、雄黄、牛黄、片芩、僵蚕、猪牙皂角之类。湿痰多见倦怠软弱，治以苍术、白术。热痰用青黛、黄连、黄芩。痰因火盛逆上者，以治火为先，用白术、黄芩、软石膏之类。食积痰用神曲、麦芽、山楂。老痰用海浮石、半夏、瓜蒌、香附、五倍子作丸服。痰夹瘀血，遂成窠囊，"许学士用苍术治痰成窠囊一边行，极妙"。内伤夹痰，必用人参、黄芪、白术之属，多用姜汁传送，或加半夏，虚甚加竹沥，中气不足则加人参、白术。亦可辨证选方用药：眩晕嘈杂乃火动其痰，用二陈汤加山栀子、黄连、黄芩之类。噫气吞酸，此食郁有热，火气上动，以黄芩为君，天南星、半夏为臣，橘红佐之，热多加青黛。痰积泄泻宜豁之，用海浮石、青黛、黄芩、神曲糊丸内服。治肥盛妇人躯脂满溢、闭塞子宫而不能成胎者，宜行湿燥痰，以天南星、半夏、苍术、川芎、防风、羌活、滑石等为方服之，或用导痰汤之类。假如痫病，因惊而得，惊则神出舍，舍空则痰生也，血气入在舍而拒其神不能归焉。血伤必用姜汁传送。痰在膈间，使人颠狂，或健忘，或风痰，皆用竹沥，亦能养血，与荆沥同功，治稍重能食者，用此二味，效速稳当。

朱丹溪还总结了某些临床用药心得。如：黄芩治痰热假其下火也。竹沥滑痰，非姜汁不能行经络。枳实泻痰，能冲墙倒壁。天花粉大能降膈上热痰。海浮石，热痰能降，湿痰能燥，结痰能软，顽痰能消，可入丸子、末子，不可入煎药。五倍子能治老痰，佐他药大治顽痰。韭汁治血滞不行，中焦有饮，自然汁冷吃二三银盏，必胸中烦躁不宁，后愈。痰在肋下，非白芥子不能达。痰结在皮里膜外及经络中痰，用荆沥、竹沥必佐以姜汁。痰在四肢，非竹沥不开。痰结核在咽喉中，燥不能出入，轻者用瓜蒌辈，气实必用荆沥；或用化痰药加咸药软坚之味，瓜蒌仁、杏仁、海浮石、桔梗、连翘，少佐朴硝，以姜汁蜜和丸，噙服之。

（六）郁证治疗经验

郁，即滞而不通之义。朱丹溪在前人论治郁证的基础上，结合自己的临床实践，将郁证分为气郁、湿郁、痰郁、热郁、血郁、食郁等六种，形成了独到的治疗经验。

1.郁证的病因病机　朱丹溪认为情志内伤，六淫外感，饮食失节等因素都可使人体气血怫郁而产生郁证。其认为郁证之病机为气血郁滞，故他说："气血冲和，万病不生，一有怫郁，诸病生焉，故人身诸病多生于郁。"

郁证的病位，朱丹溪接受李杲脾胃为升降之枢的观点，认为脾胃之气不得升降，五脏之气血及周身上下之气血均不得通达，郁证出焉，所以他认为"凡郁皆在中焦"。

2.郁证的辨证　气郁者，胸胁痛、脉沉涩；湿郁者，周身走痛或关节疼，遇阴寒则发，脉沉细；痰郁者，动则喘，寸口脉沉滑；热郁者，瞀闷，小便赤，脉沉数；血郁者，四肢无力，能食见红，脉沉；食郁者，嗳酸，腹饱不能食，人迎脉平和，气口脉繁盛。六郁可单独为病，也往往相因致病，但总以气机为关键，多由气郁而影响及其他，久郁则能化热生火。

3.郁证的治疗　朱丹溪治郁重在调气，同时兼顾郁久化火之治，故其善用辛热温散之剂解郁，又配伍寒凉清泻之剂清火。其所创制的越鞠丸便是此意，故越鞠丸统治诸郁证。该方行气开郁，取气行则他郁自解，与五药分治五郁的共同作用而发挥统治六郁的功效。朱丹溪根据六郁之因，制另一治郁名方六郁汤。其用药特点是气郁，用香附、苍术、抚芎；湿郁，用白芷、苍术、川芎、茯苓；痰郁，用海石、香附、天南星、瓜蒌；热郁，用山栀、青黛、香附、抚芎；血郁，用桃仁、红花、青黛、川芎、香附；食郁，用苍术、香附、神曲、针砂。从该方组成可以看出：苍术、香附、抚芎等几乎诸郁皆用，反映了朱丹溪治郁重点调气的治疗经验。

综上所述，朱丹溪以气、血、痰、火、郁为纲论治杂病，具有丰富的经验。对其他病证的论治，也不出此五者。如其论治中风，认为"中风大率主血虚有痰，治痰为先，次养血行血"。具体用药：气虚用参芪；血虚用四物汤；化痰用二陈汤；瘦人多阴虚有火，用四物汤加牛膝、黄芩、黄柏、竹沥，而对竹沥、姜汁的祛痰通络作用尤为重视，再如其论治噎膈，"污血在胃脘之口，气因郁而为痰"。或"怒甚而血菀于上，积在膈内，碍气升降"。所致之噎膈，用养血祛瘀、润燥和胃之韭汁牛乳饮治疗等。

朱丹溪是一位遵经善变、能博采众长、善结合实践，纠正时弊，具有独创精神的医学家。"相火论""阳有余阴不足论"及"阴升阳降学说"是其独创的医学理论，滋阴降火、升补阴血以制阳是其独创之治疗大法，气血痰郁论治是其丰富的临床实践的产物，注重保养精血是其独到的养生原则。丹溪学说对后世的影响深远，著名医家戴思恭、王履、赵良仁等皆列入其门墙，传其衣钵，而如虞抟、王纶、汪机等亦皆私淑其学。甚至丹溪学说还远传国外，如日本医家特成立"丹溪学社"以研究其学。因而，后人遂有"丹溪学派"之称。丹溪乃集当时医学之大成者，他擅长杂病治疗，而非拘于滋阴一端着，学者因有"杂病宗丹溪"之说。近世有"滋阴学派"称之者，未免以偏概全，有失中肯。明代医界习用滋阴降火，滋成偏弊，为纠时弊，温补学说遂兴，薛己开其端，赵献可、张介宾继其后，学术争鸣深化了理论研究，促进了中医学发展。

四、临床验案

病例一

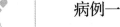

【原文】丹溪治一妇人，患心中如火一烧，便入小肠，急去小便，大便随时亦出，如此三年

求治，脉滑数，此相火传入小肠经，以四物加炒连柏、小茴香、木通，四帖而安。(《古今医案按·卷六》)

【按语】本案为相火妄动，传入小肠，致小肠分清泌浊之功能亢进所致之症。故用四物补阴养血，连、柏清相火，木通导热从小便而出，小茴香温散、入下焦，亦取反佐之意。该方实体现了朱丹溪治火证三法：实火当泻、虚火当补、郁火当发。诸药相合，即清妄动之实火，又补阴血，稍佐温散以防冰伏邪热，颇合证，故能四剂而安。

病例二

【原文】宪幕之子傅兄，年十七八，时暑月，因大劳而竭，恣饮梅浆，又连得大惊三四次，妄言妄语，病似邪鬼，诊其脉，两手皆虚弦而带沉数，予曰：数为有热，虚弦是大惊，又梅酸之浆，郁于中脘。补虚清热，导去痰滞，病乃可安。遂用人参、白术、陈皮、茯苓、芩、连等浓煎汤，入竹沥、姜汁。予旬日未效，众皆尤药之不审。余诊之，知其虚之未完，与痰之未导也。仍予前方，入荆汤，又旬日而安。(《格致余论·虚病痰病有似邪祟论》)

【按语】本案患者于病后出现妄见妄闻，世俗认为是鬼邪作祟，以祈逐鬼祛邪。朱丹溪力矫时弊，认为非鬼邪所致，乃痰虚之为病。他说："血气两亏，痰客中焦，妨碍升降，不得应用，以致十二宫各失其职，视听言动，皆有虚妄。以邪治之，其人必死。"(《格致余论·虚病痰病有似鬼邪祟论》)。故本案以人参、白术、茯苓补脾益气，实脾土、燥脾湿，以治痰之本；黄芩、黄连清心除热，陈皮、竹茹、姜汁化痰导滞，守方治之，终获痊愈。

复习思考题

1. 试述阳有余阴不足论、相火论的主要内容。
2. 朱丹溪治疗痰证、郁证有何独特见解和用药经验？
3. 试比较李杲所论之阴火与朱丹溪所言妄动之相火有何区别和联系。
4. 试述朱丹溪学术思想的渊源及其对中医学的重要贡献。

第七节　王履

一、生平与著作

王履，字安道，号畸叟，别号抱独山人，平江路昆山州（今江苏昆山市）人。元末明初医家，生于元至顺三年（1332），卒于明洪武二十四年（1391）。王履少年学医于朱丹溪，洪武初为秦王府良医正。

王履博学多才，工诗文画艺。在医学方面著有《医经溯洄集》《百病钩玄》《医韵统》，唯《医经溯洄集》行世，余皆散佚。《医经溯洄集》1卷，内含医论21篇。溯洄者，逆流而上，即取法乎上，以《黄帝内经》《难经》《伤寒论》《神农本草经》为指归，辅以王叔和、孙思邈、王焘、王冰以及金元四大家等20余著名医家学术观点，探本溯源，贯通源流，其中颇多个人独到的见解。《四库全书总目提要》称赞"然其会通研究，洞见本原，于医道中实能贯彻源流，非漫为大言以夸世也"。

二、学术理论

（一）亢害承制论

《素问·六微旨大论》阐述五运六气的关系，点明"亢则害，承乃制，制则生化"这种天地万物生克动态平衡运动规律。王履认为此乃"莫或使然，而自不能不然也"，是天地运动的必然规律。

安道认为天地间存在生克制化的动态平衡规律，"尝观夫阴阳五行之在天地间也，高者抑之，下者举之，强者折之，弱者济之，盖莫或使然，而自不能不然也。不如是，则高者愈高，下者愈下，强者愈强，弱者愈弱，而乖乱之政日以极矣，天地其能位乎""亢则害、承乃制"是造化之枢纽。"承，犹随也……有防之之义存焉。亢者，过极也，害者，害物也，制者，克胜之也。然所承者，其不亢，则随之而已，故虽承而不见。既亢，则克胜以平之，承斯见矣。"亢为气之甚，承所以防其甚，但适度的"亢"也是天地之常，不能统以"害"来论，"盖造化之常，不能以无亢，亦不能以无制焉耳"。如木甚则为风，火甚即为热，不甚则无风、无热而失去了木火的作用。当其甚而未至于过极，则制木之金和制火之水，仅随之而已。当其甚而过极，金气便起而制木，水气便起而制火，以维持其相对平衡，这都是正常的现象。相反，若木火之气不甚，或甚而过极，金水之气不能制之，则为反常现象。

人生天地之间，必然遵循亢害承制的规律，"以人论之，制则生化，犹元气周流，滋营一身，凡五脏六腑四肢百骸九窍，皆藉焉以为动静"。若违反亢害承制规律，"生化大病，犹邪气恣横，正气耗散，凡五脏六腑四肢百骸九窍，举不能遂其运用之常也"。人体中存在纠正亢害承制失衡的机制，如果此机制出现障碍，就需要医生使用汤液、针石、导引之助。

（二）四气所伤论

四气所伤之说原出于《内经》。《素问·生气通天论》曰："春伤于风，邪气留连，乃为洞泄；夏伤于暑，秋为痎疟；秋伤于湿，上逆而咳，发为痿厥；冬伤于寒，春必病温，四时之气，更伤于脏。"《素问·阴阳应象大论》亦有"冬伤于寒，春必病温；春伤于风，夏生飧泄；夏伤于暑，秋为痎疟；秋伤于湿，冬生咳嗽"等论述。对此历代医家都以四气之因来推论其病理变化，唯王履认为应当从现有的病情来剖析其致病之因。他认为，人体被四气所伤，并不一定会发病，即使发病，由于人体的体质有强弱，正气有虚实，时令有太过不及之异，其病情亦有差异。故王履提出，应当从现有的病情来推论其致病之因，而不是由病因来推论病情。这体现了他的审证求因之观点。王履结合临床实践，对《内经》四伤之说做了平易通达的解说，可谓是解经之中别开生面者。若仅从四气之因，遂断其必发某病，显然过于机械、绝对，必须根据现有体征，结合邪气的聚散，正气的虚实，时令的太过与不及等方面来推测其致病之源，预测病情之变，方可避免穿凿之弊，故"读者当活法，勿拘执也"。表明了他在发病学上的辨证观点和治学上的求实精神。

（三）阴阳虚实补泻说

《难经·五十八难》说："伤寒阳虚阴盛，汗出而愈，下之即死；阳盛阴虚，汗出而死，下之而愈。"王履认为后世医家多不解其义而曲为之说，遂使经义隐晦不明。诸如，《外台秘要》注曰："此阴阳，指身之表里言。病者为虚，不病者为盛。表病里和，是阳虚阴盛也；表和里病，是阳盛阴虚也。"《伤寒微旨论》则谓："此阴阳，指脉之尺寸言。尺脉实大，寸脉短小，名阴盛阳虚，可汗；寸脉实大，尺脉短小，名阳盛阴虚，可下。"他指出上述解释皆不可通，并云："邪之伤于人也，有浅深焉，浅则居表，深则入里。居表则闭腠理，发怫热，见恶寒、恶风、头痛等证，于斯时也，唯辛温解散而可愈；入里则为燥屎，作潮热，形狂言、谵语、大渴等证，于斯时也，唯咸寒攻下而可平。"所谓"阴盛阳虚"乃寒邪外客所致，"阳盛阴虚"系热邪内炽使然。《伤寒例》承其说而有"桂枝下咽，阳盛则毙；承气入胃，阴盛以亡"之语。王履复论："仲景此言，但以戒汗下之误为主……所谓阳盛即毙者，是言表证已罢，而里证既全，可攻而不可汗；所谓阴盛以亡者，是言里证未形，而表证独具，可汗而不可攻。"由此可见，"汗下一差，生死反掌"，揆之临床，其理昭然。

《难经·七十五难》云："经言东方实，西方虚；泻南方，补北方，何谓也……东方肝也，则知肝实；西方肺也，则知肺虚。泻南方火，补北方水。南方火，火者，木之子也；北方水，木之母也。水胜火，子能令母实，母能令子虚，故泻火补水，欲令金不得平木也。"王履盛赞此越人深得经旨之论，"其言周备纯正，足以为万世法"。同时慨叹后人所注皆失经旨。他认为："实则泻之，虚则补之。此常道也。实则泻其子，虚则补其母，亦常道也，人皆知之。今肝实肺虚，乃不泻肝而泻心。此则人亦知之。至于不补肺、补脾而补肾，此则人不能知，唯越人知之耳。夫子能令母实，母能令子虚，以常情观之，则曰：心火实，致肝木亦实，此子能令母实也；脾土虚，致肺金亦虚，此母能令子虚也。心火实，固由自旺；脾土虚，乃由肝木制之。法当泻心补脾，则肝肺皆平矣。越人则不然，其子能令母实，子谓火，母谓木，固与常情无异；其母能令子虚，母谓水，子谓木，则与常情不同矣。故曰：水者，木之母也。子能令母实一句，言病因也；母能令子虚一句，言治法。其意盖曰：火为木之子，子助其母，使之过分而为病矣。今将何以处之？唯有补水泻火之治而已。夫补水者，何谓也？盖水为木之母，若补水之虚，使力可胜火，火势退，而木势亦退，此则母能虚子之义，所谓不治之治也……且夫肝之实也，其因有二：心助肝，肝实之，一因也；肺不能制肝，肝实之，二因也。肺之虚也，其因亦有二：心克肺，肺虚之，一因也；脾受肝克，而不能生肺，肺虚之，二因也。今补水而泻火，火退则木气削，又金不受克而制木，东方不实矣；金气得平，又土不受克而生金，西方不虚矣。"王履之论独阐《难经》之奥，确实将泻南补北之精义畅发出来，至今仍能有效地指导临床实践。

三、治疗经验

（一）寒温暑病说

《素问》有"今夫热病者，皆伤寒之类也"之论，《难经》也认为伤寒有五，包含温病、热病。古人认为冬伤于寒，其感而即病者，称为"伤寒"，有不即病，过时而发于春、夏者，即称为温、暑。对其治疗，在温病学尚未成熟阶段，人们多以伤寒方通治之。王履认为伤寒、温病、暑（热）病之命名，"有病因，有病名，有病形；辨其因，正其名察其形，三者俱当，始可以言治矣"。具体而言："伤寒，此以病因而为病名者也；温病、热病，此以天时与病形而为病名者也。由三者皆起于感寒，或者通以伤寒称之。"然而，"伤于寒，有即病者焉，有不即病焉。即病者，发于所感之时；不即病者，过时而发于春、夏也。即病谓之伤寒，不即病谓之温与暑。夫伤寒、温、暑，其类虽殊，其所受之原，则不殊也。由其原之不殊，故一以伤寒而为称；由其类之殊，故施治不得以相混"。伤寒即发于天气寒冷之时，"寒之初客于表也，闭腠理郁阳气而为热，故非辛温之药，不能开腠理以泄其热，此麻黄汤之所由立也；至于风邪伤表虽反疏腠理而不能闭，然邪既客表，则表之正气受伤，而不能流通，故亦发热也。必以辛甘温之药发其邪，则邪去而腠理自密矣，此桂枝汤之所由立也"。温病、暑（热）病则发热之时，"怫热自内而达于外，郁其腠理，无寒在表，故非辛凉或苦寒或酸苦之剂不之，此仲景桂枝、麻黄等汤，独治外者之所以不可用，而后人所处双解散、大黄汤、千金汤、防风通圣散之类，兼治内外者之所以可用也"。

王履还针对历史上多将春夏之温病、热病与秋冬之伤寒混同而称四时伤寒进行辨析，其谓："秋冬之伤寒，真伤寒也；春夏之伤寒，寒疫也，与温病、热病自是两途，岂可同治……虽然，伤寒与温病、热病，其攻里之法，如果是以寒除热，固不必求异；其发表之法，断不可不异也。"因此，伤寒不可与温病、暑（热）病混同而论。他还进一步指出："后人不知仲景立法之意，故有惑于麻黄、桂枝之热，有犯于春夏之司气而不敢用，于是有须加寒药之论。夫欲加寒药于麻黄、桂枝汤之中，此乃不悟其所以然，故如此耳。若仲景为暑立方，必不如此，必别有法，但惜其遗佚不传，致使后人有多歧之患。"王履辨伤寒与温病、暑（热）病不同，并论治法，虽不尽善，确为明清温病学派的建立与发展奠定了理论基础。故吴瑭谓："至王安道始能脱却伤寒，辨证温病。"真乃实至名归之言。

（二）真中、类中说

古人论中风，以为卒暴僵仆不知人，偏枯四肢不举等证，多因风而致，故用大小续命、排风、八风等汤散治之。及至金元论中风，刘河间主于火，李杲主于气，朱丹溪主于痰湿，与古人相悖。王安道认为："昔人、三子之论皆不可偏废，但三子以相类中风之病视为中风而立论，故使后人狐疑而不能决，殊不知因于风者，真中风也，因于火、因于气、因于湿者，类中风而非中风也"。河间、东垣、丹溪三子所论中风，为"因火、因气、因湿而为暴病暴死之证，与风何相干哉……唯其以因火、因气、因湿之证，强因风而合论之，所以真伪不分而名实相紊"。临床上，诊断为因风而致的真中风，用古人祛风法治之；因火、因气、因湿导致的类中风，以三子之法治之。王履此论，不仅首创了真中、类中之说，而且，也开创了把不同学说融会贯通于一说，使中风理论渐趋完臻，这对明清医学理论的发展有很大影响。

王履撰《医经溯洄集》，对《内经》《难经》《伤寒论》等经典医籍的理论寻根溯源、探微索隐，阐述"亢则害承乃制""四气所伤"之论，皆发前人之所未发。其论虚实补泻，一方面说明《难经》谓伤寒阴阳之盛为病邪、阴阳之虚则指表里精气，另一方面畅发"泻南补北"之精义而奠定了清热养阴法的理论基础。他从病因、病名、病形、治法诸方面综论伤寒、温病、暑（热）病之异，为使温病学说独立于《伤寒论》体系之外，做出了突出贡献。

四、临床验案

病例一

【原文】梁左，五脏六腑，皆令人咳，不独肺也。六淫外感，七情内伤，皆能致咳。今燥烦过度，五志化火，火刑于金，肺失安宁，咳呛咯痰不爽，喉中介介如哽状。咳已两月之久，《内经》谓之心咳，苔黄，两寸脉数，心火烁金，无疑义矣。拟滋少阴之阴，以制炎上之火，火降水升，则肺气自清。

京玄参钱半，大麦冬钱半，生甘草五分，抱茯神三钱，炙远志一钱，甜光杏三钱，川贝、象贝各二钱，瓜蒌皮二钱，柏子仁三钱，肥玉竹三钱，干芦根一两，去节，冬瓜子三钱，梨膏三钱冲。（《丁甘仁医案·咳嗽》）

【按语】心火克烁肺金致咳，治以泻南补北法，滋肾水以制炎上之心火，心火清宁，肺金自降，咳嗽得止。

病例二

【原文】虞恒德治一妇年五十七，身肥白，春初得中风，暴仆不知人事，身僵直，口噤不语，喉如拽锯，水饮不能入，六脉浮大弦滑，右甚于左。以藜芦末一钱，加麝香少许，灌入鼻窍，吐痰升许，始知人事，身体略能举动。急煎小续命汤倍麻黄，连进二服。覆以衣被，得汗渐苏醒，能转侧。但右手足不遂，语言謇涩，复以二陈汤加芎、归、芍药、羌、防等，合竹沥、姜汁。日进二三服。若三四日大便不利，则不能言语，即以东垣导滞丸，或润肠丸微利之，则言语复正。如此调理，至六十余，得他病而卒。(《古今医案按·中风》)

【按语】此案为真中风，以实邪治之得效。中风自王履有真中、类中之辨。案中妇人年逾四九，肝肾俱已不足，正值春季多风，发为中风病，暴仆不知人，身僵口噤俱为中风之象。脉浮大弦滑，中风邪而兼痰。先以吐法，祛除痰邪，开窍醒神。再以小续命汤汗法祛除风邪，后以二陈祛痰，芎、羌、防等祛风，调理而愈。

复习思考题

1. 试述王履"亢害承制论"的主要内容。
2. 王履对泻南补北法的见解是什么？
3. 试述王履对真中、类中的认识。

第十章
明 代

扫一扫，查阅本章数字资源，含PPT、音视频、图片等

　　明代是医学理论更趋向系统和全面的时期。宋代理学和儒家的治学方法对明代医学有着明显的影响。由于统治者在政治上提倡程、朱理学，因此理学思想盛行于明代，许多医家接受其说，并利用它进行医学研究。理学在社会文化意识领域已经取得了稳定的主流地位，理学作为一种具有支配地位的思想，深入到社会文化生活的各个领域，此时自然地与医学研究浸融在一起了。理学思想的直接渗透，促进了医学理论的发展，"命门"学说，"先天之本在肾，后天之本在脾"等医学理论被建立完善起来了，经过明代的发展，医学对生命的认识达到了一个新的境界，医学理论在繁荣发展中有了一个新面貌。

一、重视温补，探索肾命

　　针对明代某些医家不善学刘朱之学，造成寒凉时弊的情况，薛己等有识之士为了维护阳气，纠正时弊，力主温补，重视对肾命的研究。虞抟强调"两肾总号命门""相火寓乎其中"，主张肾、命不可分割，命门乃水中之火。薛己之理论滥觞于王冰、钱乙、李杲等学，重视脾肾，治病每以补中益气、六味、八味、四君、六君为主。孙一奎认为命门为"肾间原气""动气"，阐述了《难经》理论。李时珍提出："命门为藏精系胞之物……下通二肾，上通心肺，贯脑，为生命之源，相火之主，精气之府，生人生物，皆有此生。"赵献可认为命门为真君真主，并强调"其中间唯是一火耳"，提出"取之阴者，火中求水，其精不竭，取之阳者，水中寻火，其明不熄"的治疗原则。张介宾认为，命门为真阴之脏，藏精化气，为先后天立命之根本，治疗也从阴阳互济，精气互生入手，善用熟地黄、人参及创制左、右归方。李士材总结提出"先天之本在肾""后天之本在脾"，凡属虚证，皆须温补。

二、温病学说的发展

　　在《内经》《伤寒论》理论指导下，明代许多医家，继承河间等学术经验，结合临床，对外感热病进行了深入研究，促进了温病学说的发展。如缪希雍提出伤寒、温疫"凡邪气之入，必从口鼻"，热病传变，以阳明证为多，治疗善用清热保津，慎于汗下。喻昌以三焦论疫著称，对温病的病因、病机、传变等多有阐发，并创秋燥论。吴又可提出戾气学说，对温疫的病因及传染发病特点，做出了卓越贡献。此外，如盛启东的热传心包说，陶华的《伤寒六书》等，对后世温病学说的进一步发展，亦有一定影响。

三、研究经籍

　　明代许多医家都致力于《内经》和《伤寒论》的注释和研究，如马莳著《黄帝内经素问注

证发微》及《黄帝内经灵枢注证发微》，后书常为人们所推崇，称"有功于后学"。吴崑著《素问吴注》24卷，以王冰注为本，在某些方面有较深的理解，汪昂赞之云"《素问吴注》间有阐发，补前注所未备"。方有执在《伤寒论》的编次方面，持独到的见解，主张"卫中风""营伤寒""营卫俱中伤风寒"，以桂枝、麻黄、青龙汤三方主治立法。喻昌著《尚论篇》，推崇方有执之说，认为方有执的观点"改叔和之旧，以风寒之伤营卫者分属，卓识超越前人"，喻昌的"三纲鼎立"说，亦对后世有所影响。张介宾将《灵枢》《素问》合二为一，分类编次著成《类经》一书，提出阴阳原同一气和一分为二的观点。李中梓研究《内经》具有执简驭繁的特点，他所编辑的《内经知要》，为初学中医者的重要读本。

此外，在本草研究方面，明代医家亦做出了很多贡献，如李时珍在《神农本草经》《新修本草》《政和经史证类本草》等基础上，毕生从事本草的研究，著成《本草纲目》一书，规模宏大，资料翔实，实为我国药物学方面集大成之巨著，影响巨大，传播及海外。又如缪希雍著《神农本草经疏》，该书引证广博，发挥甚多，亦为本草之名著。在综合性医著的编撰方面，也多成就，如王肯堂的《证治准绳》卷帙浩繁，立论平正，深得后人好评，《四库提要》称："采摭繁富，而参验脉证，辨别异同，条理分明，俱有端委，故博而不杂，详而有约……"。又如张璐的《张氏医通》，取法王肯堂《证治准绳》，引证颇丰，阐述亦多，流传甚广。

第一节　薛　己

一、生平与著作

薛己，字新甫，号立斋。明代吴郡（江苏苏州）人，约生活于1487—1558年（明成化二十三年—嘉靖三十七年）。薛己出身于医学世家，其父薛铠，字良武，精医术，治病多奇中，尤以儿科及外科见长。薛立斋自幼勤奋好学，初曾习儒，后转而习医，得自家传，原为疡医，后转攻内、儿科，各科均有成就。正德年间，选为御医，擢太医院判。嘉靖年间晋升为院使，中年辞职归籍，于是他以岐黄世业，旁通诸家微词颐旨，靡不究竟，将"扶困起废"为己任，以"庶光济人"为目的，全身心地投入到医疗及著述工作中。当时医界承元代遗风，重视降火，有的医者动辄恣用寒凉之剂克伐生气，对此流弊，薛己提出责疑："世以脾虚误为肾虚，辄用黄柏、知母之类，反伤胃中生气，害人多矣。"援引经旨，潜心研究，立一家之言，重视甘温以生发脾胃之阳气，临证注重脾与肾、命火之辨证，治疗用药以温补著称，对后世医家之温养理虚，颇多启发。

薛己医著有《内科摘要》《外科发挥》《外科枢要》《外科心法》《外科经验方》《疠疡机要》《口齿类要》《女科撮要》《保婴粹要》《正体类要》《过秦新录》《本草约言》等，评注医书有其父薛铠的《保婴撮要》、钱乙的《小儿药证直诀》、王纶的《明医杂著》、陈文中的《小儿痘疹方论》、陈自明的《妇人大全良方》、倪维德的《原机启微》，后人将其著作及评注之书，汇编成《薛氏医案》。

《内科摘要》2卷，此书是薛己内科杂病医案，卷上为11种病证，卷下为10种病证。书中以虚损病证为重，几乎每一种病证均以"某某亏损"为名。共收录200余案，每案均论述病因、病机、治法、方药及预后或误治等。

《外科发挥》刊于1528年，书中论述肿疡、溃疡、发背、脑疽、肺痈、肺痿、疔疮、瘰疬等外科主要病证，凡31种。每病均先列脉证、治则，再列各种治法、方药及临床医案。《外科心法》

与《外科经验方》大约均刊于1528年。前书7卷，是以外科医论和医案为主的著作。《疡疮机要》约刊于1529年，本书首论疡疮的病因、病机、病位、治则，其次论疡疮各类证候治法，包括本证、变证、兼证及类证的辨证治疗，验案以及方药分别做了介绍。特别是所举的医案病例较多，论述的病候条目比较清晰。《外科枢要》前三卷为医论，卷一主要论述疮疡的脉证、治法、方药及针法，共21论，卷二、卷三以病证为纲，论述32种常见全身各部疮疡病证。卷四论述疮疡各证的方剂和加减用药。

《女科撮要》及《校注妇人良方》，前书为薛立斋的妇产科专著，刊于1548年，上卷为月经病、带下病、乳房病及前阴诸病等妇科常见病证，凡15种，并附各证方药；下卷为妊娠病、产时病及产后病等产科常见病证，亦为15种，附各证方药，并列举临床病案。后书为薛己对宋·陈自明的《妇人大全良方》的校注，补入大量的注文及医案。

《正体类要》为伤科专著，刊于1529年。全书2卷，上卷论述伤科的治疗大法19条，载跌仆损伤、金疮、火烫伤医案65则；下卷收入伤科用方71首。此书对伤科治疗十分重视脏腑气血辨证论治，对后世影响较大，清代《医宗金鉴·正骨心法要诀》即以本书为蓝本。

《口齿类要》口腔及五官科专著，刊行于1528年，主要论述茧唇、口疮、齿痛、舌症等四种口齿疾患，及喉痹、喉痛、骨鲠等喉科疾患，并有附方69首及治疗验案，是现存最早的该专科著作。

《保婴撮要》刊于1555年，是薛铠、薛己父子同著的儿科专著，凡20卷。前十卷正文部分由薛铠原作，主要论述初生儿护养法，儿科疾病的诊断方法，五脏主病及小儿内科杂病证治，其中所有的临床医案均由薛己补入。后十卷论述的是小儿外科、伤科、皮肤科及痘疹等的证治及有关医案，均由薛己本人所作。

二、学术理论

薛己以治病必求其本的观点立论，既继承了张元素、李杲的脾胃理论，又遥承了王冰、钱乙的肾命水火学说，形成了脾胃与肾命并重的学术理论，故临床施治注重调理脾胃与肾命，以求本滋源。

（一）治病求本

薛己不仅重视脾胃，而且重视肾命，强调脾肾在人的生理、病理方面的重要性，故治病在于务求本源。薛己认为："凡医生治病，治标不治本，是不明正理也。"所谓治本，包括两个方面：一是指辨证施治的原则，必须抓住疾病的本质，无论内伤、外感之证，都必须掌握疾病发生之本源。如他对前人"痛无补法"之说，认为并非尽然，不能胶柱鼓瑟，对腹痛而见面色黄中带青，左关弦长，右关弦紧之症，辨明为土衰木旺之证，用益气汤加半夏、木香而愈。二是指调治脾肾为治病之关键。他说："《经》云：治病必求其本，本于四时五脏之根也。"薛己重视脾胃的作用，认为脾胃为五脏之根蒂，人身之本源，脾胃一虚则诸症蜂起，因此，薛己治病尤以强调"以胃气为本"的思想，又因肾阴肾阳为脏腑阴阳之根本，五脏病久则波及于肾，使肾命受损，故肾命亦为治疗疾病的根本之脏。

滋化源是薛己治病求本的进一步发展，滋化源也包括两方面的含义：一是补脾土，黄履素在《折肱漫录·医药篇》中解释薛己滋化源时曾说："化源者何？盖补脾土以资肺金，使金能生水，水足木自平而心火自降。"薛己认为，人体后天生化之源，当属脾胃之元气，土为万物之母，非土不能生物，唯土旺则万物昌盛，人体诸脏才能得以滋生，生气才能益然勃发。因此他指出凡病属虚损之证，皆可用滋化源之法。如他在《明医杂著·枳术丸论》中指出："症属形气，病气俱不足，脾胃虚弱，津血枯涸而大便难耳，法当滋补化源。"其治脾肺亏损的咳嗽，痰喘等症强调"当补脾土，滋化源使金水自能相生"。滋化源的另一含义是有补肾与命门的真阴真阳，《四库全书总目提要·医家类》指出："然己治病务求本源，用八味丸、六味丸有补真阳真阴，以滋化源。"可见他对滋化源的认识，并未局限于脾胃，已将其应用范围扩充到了肾与命门，这进一步阐发了其"治脾无效，则求之于肾"的求本观点。

（二）重视脾胃

薛己的脾胃之说渊源于《内经》，并深受李杲《脾胃论》的影响。在生理上，薛己认为人体之所以有生机和活力，全赖脾胃的滋养与健运。因而他认识到："人以脾胃为本，纳五谷，化精液，其清者入营，浊者入卫，阴阳得此，是谓橐籥，故阳则发于四肢，阴则行于五脏，土旺于四时，善载乎万物，人得土以养百骸，身失土以枯四肢。"脾胃在诸脏腑之中具有重要的地位，人体诸脏皆是因为接受了脾胃所生化之水谷精气，所以才能发挥其正常生理功能。因此，薛己指出："胃为五脏本源，人身之根蒂。""脾胃气实，则肺得其所养，肺气既盛，水自生焉，水升则火降，水火既济，而天地交泰之令矣，脾胃一虚，四脏俱无生气。"

另外，薛己认为脾胃为气血之本，脾为统血行气之经。指出："血生于脾，故云脾统血，凡血病当用苦甘之剂，以助阳气而生阴血。""血虚者，多因脾气衰弱，不能生血也，皆当调补脾胃之气。"脾胃为人身之本，气血之生化又以中焦脾胃为源，生血必以调补脾胃之阳气为先，这是薛己论述脾胃与气血的精髓之处。

薛己在论述病证时常强调脾胃之衰，他说："人之胃气受伤，则虚证蜂起。"指出"内因之症，属脾胃虚弱"所致，甚至提到某些外感疾病也是由于脾胃虚弱，元气不足而引起，他认为"设或六淫外侵而见诸症，亦因其气内虚而外邪乘袭""若人体脾胃充实，营血健壮，经隧流行而邪自无所容"，他的这种邪正观点，不仅与《内经》的"邪之所凑，其气必虚"的理论一致，同时突出了脾胃之盛衰在发病学上的重要作用。

（三）阐发肾命

薛己对肾命的阐发是其主要的学术观点之一。薛己论及命火，观点仍未超越《难经》之左肾、右命门之说，如他在论述气血方长而劳心亏损，或精血未满而纵情恣欲，根本不固，火不归原所致的病证时指出："两尺各有阴阳，水火互相生化，当于二脏中分各阴阳虚实，求其属而平之。"若左尺脉虚弱而细数者，是左肾之真阴不足也，用六味丸；右尺脉迟软或沉细而数欲绝者，是命门之相火不足也，用八味丸……因而薛己常以六味、八味调肾命阴阳、水火。他对劳瘵、咳嗽、咯血、吐血的治疗，有特殊见解，如说："设若肾经阴精不足，阳无所化，虚火妄动所致前证者，宜用六味地黄丸补之，使阳旺则阴生。"故薛己调治肾阴迥异于朱丹溪，力避知、柏的苦寒泻火，注重肾中阴阳的生化，药尚温补。

三、治疗经验

（一）治虚心得

薛己生平所治病证，以内伤杂病为多，尤对内伤虚损病证颇具丰富的临床经验，指出"大凡杂病属内因，乃形气病气俱不足，当补不当泻"。认为杂病以虚为多见，在治疗杂病虚证方面颇具特点，为后世所宗。

　　薛己论虚证，必言阴虚，此阴并非津液、精血之谓，是概括三阴肝、脾、肾之虚，认为"阴虚乃脾虚也，脾为至阴"。足三阴即足太阴脾、足少阴肾、足厥阴肝，而脾为至阴之脏，故阴虚即脾虚。黄履素在《折肱漫录》中指出："大凡足三阴虚，多因饮食劳役，以致胃不能生肝，肝不能生火，而害脾土不能滋化，但补胃土则金旺水生，木得平而自相生矣。"可见凡虚损之证十分强调肝、脾、肾三脏的调治，而三者间尤以脾土为关键。故其治疗，常以调理脾胃、滋养肝血、温补肾命为主而药尚甘温。即使是养阴之法，亦以温化为要，强调阳旺而生阴之理，这对明代以后诸家治杂病虚证多用温补的方法用一定的影响。

　　对于血虚的治疗既注意致虚的不同原因，又擅长以温补取效。他指出："大凡血虚之症，或气虚血弱，或阳气脱陷，或大失血以致发热、烦渴等证，必用四君、归、芪或独参甘温之剂，使阳旺则阴生，其病自愈，若用寒凉降火乃速其危也。"温补阳气，调治肝脾，这是薛己对血虚证论治之重要特点。

　　薛己对杂病中虚证的辨证，十分精详并多独见之处。他认为虚损之证，在某些情况下，可变生他证与假象，如"若气高而喘，身热而烦，或扬手掷足，口中痰甚者，属中气虚弱而变症也，宜用补中益气汤"。指出此类身热而烦是"脾胃虚弱之假证也，设认为热证则误矣"。又如："大抵病热伤渴饮冷，便秘，此症属实，为热故也，或恶寒发热，引衣踡卧，或四肢逆冷，大便清利，此属真寒，或躁扰狂越，欲入水中，不欲近衣，属虚，外假热而内真寒也。"并以肚腹喜暖与口畏冷热为内伤虚证与外感实证之辨别要点，这在临床治疗上很有指导意义。

　　薛己温养补虚之法综合起来主要有三类：

　　1.朝夕互补法　根据人体一天之中阳气消长进退，以及自然界昼夜晨昏阳气的变化规律，来决定补法的应用。他认为："若朝宽暮急，属阴虚；暮宽朝急，属阳虚；朝暮皆急，阴阳俱虚也。"不同的病理情况朝暮阴阳偏虚不同，因而对于阴阳虚证的治疗，应当采用不同的朝夕用药配合，以图达到阴阳平衡的目的。具体办法是："阳虚者，朝用六君子汤，夕用加减肾气丸；阴虚者，朝用四物汤加参、术，夕用加减肾气丸；真阴虚者，朝用八味地黄丸，夕用补中益气汤。"气阴两虚者，朝用补中益气汤和十全大补汤以培补脾胃元气，夕用六味丸或八味丸以调补肾命水火。气血俱虚者，朝用补中益气汤，夕用六君子汤加当归以图气血双补。可见其朝夕补法，有着各种不同的方剂配合及使用方法，可目的大多以调补脾肾为主。

　　2.急证骤补法　治疗危急虚证，必须立即采用作用强、见效快的方药进行急救治疗。急补的常用方有八味丸、独参汤及参附汤。八味丸用于肾元不固之危证。或因无根虚火上炎而见发热夜重，热从脚起，口干舌燥，小便频数，淋沥作痛，用八味丸引火归原，以固根本；或因火衰寒盛而见胸腹虚痞，小便不利，脘腹膨胀，手足逆冷，急用八味丸以回阳救逆；或因火不生土而五更泄泻，急用八味丸以补肾纳气。独参汤用于气血津液脱失之危重证。如疮疡病久，气虚不摄，汗出不止，急用之以补气止汗。如失血过多，不论其脉证如何，均可急用独参汤以补气固脱。参附汤用于阳虚气脱之危重证。如疮疡病过用寒凉之剂，或犯房事，或因吐泻，损伤阳气，出现发热头痛，恶寒憎寒，扬手掷足，汗出如水，腰背反张，郑声不绝等虚阳外越之假热证，须急以参附汤温阳救脱。又如见到畏寒头痛，耳聩目蒙，玉茎短缩，冷汗时出，或厥冷身痛，或咬舌啮齿，舌根强硬等阳气虚脱之真寒证，则不论其脉其症，均当急以参附汤回阳救逆。

　　3.偏虚纯补法　临床上出现比较单纯的阴虚、阳虚、气虚或血虚者时，薛己主张区别论治，根据所虚不同，采用纯补阴、阳、气、血。如发热昼夜俱重之重阳无阴证，用四物汤或六味丸纯补其阴；如见疮疡微肿，色黯不痛，脉大无力之纯阴无阳证，用回阳汤纯补阳气；如发热面赤而脉大虚弱之阴血不足证，用当归补血汤纯补其血；如疮疡脓多而清，或瘀肉不腐，溃而不敛，脉大无力气血两虚证，用八珍汤双补气血。

（二）疮疡的诊疗

薛己十分重视外科疾病诊断中的四诊合参，尤其重视望诊与切诊。在望诊方面，既注意望局部表现，也注意全身状态，因此将繁杂的外科病证进行纲目分类，使之条理清晰，便于诊断。在切诊方面，同样是既注意到外科病人的脉诊，也注意到病变局部的切诊。薛己一贯十分注重脉象，他详细论述了疮疡专用二十六脉的脉见部位、脉来缓数、脉形、脉势及各脉主病。通过脉象来判断疮疡的病位、病势、虚实状态及阴阳属性，以此来确定治则治法，并推断疮疡病的进退良恶预后。他还十分重视外科疾病预后的判断，他将疮疡病不同预后的五善七恶症，归纳得更明确而具体，并指出每症的临床意义，这种审证方法，提纲挈领，足以示人规矩，临床上很容易掌握。另一方面，他也十分注意根据疮疡局部切诊来判断疮疡病位的深浅及脓已成否，并以此来指导用药。同时也强调辨证论治，并对治病求本、扶正祛邪、标本缓急、表里攻补、相因制宜等原则做了精辟的总结。他说："疮疡之作……当审其经络受证，标本缓急以治。若病急而元气实者，先治其标；病缓而元气虚者，先治其本。若病急而元气又虚者，必先于治本而兼以治标。"指出正气为本，病气为标，提出急则治其标，缓则治其本的原则。在治疗方法上，将多种内科治疗手段用于外科疮疡的治疗，有疏通、发散、和解、补托、峻补、温补等多种方法，对传统的外科消、托、补内治三法结合临床实际给予有益阐发。

（三）治妇产科疾病特色

薛己强调精神因素在妇产科疾病中的作用，尤其是对暴怒、忧郁及恐惧与多种妇产科疾病的发生之间的密切关系有着相当充分的重视。如月经不调，主要与肝藏血、脾统血之功能失调有关，多因恚怒伤肝，或忧思伤脾所致。在他的妇产科病案中，几乎每一个病种均有因七情损伤所致者。薛己还认为正常的生活环境，和谐适度的性生活对于保持妇女健康是十分重要的。孀妇、师尼、婢妾及高龄未嫁等缺乏这种生活环境的妇女，特别容易因沉思积虑或性欲抑制而发生各种月经病。在病机方面，他不仅重视气血病机的特点，而且将之与脏腑病机结合起来。在治疗方面，薛己重视辨证论治的原则，重点在于肝脾肾，用药也偏于温补。如李杲的补中益气汤就是经他的提倡而用于妇产科疾病，经、带、胎、产四大类病证无一例外，如属对证，均可用补中益气汤。

（四）治伤科疾病特点

薛己的伤科学术思想的特点在于他提出了局部之伤必然导致脏腑经络气血的整体性损害而出现相应的变化；提出了通过整体的变化可以判断局部创伤的性质、预后等辨证思想；并在此基础上提出了调理脏腑、补血行气、攻补兼施、针药并用、消托补相结合的治疗原则。脏腑调理的重点在于肝脾肾，落实到治疗方法上，即理肝化瘀、壮脾健胃、温补肾命三大治法。

四、临床验案

病例一

【原文】薛己治一妇人，善怒，舌本强，手臂麻。薛曰：舌本属土，被木克制故耳，用六君加柴胡、芍药治之。

【按语】此案病证表现十分简单，一为善怒，二为舌本强，三为手臂麻。肝主怒，怒伤肝，故病位责之于肝，而脾之经脉连于舌本，舌本强故归之于脾，手臂麻者，筋脉失养之故。综合分析，病位在肝脾，以四君子汤补脾益气，培土抑木，加柴胡、白芍，疏肝和肝，以顺达肝气，使木郁得平，清阳得升，舌本自和。薛己治郁之法，多以逍遥散加味，此疏肝解郁之常法。又常用补中益气、四君子汤加减，本案即以健脾益气培其本，佐柴胡、白芍和其肝，正是丹溪治郁思想的体现。

病例二

【原文】给事张禹功，目赤不明，服祛风散热药，反畏明重听，脉大而虚，此因劳心过度，饮食失节，以补中益气汤加茯神、酸枣仁、山药、山茱萸、五味，顿愈。又劳役复甚，用十全大补兼以前药渐愈，却用补中益气加前药而痊。东垣云：诸经脉络皆走于面，而行空窍，其清气散于目而为精，走于耳而为听，若心烦事冗，饮食失节，脾胃亏损，心火太甚，百脉沸腾，邪害孔窍而失明矣。况脾为诸阴之首，目为血脉之宗，脾虚则五脏之精气皆失其所，若不理脾胃，不养神血，乃治标而不治本也。

【按语】此患者服祛风清热之剂，不仅目赤未愈，反添羞明重听，祛邪之法不仅不治病，反使诸病加重，说明此案绝非实证。再加之病由劳心过度，饮食失节所致，故薛己按李杲之说，辨证为中气不足，心火内炽，选用补中益气以益气升阳，加茯神、酸枣仁、五味子以宁心神，同时加用山药、山茱萸以补肾，充分反映其脾肾并重的学术特色。

复习思考题

1. 薛己治病求本包括哪些内容？
2. 简述薛己温补学说主要学术内容。
3. 试述薛己在补虚治疗中的温补三法。
4. 薛己对伤科治疗主要特点是什么？

第二节 李时珍

一、生平与著作

李时珍，字东璧，晚号濒湖山人。蕲州（今湖北蕲春县）人。生于明正德十三年（1518），卒于万历二十一年（1593），李时珍不仅是一位伟大的药物学家，还是卓越的医学理论家和临床医学家。

李时珍祖父为铃医，父亲李言闻，字子郁，号月池，为当地名医。李时珍幼年时身体羸弱，少年时开始阅读医籍并随父诊病抄方。与此同时，习举子业，拜顾日岩为师。李时珍十四岁中秀才，二十三岁以后放弃科举决心从医。李时珍钻研医理，汲取百家之长，而且医德高尚，所以迅速声名鹊起。曾被楚王府聘为奉祠正，并掌管良医所事务。后又被荐举到北京太医院任院判，但其任职仅一年多便托病辞归。

李时珍的著作有《本草纲目》《濒湖脉学》和《奇经八脉考》。

李时珍发现以往的本草书中存在着不少错误、重复或遗漏，因此决心重新编著一部新的本草专书。从三十四岁开始，他"渔猎群书，搜罗百氏。凡子史经传，声韵农圃，医卜星相，乐府诸家，稍有得处，辄著数言"。并独抒己见，历时二十七载，参考了八百多种文献书籍，以唐慎微《经史证类备急本草》为基础，进行了大量的整理、修改和补充，著成《本草纲目》一书。《本草纲目》撰成于1578年，初刊于1593年，全书共52卷，载药物1892种，其中植物药1094种，余为矿物及其他药。由李时珍新增入药物374种，书中附有药物图1109幅，方剂11096首，其中约有8000多首是李时珍收集或拟定的。不仅总结了16世纪以前的药学理论，而且发掘出前人的很多真知灼见，将前贤的用药经验提纯升华，而成为更重要的理论；提出了新的药物分类法，系统记述了各种药物知识，他在辨误纠谬之外，还有不少新的发明，丰富了本草学的内容。

《濒湖脉诀》系脉学著作，1卷，撰于1564年。鉴于世传《脉诀》（五代高阳生撰）中错误和缺漏颇多，李时珍撷取其父李言闻之《四诊发明》，参以诸家之说编成此书。书中分别论述了二十七脉的脉象、鉴别和主病，均编成七言歌诀；后一部分为脉诀，系李言闻根据宋代崔嘉彦《紫虚脉诀》加以删补而成，比较全面地叙述了有关脉学的多种问题。全书论脉简要，易学易用，故流传甚广。

《奇经八脉考》撰于1572年，刊于1578年，1卷。李时珍对前人有关奇经八脉的论述进行考证，对每条奇经的循行和主病等予以总结和说明，并提出自己的见解。书中把阴维脉和阳维脉作为一身之纲维，订正奇经八脉所载穴位为158穴。

二、学术理论

（一）总结、发明药学理论

《本草纲目》在宋代唐慎微《经史证类备急本草》的基础上，广泛地参考引用了历代诸家本草，上自《神农本草经》，中及《新修本草》，下至明《本草会编》等，凡汉、魏、六朝、唐、宋、金、元以及当代的名著计41种，并参考了上至《黄帝内经》，下及薛己、李言闻等历代医家的医论、医方，共276家。上述医家著作中蕴涵着非常丰富的药学理论，李时珍通过研究、整理，将其最为精要的部分进行了总结。与此同时，李时珍还在方药基本理论、药物采集修治、药物功能主治和临床辨证用药等方面提出了自己的卓越见解。

1.方药基本理论　《本草纲目》总结了历代医家有关方药的基本理论，诸如"神农本经名例""名医别录合药分剂法则""七方十剂""升降浮沉""四时用药例""引经报使"以及"相须、相使、相畏、相恶诸药"等内容。其中采择了岐伯、华佗、淳于意、张仲景、徐子才、陶弘景和唐、宋、金、元以及明代各医家的精辟之论。对于七方十剂、四时用药、药物七情以及升降浮沉等问题，李时珍的研究尤为深入，其所阐发，颇多独到之见。

（1）七方十剂：《素问》首先提出大、小、缓、急、奇、偶、复的方药理论；历代医家中，王冰、刘完素、张子和、王好古等对此均有重要的论述，李时珍采其精义，并对于"逆治"和"正治"的问题阐述了自己的观点，他说："逆者正治，从者反治。反佐，即从治也。谓热在下而上有寒邪拒格，则寒药中入热药为佐，下膈之后，热气既散，寒性随发也。寒在下而上有浮火拒格，则热药中入寒药为佐，下膈之后，寒气既消，热性随发也。此寒因热用，热因寒用之妙也。温凉仿此。"非常清晰地说明了逆治和从治之理，对临床上一些下热上寒和下寒上热的病证正确使用"寒因热用""热因寒用"之法，具有重要指导意义。

《本草纲目》记载，徐之才曾提出"药有宣、通、补、泄、轻、重、涩、滑、燥、湿十种，是药之大体"。并列举了诸种药物之所属。对此，历代名医如张仲景、雷敩、刘完素、李杲、王好古等各有发挥。李时珍在其论述基础上进行了新的阐发，如论宣剂认为"郁塞之病不升不降，传化失常，或郁久生病，或病久生郁。必药以宣布敷散之，如承流宣化之意，不独涌越为宣也"。因而，气郁有余则用香附、抚芎之属以开之，不足则用补中益气以运之；火郁微则用山栀、青黛以散之，甚则以升阳解肌以发之。湿郁微则用苍术、白芷之属以燥之，甚则用风药以胜之。痰郁微则用天南星、橘皮之属以化之，甚则用瓜蒂、藜芦之属以涌之。血郁微则用桃仁、红花以行之，甚则或吐或利以逐之。食郁微则用山楂、神曲以消之，甚则上涌下利以去之。此皆属于宣剂的范畴。其所论述、将朱丹溪治疗"六郁"、李杲之"益气升阳"及"风以胜湿"、张子和吐下之法、徐之才所说"宣剂"联系起来，不仅扩大了"宣剂"的用药范畴，并对诸多临床郁证的治疗提出了具体的用药方法。

（2）四时用药：《素问·五常政大论》提出"必先岁气，毋伐天和"的用药原则，李时珍深究经旨，结合临床，对春、夏、秋、冬四季的用药方法颇有心得，在"四时用药例"中介绍了具体用药经验，认为春月宜辛温之药，如薄荷、荆芥之类，以顺春升之气；夏月宜加辛热之药，如香薷、生姜之类，以顺夏浮之气；长夏宜加甘苦辛温之药，如人参、白术、苍术、黄柏之类，以顺化成之气；秋月宜加酸温之药，如芍药、乌梅之类，以顺秋降之气；冬月宜加苦寒之药，如黄芩、知母之类，以顺冬沉之气。他认为，如果春用辛凉以伐木，夏用咸寒以抑火，秋用苦温以泄金，冬用辛热以涸水，乃是昧于医理者"舍本从标"的错误方法。探究李时珍的四时用药法，关键在于药物的升、降、浮、沉应该顺应四时之气，而寒、热、温、凉药之四气则应逆而用之。同时，四时用药不仅仅针对时令外邪，在杂病的治疗方面也从"天人相应"的角度标本兼治。当然，李时珍的四时用药例并非一成不变，正如他所说："然岁有四时，病有四时，或春得秋病，夏得冬病，神而明之，机而行之，变通权宜，不可泥一也。"

（3）药物七情：徐之才《药对》记载药物的相须、相使、相畏、相恶之情，李时珍根据诸家本草特别提出了"相反诸药"，包括甘草、大戟、乌头、藜芦、河豚、蜜、柿、犬肉及其他相反药36种。他对药物七情颇有见解，在《神农本经名例》篇中汇注了陶弘景、韩保昇、寇宗奭等医家的有关论述，并言简意赅地说明："药有七情，独行者单方不用辅也；相须者同类不可离也；相使者我之佐使也；相恶者夺我之能也；相畏者受彼之制也；相反者两不相合也；相杀者制彼之毒也。"他还发现古代医家用药往往一变常规，用相恶、相反之药获得奇效。以李时珍所言，相须、相使同用是为"帝道"，相畏、相杀同用是为"王道"，而相恶、相反同用则为"霸道"，《本草纲目》对这些用法最为重视。在临床上，如人参与甘草同用、黄柏与知母同用，皆为相须。李时珍又认为古方治疗经闭用四物汤加人参、五灵脂，是"畏而不畏"；李杲理脾胃泻阴火，治疗怠惰嗜卧，四肢不收，沉困懒倦的交泰丸中人参与皂荚同用是"恶而不恶"；又治虚人痰阻胸膈，以人参、藜芦同用取其涌越，是"激其怒性"。这种超越常规的用药方法精微奥妙，全凭用药者之灵活权变和当机立断，故李时珍称其为医之"霸道"。

（4）升降浮沉：历代医药学家对药物的升、降、浮、沉之性有不少论述，李时珍在这方面也颇有研究，最为难能可贵的是他在前人论述基础上将药物的"四气五味"与升、降、浮、沉更加具体地联系起来，总结为：味薄者升，包括甘平、辛平、辛微温、微苦平之药；气薄者降，包括苦寒、苦凉、苦淡寒凉、酸温、酸平、咸平之药；气厚者浮，包括甘热、辛热之药；味厚者沉，包括苦寒、咸寒之药；气味平者兼四气、四味，包括甘平、甘温、甘凉、甘辛平、甘微苦平之药。以上执简驭繁的论述，使学者能够根据易于辨别的药物气味，来认识较难掌握的升降浮沉之性。

2.药物采集修治　药物的产地、采集时间及修治方法，是影响药性、关系药效的重要因素，李时珍采择了华佗、陶弘景、孙思邈、马志、寇宗奭等医家的诸多重要论述，并在此基础上阐述了自己的学术经验。他特别重视孔志约的有关理论，提出："动植形生，因地舛性；春秋节变，感气殊功。离其本土，则质同而效异；乖于采取，则物是而时非，名实既虚，寒温多谬。"强调了道地药材的适时采收。他还强调，药物修治方法的不规范，不仅影响药效，而且反而有害。然而市售物往往"失制作伪"，比如地黄以锅煮熟，大黄用火焙干，松花和入蒲黄，樟脑杂以龙脑等。这些弊病了自古而然，愈演愈烈。加之药材资源的缺乏，以及药农、商人急于获利等原因，既缺少道地药材，又不依时采集，"失制作伪"的情况比比皆是。李时珍的论述具有十分重要的现实意义。

3.辨证用药法 《本草纲目》载有"百病主治药"，将七十种病证的治疗用药简要地集合在一起。这些药物及治疗方法，原都散载于《本草纲目》诸部。百病主治不仅对各种病证有精要的分析，而且包括各种具体的用药方法和辨证论治内容。

例如在"口舌"门中分析，舌苦是胆热，甘是脾热，酸是湿热，涩是风热，辛是燥热，咸是脾湿，淡是胃虚，麻是血虚，生苔是脾热闭，出血是心火郁，肿胀是心脾火毒，疮裂是上焦热，木强是风痰湿热，短缩是风热，舌出数寸有伤寒、产后中毒、大惊数种，口糜是膀胱移热于小肠，口臭是胃火食郁，喉腥是肺火痰滞。其中仅病人味觉异常的用药，就有以下详细的区分，如：舌苦，选择柴胡、黄芩、苦参、黄连、龙胆等清泻胆火，或用麦冬清心火，用枳椇子解酒毒；舌甘，用生地黄、芍药、黄连；舌酸，以黄连、龙胆泻肝火，或用神曲、萝卜消食郁；舌辛，用黄芩、栀子泻肺热，或用芍药泻脾，以麦冬清心；舌淡，以白术燥脾，半夏、生姜行水，茯苓渗湿；舌咸，用知母泻肾，以乌贼骨淡胃，用黄芩泻火，葛根生津，或以防风、薄荷去风热，半夏、茯苓去痰热。病人的味觉异常是临床常见的症状，以上用药法为辨证施治提供了重要依据，仅上所举，说明李时珍在"百病主治药"篇中下了很大的整理和归纳的功夫，提纲挈领，予后世医者以极大的裨益，有助于临床疗效的提高。

（二）阐发命门学说

李时珍在对前贤医话的研究中，阐发了某些基础医学理论。其中最为突出的是论述胡桃、补骨脂的治疗作用时，提出了其新的命门学说。

据王绍颜《续传信方》记载，唐代郑相国为南海节度使时，湿伤于内外，众疾俱作，阳气衰绝。后诃陵国舶主李摩诃献方，用补骨脂、胡桃瓤和蜜，酒调而服，神效。同时，洪迈《夷坚志》记载："洪氏有痰疾，以胡桃肉与生姜嚼服，痰消嗽止；洪辑幼子病痰喘，以人参胡桃汤治愈。"以上医话和医方，甚为李时珍所重视，通过研究李时珍指出胡桃"为命门三焦之药"，人参定喘，胡桃连皮能敛肺。他认为胡桃"通命门，利三焦，益气养血，与破故纸同为补下焦肾命之药。夫命门气与肾通，藏精血而恶燥，若肾命不燥，精气内充，则饮食自健，肌肤光泽，肠腑润而血脉通，此胡桃佐补药有令人肥健能食、润肌黑发、固精治燥调血之功。命门既通则三焦利，故上通于肺而虚寒喘嗽者宜之，下通于肾而腰脚虚痛者宜之"。李时珍不仅在理论上阐发了胡桃和补骨脂的药理作用，并且还结合论述了肾与命门的生理作用。

李时珍还由之提出了自己的命门学说，认为"三焦者元气之别使，命门者，三焦之本原，盖一原一委也。命门指所居之府而名，为藏精系胞之物；三焦指分治之部而名，为出纳腐熟之司，盖一以体名，一以用名。其体非脂非肉，白膜裹之，在七节之旁，两肾之间。二系著脊，下通二肾，上通心肺，贯属于脑，为生命之原，相火之主，精气之府，人物皆有之，生人生物，皆由此出"。李时珍的命门学说将命门、三焦与脑三者结成一体，不同于《难经》"左肾右命"和三焦"有名无状"的观点，以为其不知原委体用之分。李时珍谓命门"下通二肾，上通心肺，贯属于脑"以及肾、命门藏精血，"肾命不燥，精气内充"的论述，显然与明代诸家的命门学说有所不同。

命门的病理变化主要有命门火旺和命门火衰之证，前者李时珍主张"法宜壮水以制火"，多用黄柏、知母、地骨皮、生地黄、牡丹皮、玄参等；后者则主张用"助阳退阴"之法，多用附子、乌头、肉桂、胡桃、仙茅、淫羊藿、补骨脂、硫黄等。

（三）充实奇经八脉学说

自《内经》《难经》以来，历代医家对奇经八脉颇多研究，李时珍因感"八脉散在群书者，略而不悉"，故对此详加考证，著成《奇经八脉考》。并遵经典之旨，采百家之长，参临证实践，对八脉的循行路线及腧穴，均做了详尽考证、整理和补充。如冲脉的循行路线，《内经》记载至少有5条之多，李时珍确认"其浮而外者"有交会穴的上行经脉1条，即起于胞中，从少腹内部浅出"气冲"，"并足阳明少阴二经之间，循腹上行至横骨"，还说明冲脉与足少阴、足阳明、任脉联系密切的生理特点。此外，李时珍还分别补充部分奇经的分布路线，如阴维脉补出"上至顶前而终"，阳维脉"上至本神而止"，任脉"循面系两目下之中央，至承泣而终"等。

李时珍在整理奇经八脉循行路线的同时，对以往所载腧穴也做了详细考证，既订正或删除重复，又增补不少新穴。奇经八脉除任、督二脉有专穴外，其余六经之穴皆交会于十二正经之中。元代医家滑寿《校注十四经发挥》记载奇经八脉穴共141个，其中督脉单穴27个，任脉单穴24个，其他双穴90个，但多有重复。《奇经八脉考》订正后为158穴，督脉补入屏翳、中枢、会阳（双）穴，冲脉补入气冲穴，带脉补入章门、五枢穴，阳跷脉补入睛明、风池穴，阴跷脉补入照海穴，阳维脉补入臂臑、臑会、目窗、承灵、臑俞穴；并认定阴维脉有14穴，阳维脉有32穴；还纠正了滑寿将居髎归入阴维脉之误，使奇经八脉之穴更为完善。

书中将奇经八脉按阴维、阳维、阴跷、阳跷、冲、任、督、带的顺序排列，显见其对阴、阳二维的重视。他说："阳维起于诸阳之会，由外踝而上行卫分，阴维起于诸阴之交，由内踝而上行于营分，所以为一身之纲维也。"并进一步强调"阳维主一身之表，阴维主一身之里。"明确了阴维、阳维二维脉职司表里营卫，乃气血之维系。

三、治疗经验

（一）医话内容的载论发挥

《本草纲目》引据经史百家书目四百四十种，其中不少医话内容，记载治病用药经验。据此，李时珍将其做了理论上的提高，而成为后世医者临床用药的指针。下举白及医话为例。

宋代洪迈的《夷坚志》记载："台州狱吏，悯一大囚，囚感之，因言吾七次犯死罪，遭讯拷，肺皆损伤，至于呕血。人传一方，只用白及为末，米饮日服，其效如神……洪贯之闻其说，赴任洋州，一卒忽苦咯血甚危，用此救之，一日即止也。"

根据以上记载，以及《摘玄方》用羊肺等煮熟，蘸白及末口服治咯血的方法，李时珍在历代本草著作基础上，首先提出了"白及性涩而收，得秋金之令，故能入肺止血，生肌治疮"的理论。后人用白及止血，都遵时珍之说，如《喉科心法》白及治肺萎肺烂，用猪肺一具，白及片一两，加酒煮食。现代药理证实白及对肝、脾、肺、胃及十二指肠的出血都具有良好止血作用，临床用于治疗肺结核空洞咯血、胃十二指肠溃疡出血有良好疗效，另对食管、胃静脉曲张出血、溃疡性结肠炎出血、出血性紫癜也有一定疗效。

（二）民间治疗经验的提高

历代中医方药有不少创自民间。李时珍对于秘、验单方极其重视，并加搜采论述，从而大大丰富了本草的内容，也为后人保存了丰富的医学财富。如：银杏、夏枯草、刀豆等药物，皆由于李时珍的载论而后广泛应用。

《本草纲目》记载"银杏……修本草者不收，近时方药亦时用之"。他根据"邵氏经验方""刘长春方"等民间使用银杏的经验，将其载录于《濒湖集简方》中，《本草纲目》还在理论上指出了银杏的熟用、生用及外用适应证：熟食，温肺益气，定喘嗽，缩小便，止白浊；生食降痰，治毒杀虫；嚼浆涂鼻面手足，去皯疱及疥癣、阴虱等。另还强调银杏为"阴毒之物"，多食可能致死。自从李时珍《本草纲目》始载银杏之后，后世医者都遵其法而用之。

《本草纲目》还载录民间"用夏枯草治目痛，用砂糖水浸一夜"的经验，李时珍在理论上并加探讨，认为夏枯草之所以治目珠痛夜甚者神效，乃"取其能解内热，缓肝火"。由于目本系于肝，属厥阴之经，夏枯草补厥阴血脉，故而有效。

刀豆一药，从来未为医者所重，如李时珍所说"刀豆本草失载，唯近时小书载其暖而补元阳也"。然而他根据民间用刀豆治愈病后呃逆不止的经验，指出其机理是"取其下气归元而逆自止也"。同时在《本草纲目》中写下了"温中下气、利肠胃、止呃逆，益肾补元"的主治作用，在理论上填补了历代本草的空白。

四、临床验案

病例一

【原文】一老妇年六十余，病溏泄已五年，肉食、油物、生冷犯之即作痛。服调脾、升提、止涩诸药，入腹则泄反甚。延余诊之，脉沉而滑，此乃脾胃久伤，冷积凝滞所致。王太仆所谓大寒凝内久利溏泄，愈而复发，绵历岁年者。法当以热下之，则寒去利止。遂用蜡匮巴豆丸药五十丸与服，二日大便不通亦不利，其泄遂愈。自是每用治泄痢积滞诸病，皆不泻而病愈者近百人。（《本草纲目·木部第三十五卷·巴豆》）

【按语】本例泄泻日久，饮食不当即作，以温补升提收涩等法治疗无效，李时珍认为乃脾胃不足，冷积内停之证，而大寒凝内为关键，遂采用通因通用的从治法温下，数年之疾，竟得痊愈。李时珍认为巴豆峻用有勘乱劫病之功，微用亦有抚缓调中之妙，体现了其推陈致新，恢复人体生生不息之机的治疗思想。

病例二

【原文】一宗室夫人，年几六十。平生苦肠结病，旬日一行，甚于生产。服养血润燥药则泥膈不快，服硝、黄通利药则若罔知，如此三十余年矣。时珍诊其人体肥膏粱而多忧郁，日吐酸痰碗许乃宽，又多火病。此乃三焦之气壅滞，有升无降，津液皆化为痰饮，不能下滋肠腑，非血燥比也。润剂留滞，硝、黄徒入血分，不能通气，俱为痰阻，故无效也。乃用牵牛末皂荚膏丸与服，即便通利。自是但觉肠结，一服就顺，亦不妨食，且复精爽。盖牵牛能走气分，通三焦。气顺则痰逐饮消，上下通快矣。（《本草纲目·草部第十八卷·牵牛子》）

【按语】本例老年便秘证，润下攻皆无效。李时珍断为痰证，且以行气顺气为治疗重点。取牵牛子之下气攻积，皂之消痰除湿，邪去则三焦畅利，津液恢复濡养滋润功能，则清升浊降，上下通快。从此案可见李时珍不仅谙熟药性，且深知医理。他的牵牛子能"走气分，通三焦""达命门，走精隧"之说，以及治疗"大肠风秘气秘，卓有殊功"的论述，丰富了牵牛子的药性理论。

复习思考题

　　1.李时珍在发明药学理论方面有哪些主要成就？

　　2.李时珍是怎样认识命门的？

　　3.李时珍对奇经八脉理论做了哪些阐发，有哪些发展？

　　4.《本草纲目》对临床辨治有哪些启发？

第三节　孙一奎

一、生平与著作

　　孙一奎，字文垣，号东宿，别号生生子。安徽休宁人，生活于明·嘉靖至万历年间（1522—1619）。为汪石山再传弟子。孙一奎勤思好学，为寻师访友，曾远历湘赣江浙等地，广询博采，经三十年，不但为人治病多验，而且在医学理论上颇有建树，尤其对命门、三焦等理论研究均有见地，学验俱丰，名噪当时。著述有《赤水玄珠》30卷、《医旨绪余》2卷及《孙文垣医案》5卷。

　　《赤水玄珠》30卷，分77门，诊述内、外、妇、儿各科病证，每门又条分缕析，分述因、证、处方，并附诸家治验。本书以明证为主，结合孙一奎临床经验，对于寒热、虚实、表里、气血八端，辨析最详。另对古今病证名相混之处，论辨也较细密，因而后世多所推重。

　　《医旨绪余》2卷，为《赤水玄珠》的续编。虽称"绪余"，实为孙一奎一生的治学成果。主要以脏腑、气血、经络、腧穴推明阴阳五行之理，并对前代诸家学说，做了较公正的评述。

　　《孙文垣医案》5卷，由其子泰来、明来同编。该书收载医案250余则，从经治地区分为三吴医案、新都医案和宜兴医案，所治病证列有子目。

二、学术理论

　　孙一奎治学，反对"徒以方书"而重视理论研究。他不仅沉酣《内》《难》，精究本草，参阅方书，并结合仲景以后历代各家医著，加以融会贯通。其阐论命门、三焦理论颇有独到之处，具有较高的临床价值。

（一）命门学说

　　明代医家对命门学说的研究尤为重视，众多医家从不同角度阐发己见，提出了不少新的见解。孙一奎对此更是研究有素，提出了肾间动气学说，这一观点别具一格，极富新义，对于命门学说的深入研究具有重要的理论价值。

1.命门有位无形

　　关于命门的部位，历来争论不一。《黄帝内经》最早提出了命门为目说。如《灵枢经·根结》说："命门者，目也。"《难经·第三十六难》则认为："肾有两者，非皆肾也。其左者为肾，右者为命门。"于是又出现了右肾命门说。随后在《太素·知针石篇》有"七节之傍，中有志心"句，杨上善注为"脊有三七二十一节，肾在下七节之傍，肾神曰志"。不少学者依据此说把"志心"视作命门，即所谓的志心命门说，也一时盛行。孙一奎对以上说法均不苟同，他认为命门应在两肾之间，即《铜人图》所绘命门穴在两肾俞中间，这就是命门所在之处。但他认为命门虽然在两肾之间，有其位置，然而却是有位无形的。他指出："若谓属水、属火、属脏、属腑，乃是有形质之物，则外当有经络形于诊，《灵》《素》亦必著之于经也。"因此，他的观点是命门既无动脉之形诊，又无经络之可指，那就必无形质可言，由此而得出命门有位无形的结论。

2.命门为肾间动气　孙一奎在论述命门为肾间动气时，既继承了《难经·第三十六难》"命门者，诸精神之所舍，故男子以藏精，女子以系胞"的理论，同时又接受了《易经》论述万物产生是由太极和阴阳二气动、静变化之结果的哲学思想。从一"动"字着眼，充分说明了人体生命是从无到有，不断运动变化的过程，在此过程中始终存在着物质的运动变化，一旦这种运动停止，人的生命也就完结了。

孙一奎虽然认为命门是无形的，但同时认为命门是客观存在的，其位置在两肾之间，命门穴所在之处，而且命门对人体的生长发育具有重要的生理作用，表现形式为肾间动气。他说："夫二五之精，妙合而凝，男女未判，而先生此二肾，如豆子果实，出土时两瓣分开，而中间所生之根蒂，内含一点真气，以为生生不息之机，命曰动气。"这种动气禀于有生之初，从无而有，即太极之本体也。可见孙一奎所说的肾间动气实际上是指的人体生命肇始的一种原动力。但他为什么要命曰动气，而不名为原气？因为"名动气者，盖动则生，亦阳之动也，此太极之用所以行也。两肾，静物也，静则化，亦阴之静也，此太极之体所以立也。动静无间，阳变阴合，而生水、火、木、金、土也"。他还进一步指出："命门乃两肾中间的动气，非水非火，乃造化之枢纽，阴阳之根蒂，即先天之太极，五行由此而生，脏腑以继而成。"把命门看成是人身一太极，为阴阳之根蒂，造化之枢纽，即生命的原动力。正由于这一原动力的阳变阴合作用，人体的五行（各种功能）由此而生，脏腑（五脏六腑四肢百骸）以继而成，从而构成了人体完整的生命系统。至于命门的属性，历来有命门属相火的说法，孙一奎认为《难经》仅言"藏精系胞，舍精神，系原气"，并未言命门属火。而命门就如"坎"卦一阳陷入二阴之中，是"坎中之阳"是生命之本始。

3.命门动气为生生不息之根　孙一奎认为命门动气为生生不息之根，是有其广泛的生理意义的，尤其对呼吸功能来说特别重要。他根据《难经·八难》论肾间动气是"五脏六腑之本，十二经脉之根，呼吸之门，三焦之原"进行了阐发，认为人之所以生存，乃"赖此动气为生生不息之根，有是动则生，无是动则呼吸绝而物化矣"。足见他强调呼吸根于肾间动气，而呼吸之气对生命来说又是须臾不可离的，所以，他在论述营气、卫气之所以能循经隧、温分肉以发挥正常生理作用，人之所以能行呼吸，都有赖于宗气的推动，并指出宗气出于上焦，搏于胸中，其运行"肺得之而为呼，肾得之而为吸，营得之而营于中，卫得之而卫于外"。若从根本上来说，则呼吸的原动力实为肾间动气，即先天之气。"呼吸者，即先天太极之动静，人之一身之原气也。有生之初，就有此气，默运于中，流运不息，然后脏腑得所司而行焉。"因此，肺之能出气而呼，肾之能纳气而吸，无不由于原气之功。

命门原气对人身至关重要，但原气必须由宗气"积而养之"才能维持呼吸持续不断，若水谷绝则宗气衰，宗气衰则原气馁，最终以致呼吸停息。所以孙一奎说"呼吸者根于原气"，又说"呼吸资宗气以行"，也就是"原气言体，谷气言用"之意。可见原气体得不到宗气的不断滋养，必将日益枯绝，生命也就难以为继了。

（二）论三焦

自《难经》提出三焦无形说后，《中藏经》《脉诀》《备急千金要方》诸书，均承袭此说，唱而和之，而孙一奎不仅赞同，更是大加发挥。

1.三焦外有经而内无形　孙一奎认为三焦是合上、中、下三个部位而言。上焦主纳而不出，治在膻中；中焦主腐熟水谷，治在脐旁；下焦分别清浊，主出而不纳，治在脐下。三焦之气充沛膈膜脂膏之内，五脏五腑诸隙，表里四旁，无处不到，从而发挥着熏蒸膈膜，发达皮肤分肉的作用，以为决渎之官，膀胱之用，原气之使。它虽有经脉行于体表，在体内实无独立的形体。故六腑之中，唯三焦无形，而称之为"外腑"或"孤腑"。有形的五腑均与五脏相合。如大肠与肺合，小肠与心合，胆与肝合，胃与脾合，膀胱与肾合。三焦无形，只得依附于膀胱，而曰肾合三焦膀胱。有形五腑各与形体相应，如大肠应皮，小肠应脉，胆应筋，胃应肉，膀胱应腠理毫毛。三焦无形，亦只得依附于膀胱，而曰三焦膀胱者，腠理毫毛其应。

孙一奎认为在经脉之中，虽有有形的手少阳三焦经，但毕竟它与冲任督带诸经脉一样，都没有本经的有形的腑或脏可言，故亦不能因经脉的存在，便可指三焦为有形之腑。因此，孙一奎既反对马元台《难经正义》所谓上中下三焦为无形之气，手少阳三焦乃是有形之体的说法，更反对陈无择《三因极一病证方论》引《龙川志》徐遁检视脏腑，见右肾下有脂膜如手掌大，正与膀胱对，有二白脉自其中出，夹脊而上，即为三焦之形的论点。

总之，孙一奎认为三焦是上、中、下之部位的合称，"外有经而内无形"，因称"外府"。同时，三焦原非五行正府，不同于其他五脏、五腑的合应，故又称"孤府"。

2.三焦相火，为原气之别使　自《脉诀》有命门配三焦属相火之说以后，随之不少学者多以命门相火合称。孙一奎则一反其说，认为"命门不得为相火，三焦不与命门配"，指出当以"三焦、包络为相火"。因为包络为血母，为里，三焦为气父，为表，二者相为表里。然而它们不同于其他五脏与五腑的相配，正如《素问·运气七篇》所说"心包非脏也，三焦非腑也"，其相配只是由于俱属手经，均藏相火而以类相从之故。三焦的相火和包络的相火共同主持气血，协同作用，以维持人体的正常生理功能，故孙一奎说："营卫出于三焦而营于中，卫于外，大气搏于胸中以行呼吸，使脏腑各司其职，而四肢百骸奠安者，孰非相火斡旋之功哉？"

（三）论火

金元至明代，关于火的论述，名目繁多，如阴火、君火、相火、龙雷之火、五志之火等。凡此种种，于意难明。而孙一奎论火，则能挈其纲领，把握大法，既符合中医理论，又能紧密联系临床。

1.火是一种生生之机　火为造化生生之机，故朱丹溪在《格致余论·相火论》中说："天非此火，不能生物，人非此火，不能有生。"可见火对于自然界万物的生长，人的生命活动都是必需的。据此，孙一奎指出："火之为言，化也，言能化生万物也。""盖天有六气，君火主二之气，相火主三之气，是君相皆可以天火称也。人有十二经，十二经中，心为君火，包络、三焦为相火，是君相可以人火称也。故以天之六气言，由二之气，三之气，岁岁若是，为亘古不易之常运。以人身言，则心为君火，包络、三焦为相火，亦亘古不易之定论。君火相火，皆有定体，以裨助生生不息之功，不可一日而无。故曰：天非此火，不能生物，人非此火，不能有生。"火为五行之第二，主乎动，具有生化之机，无论在天在人，总是永恒不断地运动着，以促进万物的发生和发展。因此，火对于人体来说，是一种生生造化之机。

2.火分内外，有邪正之别　火是人体的一种生化之机，然而火有内外之分，这一点是必须明确的。孙一奎认为，存在于自然界的六气之火，是自然界万物生长的动力，也是人赖以生存的条件，这种火是为外火，它是人体生命活动的一种外在动力。而源于人体内原气的火，是促使人体生长、发育的内在动力，这种火称为内火。外火（六气之火）依靠内火（源于体内原气之火）起作用，以维持人体的正常生命活动。火之所以能起作用，关键在于动，但不可妄动，妄动则成为贼邪。因而火又有邪正之别。上面所说的以维持人体生命活动的火为正火，即生理之火。而由于气候反常，太过不及，如暑热太过，人感而为病，成为一种致病因素，这就是邪火。除此之外，体内也有邪火。如肝肾在体内是藏阴血、阴精的，本不应有火，如果肝肾中出现如前人所说的阴火，这火乃是五志之淫火，而非五行之正火，可以损伤机体，导致疾病，通称为贼邪，即是内在的邪火。

3.论君火、相火　前人论火时，大多提到君火、相火，但概念十分模糊。如有的以阴火为相火者，有的以五志之火为相火者，朱丹溪则又以龙雷之火为相火，并说君火为人火，相火为天火。凡此种种，均未能分清君相火的含义，也未明君相之火究竟有何作用。孙一奎认为这都是未能明确火的定位时令节序的原因，因而导致了君相之火的混乱。

孙一奎认为，要论君相之火，首先必须明确火的定位与时令节序。"必先有定位而后可以言变化。"从定位论，如以天火言，六气之中火居其二。以节序论，则君火少阴主二之气，自春分至小满，为热。相火少阳主三之气，自小满至大暑，为暑。这种君相之火为天火，即外火。人的机体也有君火、相火之分，他的观点是心火为君火，包络、三焦之火为相火，在生理活动中，相火协辅君火而起作用。他这种见解与前人的看法，尤其与朱丹溪的观点是大相径庭的。

朱丹溪认为君火为人火，相火为天火或龙雷之火，孙一奎对此大如反对。他认为自然界六气之火有君相之分，人体内的火也有君相之分。因此，不能以君相来分属天人。

而且，孙一奎还认为朱丹溪把相火视作龙雷之火，是极不妥当的。"龙雷之火"虽为取譬，以喻五脏厥阳之火的酷烈，但这不符合君相二火的定位与伦序，容易造成医学理论上的混乱，是不足以取的。

三、治疗经验

孙一奎不仅对命门、三焦、火与气论述精详，在医学理论上卓有发挥，而且在临床上，积累了丰富的治疗经验。其显著特点是：

（一）治病首重明证

孙一奎治病"首重明证"。他认为"凡证不拘大小轻重，俱有寒、热、虚、实、表、里、气、血"之分，而且病变多有始同而终异的情况，只有对复杂的病证细细辨明，治法才不会执一而无权变。因此，他反对时医对于内伤辛热、虚损、血证等诸种不同的病变滥用苦寒，畏投甘温的谬误。在辨明证情的前提下，孙一奎的施治特点是与其命门、三焦理论相印证。他十分重视三焦元气的保护和治疗，既反对滥用寒凉，又阐明了过用辛热、疏导及渗利之剂的危害，认为不唯纯阴苦寒之剂可致脾胃虚弱，元气虚损，而且"若用辛香散气，燥热伤气，真气耗散"。又如疏导太过也可耗损元气，若淡渗太过，则每致肾气夺伤。

（二）三焦分治，尤重下元

由于三焦为原气之别使，又为相火之用，故凡命门原气不足或相火衰弱，皆可出现三焦元气不足之证，其病变可见气上不纳，水谷不化，清浊不分等情况。孙一奎根据《难经》的理论，认为三焦元气之病变当分三部分治，即"上焦主纳而不出，其治在膻中；中焦主腐熟水谷，其治在脐旁；下焦分清泌浊，其治在脐下"。如对癃闭、遗溺等证，孙一奎以三焦论治。因三焦为膀胱之用，"膀胱藏水，三焦出水"，"水渎在下，非气莫导"。故除湿热等因所致者外，他或以壮元汤温补下焦元气，或以补中益气汤提补上中二焦元气。有时用刺灸之法，也但取三焦穴而不取膀胱穴。兹足见孙一奎治病以三焦为核心的特点。

在三焦分治中，孙一奎对下元虚寒尤为重视。如论气虚中满、肾消等证，他认为都属于下焦元气虚寒，又如癃闭、遗溺、小便失禁诸证，亦或与之有关。因而治疗多从下焦着手。

1.气虚中满 孙一奎认为由下焦元气虚寒，不能转运，清气不升，浊气不降所致。临证上可见"中满肿胀，小水不利，上气喘急，阴囊两腿皆肿，或面有浮气"等证。孙一奎制"壮元汤"以温补下元使阳气上腾，浊阴自降，谷食化，小便利而肿胀可消，实为脾肾同治之法。至于脾虚所致的"三焦湿胀"，则治以通气生姜丸；"中气虚，心中痞"又用补中益气汤治疗。

2.肾消 即三消病中之下消。孙一奎认为因下元不足，元气升腾于上，故渴而多饮多尿，治法忌用滋阴降火，而主用肾气丸加鹿角胶、五味子、益智仁等，大补下元。其论治遥宗仲景、《外台秘要》及许叔微之学，所不同者在肾气丸中加入鹿角、五味子等，在温补之中重视精以化气，使精气充盛，蒸腾于上。其治法又与命门原气根于两肾阴精、精不足则气失资化的理论相合。

3.癃闭、遗尿 孙一奎亦从三焦论治。因三焦为膀胱之用，"膀胱藏水，三焦出水"，"水渎在下，非气莫导"。故除湿热等因所致者外，或以壮元汤温补下焦元气，或以补中益气汤"提补上中二焦元气"。用刺灸之法，取三焦穴而不取膀胱穴。壮元汤和补中益气汤两方，是孙一奎治疗三焦元气不足的主方，每在临证时"体察病源"而用于诸证。

4.肾虚气不归原证

气喘、眩晕，每由肾虚气不归原所致。孙一奎诊治其病，认为必须审识真阴、真阳的虚实。用药也有所谓气、血之分，气虚用补骨脂、杜仲、菟丝子之类，如安肾丸等方即是；血虚用山药、山萸肉、熟地黄之类，如六味地黄丸之类即是。凡此皆为"纳气归原"的治法，其最重者则全在于补益真阴，如孙一奎所论"肺出气，肾纳气，今气不归元，是肾之真阴不足，当益肾阴以全其职可也"。

除上所及外，孙一奎的治疗经验还有不少值得我们借鉴之处，如论虚损治法，他认为"治虚损之证，吃紧处工夫，只在保护脾胃为上，如和解、攻里二法，义之所当用者，虽老弱久病亦所不避，乃拨乱反正之意。唯要用舍得宜，有先攻而后补者，有先补而后攻者，有攻补并行者，当攻则攻，当补则补"。如病邪未除，而只知用补法，则反致邪增疾加，故不可"设务姑息而一唯调补是务。"

四、临床验案

病例一

【原文】舜田藏公……年将六旬，为人多怒，胸膈否胀，饮食少，时医治以平胃散、枳术丸、香砂丸，不效，复以槟榔、三棱、莪术之类日消之，而大便溏泄，两足跟踝皆浮肿，渐及两手背。医又以其手足浮肿，而认为黄胖者，以针砂丸与之，肿益加，面色黄且黑，自二月至八月，身重不能动，又有以水肿治者，车驾公雅善予，因延诊之，脉沉而濡弱。予曰：此气虚中满病也，治当温补兼升提，庶清阳升则大便可实；浊阴降则胸膈自宽。以人参、白术各三钱，炮姜、陈皮各一钱，茯苓、黄芪各二钱，泽泻、升麻、肉桂、苍术、防风各七分，三十帖而安。客有疑而诘予曰：此证诸家非消导则淡渗，而先生独以温补收功，腹中积而为满为肿者，从何道而去也？予曰：胀满非肿满比也，故治不同。肿满由脾虚不能摄水，水渗皮肤，遍身先肿；今胀满者，先因中虚，以致皮胀，外坚中空，腹皮胀紧象鼓，故俗名鼓胀。盖由气虚以成中满。若气不虚，何中满之有？气虚为本，中满为标，是以治先温补，使脾气健运，则清阳始分，清浊分而胀斯愈也。（《赤水玄珠医案·三吴治验》）

【按语】《灵枢经·经脉》云：“胃中寒，则胀满；足太阴虚，则鼓胀。”本案辨证的关键是中满属虚，抑或属实。时医接连误治，显系审证不确，以虚当实所致。患者多怒则肝强，食少则脾弱，以强木而制弱土，此胀之所由，则治在虚其脾胃，是为一误。继之，又以攻消克伐之药，致脾阳大损，肿势递增，是为再误。殆至手足皆肿，阴土之虚，又未能察，至此脾胃健运功能失职，中阳败坏，升降失司，阳不化阴，脉濡弱而面色黄且黑。孙一奎辨证为气虚中满，中其肯綮，所以用理中汤合补中益气汤复方加减，续进三十帖而愈。以其审证明确，故投之不疑，深合《黄帝内经》“塞因塞用”之理。

病例二

【原文】丁书办，年过五十，糟酒纵欲无惮，忽患下消之症，一日夜小便二十余度，清白而长，味且甜，少顷，凝结如脂，色有油光，治半年不验，腰膝以下皆软弱，载身不起。饮食减半，神色大瘁。脉之六部大而无力。书云：脉至而从，按之不鼓，诸阳皆然。法当温补下焦，以熟地黄六两为君，鹿角霜、山茱萸各四两，桑螵蛸、鹿角胶、人参、白茯苓、枸杞子、远志、菟丝子、怀山药各三两为臣，益智仁一两为佐，大附子、桂心各七钱为使，炼蜜为丸，梧桐子大，每早晚淡盐汤送下七八十丸，不终剂而愈。或曰：凡云消者皆热症也，始公具方，人多议之，今果以温补成功，此何故哉？予曰：病由下元不足，元气升腾于上，故渴而多饮，以饮多，小便亦多也。今大补下元，使阳气充盛，熏蒸于上，口自不干，譬之釜盖，釜虽有水，若底下无火，则水不得上升，釜盖干而不润，必釜底有火，则釜中水气升腾，熏蒸于上，盖才湿润不干也。予已详著《医旨绪余》中，兹不多赘。（《赤水玄珠医案·三吴治验》）

【按语】消渴证固多热证，然而因下元虚备，肾阳不足者亦属不少。本案即是典型一例。孙一奎据此凭脉，而治以温补，其辨证关键是一日夜小便二十余度，清白而长，脉之六部大而无力，实属肾阳不足之故，恰如釜中存水，釜底乏薪，遂使津液不能上润而为消渴。治疗上，遵温补肾气之旨，使阳气充盛，熏蒸于上，而温补中又重视补精以生气。可见，其理法方药，既渊源有自，又不乏己见，故效如桴鼓。

复习思考题

1. 孙一奎论命门为肾间动气有何重要生理作用？
2. 孙一奎对气虚中满证的施治特点是什么？
3. 孙一奎对肾虚气不归原证的论治特色是什么？

第四节 缪希雍

一、生平与著作

缪希雍，字仲淳，号慕台，明代江苏常熟人，曾侨居浙江长兴，老于江苏金坛。约生活于明嘉靖三十一年（1552）到天启七年（1627）。缪希雍少时体弱多病，17岁又患疟疾，久治不效，缪希雍自述："时淳年十七，时为疟所苦，凡汤液丸饮巫祝，靡不备尝，终无救于病。遍检方书，乃知疟之为病，暑邪所致也。《经》曰：夏伤于暑，秋必痎疟。遂从暑治，不旬日瘳。"缪希雍治愈自身疾病的经历，增加了他学习医术的兴趣与信心。时常熟赵玄度藏书甚众，缪希雍得以博览，学识大进。其临证体验既丰，搜集秘方亦富。缪希雍中年后游历四方，寻师访友，切磋学问，与王肯堂、汤显祖等交游甚密，并与东林党人来往密切，有"神医安道全"之称，声名著于当时。

缪希雍为明代一位擅长医术、精于本草的医学家。其主要著作有《先醒斋医学广笔记》《神农本草经疏》《本草单方》等。《先醒斋医学广笔记》4卷，原名《先醒斋笔记》，为友人丁元荐编集缪希雍常用之方及部分治验。后缪希雍又做了增补，特别是补充了伤寒热病的治疗经验及常用药物的炮炙方法，遂改名《先醒斋医学广笔记》。本书一至三卷，记载了许多临证心得、验案及效方，缪希雍治疗伤寒热病、中风、脾胃病的经验以及著名的"吐血三要法"皆在其中。卷四"炮炙大法"，选录药物433种，按《雷公炮炙论》加以增删，叙述了各种药物的炮炙方法和畏、恶、宜、忌等；末附用药凡例，对丸、散、汤、膏的制法和适应证，以及煎药及服药法等，都一一做了论述。《神农本草经疏》30卷，所载药物490种，缪希雍对《神农本草经》及《名医别录》继承阐发，纠误创新。缪希雍对《神农本草经》《名基别录》的药物主治内容逐一进行了详细注疏，使"读之者因疏以通理，因经以契往，俾炎黄之旨晦而复明，药物之生利而罔害"。

继承缪希雍之学者，有松陵顾澄先、延陵庄继光、云间康元宏以及司马铭鞠和亲炙门人李枝（字季虬），另传武林刘默等人。

二、学术理论

缪希雍对药物学有深湛研究，对外感热性病亦多阐发，不仅善取诸家之长，而且更有创见。

（一）本草学成就

缪希雍精研本草30余年，所著《神农本草经疏》是继李时珍《本草纲目》之后的又一本草学名著。缪希雍对前人的本草学说继承阐发，纠误创新，主要表现于下述方面：

1.疏义致用 缪希雍对《神农本草经》《名医别录》的药物主治内容逐一进行了详细注疏，字梳句栉，朴实详尽，如遇意有未尽者，更能引申而阐明之。以黄芩为例，《神农本草经》与《名医别录》谓其味苦平，大寒，无毒。功用有主诸热、黄疸、泻痢、逐水、下血闭、火疡、疗痰热、胃中热、小腹绞痛、消谷、利小肠、女子血闭、淋露下血、小儿腹痛。缪希雍的疏解认为：黄芩禀天地清寒之气，而兼金之性，故味苦平无毒。《名医别录》益之以大寒……其性清肃，所以除邪；味苦，所以燥湿；阴寒，所以胜热，故主诸热。诸热者，邪热与湿热也。黄疸、泄痢，皆湿热胜之病也，折其本则诸病自瘳也。苦寒能治湿热，所以小肠利而水自逐，源清则流洁也。

血闭者实热在血分，即热入血室，令人经闭通，湿热解则荣气清而自行也。恶疮疽蚀者，血热则留结而为痈肿溃烂也。火疡者，火气伤血也，凉血除热则自愈也。

通过注疏，缪希雍对黄芩的功用做了详细阐述，并执简驭繁地归结为苦寒清肃、燥湿胜热、凉血除热，使学者对《神农本草经》之旨有清晰的了解，从而能更好地使用于临床。

2.主治参互 为了更详尽论述药物的主治功用，缪希雍在《神农本草经疏》中创设"主治参互"，既博采众方，择善而从，又论述了自己的用药经验，内容涉及内、外、妇、儿、伤、眼等各科用药的配伍方法和处方常规。

在主治药物配伍方面，举菊花为例：菊花为祛风要药，缪希雍用于治目痛、外翳、头痛、眩晕、疔疮等病证，其配伍：同地黄、黄柏、枸杞子、白蒺藜、五味子、山萸肉、当归、羚羊角、羊肝等同用，治肝肾俱虚目痛；与黄连、玄参、生地黄、川芎、羌活、荆芥、柴胡、连翘、桔梗、决明子、甘草等同用，治风热头痛；与川芎、细辛、藁本、当归、生地黄、麦冬、白芍、甘草等同用，治血虚头痛，亦治痰结眩晕；菊花连根生用为君，加紫花地丁、益母草、金银花、半枝莲、贝母、连翘、生地黄、栝蒌根、白芷、白及、苍耳子、夏枯草，可治疔疮。不同的配伍方法，体现了临床用药的灵活性。

其他如菖蒲、茵陈、白薇、琥珀等药物的主治配伍，对临床制方遣药均有重要的实用价值。月事过多的处方常规是宜凉血、敛摄，药用酸平、甘寒，处方用麦冬、生地黄、青蒿、生甘草、牡丹皮、白芍、酸枣仁、五味子等。

3.简误防失 所谓"简误"即查检错误的意思，"简误"是缪希雍《神农本草经疏》中的一个重要内容，不仅在每一药物下作专项论述，而且在对《神农本草经》《名医别录》的疏义文字中，也有关于这方面的内容。归纳起来，大致可分为对《神农本草经》之论的"简误"和对临床用药的"简误"两方面。

（1）纠《本经》之误：《神农本草经》是古代医疗实践经验的珍贵记录，但由于历史的原因，其中掺杂了一些不实之辞，邪妄之言。如论丹砂，《神农本草经》《名医别录》有"久服通神明不老，轻身神仙"之说。李时珍《本草纲目》既记载了"服丹砂之戒"，又有"阴证当多服伏火丹砂"的不同之说，最后做出"盖人之脏腑禀受万殊，在智者辨其阴阳脉证，不以先入为主，非妙入精微者不能企此"的持平之说。然而，缪希雍却指出："丹砂体中含汞……有大毒，若经伏火及一切烹炼，则其毒等砒、硇，服之必毙。"完全否定了"伏火丹砂"作为药用的可能性。

缪希雍对《神农本草经》《名医别录》之误的纠正，不只局限于金石类药物，也包括一些草木类药品。如论细辛的治疗作用，认为"皆升发辛散开通诸窍之功也。其曰久服明目，利九窍，轻身长年者，必无是理。盖辛散升发之药，其可久服哉？"

由此可见，缪希雍不仅对《神农本草经》《名医别录》之中的误人之说能直抒己见，而且还能发李氏所未发，补《本草纲目》所未备。

（2）防临床之失：在缪希雍《神农本草经疏》的"简误"中，对许多药物的临床使用提出了禁忌细则，虽以历代本草学说为基础，更是其临床实践经验的结晶。如详论了人参的各种适应证和禁忌证；对附子的"简误"，例举了内、外、妇、儿共70余证，指出这些"病属阴虚及诸火热，无关阳弱，亦非阴寒，法所均忌"。

又如黄芪，缪希雍指出："黄芪功能实表，有表邪者勿用；能助气，气实者勿用；能内塞补不足，胸膈气闭闷，肠胃有积滞者勿用；能补阳，阳盛阴虚者忌之；上焦热甚，下焦虚寒者忌之。病人多怒，肝气不和者勿服。痘疮，血分热盛者禁用。"诸多议论，在临床上颇有参考价值。

（二）外感热病研究

1.伤寒时地议　自张仲景《伤寒论》问世后，历代医家无不宗之。缪希雍认为外感热病是"关乎死生之大病"，故亦十分重视。但认为自汉末至今时已千年有余，不仅时气变异，方土有殊，而且古今人禀赋亦各不同，所以对于仲景之学"其意可师也，其法不可改也"，而"其药则有时而可改"。他在《神农本草经疏》中提出了"伤寒古今时地不同因之六经治法宜异"的观点，这在《先醒斋医学广笔记》中称"伤寒时地议并六经治法"，大意即在于说明古今风气不同，南北水土有异，今时南方多热病，医者当师《伤寒论》意而变通之，从时、从地、从人灵活运用。这一指导思想，使他在论治外感热病方面能根据实际发病情况而有新的创见。例如：外感伤寒太阳病，缪希雍记载其脉"浮洪"，而不是《伤寒论》所言之"浮紧"，颇合东南一带的临床实际情况。治疗之法宜发汗解表，但不用麻黄汤，而用自制羌活汤，方用羌活、葛根、杏仁、前胡、甘草、生姜、大枣等。

太阳病传入阳明，一般有深浅两种情况。若外证头疼，遍身骨痛不解，口渴，鼻干，目疼，不得卧，即系太阳阳明，治疗在羌活汤中加石膏、知母、麦冬；如自汗，烦躁，头疼，遍身骨疼不解者，用羌活、桂枝、白芍、甘草、石膏、知母、麦冬、竹叶。

缪希雍还认为江南气候温暖，无刚劲之风，多温热之病。临证所见直中者少，传经者多，直中属寒，传经属热。外感伤寒六经中，以热证为多，不但三阳多为热证，而且由三阳传入三阴者"虽云阴分，病属于热"，而三阴之属虚寒者甚为罕见。

2.邪从口鼻而入，症见阳明者多　缪希雍对外邪入侵人体的途径，提有"伤寒、温疫……凡邪气之入必从口鼻"的论断，这一观点的提出，早于吴又可的《温疫论》，其贡献是不可忽视的。

缪希雍以藏象学说为依据，从苗窍、经络及脏腑的关系，探讨了伤寒、温疫的病机特点，认为"伤寒温疫，三阳证中往往多带阳明者，以手阳明经属大肠，与肺为表里，同开窍于鼻；足阳明经属胃，与脾为表里，同开窍于口。凡邪气之入，必从口鼻，故兼阳明证者独多"。此外，他曾有"阳明多气多血，津液所聚而荫养百脉，故阳明以津液为本"的论述，强调治热病以固护津液为要。

三、治疗经验

缪希雍具有丰富临床经验，且有不少创见。除外感病论治以外，其关于补益脾阴，降气行血，以及治疗吐血和中风病等的学术思想，最具卓识。

（一）重用阳明清法，注意固护津液

缪希雍在论治外感病时，针对阳明或兼阳明证者独多的特点，最重阳明证的辨证施治。在阳明经证和腑证中，又重于阳明经证。其治疗强调速逐热邪，清泄阳明气分，护脾胃，存津液。临床用药每以白虎汤、竹叶石膏汤加减，治疗阳明病不恶寒反恶热、先恶寒不久旋发热、不大便、自汗、潮热、口渴、咽干、鼻干、畏人声、畏火，甚则谵语、狂乱、循衣摸床、脉洪大而长等症。但因半夏辛燥，有"渴家、汗家、血家"三禁，故主张在用竹叶石膏汤时去半夏。

石膏是清阳明邪热的主药，缪希雍在《神农本草经疏》中说："辛能解肌，甘能缓热，大寒而辛甘则能除大热。""又为发斑、发疹之要品，起死回生，功同金液。若用鲜少，则难责其功。"故在临床上多大剂量使用。

同时，缪希雍还补充了不少方剂，治疗阳明病发黄、衄血、心下硬痛、食谷欲呕、热入血

室、实热发狂等症，不仅发展了仲景学说，丰富了治疗方法，而且使古人论治阳明病的理法方药更适宜于临床实际。

（二）调护脾胃，善补脾阴

缪希雍把脾胃比作国家的饷道，提出"论治阴阳诸虚病皆当以保护胃气为急"。无论阴虚、阳虚、中风、中暑、泻痢、胎前产后、疔肿痈疽，凡是病体涉虚，"靡不以保护胃气，补养脾气为先务"。具体治疗法则方面，他提出"益阴宜远苦寒，益阳宜防泄气，祛风勿过燥散，消暑毋轻下通"。

治疗脾胃虚证，缪希雍善用甘平柔润之剂，他认为香燥温补，健胃除湿救标则可，多服易泻脾而损津液，他把人参、茯苓、山药、扁豆、莲子肉、薏苡仁、芡实等，作为"补脾胃上药"，并创制了名方资生丸、肥儿丸，甘平芳化，体现了他的用药特色。

尤其值得重视的是缪希雍将脾胃虚证分而治之，胃虚宜益气，以甘平、甘淡、甘酸之味治之，如人参、扁豆、山药、莲肉、茯苓、石斛、白芍等；脾虚之证，则用甘温，佐以辛香、酸平，药如人参、白术、大枣、黄芪、砂仁、蔻仁、酸枣仁、藿香、木瓜等。

缪希雍对脾肾关系较为重视，指出"夫脾胃受纳水谷，必藉肾间真阳之气熏蒸鼓动，然后能腐熟而消化之。肾脏一虚，阳火不应，此火乃先天之真气，丹溪所谓人非此火不能有生者也。治宜益火之源，当以四神丸加人参、沉香，甚者加熟附、茴香、川椒"。他制脾肾双补丸，健脾益肾，较四神丸更进一步，常为后人所宗。

除此以外，最具有特色的是缪希雍对脾阴不足证的论治。《神农本草经疏》论脾虚十二证，将"脾气虚""脾阴虚""阴血虚"做了区别，明言"脾阴不足之候"有脾虚中满，饮食不进，食不能消，夜剧昼静，劳倦伤脾发热，健忘，肢痿，产后失眠腿痛等，指出"世人徒知香燥温补为治脾虚之法，而不知甘凉滋润益阴之有益于脾也"。他曾治一产后腿疼，不能行立，饮食不进之妇人，认为是"脾阴不足之候，脾主四肢，阴不足故病下体"。案中虽对脾阴不足的症状论述欠详，但却指出了甘凉滋润，酸甘化阴为治脾阴虚的大法。缪希雍关于脾阴虚的论治，上承李杲、丹溪、王纶之说，又有重要发展。

（三）降调气机　独辟蹊径

关于气病的治疗，缪希雍归纳有"治气三法"：补气、破气和降气。其中以降气之法最为精彩。

徐之才论药，有宣、通、补、泄、轻、重、滑、涩、燥、湿十种，陈藏器《本草拾遗》称为"十剂"，后成无己和李时珍等亦具此说。缪希雍认为早在陶弘景，曾在十剂之外续入寒、热二剂，继而缪希雍另又增加了升剂和降剂。他认为升降是治法之大机。他所增的升剂，即李杲的升阳益气之剂，而所增的降剂，却为缪希雍所独创。他说："火空则发，降气则火自下矣，火下是阳交于阴，此法所宜降者也。"阐述了"降剂"所治病证的病机，主要是阴虚火升，即"上盛下虚"。患者周身之气上并于阳，导致咳嗽生痰，吐血衄血，烦躁，头疼，失眠，胸前骨痛，口干舌苦等，甚则五心烦热，潮热骨蒸，遗精，骨乏无力，或丹田不暖，饮食不化，泄泻，中风卒仆等。治疗之法，"当亟降气，当益阴精"，降气以治其标，滋水填精以救其本，气降则阳交于阴，其火自然亦降；精血生则肾阴复，水自上升。水升火降，为"既济之象""坎离相交"，人身阴阳之气可得平复。

缪希雍在《本草经疏》中备列了补气、破气和降气调气的药物。其中降气药主要有苏子、橘红、麦门冬、枇杷叶、芦根汁、降香、郁金、槟榔、沉香、乌药、白芍、五味子等。他对苏子、枇杷叶、郁金三味最为善用。认为苏子辛温散结而兼润下之力，郁金为调逆气、行瘀血之要药，枇杷叶性凉善下气。

缪希雍的降气之法，除主要用于肾阴亏耗，上盛下亏的病证外，还有肝实气逆或肝血虚而气火上逆，以及肺实、肺虚的肺气上逆诸证和胃气上逆之证，适应证是很广泛的，对后世医家的临床用药有重要影响。

（四）行血祛瘀　论要法当

对于血病的治疗，缪希雍亦立"治血三法"，即"血虚宜补之""血热宜清之凉之""血瘀宜通之"。所谓"通之"，实即行血祛瘀之法，关于血瘀的治疗，缪希雍亦有重要的论治经验。

《神农本草经疏》的治法纲指出："病从血分，则治其血……热者清热，瘀者行之。"他较为详细地提出了瘀血的诊断与用药。以"有形可见，有色可察，有证可审"为诊断大法，而发热、发黄、作肿作痛、结块癥积，则是最常见的症状。活血行瘀的药物很多，性味作用同中有异，但无论辛热、辛温、辛平、辛寒，都有辛味。缪希雍说："必应兼辛，使非兼辛，胡得主五脏瘀血……妇人月水不通？"

缪希雍对瘀血病证的治疗，并不以一言以蔽之，而是认为"破血"与"活血"在程度上大有出入，而应明确区分，对吐血、咯血、鼻衄、齿衄、耳衄、伏梁等病证，提出宜降气清热，凉血益阴，忌用升提发散、补气闭气及破血。所忌的破血药为三棱、姜黄、水蛭、桃仁、红花等；所宜的活血药为郁金、五灵脂、乳香、没药、当归、延胡索、赤芍等。对两者酌情使用，正是辨证论治原则的具体体现。

（五）治吐血三要法

吐血是虚损患者的一大主症，明代治吐血有两大倾向，专用寒凉和滥用人参。缪希雍认为当时的吐血病证，绝大多数属于阴虚火旺，苦寒和甘温皆非所宜，唯取法甘寒，方为得当之治。在此基础上，他提出治疗吐血的三要法。

1.宜行血不宜止血　"血不行经络者，气逆上壅也。行血则血循经络，不止自止。止之则血凝，血凝则发热恶食，病日痼矣。"失血皆源于血不循经，是由于"气逆上壅"，壅者宜行，逆者宜降，行血降气实为治本之法，见血止血，虽可暂时收效，然而易致瘀滞。瘀血不去，新血不生，血液不得归经而常复出。此时行血实为大禹疏浚治水之意，有因势利导，不止自止之妙。

缪希雍常用的行血药物是：生地黄、当归、郁金、茅根、牡丹皮、小蓟、棕榈炭、藕节、蒲黄、童便等。

缪希雍行血法的实质，一是用和血行血法以防络脉瘀阻。二是告诫医家不能见血凉血，滥用苦寒，以防损伤脾胃而变生他证。

2.宜补肝不宜伐肝　肝为将军之官，主藏血。吐血者，肝脏失职而不能藏血，养肝则肝气平而血有所归，伐之则肝虚不能藏血，血愈不止，故当顺其性而治之，补肝则滋柔气平，血有所藏。如过用香燥辛热之品劫夺肝阴，使肝经气火更旺，血不得止。

缪希雍常以芍药、甘草、酸枣仁、枸杞子等酸甘化阴，以柔克刚。

3.宜降气不宜降火　气有余便是火，降气即为降火，火降则血不上升，血随气行，无溢出之患。反之，如用苦寒降火，最易伤中，脾气伤则统血无权，血不归经，不利止血。血之失常，每缘于气火之乱，此法一则治气以降火，使气调火平，血得循经；二则可免致脾胃损伤。血赖脾气统摄，脾气不伤则血证自有可瘥之机，这不仅体现了重视脾胃的治疗思想，更有防患于未然之意。

缪希雍提出的治吐血三法，对后世医家的临床治疗具有重要指导意义。行血、补肝和降气三法，当视临床实际情况而灵活结合运用。气机逆上，血不循经和肝不藏血，是主要的病机关键，故三法的适用范围实际上也并不仅仅局限于虚损失血者。

（六）内虚暗风论治

缪希雍对前人的中风学说颇有研究并有所继承，但他亦有独得之见。他认为，大江以南天地之风气和居民的禀质，有异于西北地区，临床所见中风病人的发病机理往往是"真阴既亏，内热弥甚，煎熬津液，凝结为痰，壅塞气道，不得通利，热极生风，而致猝然僵仆"。因之，他将类中风称为"内虚暗中"。这是对中风病机认识的又一重要发展。

缪希雍对中风的治疗，有标本先后之分。先宜清热顺气开痰，以救其标；次用养阴补阳以治本，并注意保护脾胃。其用药：清热多用天冬、麦冬、甘菊、白芍、茯苓、天花粉、童便；顺气多用苏子、枇杷叶、橘红、郁金；开痰多用贝母、白芥子、竹沥、荆沥、瓜蒌仁；益阴多用天冬、甘菊、生地、白芍、枸杞子、麦冬、五味、牛膝、人乳、阿胶、黄柏、白蒺藜；补阳多用人参、黄芪、鹿茸、巴戟天、大枣。以上用药，为中风的治疗开启了又一法门，对后人颇有影响。

四、临床验案

病例一

【原文】乙卯春正月三日，予忽患口角歪斜，右目及右耳根俱痛，右颊浮肿。仲淳曰：此内热生风及痰也。治痰先清火，清火先养阴。最忌燥剂。

真苏子三钱，广橘红三钱，瓜蒌根三钱，天门冬三钱，麦门冬三钱，白芍药四钱，甘草七分，鲜沙参三钱，明天麻一钱，甘菊花三钱，连翘二钱，河水二钟半，煎一钟，加竹沥、童便各一杯，霞天膏四五钱。饥时服，日二剂。(《先醒斋医学广笔记·中风·治法大略》)

【按语】缪希雍在因时、因地、因人思想的指导下，提出类中风确系阴阳两虚，而以阴虚者为多，论治中风有先后标本之分，以甘寒药物为主。本例药用苏子、橘红、瓜蒌根、天门冬、麦门冬、白芍、甘草、鲜沙参、明天麻、甘菊花、连翘等。此后又陆续用牛膝、何首乌、黄柏、枸杞子、石斛、五味子、酸枣仁、柏子仁、干葛、桑叶、胡麻仁等分别煎汤制丸。百日后，再服调补阴阳的丸药而痊愈，充分证明了缪希雍医学理论与临床实践的一致性。

病例二

【原文】于润父夫人，妊九月，患伤寒阳明证，头疼，壮热，渴甚，舌上黑苔有刺，势甚危。仲淳投竹叶石膏汤……以井底泥涂脐上，干则易之，一日夜尽石膏十五两五钱，病瘳。越六日，产一女，母子无恙。(《先醒斋医学广笔记·春温夏热病大法》)

【按语】治孕妇热病，在一日之间用石膏近斤，这在历代医家中实属罕见，远远超过了《伤寒论》石膏如鸡子大的重量，即使如近人张锡纯善用石膏，对于"外感实热"，主张"放胆用之"，但也只是"轻证必煎两许，重用至四五两或七八两"，与缪希雍相距尚远。由此可见缪希雍临床运用石膏之娴熟大胆。

复习思考题

1. 缪希雍在伤寒、温疫论治方面有哪些成就？
2. 缪希雍论治脾胃的特点及用药经验有哪些？
3. 试析缪希雍"治吐血三要法"之理。
4. 缪希雍对本草学有何贡献？
5. 试析缪希雍杂病论治的主要创见。

第五节　张介宾

一、生平与著作

张介宾，字会卿（又作惠卿），号景岳，别号通一子。明代山阴会稽县（今浙江绍兴）人。生活于1563—1640年（明嘉靖四十二年—明崇祯十三年）。

张介宾祖籍四川绵竹县，明初，其祖父因军功世袭"绍兴卫指挥"，遂移居浙江。景岳幼禀明慧，读书不屑章句，于经史百家无不博览，通易理、天文、兵法之学，尤精于医学。早年即遵父训学习《内经》，14岁随父至京。其父寿峰公为定西侯客，景岳因而遍交术士，曾从名医金英学医数载，尽得其传。壮年从戎幕府，游历北方，曾"出榆关，履碣石，经凤城，渡鸭绿"，由于壮志难酬，家贫亲老，遂翻然归里，肆力于医，故有"谒病者辐辏其门，沿边大帅皆遣金币致之"及"以医术著称于明万历、天启间"的记载。

景岳治学极为严谨，能师古而不泥，辨疑而不苟，既善于继承，又勇于创新，并重视理论联系实践，故对医学发展做出了很大贡献。他认为："有此法未必有此证，有此证未必有此方，即仲景再生，而欲尽踵其成法，吾知其未必皆相合；即仲景复言，而欲尽吐其新方，吾知其未必无短长。吁嘻！方乌足以尽变？变胡可以定方？但使学者能会仲景之意，则亦今之仲景也，又何必以仲景之方为拘泥哉！"其认真学习，善于变通的精神是十分可贵的。

张景岳医学著作，有《类经》《类经图翼》《类经附翼》《景岳全书》及《质疑录》等。

《类经》32卷，景岳对《内经》一书，确然深信，以为天、地、人之理尽备于此。遂综述百家，剖析疑义，将《灵枢》《素问》的精华合而为一，名为《类经》。其自序称："类之者，以《灵枢》启《素问》之微，《素问》发《灵枢》之秘，相为表里，通其义也。"此书分为12类，即摄生、阴阳、藏象、脉色、经络、标本、气味、论治、疾病、针刺、运气、会通等，共390条。《类经》以分类注释法编撰，《四库全书总目提要》以为"虽不免割裂古书，而条理井然，易于寻览；其注亦颇有发明"。因而深为学者称赏。薛雪在《医经原旨》称："诚所谓别裁为体者欤。"《类经》至今仍是研究《内经》的重要参考书。

《类经图翼》15卷，包括运气、经络、针灸等内容。书中论说悉宗《内经》，并结合图象，说明其义。"盖以义有深邃而言不能赅者，不拾以图，其精莫聚；图象虽显而意有未达者，不翼以说，其奥难窥。"

《类经附翼》4卷，包括医易、律原、求正录、针灸赋等内容，医易以《易经》哲学思想与医理结合。求正录中有《三焦包络命门辨》《大宝论》《真阴论》等名篇，是景岳学说的重要代表作。

《景岳全书》64卷，首选《内经》《难经》《伤寒论》《金匮要略》之论，博采历代医家精义，并结合作者经验，自成一家之书。首为《传忠录》3卷，统论阴阳、六气及前人得失。次为《脉神章》3卷，载述诊家要语。再次为《伤寒典》《杂证谟》《妇人规》《小儿则》《痘疹诠》《外科钤》。又《本草正》，论述药味约三百种，另载《新方八阵》《古方八阵》，别论补、和、寒、热、固、因、攻、散等"八略"。此外，并辑妇人、小儿、痘疹、外科方4卷。

《质疑录》一卷，载医论45篇。景岳认为"如一言之谬戾，每遗祸于后人"，故对前人得失加以评议，并修正和补充了自己的某些认识，所谓"有与《全书》《类经》之说少异，而悔畴昔立言之未当者"，体现了其实事求是的严谨治学态度。

二、学术理论

张景岳为明代的杰出医学家，其学术成就颇丰。他对于基础理论的研究，以阴阳理论和命门学说最为突出。

（一）阴阳学说

景岳对《内经》《易经》深有研究，其探求哲理在于"谨摅易理精义，用资医学变通"。他认为"虽阴阳已备于《内经》，而变化莫大于《周易》"，因此，从"医易同源"的观点出发，对中医学的阴阳学说进行了深入的探索和详尽的阐发。

阴阳学说历来渗透在中医学领域的各个方面，景岳在用它阐述医理时，既保持了阴阳哲理概念，并用以说明人体生理、病理的发展、变化规律，以及精神气血之属性及其相互关系。由于历史时代的局限，景岳的论述中也掺杂有一些封建伦理的东西，这是必须加以识别的。

1.阴阳一体思想　景岳明确提出"万生于一，一分为二"的著名论点，认为这是自然界的普遍规律。他在《内经》"阴在内，阳之守也；阳在外，阴之使也""阴平阳秘，精神乃治，阴阳离决，精气乃绝"和王冰"阳气根于阴，阴气根于阳"等理论指导下，深入地阐发了"阴阳互根"的原理，指出"阴阳之理，原自互根，彼此相须，缺一不可。无阳则阴无以生，无阴则阳无以化"，并认为《内经》"气归精……精化为气"的论述，正是说明了"精气互根"的妙理。因为气为阳，阳必生于阴；精为阴，阴必生于阳，所以无论先天或后天，"精之与气，本自互生"，并无例外。至于精化为气，气化为精的生理过程，则是通过阴升阳降的机理而实现的。精气的关系如此之密切，故张介宾曾言简意赅地指出"以精气分阴阳，则阴阳不可离"。

如果阴阳互根、精气互生的生理机制遭到破坏，就会产生病变。景岳认为，人体的阴阳、精气本处于不足状态，如果摄生不慎，每可造成虚损，或由阳损及阴，或由阴损及阳，最后导致阴阳俱损；或因气伤及精，或因精及气，最终而为精气两伤。

景岳以重视阳气闻于世，他在阴阳的论述中着重说明"阴阳互根""精气互生"的原理，对阴阳、精气虚损的治疗提出了精辟见解，指出"善补阳者，必于阴中求阳，则阳得阴助，而生化无穷；善补阴者，必于阳中求阴，则阴得阳升，而源泉不竭""善治精者，能使精中生气；善治气者，能使气中生精"。他把上述治疗法称之为"阴阳相济"，实由《内经》"从阴引阳"和"从阳引阴"的法则发展而来，对后世论治阴阳虚损诸病有深远影响。

2.五行互藏和阴阳水火　张介宾研究阴阳还与五行联系起来，认为二者有不可分割的关系。他说："五行即阴阳之质，阴阳即五行之气，气非质不立，质非气不行，行也者，所以行阴阳之气也。"由于阴阳二气的不断运行，使五行之间产生了密切的联系，这就是所谓"五行互藏"和"五行之中，复有五行"之说，在生理上"五脏五气，无不相涉，故五脏中皆有神气，皆有肺气，皆有胃气，皆有肝气，皆有肾气"；在病理方面，也"五脏相移，精气相错"。所以，某一脏腑的病变，必然在不同程度上影响其他脏腑。

在五行之中，张介宾对水、火最为重视，认为水火"为造化之初……若以物理论之，亦必水火为先"，其理由是"水为造化之源，万物之生，其初皆水""火为阳生之本……凡属气化之物，非火不足以生"，说明了五行之中，水火关乎万物的生化。张介宾认为人身的水火，即阴阳、精气。他说："水火之气……其在人身是即元阴、元阳。"又说："精为阴，人之水也；气为阳，人之火也。"从而把人体的阴阳、精气与水火有机联系起来。

张介宾在重视水火的同时，在"五行互藏"问题上又特别提醒要加深对"水中之火"的认识。他例举"油能生火，雨大生雷"等现象，认为是自然界的"水中之火"。至于在人体生理方面"水中之火，乃先天真一之气，藏于坎中"，即生于阴精的阳气；在病理方面，则表现为真阴亏损，虚阳上越的假阳证，即所谓"龙雷之火"。

如上所述，可知五行"变虽无穷，总不出乎阴阳，阴阳之用，总不离乎水火"。因此，如论五脏不足，总关系到阴阳亏损，而阴阳的亏损，总表现为水亏、火衰。

3. 阴阳的常与变　阴阳所表现的体象，其变化是相当复杂的。阴阳之理有常有变，景岳认为"常者易以知，变者应难识"，所以，要求医者不仅要知其常，而且还应达其变。

常，即指阴阳平衡，乃是人体健康的根本保证。因此，"阴平阳秘"乃是生命阴阳之常，景岳曾说："阴阳二气，最不宜偏。不偏则气和而生物，偏则气乖而杀物。"在阴阳的消长过程中，由于一方的偏衰或偏胜，破坏了正常的平衡而致病，这就是阴阳的从常到变。张介宾所说的"属阴属阳者，禀受之常也；或寒或热者，病生之变也""火水得其正，则为精与气；水火失其和，则为热为寒"，正是说明了阴阳之常为生理状态，其变则为病理现象。既然，阴阳的从常到变为病理过程，那么，由变达常则为康复的过程。景岳所说的"扶阳抑阴"和"补阴抑阳"即是促使阴阳由变向常转化的措施。但在阴阳之变的病理状态中，也有常有变。景岳认为阳盛则热，阴盛则寒，这是病变之常。但由于阳动阴静的过极，出现"阳中有阴，阴中有阳"的复杂病变，在临床上表现为"似阳非阳"的"真寒假热"和"似阴非阴"的"真热假寒"之证，这又是阴阳病变中之变。

同样，在治疗上也有常变之别。如以寒治热或以热治寒为人所熟知的常法，而"热因热用"和"寒因寒用"则是治疗中的变法。医者若知常而不知变，则势必误认虚火为实火，而恣用寒凉攻伐。这是当时医者的主要弊端之一，所以正是张介宾所特别重视的问题。

（二）阳非有余阴亦不足论

自刘完素阐发火热病机，力主寒凉清热以后，朱丹溪提出了"阳常有余，阴常不足"及"气有余便是火"的重要论点，并以大补阴丸、四物汤加知、柏作为降火滋阴之剂。嗣后，医林习用寒凉。刘完素、朱丹溪之说本为纠正局方辛热时弊，治疗实热及湿热相火为病而设，故必然有其侧重与局限，张介宾则认为"时医受病之源，实河间创之，而丹溪成之"，并说"欲清其流，必澄其源"。于是展开了对刘完素、朱丹溪之说的批评。其"阳非有余，阴亦不足"和"气不足便是寒"的认识遂由此而提出。

1. 阳非有余　张介宾在其《大宝论》中，重点论述了真阳的重要，阐发了"阳非有余"的论点。首先，从阴阳的生理状况分析，认为《内经》所说的女子二七、男子二八而天癸至，以及"人年四十而阴气自半"，说明了"人生全盛之数，唯二八之后，以至四旬之外，前后止二十余年而形体渐衰矣"，形体之衰虽然是阴气亏虚的表现，但张介宾进而认为"阴以阳为主"，阴气的生成和衰败都以阳气功能作用为主导。他批评持"阳常有余，阴常不足"论者，以"天癸"的来迟去早为依据，而"以黄柏、知母为神丹"，是一种片面的认识，"殊不知天癸之未至，本由乎气，而阴气之自半，亦由乎气"，故从"形气之辨""寒热之辨"和"水火之辨"进行论证。"形气之辨"认为，由于阳化气，阴成形，故凡人之所以通体能温，一身之所以有活力，五官、五脏之所以有正常的功能活动，都是阳气的作用。相反，当人一死，便身冷如冰，知觉尽失，形存而气去，这种"阳脱在前，而阴留在后"的情况，正是阳非有余的缘故。"寒热之辨"，从春夏阳热而生化万物，秋冬阴冷而缺乏生意，说明"热无伤而寒可畏"，以之论证阳气的重要性。"水火之辨"认为，水属阴而火属阳，凡水之所以产生、所以生物、所以化气，均有赖于阳气的作用，故说"生化之权，皆由阳气"，又可见阳气之重要。

然而，在生命过程中，"难得而易失者，唯此阳气，既失而难复者，亦唯此阳气"，所以阳非有余，只能"日虑其亏"。阳气之于人既然如此可贵，故张介宾说"天之大宝，只此一丸红日；人之大宝，只此一息真阳"。这是对《素问·生气通天论》关于"阳气者若天与日，失其所，则折寿而不彰""凡阴阳之要，阳密乃固"等论述的发挥，从而极力强调了阳气在生命活动中的主导作用和温补阳气的重要意义。

2.阴亦不足 张介宾并不偏重阳气而忽视阴精，他在"阴阳互根"这一指导思想下，强调"阴以阳为主，阳以阴为根"。人身既然阳常不足，而阴亦不会有余，他在《真阴论》中反复阐发这一论点。真阴，一名元阴，又叫真精，存于肾命之中，是人体生命最基本的物质。真阴与元阳是互为其根，不可分割的。张介宾说："不知此一阴字，正阳气之根也。盖阴不可以无阳，非气无以生形也；阳不可以无阴，非形无以载气也。故物之生也生于阳，物之成也成于阴，此所谓元阴元阳，亦曰真精真气也。"他从真阴之象、脏、用、病、治等五个方面对真阴做了阐发。

真阴是水，是命门火的基础，命火养于阴水之中，所以真阴之用实指命门水火的功用。他说："凡水火之功，缺一不可。命门之火，谓之元气；命门之水，谓之元精。五液充，则形体赖而强壮；五气治，则营卫赖以和调。此命门之水火，即十二脏之化源。故心赖之，则君主以明；肺赖之，则治节以行；脾胃赖之，济仓廪之富；肝胆赖之，资谋虑之本；膀胱赖之，则三焦气化；大小肠赖之，则传导自分。此虽云肾脏之伎巧，而实皆真阴之用。"说明命门中之元精、元气，是滋养形体，和调营卫，维持脏腑生理功能的动力和源泉，而十二脏的功能活动都是真阴之用的体现。如以命门与脾胃的关系为例，虽然脾胃为灌注之本，得后天之气，但命门为生化之源，得先天之气，其间有本末先后之分，故命门元气为脾胃之母。

张介宾认为"凡阴气本无有余，阴病唯皆不足"。命门水火为脏腑之化源，故命门元阴、元阳亏损是脏腑阴阳病变的根本。命门"火衰其本，则阳虚之证迭生"，阳虚则可见阴胜于下之证；"水亏其源，则阴虚之病叠出"，阴虚则可见阳旺于标之证。故指出："无水无火，皆在命门，总曰阴虚之病。"据此，将错综复杂的虚损病证划分为水亏、火衰两大类。命门水亏证"如戴阳者，面赤如朱；格阳者，外热如火；或口渴咽焦，每引水以自救；或躁扰狂越，每欲卧于泥中；或五心烦热，而消瘅骨蒸；或二便秘结，而溺浆如汁；或为吐血衄血，或为咳嗽遗精；或斑黄无汗者，由津液之枯涸；或中风瘛疭者，以精血之败伤。"命门之火衰证"或为神气之昏沉，或为动履之困倦。其有头目眩晕而七窍偏废者，有咽喉哽咽而呕恶气短者，皆上焦之阳虚也。有饮食不化而吞酸反胃者，有痞满隔塞而水泛为痰者，皆中焦之阳虚也。有清浊不分而肠鸣滑泄者，有阳痿精寒而脐腹多痛者，皆下焦之阳虚也"。此外，还有五脏之阳虚证等，都属命门之火衰证。以上真阴之病不可误认为实证而浪用苦寒泻火或辛热燥烈之药，正如王太仆曰"寒之不寒，责其无水；热之不热，责其无火"。

无水无火，皆责之命门，故真阴之治即应补命门之水火。然而肾与命门本同一气，"故治水治火，皆从肾气，此正重在命门"，说明还是通过治肾的途径以治命门水火的不足。张介宾指出，时医不识真阴面目，不辨火之虚实，多以苦寒为补阴，则"非唯不能补阴，亦且善败真火，若屡用之，多令人精寒无子，且未有不暗损寿元者"。他认为：王太仆说的"壮水之主，以制阳光；益火之源，以消阴翳"，薛己常用仲景八味丸、钱乙六味丸益火、壮水，多收奇效，这才是真阴之治的根本方法。

张介宾之于真阴既如此珍视，便认为用六味丸或八味丸以益真阴，仍有不足之处。他说："真阴既虚，则不宜再泄，二方俱用茯苓、泽泻，渗利太过，即仲景金匮肾气丸，亦为利水而设，虽曰于大补之中，加此何害？然未免减去补力，而奏功为难矣。使或阴气虽弱，未至大伤，或脏气微滞，而兼痰湿水邪者，则正宜用此。若精气大损，年力俱衰，真阴内乏，虚痰假火等证，即从纯补，犹嫌不足，若加渗利，如实漏危矣。故当察微甚缓急，而用随其人，斯为尽善。"于是"用六味之意，而不用六味之方"，自制左归丸、右归丸，用甘温益火之品补阳以配阴，用纯甘壮水之剂补阴以配阳，作为治疗真阴肾水不足和元阳虚衰的主方。

可见"阳非有余"和"阴亦不足"的情况是并存而不悖的，既然阳非有余，则当慎用寒凉攻伐；阴本不足，则侧重于滋补精血。这样，张介宾通过对人身阴阳状况的认识，从理论上阐述了阴阳的重要性，及其互生互根的关系，有力地指导了临床。

如果与丹溪学说相比，朱丹溪的"阳常有余，阴常不足"论，主要在阴阳相对关系上论述相火妄动，阴精耗损的问题；而张介宾的"阳非有余，阴本不足"论，则是在阴阳互根的关系上，论述阳气亏乏与真阴不足的因果问题。张介宾之说，补充了丹溪学说的不足，其有关阴阳理论的论述是比较全面的。

（三）命门学说

"命门"之词，首见于《灵枢·根结》"命门者，目也"。《难经》对此进行了发挥，如《难经·三十六难》所说："肾两者，非皆肾也，其左者为肾，右者为命门。命门者，诸精神之所舍，原气之所系也，故男子以藏精，女子以系胞"。另《难经·三十九难》认为"命门者……其气与肾通"，论述了命门与精、气、神以及它与生殖功能的关系。后世医家论述命门多宗《难经》之说。至明代，命门学说又有很大发展，如虞抟称两肾总号命门，其说不同于《难经》的左肾右命。后如孙一奎、李时珍、赵献可等医家，也认为命门在两肾之间，他们各抒己见，对命门的生理、病理及其证治，展开了深入研究。景岳在前人论述基础上，把阴阳、精气与命门理论有机地联系起来，使命门学说有了更大发展。

张介宾根据《内经》"太虚寥廓，肇基化元"的记载，认为所谓"太虚"即《易》之"太极"。并根据"太极动而生阳，静而生阴"之说，阐述"道产阴阳，原同一气"。自从太极分两仪后，就产生了阴阳"体象"，首先由"太极一气"化生"先天无形之阴阳"，继而再化生为"后天有形之阴阳"，即所谓"因虚以化气，因气以造形"的过程。阴阳相对地存在于宇宙之间，张介宾把命门比作人身的"太极"，认为命门的元阴、元阳是先天无形的阴阳。元阴有"生"和"化"的作用，即所谓"神机"，它代表生命的机能；元阳有"长"和"立"的作用，也就是"天癸"。至于由先天元阴、元阳所化生的"后天有形之阴阳"，则包括气血、津液、脏腑等内容。

张介宾认为命门位置"居两肾之中而不偏于右"，为先、后天"立命之门户"。先天元阴、元阳禀受于父母，然后有生命。元阴、元阳藏于命门，即为真阴。它不仅来自先天，而且又必须赖后天滋养壮盛，这是由于五脏六腑之精归之于肾，而肾又藏精于命门所致。但在另一方面，肾精乃元阴所化，肾气为元气所生。因此，张介宾又指出"命门与肾本同一气""命门总主乎两肾，而两肾皆属于命门"，两者一以统两，两以包一，有不可分割的关系。

张介宾以真阴为人体生命最基础的物质，命门为"真阴之脏"，因而称命门所藏的元精为"阴中之水"，元精所化的元气为"阴中之火"，正由于命门藏精化气，兼具水火，故张介宾称"命门者，为水火之府，为阴阳之宅，为精气之海，为死生之窦"，又称为"精血之海""元气之根"。并对命门真阴的生理、病理及其证治做了系统论述。如五脏虽各有阴精，但五精又统于肾，而"肾有精室，是曰命门"。因而称命门所藏的元精为"阴中之水"，元精所化的元气为"阴中之火"，正由于命门居于两肾之中，藏精化气，兼具水火，为性命之本，故张介宾指出"欲治真阴而舍命门，非其治也，此真阴之脏，不可不察也"。

（四）方药八阵

张介宾精医，亦通兵法，故每融军事之理于医学之中。在长期医疗实践中，他有感于古方之散杂与重复，不便于临证选用，犹如临战之际，没有集结好队伍易招致失败的道理一样，故结合古代军事战术中的主要阵形——方阵，辨证立法和选方用药，总结出"新方八阵"和"古方八阵"，开创了著名的方药八阵式。张介宾运用于医学所分的八阵，是方剂分类法的改进，便于临证选方用药，为方剂学的发展做出了一定贡献。

三、治疗经验

张介宾阴阳、命门学说产生于临床实践，也有效地指导着临床。不仅对于阴阳虚损疾病能详辨命门水火之情而用左、右归化裁施治，且于伤寒及其他杂病，也常注意到阴阳精气之不足，而遵《内经》"从阴引阳，从阳引阴"的法则，把"求汗于血""生气于精""引火归原""纳气于肾"等法娴熟地取效于临床。

（一）阴中求阳，阳中求阴

基于阴阳一体、阴阳互根的原理，张介宾对阴阳虚损的治疗提出了"阴阳互济"的法则，指出"善补阳者，必于阴中求阳，则阳得阴助而生化无穷；善补阴者，必于阳中求阴，则阴得阳升而泉源不竭"。又说："阳失阴而离者，不补阴何以收散亡之气？水失火而败者，不补火何以苏垂寂之阴？此又阴阳相济之妙用也。"

张介宾基于阴阳互根理论，创制了许多著名方剂。例如：左归丸以滋阴补肾为主，方中有熟地黄、山药、山萸肉、枸杞子、牛膝以滋阴益精，又有鹿角胶、菟丝子以补阳，是"阳中求阴，阴得阳升而泉源不绝"之意；右归丸温补肾阳为主，方中有肉桂、附子、菟丝子、杜仲、鹿角胶以温补肾阳，又有熟地黄、山萸肉、枸杞子、当归以滋阴，即"阴中求阳，阳得阴助而生化无穷"之义。其他如左、右归饮，温散与补益营血兼用的大温中饮，附子、人参与熟地黄、当归同用的六味回阳饮，以及归、地与二陈同用的金水六君煎等著名方剂，都是阴阳相济观点的体现。

张介宾常将熟地黄与人参配伍使用。他说："故凡诸经之阳气虚者，非人参不可；诸经之阴血虚者，非熟地不可。人参有健运之功，熟地禀静顺之德，此熟地之与人参，一阴一阳，相为表里，一形一气，互主生成，性味中正，无逾于此，诚有不可假借而更代者矣。"而将两药喻为"治世之良相"。在其新方补阵中，人参、熟地黄同用者有大补元煎、五福饮、三阴煎、五阴煎、补阴益气煎、两仪膏、赞化血余丹等八方，张介宾所以重视二药之合用，正寓阴阳互求之义，堪称治疗阴阳虚损病证的典范。

（二）养阴治形，填补精血

张介宾认为，精血、形质可反映真阴的盛衰，故在临证时十分注意精血受损的程度，指出"观形质之坏与不坏，即真阴之伤与不伤"。因之，他治病的方法重在"治形"，治形又必以精血为先务。他说："凡欲治病者，必以形体为主；欲治形者，必以精血为先，此实医家之大门路也。"在这一指导思想下，对于阴精不足或阳气虚耗的患者，他都以填补真阴、滋养精血、治疗形体为主，这在其立方施治中均有所反映。

对于外感、内伤各种疾病，凡有虚证，重于补阴，这是张介宾治病的特点。他曾反复说明："夫病变非一，何独重阴？有弗达者必哂为谬。姑再陈之，以见其略。如寒邪中人，本为表证，而汗液之化，必由乎阴也；中风为病，身多偏枯，而筋脉之败，必由乎阴也；虚劳之火，非壮水何以救其燎原？泄痢亡阴，非补肾何以固其门户？膨胀由乎水邪，主水者，须求水脏；关格本乎阴虚，欲强阴，舍阴不可。此数者，乃疾病中最大纲领，明者觉之，可因斯而三反矣。"

例如他治伤寒，凡阴虚水亏不能作汗者，用补阴益气煎；阳虚邪恋者，用大温中饮，两方均有补养阴血之品，通过养阴作汗而达邪外解。治肺、脾、肾三脏气虚的水肿，推崇加减肾气汤，使气生于精而水饮得解。治真阴大亏，虚阳浮越的戴阳证，制理阴煎、右归饮等，填补真阴，引归虚火。治肾不纳气，呼吸喘促，虚里跳动等症，制贞元饮补阴以配阳。治泻痢亡阴，用胃关煎，方中亦有养阴之品。治中风，"专宜培补真阴，以救其本，使阴气复则风燥自除矣"。如有痰气阻塞，可暂升之；如厥逆之证，先以大剂参、附峻补元气，随用熟地、当归、枸杞子之类填补真阴，以培其本。此均是张介宾"治形"医学思想的体现。

张介宾常用的补益精血药中，用得最多的莫如熟地黄，曾谓"形体之本在精血。熟地以至静之性，以至甘至厚之味，实精血形质中第一品纯厚之药……且其得升、柴则能发散；得桂、附则能回阳；得参、芪则入气分；得归、芍则入血分"。他对该药的运用，范围极其广泛。另外，张介宾还常用当归、枸杞子、山茱萸、山药等作为补益精血之品，鹿角胶、菟丝子、肉苁蓉、杜仲等虽性甘温而具柔润益精之功，张介宾也常用作养阴治形之品。

（三）谨守病机，审证而治

在补泻温凉治法的运用方面，张介宾总是谨守病机，审证而行。虽然张介宾每多主张兼温、兼补，这与他临床所见病证虚者多、实者少、真寒假热者多、真热假寒者少有关，但他又明确提出用补的前提是"无实证可据"，用温的前提是"无热证可据"。若病因气机壅滞，火热炽盛，张介宾也是反对"误认虚寒，轻用温补"的。他虽曾有"补必兼温，泻必兼凉"之说，亦仅为一般而论，绝不偏执。其新方《补略》说："凡阳虚多寒者，宜补以甘温，而清润之品非所宜；阴虚多热者，宜补以甘凉，而辛燥之类不可用。"此外，在新方攻阵中，也不乏巴豆、附子温下之剂，可见张介宾补亦用凉，泻亦用温。张介宾在临床实践中又体会到，对于一些慢性虚损性疾患，虽当用甘凉之剂，但必须积渐邀功，然而多服又必损脾胃，故"如不得已，则易以甘平，其庶几耳。倘甘平未效，则唯有甘温一法，斯堪实济，尚可望其成功"。则知其对于同一病者，用甘平、甘凉、甘温等补剂，也是根据病机变化，灵活掌握的。这实为治虚损的经验之谈。

（四）治病用药，本贵精专

在临床施治方面，张介宾主张"治病用药，本贵精专，尤宜勇敢"，如"确知为寒，则竟散其寒，确知为热，则竟清其热"。对于新暴之病，虚实既明，即竣攻其本，若畏缩不进，势必导致病邪深固。他认为"凡施治之要，必须精一不杂，斯为至善……若用治不精，则补不可以治虚，攻不可以去实"。他反对用药庞杂、用"广络原野之术"制方。因此，张介宾所制新方，用药不杂，平均每方不过五六味。

四、临床验案

病例一

【原文】金宅少妇，宦门女也。素任性，每多胸胁痛及呕吐等证，随调随愈。后于秋尽时，前证复作，而呕吐更甚，病及两日，甚至厥脱不省，如垂绝者再，后延予至，见数医环视，金云：汤饮诸药皆不能受，入口即吐，无策可施。一医云：唯用独参汤，庶几可望其生耳。余因诊之，见其脉乱数甚，而且烦热躁扰，莫堪名状。意非阳明之火，何以急剧若此？乃问其欲冷水否，彼即点首。遂与以半盅，唯此不吐，且犹有不足之状，乃复与一盅，稍觉安静。余因以太清饮投之。而犹有谓此非伤寒，又值秋尽，能堪此乎？余不与辩。及药下咽，即酣睡半日，不复呕矣。然后以滋阴轻清等剂调理而愈。大都呕吐多属胃寒，而复有火证若此者。《经》曰"诸逆冲上，皆属于火"，即此是也。自后，凡见呕吐，其声势涌猛，脉见洪数，证多烦热者，皆以此法愈之。是又不可不知也。(《景岳全书·杂证谟》)

【按语】患者呕吐颇剧，而至于厥脱不省，似乎正气欲尽。但景岳察其脉证，断为"阳明之火"，因以凉水试之，继投太清饮，直清阳明蕴热。吐止后，再用轻清之剂，清余热而养胃阴，终获良效。若依他医之说而用独参治之，则无异抱薪救焚，其害可知。于此足见景岳虽以温补称长，但未尝不善于寒凉攻击。

病例二

【原文】余尝治一壮年，素好火酒。适于夏月，醉则露卧，不畏风寒，此其食性、脏气皆有大过人者，因致热结三焦，二便俱闭。余先以大承气汤，用大黄五七钱，如石投水。又用神佑丸及导法，俱不能通，且前后俱闭，危剧益甚，遂仍以大承气汤加生黄二两，芒硝三钱，加牙皂二钱煎服。黄昏进药，四鼓始通，大便通而后小便渐利。此所谓盘根错节，有非斧斤不可者，即此之类，若优柔不断，鲜不害矣。(《景岳全书·杂证谟》)

【按语】秘结一证，古有虚、气、风、湿、寒、热等诸秘之称；又有热燥、风燥、阳结、阴结之说。景岳认为唯阳结、阴结二者足以尽之。阳结者邪有余，宜攻宜泻；阴结者正不足，宜补宜滋。凡阳结者必有火证火脉，治当察其微甚，甚者非攻不可，如承气汤、神佑丸之类。若火盛水亏，阴虚而燥，则在泻火之时兼以养阴润燥。本案患者年壮气实邪盛，故用峻犯之剂攻击，大刀阔斧，斩将搴旗，下其邪热而病瘥。于此，足见景岳不仅善于温补，且更勇于寒攻。

复习思考题

1.张介宾阴阳理论的主要内容是什么？

2.张介宾阐发真阴的要点是什么？

3.试比较张介宾"阳常不足，阴亦无余"与朱震亨"阳常有余，阴常不足"的异同。

4.张介宾治阴阳虚损的特点和经验有哪些？

第六节 吴有性

一、生平与著作

吴有性，字又可，明末姑苏洞庭（今江苏吴县）人，生卒年代不详，约生活于16世纪末叶至17世纪中叶，为明末清初著名温病学家。

吴又可生于明王朝行将倾覆之际，战争连绵，灾荒不断，疫病流行。崇祯辛巳（1641），山东、河南、河北、浙江等地疫情猖獗，延门阖户，感染者往往相率倒毙。一般医者以伤寒论治，难以取效。吴又可目睹惨景，悉心研索，积累了丰富的治疫经验，并加以总结提高，著成《温疫论》。

《温疫论》成书于1642年，分上、下二卷，全书似随笔札录，分列85个论题，不甚诠次。书中全面阐发了温疫病的发生、发展、演变规律，及辨证论治的原则、方法，创造性地提出了病因学中戾气的新概念，揭示了疫病的传染方式、入侵部位和传变特点，创立了疏利膜原、分消表里的治则与达原饮、三消饮等方剂，同时还剖析了温疫与伤寒的相似与迥殊之处。总之，它是我国医学发展史上继《伤寒论》之后的又一部论述急性外感传染病的专著，在外感病学及传染病学上，均占有重要的地位。

二、学术理论

（一）创温疫病因学说

对于疫病的认识，远在春秋战国之际已有记载。《素问遗篇·刺法论》云："五疫之至，皆相染易，无问大小，病状相似。"王叔和《伤寒例》记载："凡时行者，春时应暖而复大寒，夏时应大热而反大凉，秋时应凉而反大热，冬时应寒而反大温，此非其时而有其气，是以一岁之中，长幼之病多相似者，此则时行之气也。"后世论疫，大都根据"非时之气"的说法，总是未能脱离"六气（六淫）致病"的范围。吴又可不仅没有沿袭上述病因旧说，而且通过长期精密观察，提出新的病原观点——疫气学说。

吴又可否认疫病与六气及不正之气有关，指出除了风、寒、暑、湿、燥、火六气为邪致病之外，天地间还存在着另一类致病因素——杂气，认为"杂气为病，更多于六气"，如大麻风、疔疮、痈疽、丹毒、发斑、痘疹、霍乱、疟疾等内外科疾病，举世皆认为六气为病，而其实是种种杂气为患。至于时行疫病的病原，则称为"戾气"（或疠气），虽然戾气为病颇重而有甚于他气，但也是杂气之一。吴又可指出："大约病遍于一方，延门阖户，众人相同，皆时行之气，即杂气为病也。"又说："疫气者亦杂气之一，但有甚于他气，故为病颇重，因名之疠气。"并详细分析了杂气的各种特性。

1.杂气的性质 限于当时的历史条件，吴又可认为杂气虽"气无所求，无象可见，况无声复无臭"。但也肯定它并不是虚无缥缈，而是存在于外界环境中的一种物质，指出"气即是物，物即是气"。从而肯定了杂气是作为一种物质形式存在于外界环境中的。同时，吴又可还指出这种物质具有强烈致病毒性，"今感疫气者，乃天地之毒气"。疫气致病又能传染，造成广泛流行。吴又可认识到温疫传染力的强弱和流行规模的大小，与疫气的盛衰有关，如"疫气盛行，所患皆重，最能传染。"除了对疫毒猖獗，辗转传染瘟疫的认识外，对于一些四时散发，不易察觉，表现为发颐、目赤、斑疹等症，易于被人误认为伤寒，吴又可根据其证候与某年某月大流行出现病证所悉相同这一点，指出"此即当年之杂气，但目今所钟不厚，所患者稀少耳"。这说明吴又可已能将症状学与流行学结合起来分析疫情，并提高到病原致病的角度认识疾病，这种治学的态度和科学的精神是令人钦佩的。

2. 杂气的种属与特异　吴又可在临证观察中确认了一个极其明显的事实，即传染病的临床证候不是千篇一律的。如大头瘟的证候是发颐、头面浮肿；虾蟆瘟的证候是咽痛、音哑；瓜瓤瘟的证候是呕血、暴亡。根据发病症状种种不一的现象，吴又可透过现象探求本质，大胆而科学地推论：引起疫病的病原戾气也是多种多样的。"天地之杂气，种种不一"，对于杂气他作比方说"亦犹天之有日月星辰，地之有水火土石，草木有野葛、巴豆，星辰有罗、计、荧惑，昆虫有毒蛇、猛兽，土石有雄、硫、砒、信，万物各有善恶，是知杂气之毒亦有优劣也。"吴又可从各事物分类种种不一，因而推论到戾气亦有各种各类的不同，各事物有善恶，戾气中亦有善恶，如果我们把戾气作为各种细菌来看，确实其中也有善恶，有的有益，有的有害。

吴又可还认识到感受一种戾气，只能形成一种疾病。所谓"杂气为病，一气自成一病"。人们感受戾气之后，是根据其性质，而出现各种症状不一的疾病。"众人有触之者，各随其气而为诸病焉"，"有是气则有是病"。这是因为一种杂气专入一经络脏腑，所以专发为某病，温疫病之所以一旦相染，长幼相似，也正是这一原因所致。

杂气亦有偏中于人或某一动物，或某一脏腑这一特异性。吴又可通过长期观察，认识到有些杂气可以使动物致病而不使人致病，动物禽兽之间，也可因其种类不同，而发生不同的情况。吴又可说："至于无形之气，偏中于动物者，如牛瘟、羊瘟、鸡瘟、鸭瘟，岂当人疫而已哉？然牛病而羊不病，鸡病而鸭不病，人病而禽兽不病，究其所伤不同，因其气各异也。"

吴又可还认识到杂气有病位特异性，即某一种病好发于某一脏器组织。指出"盖当时，适有某气专入某脏腑某经络，专发为某病，故众人之病相同，是知气之不一，非关脏腑经络或为之证也。"知病气之特异好发于某部，某症状众人相同，并非脏腑之能出现是证，而实病气之所为。

吴又可上述见解，都是经过精密观察，独立思考而来，因不盲从古人，所以才能勇创新说，揭开中医学传染病学的新的一页。

（二）系统论述温疫辨证

外邪皆从皮毛侵入，以次传入，已成定论，吴又可提出邪由口鼻而入，合乎现代传染之说。吴又可在《原病》篇说："此气之来，无论老少强弱，触之者即病。邪自口鼻而入。"而且传染途径有二："邪之所着，有天受，有传染，所感虽殊，其病则一。凡人口鼻之气，通乎天气。"吴又可认为疫病自口鼻传染，指出了空气传染和接触传染，实为灼见。

关于温疫侵入人体所在的部位，《原病》篇说："邪从口鼻而入，则其所客，内不在脏腑，外不在经络，舍于夹脊之内，去表不远，附近于胃，乃表里之分界，是为半表半里，即《针经》所谓横连膜原者也。"这是吴又可对温疫发病部位的一种假设。一般而言，邪气在经则为表，邪气入胃即是在里。今邪在膜原，正当经胃交关之处，是为半表半里。所以温疫病的发病初期，既不同外感的表证，又没有里证的表现，而出现先憎寒而后发热，其脉不浮不沉而数，似表非表，似里非里的症状，因此，吴又可名之为"邪在膜原"。

温疫病的典型表现："始则昼夜发热，日晡益甚，头疼身痛，舌上白苔，渐加烦渴，乃众人之常也"。但是，由于邪气可浮越诸经，"浮越某经即显某经之证"，如浮越于太阳经，可兼有头项痛、腰痛；浮越于少阳经，可兼有胁痛、耳聋、寒热、呕而口苦；浮越于阳明经可兼有目痛、眉棱骨痛、眼眶痛、鼻干不眠等。

温疫的传变，多从半表半里的膜原开始，但由于感邪有轻重，伏匿有浅深，体质有强弱，以致传变的方式很复杂，吴又可通过长期临床实践，归纳为九种类型，称为"九传"：但表不里，但里不表，表而再表，里而再里，表里分传，表里分传再分传，表胜于里、里胜于表，先表后里，先里后表。但总的说来，传变方式可归纳为向表传变、向里传变和表里分传三种情况，往表传为顺，显示邪从外解，从里传为逆，是邪向深处发展。

因此，疫证的转归也不外两种，即外传外解和内传内陷。外解或自斑消，或从汗解，斑则有斑疹、桃花斑、紫云斑；汗则有自汗、盗汗、狂汗、战汗之异。此病气使然，亦为疫证的特殊性，但求得汗得斑为愈。从内陷者，可见胸膈痞闷，或心腹胀满，或心痛腹痛，或胸胁痛，或大便不通，或热结旁流，或协热下利等症。同时，舌质变化亦可见紫赤、燥裂、芒刺；舌苔可见黄苔、黑苔等。掌握这些要点，即可"因证而知变，因变而知治"。

（三）明辨伤寒时疫

吴又可认为温疫虽与伤寒有天壤之别，但其病变过程中的临床表现又往往酷似伤寒，因而每易造成误诊误治，故必须加以鉴别。吴又可在《温疫论》中，列有《辨明伤寒时疫》专篇，对温疫与伤寒做了极为细致的鉴别。

辨病因：温疫因感杂气所致，但也有小部分可因饥饱劳碌或七情刺激而诱发；伤寒必有感受六淫之因，或衣单风露，或强力入水，或临风脱衣等。

辨感邪途径：温疫之邪从口鼻而入；伤寒之邪自毫窍而入。

辨发病情况：温疫感久而后发，淹缠二三日或渐加重，或淹缠五六日，忽然加重；伤寒感而即发，感发甚暴。

辨病位：温疫感邪多伏于膜原；伤寒感邪在六经。

辨临床表现：温疫初起忽觉凛凛恶寒，后但热不寒；伤寒初起觉肌肤寒栗，四肢拘急，恶风恶寒，头疼身痛，发热恶寒，脉浮。

辨传变：温疫感邪在内，内溢于经，经不自传，自膜原分传表里；伤寒感邪在经，以经传经。

辨治疗：温疫初起以疏利为主，先里后表，下不嫌早，里通则表和；伤寒初起以发表为主，先表后里，先汗后下，下不嫌迟。

辨预后：温疫发斑为外解，伤寒发斑为病笃；温疫虽汗不解，汗解在后，伤寒一汗而解，汗解在前。

辨传染性：温疫能传染于人；伤寒一般不传染于人。

三、治疗经验

对温疫病各个阶段各种证候的辨证与治疗，吴又可亦多发挥，颇多建树。

（一）温疫初起，疏利膜原

温疫初起，即邪在膜原阶段，因邪不在经，汗之徒伤卫气，热亦不减；邪不在腑，下之徒伤胃气，口渴亦甚，故主张疏利膜原。吴又可指出："温疫之邪，伏于膜原，如鸟栖巢，如兽藏穴，营卫所不关，药石所不及。至其发也，邪毒渐张，内侵于腑，外淫于经，营卫受伤，诸证渐显，然后可得而治之。方其浸淫之际，邪毒尚在膜原，此时但可疏利，使伏邪易出。邪毒既离膜原，乃观其变，或出表，或入里，然后可导邪而去，邪尽方愈。"吴又可认为这类疫证，解表与攻里都不能解病，遂自制达原饮直达病位，主要功用为疏利表气，驱除伏邪，使邪气溃败，速离膜原，表气通顺，汗出而解。方由槟榔、厚朴、草果仁、知母、芍药、黄芩、甘草等组成。方中槟榔能消能磨，除伏邪，为疏利之药，又除岭南瘴气；厚朴破戾气所结，草果辛烈气雄，除伏邪盘踞。三味协力，直达其巢穴，使邪气溃败，速离膜原。热伤津液加知母以滋阴；热伤营气加白芍和血，黄芩清燥热；甘草和中，为调和之剂。达原饮中再加大黄、葛根、羌活、柴胡、生姜、大枣，名三消饮。由于邪游溢于经，可出现三阳经见证，治疗也应"随经引用，以助升泄"。邪热溢于太阳经，故加羌活；邪热溢于阳明经，则加葛根；邪热溢于少阳，则加柴胡；若见里证，则加大黄。三消者，消内消外消不内不外也，一使邪气溃散，二使表里分消，故吴又可称之为"治疫之全剂"。

（二）疫邪传胃，下不嫌早

吴又可认为在温疫病的传变过程中，疫邪传胃最为常见，凡是疫病多见胃家实，疫邪传胃十常八九。既传入胃，宜承气汤辈引而竭之。

吴又可对下法颇有研究，他认为疫邪传胃，与伤寒传于胃家，并用承气，治法无异。然其对疫证用下法的目的，另有一番独到的解释。他说："盖疫邪每有表里分传者，因有一半向外传，则邪留于肌肉，一半向内传，则邪留于胃家。邪留于胃，故里气结滞，里气结，表气因而不通，于是肌肉之邪不能即达于肌表。下后里气一通，表气亦顺，向者郁于肌肉之邪方能尽发于肌表，或斑、或汗，然后脱然而愈。伤寒下后，无有此法。"他认为表热无汗主要是里气不通，里气一通则汗出热解，这就是"里通则表和"的机理。

关于下法的目的，吴又可还有进一步的解释，一般下法限于结粪，吴又可认为不必拘于结粪，在《注意逐邪勿拘结粪》篇说："温疫可下者约三十余证，不必悉具，但见舌黄、心腹痞满，便于达原饮加大黄下之，设邪在膜原者，已有行动之机，欲离未离之际，得大黄促之而下，实为开门祛贼之法，即使未愈，邪亦不能久羁。"下法是为了祛邪，使邪有出路，此观点有似刘河间、张子和所主张"客邪贵乎早治"，"早拔去病根"。而且在患病初起阶段，正气尚盛，应用下法不至于引起不良反应，愈后亦容易恢复。在使用承气汤时，吴又可强调"勿拘于下不厌迟之说"。他认为"承气本为逐邪而设，非专为结粪而设也。必俟其粪结，血液为热所搏，变证迭起，是犹养虎遗患，医之咎也"。吴又可注意到温疫病中多见溏粪恶臭，至死不结的现象，故又谆谆告诫"要知因邪热而致燥结，非燥结而致邪热也"，"邪为本，热为标，结粪又其标也"。应用攻下法，通大便是一种手段，而逐邪才是目的，这些认识均颇有见地。在应用下法中，吴又可特别重视大黄的功用，认为"三承气功效俱在大黄"，"大黄本非破气药，以其润而最降，故能逐邪拔毒"。在运用大黄剂量上也是相当大的。

吴又可关于承气汤及攻下法的见解，发展了仲景的学术思想，给后世以深远的影响，所谓"温病下不嫌早，伤寒下不嫌迟"的说法，就是在这一认识的基础上产生出来的。

（三）疫后养阴，不宜温补

吴又可对疫后调理亦很重视，大抵原则宜养阴清余邪，不宜温补。他说："夫疫乃热病也，邪气内郁，阳气不得宣布，积阳为火，阴血每为热搏，暴解之后，余焰尚在，阴血未复，大忌参、芪、白术，得之反助其壅郁，余邪留伏，不唯目下淹缠，日后必变生异证。"温疫为热病，容易引起伤阴耗液，故在疫病后期，特别是攻下之后，需以养阴之法，滋阴生血。对下后疫邪已清，出现两目干涩，舌反枯干，津不到咽，唇口燥烈等阴枯血燥之症，他主张用清燥养荣汤，方中以生地黄汁、当归、白芍滋阴养血以润燥；用知母、天花粉清热生津；陈皮、甘草调和诸药，补而不滞。

吴又可还指出，在疫病传变过程中，有的患者素体尪羸，伏邪已溃，表里分传，里证虽除，正气业已衰微，不能托出表邪，留而不去，因与血脉合而为一，结为痼疾，由于"客邪胶固于血脉，主客交浑，最难得解"，而制三甲散治之，三甲散由鳖甲、龟甲、穿山甲、牡蛎、蝉蜕、僵蚕、䗪虫、当归、白芍、甘草等组成，立意新颖，用药独特，给后世温病学家如吴瑭创三甲复脉汤之类以很大的启示。

吴又可强调养阴，并不仅限于疫病后期，而是在整个疫病过程中，时时注重保津护阴。他还指出，若平素多痰，及少年平时肥盛者，投之养阴恐有腻膈之弊，亦宜斟酌。大抵时疫愈后，调理投药不易，莫如静养、节饮食为第一。病人烦渴思饮，"盖内热之极，得冷饮相救甚宜"。吴又可往往酌量给予冰水、冷饮，至于梨汁、藕汁、蔗浆、西瓜等物皆可护液生津。凡此种种，皆为后世温病学家所采用。如吴瑭承前启后创制了增液承气汤、雪梨浆、五汁饮等方。

除上述养阴法之外，值得一提的是吴又可强调疫后即使证为虚羸，亦不宜用参芪，理由是"有邪不除，淹缠日久，必到尪羸"。庸医不知此理，辄用补剂，"殊不知无邪不病，邪去而正气得通，何患乎虚之不复也"。此论与张子和邪去则正安观点一样。"今投补剂，邪气益固，正气日郁，转郁转热，转热转瘦"。此论亦同张子和妄投补剂则闭门留寇的观点。

关于热病重视津液的问题，仲景《伤寒论》虽早有论述，但吴又可具体地提出了温疫后期以养阴为主，而不宜温补这一调治原则，并说明了勿投补剂的道理及滥施补剂的危害，颇有临床指导意义。

四、临床验案

病例一

【原文】朱海涛者，年四十五岁，患疫得下证，四肢不举，身卧如塑，目闭口张，舌上苔刺，问其所苦，不能答，因问其子：两三日所服何药？云进承气汤三剂，每剂投大黄两许不效，更无他策，唯待日而已，但不忍坐视，更祈一诊。余诊得脉尚有神，下证悉具，药浅病深也。先投大黄一两五钱，目有时而小动。再投，舌刺无芒，口渐开能言。三剂，舌苔少去，神思稍爽。四日服柴胡清燥汤，五日复生芒刺，烦热又加，再下之。七日又投承气养荣汤，热少退。八日仍用大承气汤，肢体自能少动。计半月，共服大黄十二两而愈。又数日后，始进糜粥，调理两月平复。凡治千人，所遇此等不过三四人而已。姑存案以备参酌耳。（《温疫论·上卷·因证数攻》）

【按语】此乃吴又可所谓"但里不表"之证。案中虽乏具体脉证记载，但以"脉尚有神"一句来看，最低限度，沉中犹有带弦带滑之象，再以"下证悉具"一语推断，其人必有大便秘心腹胀满、按之疼痛，或前后癃闭等，故知四肢不举、身卧如塑、口不能答，是由里气不通，表气内闭而形成的肢体强直，舌本强硬现象。目闭口张，原是虚脱特征，但本案既无呕吐泄利，又无自汗亡血，则元气当不致有外越之机，故在此证应作实极似虚论，因此，吴又可敢于运用大承气汤，并连服半月下药，邪结程度之浅深，已可不言而喻。

病例二

【原文】施幼声，卖卜颇行，年四旬，禀赋肥甚。六月患时疫，口燥舌干，芒刺如锋，不时太息，咽喉肿痛，心腹胀满，按之痛甚，渴思冰水，日晡益甚，小便赤涩，得涓滴则痛甚，此下证悉备，但通身肌表如冰，指甲青黑，六脉如丝，寻之则有，稍按则无，医者不究里证热极，但引《陶氏全生集》，以为阴证。但手足厥逆若冷过肘膝，便是阴证，今已通身冰冷，比之冷过肘膝更甚，宜其为阴证一也；且陶氏以脉分阴阳二证，全在有力无力中分，今已脉微欲绝，按之如无，比之无力更甚，宜其为阴证二也。阴证而得阴脉之至者，有何说焉？以内诸阳证竟置不问。遂投附子理中汤。未服，延予至，以脉相参，表里互较，此阳证之最者，下证悉具，但嫌下之晚耳，盖因内热之极，气道壅闭，乃至脉微欲绝，此脉厥也。阳郁则四肢厥逆，若素禀肥盛，尤易壅闭，今亢阳已极，以至通身冰冷，此体厥也。六脉如无者，群龙无首之象，证亦危矣。急投大承气汤，嘱其缓缓下之，脉至厥回，便得生矣。其妻闻一曰阴证，一曰阳证，天地悬隔，疑而不服。更请一医，指言阴毒，须灸丹田，其兄叠延三医续至，皆言阴证，乃进附子汤，下咽如火，烦躁顿加，逾时而卒。(《温疫论·上卷·体厥》)

【按语】此案系气道壅闭，使营气运于内，不能达于外，而呈现身冷如冰，脉细如丝，似吴氏所谓体厥证。温疫病里热极盛时，往往会有似无的假象，且热深厥亦深，热微厥亦微，宜急投承气汤缓缓服下，方能脉至厥回，转危为安。本案患者六月染疫，口燥舌干，苔刺如锋，咽喉肿痛，渴思冰水，小便赤涩，得涓滴则痛甚，心腹胀满，按之痛甚，兼见通身肌肤如冰，指甲青黑，六脉如丝，寻之则有，稍按则无，实属温疫体厥证无疑，然因其他诸医皆以手足厥冷过肘膝及脉无力诊为阴证，而患者家属犹疑不决，最终听信阴证之说，误投附子汤，致使病人不耐以热治热之煎熬，下咽不久即毙，此一教训，当引以为戒。

复习思考题

1. 简述吴有性温疫学说的主要观点。
2. 什么叫"杂气"和"疠气"？"杂气"致病有何特点？
3. 吴有性为什么主张治温疫要透达膜原？
4. 试析吴有性对温疫与伤寒的鉴别要点。
5. 为什么吴有性主张温疫治疗要下不厌早？

第七节 喻昌

一、生平与著作

喻昌，字嘉言，晚号西昌老人。江西新建（江西南昌）人，生于明万历十三年（1585），卒于清康熙三年（1664），享年80岁。年少时曾治举子业，崇祯中以选贡入京，后值清兵入关，遂隐于禅，并潜心医学。未几，出禅还俗，以医为业，足迹遍涉南昌、新建、安义、靖安间。后应友人钱谦益之邀，悬壶江苏常熟，医名卓著，冠绝一时。喻昌为清初著名医家，与张璐、吴谦齐名。著作有《尚论篇》《医门法律》《寓意草》等书。

《尚论篇》为《尚论张仲景伤寒论重编三百九十七法》之简称，全书共8卷。一至四卷详论六经证治，阐述其错简重订及"三纲鼎立"之说，并以此三纲重订《伤寒论》；五至八卷论述春温及夏秋暑湿热病证治，并论伤寒诸方，又称《尚论后篇》。

《医门法律》6卷，卷一主要论述望闻问切诊断大法，卷二至卷六主要论述六气为病及杂病证治，对每一证候的处治，辨明正治之法及误治之责，确立了医疗是非标准，用以指导临床，泾渭分明。该书内容和体例独具一格，文笔流畅，在中医界广为传诵。

《寓意草》一卷，记载喻昌临床辨治疑难病证医案60余则，医论2篇，为临证治验之笔录。本书以议论析理见长，颇具启发作用，在医案著作中独树一帜。

继承喻昌学者，有清代医家徐彬、罗子尚等人。

二、学术理论

（一）伤寒"三纲鼎立"说

自宋以后，医家对《伤寒论》的研究逐渐重视，研究方法也更加广泛。喻昌对《伤寒论》评价甚高，但对前贤于《伤寒论》的纂集和注释，大肆批评。认为此书经晋代王叔和编纂后，已失本来面目，"仲景之道，人但知得叔和而明，孰知其因叔和而坠也哉"。批评林亿、成无己校注《伤寒论》之失，认为"其所为校正，所谓诠注者，乃仲景之不幸，斯道之大厄也"。

在研究《伤寒论》方面，喻昌推崇方有执，认为"其于太阳三篇，改叔和之旧，以风寒之伤营卫者分属，卓识超越前人"。方有执认为《伤寒论》以六经辨证，有纲有目，经为纲，变为目，六经皆然。喻昌从之，大倡纲目之说，进一步指出四时外感"明以冬月伤寒为大纲矣，至伤寒六经中，又为太阳一经为大纲，而太阳经中，又以风伤卫、寒伤营、风寒两伤营卫为大纲"，谓为"三纲鼎立"。

喻昌在三纲鼎立的原则下，把《伤寒论》397条全部重新编次分类。如太阳经篇，以风伤卫为一类，列为上篇，法53条；寒伤营为一类，列为中篇，法58条；风寒两伤营卫为一类，列为下篇，法24条。每篇中又分作若干部分。如风伤卫篇，有关太阳经病的初期脉证为一部分，有关太阳中风的典型脉证为一部分，桂枝汤的主治范围为一部分等。其他寒伤营篇和风寒两伤营卫篇的分类中，亦是如此再分成几个部分。并将合病、并病、坏病、痰病四类条文，附于三阳经末。以过经不解、瘥后劳复、阴阳易病三类条文附于三阴经末。在每一分类前面，都冠以全篇证治大意，在每部分前后，并有小标题和小结。这样编次，纲目清楚，自成一家言，对理解条文内容，亦确有提纲挈领的作用。

三纲鼎立之说，发端于王叔和《伤寒例·辨脉法第一》"风则伤卫，寒则伤荣，荣卫俱病，骨节烦疼"及孙思邈三方大义之说，至喻昌始为完备。在方有执、喻昌的倡导影响下，和者竞起，如张璐、黄元御、吴仪洛、周扬俊、程应旄、章楠等，都因此而成为这方面的代表人物，而喻昌则是继方有执之后"错简重订派"的最主要代表医家。

（二）温病"三纲"说

喻昌研究《伤寒论》，并未受"伤寒"二字的局限，他对于"仲景书详于治伤寒，略于治温"的观点颇为不满。他认为仲景治温病法度，俱出于治伤寒中。《伤寒论》中的许多方剂，同样适用于温热病。且"触冒寒邪之病少，感发温气之病多。寒病之伤人十之三，温病之伤人十之七"。因而"会《内经》之旨，以畅发仲景不宣之奥"。他把温病分为三种类型，即冬伤于寒，春必病温型；冬不藏精，春必病温型；冬伤于寒又冬不藏精，至春月同时发病型。并分析了三种温病的病理变化和不同症状。

冬伤于寒之温病，是寒邪郁于肌肤，感春月之温气而病，是邪郁肌肤，从阳明化热，而外达太阳。太阳、阳明二经为邪所盘踞之地，若略恶寒而即发热，治疗以解肌为主；若大热而全不恶寒者，治疗重在清热；若表未除而里已实者，则用大柴胡汤两解之。

冬不藏精之温病，是由肾脏虚亏，寒邪内侵骨髓，稽留郁而化热，至春气疏泄，风木上升，吸引肾邪内动而发。但邪入既深不能逐出，发热全在骨髓之间，病情较重的温病，治法禁用发汗解表，"始先用药深入肾中，领邪外出"。如始发二三日间，发热脉沉，未见微数之脉，主张用麻黄附子细辛汤、麻黄附子甘草汤"温经散邪"。若邪传膀胱，手足尽热而便血，则用桂枝、大黄入四苓散"夺膀胱热"。用药多由仲景治少阴伤寒之意，推演而来。

冬伤于寒又冬不藏精之温病，名为"两感温证"。因"冬伤于寒者，阳分受邪，太阳膀胱经主之；冬不藏精者，阴分受邪，少阴肾经主之"《尚论后篇·温症中篇·谨将冬伤于寒又兼冬不藏精春月同时病发定为一大例》。这是太阳、少阴互为标本的病变，因此病在太阳、少阴二经，其症状也是太阳和少阴互见。治疗上可分为先里后表和先表后里两种。总之，病在阳分，邪浅而易疗，病入阴分，则邪深而难愈。所以病温之人，有发表三五次，而外证不除者；攻里三五次，而内证不除者；尚有在表又似里，在里又似表的复杂情况。尤其热证，缘真阴为热邪久耗，无以制亢阳，成为燎原不息之热。因此，病温之人，邪退而阴气犹存一线者，方可得生，否则预后很差。

喻昌对温疫的病机、辨证治疗从三焦立论，对后世亦有一定影响。他认为"伤寒之邪，先行身之背，次行身之侧，由外廓而入；温疫之邪，则直行中道，流布三焦"。他认为引起温疫的邪气有雾露之清邪、饮食之浊邪及清浊之邪，上焦为清阳，清邪从上入，下焦为浊阴，故浊邪从下入，中焦为阴阳交界，凡清浊之邪必从此区分。认为疫病由三焦相溷，内外不通所引起。提出了"未病前，预饮芳香正气药，则邪不能入；邪既入，急以逐秽为第一要义。上焦如雾，升而逐之，兼以解毒；中焦如沤，疏而逐之，兼以解毒；下焦如渎，决而逐之，兼以解毒"。喻昌此说，对后世温病学家有一定的影响。在这个理论指导下，逐步形成了芳香化湿、逐秽解毒等重要治疗方法。

（三）秋燥论

六淫致病与时序有着密切关系，历代医家对此虽有论述，然秋季主病，自古有误。如《素问·生气通天论》曰："秋伤于湿，上逆而咳，发为痿厥。"《素问·阴阳应象大论》亦谓："秋伤于湿，冬生咳嗽。"喻昌说："燥之与湿，有霄壤之殊。燥者，天之气也。湿者，地之气也。水流湿，火就燥，各从其类，此胜彼负，两不相谋。春月地气动而湿胜，斯草木繁茂，秋月天气肃而燥胜，斯草木黄落，故春分以后之湿，秋分以后之燥，各司其政，今指秋月之燥为湿，是必指夏月之热为寒然后可。"又云："春伤于风，夏伤于暑，长夏伤于湿，秋伤于燥，冬伤于寒，觉六气配四时之旨，与五运不相背戾。"喻昌此说，符合自然界气候变化的客观规律，使千古之一大疑，始为一决。

同时，喻昌又进一步阐述了燥气致病的病证病机。《内经》曰"燥胜则干"，说明燥气致病以干燥为特点。其为病，在外则皮肤干燥皲揭；在内则津液耗竭，精血枯涸，种种变化皆燥之所伤。其论病机，谓燥气过甚，则自戕肺金。肺主气而司治节，肺金为燥气所伤，则治节无权，清肃之令不行，诸气膹郁、诸痿喘呕之证生矣。因此，喻昌认为《内经》病机十九条所说"诸气膹郁，皆属于肺""诸痿喘呕，皆属于上"均为燥气伤肺。并指出："诸气膹郁之属于肺者，属于肺之燥，非属于肺之湿也，苟肺气不燥，则诸气禀清肃之令，而周身四达，抑胡致膹郁耶？诸痿喘呕之属于上者，上亦指肺，唯肺燥甚，则肺叶痿而不用，肺气逆而喘鸣，食难过膈而呕出，三者皆燥证之甚者也。经文原有'逆秋气则太阳不收，肺气焦满'之文，其可称为湿病乎？"说明燥之为病，病位在肺，肺失治节是其主要病机。这是继刘河间之后对燥气病机的又一次补充和发挥。

基于上述认识，喻昌对秋燥的治疗以清润肺气、保护胃气为基本治法，并创制名方清燥救肺汤。方中清润肺气者，煨石膏、桑叶、枇杷叶、杏仁、胡麻仁、阿胶、麦冬；护胃生金者，人参、生甘草。他指出，辛香行气，伤津助燥；或辛温燥热，以火济火之品当属禁忌。而单纯滋润，或苦寒泻火之滞胃伤胃者亦为不宜，如谓"天门冬虽能保肺，然味苦而气滞，恐反伤胃阻痰，故不用也。其知母能滋肾水、清肺金，亦以苦而不用。至如苦寒降火，正治之药，尤在所忌"。由此可见，喻昌治燥确有其独到之处。

（四）大气论

"大气"一词，首见于《内经》。《素问·五运行大论》曰："地为人之下，太虚之中，大气举之。"喻昌从中体会出，在自然界中，地的四周都有磅礴之大气升举着，因为大气的运动不息，才有风、寒、暑、湿、燥、火诸气的变化，才有生、长、化、收、藏的发展过程。喻昌根据天人相应的道理取类比象，他认为人体是一个小宇宙，人的一切活动，以及生长壮老的过程，都与人身大气有密切关系。

关于大气的生理，喻昌认为大气因位居于胸中，能统摄营卫、经络及各脏腑之气，为诸气之主持。由于胸中大气的作用，营卫、经络、脏腑之气才能"充周无间，环流不息，通体节节皆灵"。又曰："人身五脏六腑，大经小络，昼夜循环不息，必赖胸中大气斡旋其间，大气一衰，则出入废，升降息，神机化灭，气立孤危。"可见人体的一切生命活动，如肝之疏泄、肺之宣降、脾胃之升降、肾水之上升、心火之下降等都必须依赖大气的统摄才能进行。并引用《金匮要略·水气篇》"大气一转，其气乃散"的例子，来说明胸中阳气充沛，统摄有权，布达周身，则凝聚之阴邪得散，大气得以运转，则可愈病。

喻昌虽未明确、系统地论述大气的病理，但是却以《金匮要略》之"心下坚，大如盘，边如旋杯，水饮所作"为例进行说明。他认为："水饮久积胸中不散，伤其氤氲之气，乃至心下坚大如盘，遮蔽大气不得透过，只从旁边辘转，如旋杯之状，正举空洞之位，水饮占据为言。"因此，其以桂枝、麻黄、附子、薤白、白酒类通胸中阳气，阳盛则有开无塞，水饮阴邪可得祛散。若胸阳不亏，则可损其有余，以枳术汤为治，但损不宜太过，枳必与术各半。治疗中当时刻顾护胸中阳气。

喻昌大气论，重在强调胸中阳气的重要性，并通过阳气与水饮阴邪之间的矛盾，阐发通阳助阳与祛散阴邪之间的辩证关系，对后世有一定的启发。近代张锡纯更从临床的角度，充分探讨大气下陷的论治，创升陷汤等方，变通补中益气汤治中气下陷之法，对开阔临床思路、丰富治疗手段有颇多启迪。

三、治疗经验

喻昌临床经验十分丰富，对许多病证的辨治均有创见，其中最为后人所称道的有治痢的逆流挽舟法、疗脱的"畜鱼置介"法以及治单腹胀三法等经验。

（一）"逆流挽舟"法治痢

对于痢疾的病因病机，喻昌认为"夏秋热、暑、湿三气交蒸互结之热，十倍于冬月矣""外感三气之热而成下痢"。在发病过程中，有表里传变的关系，邪气由里出表为顺，外邪由表入里为逆。若在表之邪失于表散，"久痢邪入阴分""久痢阳气下陷"等，诸凡证情不顺者皆为逆证，均属"逆流"。即机体抵抗力较弱，不能抗邪外出，病邪由表陷里，而致失于表者为逆；另则，由于邪毒深重，疫毒上冲犯胃，胃失和降而上逆，致出现恶心呕吐、噤口不食者为逆。

针对此病机，喻昌在《金匮要略》"下痢脉多弦，发热身汗者自愈"的启发下，首创"逆流挽舟"之法。逆流挽舟法，主治感受夏秋热暑湿，三气交蒸互结而成下痢，邪失表散，陷入阴分，甚致阳气下陷者。邪不表而内者为逆，此法意在逆流中挽内陷之邪气；正不升而下陷者亦为逆，此法尚欲在逆流中挽下陷之正气。其主治方剂为人参败毒散。喻昌认为此方盖借人参之大力，扶助正气，使邪由里出表，正气由下而上，从而达汗出热退，邪从表解之目的。所以"挽舟"的关键，在于扶正败毒，发汗解表。

喻昌在应用"逆流挽舟"治法时，对其禁忌证亦做了详细的阐述，如"水谷倾囊而出，一昼夜七八十行，大渴饮水自救，百杯不休"的热毒炽盛，津液亏脱者，下痢热入膀胱，下焦气化不利的小便黄赤等，不可应用逆挽法。

总之，喻昌"逆流挽舟"法，别具匠心，且用之有验，为治痢之变法。

（二）"畜鱼置介"法疗脱

喻昌十分重视"同气相求"的医理，他通过日常生活的观察，发现"畜鱼千头，必置介类于池中"，认为"鱼虽潜物，而性乐于动，以介类沉重下伏之物，而引鱼之潜伏不动"。从而悟出"同气相求"的原理，联系到人身的疾病，亦是如此。他指出人身之阴阳，相抱而不脱，是因为"阳欲上脱，阴下吸之；阴欲下脱，阳上吸之"，从而维持着阴阳相抱而不脱的平衡状态。而脱证之所以产生，可因于摄生不慎，使阴阳失其常度。凡阴阳相脱一分，此一分便孤而无偶。若肾水虚亏则真阳上浮，其症状往往冬发春剧，表现为眩掉动摇，腰脊牵强，甚则魄汗淋漓，面若渥丹。若阴阳暴脱，其症状表现为：上脱者，身轻快而多汗淋漓，或妄见妄闻，有若神灵；下脱者，身重着而肉多青紫，不见不闻，有如聋聩。可见其所谓上脱乃指真阳亡越，下脱乃指阴精伤竭。

对于脱证的治疗，喻昌指出"治分新久，药贵引用"。新病者，阴阳相乖，急当补偏救弊，治法宜纠其偏，投以重剂；久病者，治以扶元养正，用药宜平，若偏重，则转增其竭。在具体用药上，他以《内经》"从阴引阳，从阳引阴"理论为指导，主张"上脱者，用七分阳药，三分阴药而夜服，从阴以引其阳；下脱者，用七分阴药，三分阳药而昼服，从阳以引其阴"。此外，对于阳浮越于上的上脱证，喻昌由畜鱼置介领悟，认为须加入介类潜纳浮阳之品，才能使真阳复返其宅，以与其阴相恋，才能达到阴平阳秘。并指出："治疗真阳之飞腾霄越，不以鼋鳖之类引下伏不能也"。时至今日，这一治法对治疗阳气浮越之证仍有一定指导意义。

（三）治单腹胀三法

鼓胀一症，喻昌称之为单腹胀。历代医家皆视为沉疴重症，预后不佳。其病机大抵归为气、血、水、虫等瘀积腹内，肝、脾、肾三脏受累，致成鼓胀。治疗每以"去菀陈莝"为原则，常用攻邪之法。然而，喻昌对此有独到的见解。在病因方面，他认为"凡有癥瘕、积块、痞块即是胀病之根，日积月累，腹大如箕，腹大如瓮，是名单腹胀"。在病机方面，他认为单腹胀虽可表现为水裹、气结、血凝之邪气壅实，但其根本原因是脾气衰微。指出"单腹胀，则中州之地久窒其四运之轴，而清者不升，浊者不降，互相结聚，牢不可破，实因脾气之衰微所致，而泻脾之药尚敢漫用乎"。根据其经验，"凡用劫夺之药者，其始非不遽消，其后攻之不消矣，其后再攻之如铁石矣"。从而创拟治鼓胀三法，以纠医家之偏，"培养一法，补益元气是也；招纳一法，升举阳气是也；解散一法，开鬼门、洁净府是也"。并称"三法虽不言泻，而泻在其中矣，无余蕴矣"。其常用处方有：人参芎归汤、化滞调中汤、人参丸、小温中丸、禹余粮丸、强中汤等。综观各方的组成和作用，三法精神融贯其间。究鼓胀一症，总属本虚标实，喻昌熔攻、补、消于一炉，反对孟浪使用悍毒攻劫之剂，强调顾护脾胃，切合病机，诚可取法。

（四）议病用药，定"议病式"

喻昌针对当时"习医者众，医学愈荒，遂成一议药不议病之世界……而且庸师还以模棱迎合之术，妄为拟议，迨药之不效，诿于无药。非无药也，可以胜病之药，以不识病情，而未敢议用也"之重药不重辨证之时弊，提出"治病必先识病，识病然后议药"之论，明确提出"先议病，后用药"之论，反对不求其本，妄议其末的倾向。他认为，临证不可拘泥于某药治某病，某药不可用于某病之说，应先把四诊内容加以分析归纳，找出疾病关键，然后用药治疗。如此"则有是病，即有是药；病千变，药亦千变"。如治疗痢疾，据虚实寒热之不同，或补脾，或清热，或导滞，或逆流挽舟，或通因通用，或表里双解，或补气固涩，药随证变，恰到好处。

至于如何识病，他认为首先应熟谙《灵枢经》《素问》《针灸甲乙经》《难经》，具备深厚广博的理论功底，其次临证之际，要在结合年龄、形气色脉的差别、七情劳逸的不同、病情的久近传变、曾经用药验之与否的基础上，结合运气、四时及五方异宜情况、病在气分或血分、标本先后等，判断其病名、治法、方剂、主方加减及配伍、预期效果等，一一详明，纤毫不爽。上述辨证施治的过程，喻昌以案式把它进行固定，称为"议病式"。

喻昌"先议病，后用药"之论，对临床很有贡献，这是辨证论治精神的很好发挥，对我们今天缮写中医医案，总结经验，积累材料是很有帮助的，其识病议病的思想对清代以后辨证施治理论产生了积极的影响。诚如《四库全书总目提要》所云："皆反复推论，务阐审证用药之所以然，较名家医案，但泛言某病用某药者亦极有发明，足资开悟焉。"

四、临床验案

病例一

【原文】袁聚东年二十岁，生痞块。卧床数月，无医不投。日进化坚削痞之药，渐至毛瘁肉脱，面黧发卷，殆无生理。买舟载往郡中就医，因虑不能生还而止。姑请一诊，以决生死远近耳，无他望也。余诊时，先视其块，自少腹至脐旁，分为三歧，皆坚硬如石，以手扪之，痛不可忍，其脉止两尺洪盛，余俱微细。谓曰："是病由见块医块，不究其源而误治也。初起时，块必不坚，以峻猛药攻之，至真气内乱，转护邪气为害，如人厮打，扭结一团，旁无解散，故进紧不放，其实全是空气聚成，非如女子冲任血海之地，其月经凝而不行，即成血块之比。观两尺脉洪盛，明明是少阴肾经之气传于膀胱，膀胱之气本可传于前后二便而出，误以破血之药兼破其气，其气遂不能转运，而结为石块，以手摩触则愈痛，情状大露，若是血块，得手则何痛之有？此病本一剂可瘥，但数月误治，从上至下，无病之地，亦先受伤。姑用补中药一剂，以通中下之气，然后用大剂药内收肾气，外散膀胱之气，以解其相厮相结。约计三剂，可痊愈也。于是先以理中汤加附子五分。服一剂，块已减十之三。再用桂、附药一大剂，腹中气响甚喧，顷之，三块一时顿没。戚友共骇为神，再服一剂，果然痊愈。调摄月余，肌肉复生，面转明润，堆云之发，才剩数茎而已。每遇天气阴寒，必用重祸厚被盖覆，不敢起身。余谓病根尚在，盖以肾气之收藏未固，膀胱之气化未旺，兼之年少新婚，倘犯房室，其块复作，仍为后日之累。更用补肾药加入桂、附，而多用河车为丸，取其以胞补胞，而助膀胱之化源也。服之竟不畏寒，腰围亦大，而体

加充盛。"(《寓意草·袁聚东痞块危证治验》)

【按语】本案为运用"大气论"理论治疗腹中寒凝气痞。患者腹中痞块，为无形气体凝聚而成。疾病初起，其块不坚，医以猛药峻攻，以至真气内乱，胸中大气亦必受害。故脾肾之气下陷，大气失其统摄，下迫膀胱，气聚成形，宛如痞块。《金匮要略》曰："营卫相得，其气乃行，大气一转，其气乃散。"故喻昌以附子理中运转脾阳，胸中之大气亦因之而升举；更用桂、附大剂，温固肾阳，破无形之结，所以营卫畅通，阳复其位而病愈。

病例二

【原文】周信川，年七十三岁，平素体坚，不觉其老，秋月病痢，久而不愈，至冬月成休息痢。一昼夜十余行，面目浮肿，肌肤晦黑，求治于余。诊其脉沉数有力。谓曰：此阳邪陷入于阴之症也，吾以法治之，尚可痊愈。明日吾自袖药，来面治，于是以人参败毒散本方煎好，用厚被围椅上坐定，置火其下，更以布条卷成鹅蛋状，置椅褥上，垫定肛门，使内气不得下走，然后以前药滚热与服。良久又进前药，逐觉皮间有津津微润，再溉以滚汤，教令努力忍便，不得移身，如此约二时之久，皮间津润总未干，病者心躁畏热，忍不可忍，始令连被卧于床上，是晚止下痢二次，已后改用补中益气汤，一昼夜止下三次，不旬日而全愈。盖内陷之邪，欲提之转从表出，不以逆流挽舟之法施之，其趋下之势，何所底哉！(《寓意草·辨痢疾种种受证不同随证治验》)

【按语】凡痢证多腹痛下迫、里急后重、痢下赤白，宜通泄胃肠湿热积滞以除之，此为"通因通用"之常法。年高之人，又患久痢，正气虚衰，无力托邪，阳内陷于阴，盖不借人参之大力扶正，则无以攘邪，非用羌独柴桔引阳上行，则无以逆挽其下陷之阳。喻昌知常达变，用人参败毒散"逆流挽舟"，同时复以外治，使汗出热退，邪从表解而收止痢之效。可谓别开生面。但"逆流挽舟"只是治痢之一法，对痢疾的治疗还应根据不同情况分别施治。

> **复习思考题**
>
> 1.试述喻昌伤寒"三纲鼎立"说的主要内容。
> 2.试述喻昌秋燥论的创见。
> 3.试述喻昌"逆流挽舟"法治痢的主要创见及经验。
> 4.试述喻昌"先议病，后用药"之论的主要精神及意义。

第八节 李中梓

一、生平与著作

李中梓，字士材，号念莪，又号尽凡居士，明末清初华亭（上海市松江县）人，生活于1588—1655年（明万历十六年—清顺治十二年）。李中梓出生于官宦之家，自幼丧父，习举子业，两中副榜。其两子俱为药误，加之"早岁多疴"，因而精研医学四十余年，上自轩岐，下迄百家，靡不殚究。不仅深受易水、温补诸大家的影响，还常与王肯堂、施笠泽、秦昌遇等切磋，学者赞其"心通杳冥，识参造化，其于治病，不啻如孙吴之行军，应变出奇，不拘成律，而所向披靡，且无垒矣。其所生全，盖不知其几千万类矣"。由于李中梓临证每获奇效，因而名冠大江南北。李中梓十分重视医学理论的研究，造诣颇深，著作很多，简述如下：

《内经知要》2卷。上卷为道生、阴阳、色诊、脉诊、藏象5篇，下卷为经络、治则、病能3

篇。全书选录《素问》《灵枢经》50篇中52段精辟的原文，归类并详加注释，内容简要，条理清楚，被后世公认为学习《内经》的绝好入门书。清代薛雪予以重校并加按语出版，遂广为流传。

《医宗必读》10卷。卷一为医论和图说。其中医论14篇，介绍医学源流、学医门径及医德；图说列述人体骨度、脏腑部位及生理等。卷二为李中梓新著四言脉诀、脉法、色诊，提纲挈领地阐析中医脉学及诊法。卷三至卷四为本草征要，是选录《本草纲目》部分药物的有关内容，旁采诸家之说，并参以己见详为注释而成；卷五至卷十论述以内科杂病为主的33种病证的辨证及治疗，并附有医案。本书是卓有影响的中医入门书。

《颐生微论》著成后又经李中梓删补，其门人沈朗仲校订，改名为《删补颐生微论》。为综合性医书。全书4卷，分三奇、医宗、先天、后天、审象、运气、脏腑、虚劳、邪祟、伤寒、广嗣、妇科、药性、医方、医案等24论。书中突出李中梓重视预防和脾肾并重的学术思想，选择药物120种，附录20种，新补20种，采集名论，加以己见，较切合实用。

《伤寒括要》2卷，上卷设总论、各经证治总论、各症总论，以及"肾虚易犯伤寒""两感"诸论；下卷述百合、狐惑、阴阳毒等和六经113方，附杂方56首。本书未循先列《伤寒论》条文，后列作者注解的惯例，而是括其要义，删去次要字句而通言之，"括义详，征词简而无漏义"为其特点。

《诊家正眼》原刻本散佚。李中梓门人尤乘将该书与《病机沙篆》《本草通玄》合刊为《士材三书》，内容已经尤乘增补。书凡2卷。上卷47篇，重点论述脉学基本理论，并简述了望、闻、问三种诊法；下卷以四言形式论述了28脉的体象、主病、兼脉和疑似脉的鉴别，并批驳了高阳生《脉诀》之谬。最后附"脉法总论"，认为脉象虽多，但可以表里阴阳气血虚实概括之。该书词简义明，辨析精详，切合实用。

《病机沙篆》2卷，分述中风、虚劳、噎膈等12种病证。各证摘录历代医家论述，并参以己见，加以解释发挥。

《本草通玄》尤乘增订，全书2卷，共收载药物341种，分为草、谷、木、菜、果等14部，每味药均叙述其性味、归经、功用、主治、配伍、产地、炮制、煎服法、注意事项、禁忌和真伪辨别等。书末附用药机要、引经报使及针灸要穴图等。内容全面，简明扼要。

《雷公炮炙药性解》6卷，内容分为金石、果谷、草、木、菜、人等8类，收药332种。每种记述其性味、主治，并加按语。

《里中医案》，又名《李中梓医案》，本书载医案161则，由李中梓旧交于磐公据《李中梓家藏医案》抄录而成，复经其四世孙于升续全而得以流传。其内容可与《医宗必读》《删补颐生微论》等互相补充。

李中梓的弟子甚多，以刘道深、尤乘、沈朗仲、马元仪尤为出众。马元仪再传尤在泾。

二、学术理论

李中梓十分重视研究医理，认为《内经》乃"三坟"之一，其内容"上穷天纪，下极地理，远取诸物，近取诸身，更相问难，阐发玄微，垂不朽之宏慈，开生民之寿域"，是从事医业者所必须勤求精究的，且对《黄帝内经》进行了选择性分类，其选取的条文至简至精。李中梓治学主张兼采众家之长，持论公允，不偏不倚。其代表性学术思想主要有以下几个方面：

（一）先后天根本论

自宋以来，脾肾二脏日益为医家重视。李中梓集各家之说，明确提出脾肾先后天根本论。李中梓说，人身之本"有先天、后天之辨。先天之本在肾，肾应北方之水，水为天一之源；后天之本在脾，脾为中宫之土，土为万物之母""肾为脏腑之本、十二脉之根、呼吸之本、三焦之源，而人资之以为始也，故曰先天之本在肾"。李中梓又说："盖婴儿既生，一日不再食则饥，七日不食则肠胃涸绝而死……一有此身，必资谷气。谷入于胃，洒陈于六腑而气至，和调于五脏而血生，而人资之以为生者也，故曰后天之本在脾。"李中梓高度概括了脾肾在人体生命活动中的重要作用，对中医理论的发展做出了可贵的贡献。

对脾肾之病的治疗，李中梓总结道"治先天根本，则有水火之分。水不足者，用六味丸壮水之主以制阳光；火不足者，用八味丸益火之源以消阴翳。治后天根本，则有饮食劳倦之分。饮食伤者，枳术丸主之；劳倦伤者，补中益气主之"。李中梓基本上继承了李杲、张洁古理脾之论，薛立斋、赵养葵补肾之法。但李中梓理脾不拘于辛燥升提，治肾不泥于滋腻呆滞，既反对时医滥施苦寒，又不赞成浪用桂附。同时，李中梓还主张补肾与理脾兼行。如欲以甘寒补肾，恐减食不利于脾，故在滋肾之中，佐以砂仁、沉香；欲用辛温快脾，须防愈耗肾水，扶脾之中，参以五味、肉桂。

在证治中，李中梓也贯穿着先后天根本的学术思想。如其认为虚劳虽症状繁多，但虚者不属于气，即属于血，五脏六腑皆莫能外。而精血之源头在于肾，阳气之源头在于脾，因此治疗亦重在脾肾。对于痢疾的治疗，李中梓认为此病"在肠胃者，乃属标病。其所感之邪与所受之经，乃本病也"。但对虚寒久痢，李中梓更主张调补脾肾，认为"在脾者病浅，在肾者病深。肾为胃关，开窍于二阴，未有久痢而肾不损者，故治痢不知补肾，非其治也"。对于本病的预后，李中梓认为"先泻而后痢者，脾传肾，为贼邪难疗；先痢而后泻者，肾传脾，为微邪易医"。

（二）水火阴阳论

李中梓研究医学理论，善于在前人论述的基础上，结合自己的体会，提出个人的观点。如对阴阳水火，强调平衡和相交。其在《医宗必读·水火阴阳论》中说："天地造化之机，水火而已矣。宜平不宜偏，宜交不宜分。"水火相交为既济之象，"物将蕃滋"；水火不交为未济之象，火偏盛则"太旱物不生"，水偏盛则"太涝物亦不生"。人体水火表现为阴阳气血，亦务求相交。李中梓在《内经》阴为之基、阳为之主的思想指导下，又认为"万物听命于阳，而阴特为之顺承者也。阳气生旺，则阴血赖以长养；阳气衰杀，则阴血无由和调，此阴从阳之至理也"。在阴阳、气血、水火关系上，李中梓赞同古人总结的"阳生阴长""独阴不长""血脱补气""甘温除大热"等观点，提出"人身之水火，即阴阳也，即气血也。无阳则阴无以生，无阴则阳无以化。然物不生于阴，而生于阳。譬如春夏生而秋冬杀也；又如向日之草木易荣，潜阴之花卉善萎也。故气血俱要，而补气在补血之先；阴阳并需，而养阳在滋阴之上"。李中梓在《删补颐生微论·虚劳论》中也指出："补气补血，均不可少，然气药有生血之功，血药无益气之理也"。李中梓对时医汲汲于滋阴、战战于温补提出异议，这在当时有一定的积极意义。

（三）化源论

李中梓在《颐生微论》中专列《化源论》，提出治若"不取化源，而逐病求疗，譬犹草木将萎，枝叶蜷奔，不知固其根蒂，灌其本源，而仅仅润其枝叶，虽欲不槁，焉可得也"。所谓化源，即生化之源。该词出自《内经》的"资其化源""取化源"。陈自明、薛己重视此说，李中梓则进一步加以阐发，认为"资取化源"与经义中"治病必求于本"和"求其属"等同义，都是重本源之意，并根据五行生克原则，分别论治虚实、胜复等病变。在虚证治疗中，资化源即虚者补其母。例如，脾土虚者，必温燥以益火之源，乾运赖釜火也；肝木虚者，必濡湿以壮水之主，补水则木得以荣；肺金虚者，必甘缓以培土之基，脾土养肺金也；心火虚者，必酸收以滋木之宰，因肝木为心火柴薪也；肾水虚，必辛润以保金之宗，上源和则下流自安。其中补火生土、滋肾养肝、培土生金为临床常用之法。对于肺虚或脾肺之损，当兼行补脾保肺。但是，由于"脾有生肺之能，肺无扶脾之功，故补脾之药，尤要于肺"。

（四）别症、知机

1.别症　李中梓在《颐生微论》中撰写了《别症论》，阐述自己的观点。别症，就是区别类似的证候，审证求因。李中梓提出对疑似症的辨别，"脉有雷同，症有疑似，水火亢制，阴阳相类。脏之发也，混于腑；血之变也，近于气。大实有赢状，误补益疾；至虚有盛势，反泻含冤。或辨色已真，而诊候难合；或指下既察，而症状未彰"。因此，对于"大实有赢状""至虚有盛势"诸症，须透过表面的假象而明其本质所在。如积聚属实，病甚则见"嘿嘿不欲语，肢体不欲动，或眩运昏花，或泄泻不实"等虚赢的假象；又如脾胃虚损，甚则可见"胀满而食不得入，气不得舒，便不得利"等类似有余的症状；阴盛之极，往往格阳而见到面目红赤，口舌裂破，手扬足掷，语言错妄等类似阳证的表现；阳盛之极，往往发厥而出现"口鼻无气，手足逆冷"等有似阴证的假象。这些疑似之证，在临床上表现多端，更仆难数，医者必须探求病本，识别真假。李中梓的经验是："大抵症之不足凭，当参之脉理；脉又不足凭，当取之沉候……脉辨已真，犹未敢恃。更察禀之厚薄，症之久新，医之误否。夫然后济以汤丸，可以十全。"

2.知机　知机，就是审察病机，因病立法。李中梓在撰写的《知机论》中指出，要正确地掌握病机，关键在于"理熟则机得，机得则言中"。若无至微至活的医理、至著至确的认识，就不能知机。李中梓以《素问》"审察病机，无失气宜"为提纲，要求掌握《素问·至真要大论》中的病机十九条和运气胜复之理，以及仲景学说，考虑"运气参差、标本缓急、脏腑阴阳、贵贱贫富、虚实邪正、南北东西"等多种因素。李中梓在《本草通玄·用药机要》中说："居养有贵贱，年齿有老少，禀赋有厚薄，受病有久新，脏腑有阴阳，性情有通滞，运气有盛衰，时令有寒暄，风气有南北。六气之外客不齐，七情之内伤匪一。不能随百病而为变通，乃欲执一药而理众病，何可得也！"李中梓反对庸医"以依稀为实据，胶柱鼓瑟，以硬套为神良"的治病方式，而认为应该掌握病机，因病用法。

三、治疗经验

李中梓在辨证治疗方面也积累了丰富的经验和体会。如在认识人体体质方面，他认为"古今元气不同"，古强今弱，故用药分量也是古重今轻。由于后人禀赋薄弱，所以在治疗上，"假令病宜用热，亦当先之以温；病宜用寒，亦当先之以清。纵有积宜消，必先养胃气；纵有邪宜祛，必须随时逐散，不得过剂，以伤气血"。这对体虚患者的治疗是有参考价值的。他又认为，治病必须结合患者的富贵贫贱状况而有区别，"大抵富贵之人多劳心，贫贱之人多劳力。富贵者膏粱自奉，贫贱者藜藿苟充。富贵者曲房广厦，贫贱者陋巷茅茨。劳心则中虚而筋柔骨脆，劳力则中实而骨劲筋强……故富贵之疾，宜于补正；贫贱之疾，利于攻邪"。这说明生活环境等的不同，也能造成体质的差异，但这也不是绝对的，"贫贱之家，亦有宜补，但攻多而补少；富贵之家，亦有宜攻，但攻少而补多。是又当以宜为辨，禀受为别，老壮为衡，虚实为度。不得胶于居养一途，而概为施治也"。

（一）总结辨治大法

李中梓在《医宗必读》中撰写《辨治大法论》，提出了七种辨证方法，"病不辨则无以治，治不辨则无以痊。辨之之法，阴阳、寒热、脏腑、气血、表里、标本先后、虚实缓急七者而已"。

所谓阴阳者，病在于阴，毋犯其阳；病在于阳，毋犯其阴。谓阴血为病，不犯阳气之药，阳旺则阴转亏也；阳气为病，不犯阴血之药，阴盛则阳转败也。

所谓寒热者，热病当察其源，实则泻以苦寒、咸寒，虚则治以甘寒、酸寒。大虚则用甘温，盖甘温能除大热也。寒病当察其源，外寒则辛热、辛温以散之，中寒则甘温以益之，大寒则辛热以佐之也。

所谓脏腑，《内经》曰："五脏者，藏精而不泻者也。故有补无泻者，其常也。受邪则泻其邪，非泻藏也。六腑者，传导化物糟粕者也。邪客者可攻，中病即已，毋用过也。"

所谓气血者，气实则宜降、宜清，气虚则宜温、宜补。血虚则热，补心、肝、脾、肾，兼以清凉；血实则瘀，轻者消之，重者行之。更有因气病而及血者，先治其气；因血病而及气者，先治其血。

所谓表里者，病在于表，毋攻其里，恐表邪乘虚陷入于里也；病在于里，毋虚其表，恐汗多亡阳也。

所谓标本先后者，受病为本，见证为标；五虚为本，五邪为标。如腹胀因于湿者，其来必速，当利水除湿，则胀自止，是标急于本，先治其标。若因脾虚渐成胀满，夜剧昼静，当补脾阴；夜静昼剧，当补胃阳，是本急于标，先治其本。

所谓虚实者，虚证如家贫室内空虚，铢铢累积，非旦夕间事，故无速法；实证如寇盗在家，开门急逐，贼去即安，故无缓法。

李中梓认为："以上诸法，举一为例，余可类推，皆道其常也。或症有变端，法无一致，是在圆机者神而明之。"

（二）处方用药反对胶执不变

李中梓主张处方用药必须切合病机，要因时因人因地制宜，不以定方应无穷之变。《删补颐生微论·知机论》中，李中梓批评了一些医生治病死守习惯用药，不知因病用法，灵活化裁的做法。如虚劳发热，吐血痰嗽，辄用一冬、二母、四物、芩、连、款花、紫菀之属；中风痿痹，辄用三生、二陈、秦艽、天麻之属；伤寒发热，辄用柴胡、黄芩、陈皮、甘草之属；水肿腹胀，辄用五皮、枳壳、泽泻之属；疟疾寒热，辄用青皮、草果、柴胡、干葛、厚朴、常山之属；痢疾腹痛，辄用芍药、当归、黄连、木香、枳壳、槟榔之属；呕吐，辄用竹茹、山栀、橘皮、生姜之属；泄泻，辄用甘草、白术、茯苓、陈皮之属等。诸若此类，不可胜举。果尔，则医亦何难之有耶？

（三）治泄泻九法

李中梓认为，风、湿、寒、热四气皆能致泄。其中以湿为主，即"无湿则不泄"。而在脏腑中湿与脾土的关系最为密切，"脾土强者，自能胜湿。"可见，李中梓论治泄泻强调湿为主因，脾为主脏这一病因病机，并结合前人经验，总结出治泄泻九法。

1.淡渗　李中梓根据"治湿不利小便，非其治也"的理论，对于湿邪为主导致的泄泻，以六一散、四苓汤、五苓散、五皮饮等渗利小便而实大便。李中梓比喻此法为"如农人治涝，导其下流，虽处卑隘，不忧巨浸"。

2.升提 泄泻之病，不离脾胃，常因脾气下陷，中枢失于输转所致。因此，李中梓列升提为第二法，以补中益气汤益气升阳，或以升阳除湿汤治风胜湿。两者虽有虚实之异，但都是以"下者举之"为原则。

3.清凉 实泻常因热淫所致。症见暴注下迫，口渴溲少，脉洪数。治疗当用苦寒以清热邪。李中梓常用戊己丸、承气汤、葛根芩连汤等方，此乃"热者清之"之意。

4.疏利 痰凝、气滞、食滞、水停，都有碍脾运，也可致泻，因此祛痰、理气、消积、逐水等法，亦被李中梓广为采用，此乃"通因通用"之法。

5.甘缓 对于泻痢不止，又有急迫下坠之感者，李中梓则佐以甘药，取其甘能缓中培土，故常在方中加入甘草等药，此乃"急者缓之"之义。

6.酸收 如泻下日久，则往往导致统摄无能，精气耗散而不收，故常用酸味之品以收之，方如乌梅丸等，此乃"散者收之"之意。

7.燥脾 "泻皆成于土湿，湿皆本于脾虚"，脾喜燥而恶湿，令土德无惭，水邪自不作祟，仓廪得职，岂有水谷不分之泄。若泄泻不治以燥湿培土，则湿邪缠绵难去，故燥湿培土实为治本之法。若脾气不足者，治以四君、六君、参苓白术等；湿胜困脾则以平胃散为主；湿胜阳微则宜理中丸合平胃散。

8.温肾 肾主二便，为封藏之本，内寄命火真阳，火为土之母。命火衰微，犹如柴薪之熄。中宫之釜，何以熟腐五谷？水谷精气，又何以运行三焦？久泻常属下元无火，故治疗亦宗许学士之法，以四神丸、八味丸、金匮肾气丸治之，为久泻治本又一要法，寓有"虚则补其母""寒则温之"之义。

9.固涩 注泻日久，易致肠道滑脱，故久泻须兼以固涩，方如赤石脂禹余粮丸等，此乃"滑者涩之"是也。

李中梓的治泄九法，本于经旨，并汲取前贤之精要，如非博涉广闻并积有丰富的临床经验，是难以作出如此全面的总结的。治泄九法对后世也颇有影响，如《张氏医通》《类证治裁》及《罗氏会约医镜》等书论泄泻治疗，无不载述其言。

（四）治癃闭七法

膀胱为州都之官，水液所藏，赖气化则能出。癃闭一症虽属太阳膀胱，而可由多种原因导致。对其治疗，李中梓总结为七种治法。

1.清金润肺 肺主气，司一身之气化，通调水道，为水之上源。若肺燥不能生水，常可导致癃闭。此当责之于肺，以清金润肺为治。药用车前、紫菀、麦冬、茯苓、桑皮等。

2.燥脾健胃 水精之生化赖于脾胃，水精升降亦藉脾胃。如脾失健运，则不归肺，肺失通调。治当责于脾胃，以燥脾健胃为常法，药如苍术、白术、茯苓、半夏等。

3.滋肾涤热 对于下焦湿热壅滞，肾燥而膀胱不利者，李中梓常用涤热燥湿，使水热不致互结，并兼以滋肾养阴，以防热伤肾水。药如知母、黄柏、玄参、地黄、泽泻、茯苓、通草等。

4.淡渗分利 若见水液内渗大肠，甚者泄泻不止，州都因而燥竭，无液可贮，无尿可出。宜以淡渗分利，渗前实后，药用淡渗之品，如茯苓、猪苓、通草、泽泻等。

5.疏理气机 气机流畅，气化方行。气滞则膀胱气化不利，常致癃闭。此当以顺气为急，药可用枳壳、木通、橘红之类。

6.苦寒清热 实热内蕴亦可使气化受碍，以致癃闭。治疗若非纯阴之剂，则热终不得清而阳无以化，溲不得利。治此证李中梓必投苦寒之品，并分三焦论治。上焦热者，重在清心肺，用栀子、黄芩；中焦热者，重在治脾胃，用黄连、芍药；下焦热者，又可加黄柏、知母。

7.温补脾肾 癃闭一症，溺溲不出，水邪内侵，每易侮脾土而克命火，故非温肾扶土不可。若肾阳不足者，可用金匮肾气丸或八味丸；脾弱气陷者，可用补中益气汤，气虚用独参汤。

（五）制定新方

尤其可贵的是，李中梓还新制了七首方剂，其中拯阴理痨汤、拯阳理痨汤为《医宗金鉴》所选录。新定拯阴理痨汤以生脉饮为主，加白芍、五味子、生地黄酸甘化阴，益气养阴生津；薏苡仁、莲子、橘红助人参健脾化痰；血为气母，阴血互化，加当归养血和营；配丹皮清退虚热，治阴虚火动，皮寒骨热，食少痰多，咳嗽短气，倦怠焦烦，用以治疗阴虚火炽，气阴两虚之证。由于生地黄用酒姜汁炒透，配以橘红、莲子、薏苡仁健脾理气，久服无败胃之虞。李中梓的新定拯阳理痨汤，化裁于补中益气汤，易柴胡、升麻为肉桂、五味子，改升阳为助阳益阴，阴中求阳，补肾健脾，体现拯阳治痨的意图，用以治痨伤气耗，倦怠懒言，动作喘乏，表热自汗，心烦，遍身疼痛。

李中梓指出："脾肺二家之痰，尤不可混。脾为湿土，喜温燥而恶寒润，故二术、星、夏为要药；肺为燥金，喜凉润而恶温燥，故二母、二冬、地黄、桔梗为要药。二者易治，鲜不危困。每见世俗恶半夏之燥，喜贝母之润。一见有痰，便以贝母投之。若是脾痰，则土气益伤，饮食忽减矣。即使肺痰，毋过于凉润，以伤中州，稍用脾药，以生肺金，方为善治。故曰：治痰不理脾胃，非其治也。信夫。"李中梓新创制的利金汤、润肺饮、清宁膏，都体现了这一组方思想。

李中梓重视脾肾而提出"肾为先天本，脾为后天本"的学术主张，因此临证善用脾肾同治之法。其倡"水火阴阳论"，强调水火阴阳相交互济而化生万物。其临床亦积累了丰富的经验，治病重化源，诊断详辨疑似证，其对泄泻、癃闭病的总结精炼实用，对临床有重要的指导意义。

四、临床验案

【原文】郡守王镜如，痰火喘嗽正甚时，忽然小便不通，自服车前、木通、茯苓、泽泻等药，小腹胀满，点滴不通。余曰：右寸数大，是金燥不能生水之故。唯用紫菀五钱、麦门冬三钱、北五味十粒、人参二钱（《里中医案》作一钱），一剂而小便涌出如泉。若淡渗之药愈多，则反致燥急之苦，不可不察也。（《医宗必读·卷八·小便闭癃》）

【按语】痰火喘嗽正甚，突然小便不通，当为肺失宣降，不能通调水道之证，非淡渗利湿所能治，故自服车前、茯苓等，仍点滴不通，且还会伤阴致燥。李中梓用清金润肺之法，益气养阴，使肺金得润，宣降得行，自然小便涌出如泉。

复习思考题

1. 简述李中梓先后天根本论的主要内容。
2. 李中梓如何阐发化源？举例说明求化源、资化源。
3. 李中梓怎样辨识疑似证？
4. 扼要说明李中梓治疗泄泻和癃闭的临床经验。

第九节 绮石

一、生平与著作

绮石，一曰汪绮石，传为明末人，姓名里籍、生卒年月均无从考，人称绮石先生。其"悯世人之病虚劳者，委命于庸医，而轻者重，重者危，深可痛伤"。于是深入研读《素问》《灵枢经》，并博览诸家之书，著成虚劳辨治专著《理虚元鉴》。

绮石之学出入于李杲、朱丹溪及薛己之间。他说："东垣发脾胃一论，便为四大家之首；丹溪明滋阴一著，便为治劳症之宗；立斋究明补火，谓太阳一照，阴火自弭。斯三先生者，皆振古之高人。"同时指出三者皆主于一偏，并不全面。若偏执李杲之治，未免以燥剂补土，则有拂于清肃之肺金；偏执朱丹溪之治，全以苦寒降火，则有碍于中州之土化；偏执薛己补火之法，不离苁蓉、鹿茸、肉桂、附子，则难免助其郁热。因此，他论治虚劳取三家之长，"执两端以用中，合三部以平调"，却不囿于三家之说。

《理虚元鉴》2卷。上卷主要阐发虚劳病证治理论，首论虚劳病证脉法，次论虚劳病因病机及治法，详细辨析劳嗽、吐血、骨蒸、遗精、白浊、尸疰等病证，并提出预防虚劳的措施。下卷着重论述虚劳病的证治方药，载有治疗虚劳方22首，其治虚药讹18辨，颇具卓识，常为后世医家所称道。

二、学术理论

绮石在防治虚劳病的临床实践中，深入探讨虚劳病的病因病机，多有独到之处，并为论治虚劳提供了理论基础。

（一）虚劳病因

绮石指出导致虚劳之证发生的原因，主要包括先天之因、后天之因、痘疹及病后之因、外感之因、境遇之因、医药之因。

1.先天之因 受胎之初，父母或年已衰老，或乘劳入房，或病后入房，或妊娠失调，或色欲过度，此皆精血不旺，导致所生之子夭弱，"然其机兆，必有先现，或幼多惊风，骨软行迟；稍长读书不能出声，或作字动辄手振，或喉中痰多，或胸中气滞，或头摇目瞬，此皆先天不足之征"。及至20岁左右，易成劳怯。

2.后天之因 每因酒色、劳倦、七情、饮食所伤。色欲伤肾，而肾不强固；劳神伤心，而心神耗怠；郁怒伤肝，而肝弱不复调和；忧愁伤肺，而肺弱不复清肃；思虑伤脾，而脾弱不复健运。"先伤其气者，气伤必及于精；先伤其精者，精伤必及于气。"上述种种原因均可导致精气虚损，积之成劳。

3.痘疹及病后之因 痘疹治疗失宜，多贻后患。凡"脾泄胃弱，腹痛气短，神瘁精亏，色白足痿，不耐劳动，不禁风寒，种种气弱阳衰之症，皆由痘失于补也；凡肺风哮喘，音哑声嘶，易至伤风咳嗽等类，种种阴亏血枯之症，皆由疹失于清也"。此外，病后元气尚亏，再以劳动伤其气，以纵欲竭其精，"顷间五脏齐损，恒致不救"。

4.外感之因 绮石引俗语谓："伤风不醒结成痨。"若其人"阴血素亏，肺有伏火，一伤于风火，因风动则痨嗽之症作矣"。伤风咳久不已，引动肺中伏火，"则水精不布，肾源以绝"，终成劳嗽。

5.境遇之因 "从来孤臣泣血，孽子坠心，远客有异乡之悲，闺妇有征人之怨，或富贵而骄佚滋甚，或贫贱而窘迫难堪。此皆能乱人情志，伤人气血"，渐至成劳。正是"七情不损，则五劳不成"。

6.医药之因 "本非痨症，反以药误而成。或病非因感冒而重用发散，或稍有停滞而妄用削伐，或并无里热而概用苦寒，或弱体侵邪，未经宣发，因其倦怠，骤患其虚，而漫用固表滋里，遂致邪热胶固，永不得解。"药非其证，频伤正气，病情日重，积渐成劳。

（二）虚劳病机

绮石总结虚劳的病机有阳虚与阴虚两大类。他说："人之病，或为阳虚，或为阴虚。阳虚之久者，阴亦虚，终是阳虚为本；阴虚之久者，阳亦虚，终是阴虚为本。"

1.阴虚之证统于肺 绮石指出："就阴虚成劳之统于肺者言之，约有数种：曰劳嗽，曰吐血，曰骨蒸，极则成尸疰。"劳嗽之证有四候，即肺有伏逆之火、膈有胶固之痰、皆畏非时之感、胸多壅塞之气，此四候以肺火伏逆为主，其余三候则相因而至。"肺为火薄，则治节无权，而精微不布于上下，留连膈膜之间，滞而为痰，痰老则胶固而不可解，气无以宣之也。又肺主皮毛，外行卫气，气薄而无以卫外，则六气所感，怯弱难御，动辄受损，则本病而复标邪乘之。"

吐血之证乃心火、肝木之为病，有煎厥、薄厥之分。"煎厥者，从阴虚火动，煎灼既久，血络渐伤，旋至吐血，其势较缓。薄厥者，薄乃雷风相薄之薄，心热为火，火热为风，风火相薄，厥逆上冲，血遂菀乱涌出，其势较急。煎厥单动于心火，不得风助，故无势而缓。薄厥兼动于肝火，火得风助，故有势而急。"

骨蒸为虚劳之本病，凡骨脉皮肉五脏六腑皆能作蒸。或因醉饱后入房，或因忧思劳役，或因饮食失调，即大喜、大怒、大痛、大泻、严寒酷暑房劳，不能调摄，邪气入内而成注，伤久营卫不和而发热，热变为蒸。

尸疰系劳极之候，"血虚血少，艰于流布，甚至血不脱于外，而但畜于内，畜之日久，周身血走之隧道悉痹不流，而营分日虚，于是气之所过，徒蒸瘀血为热，热久则蒸其所瘀之血，化而为虫，遂成尸疰瘵症"。

综上所述，阴虚之劳的关键是精血不足，虚火上炎，灼伤肺金，失于治节，从而导致劳嗽、吐血、骨蒸、尸疰等证，即所谓：伏火刑金。"伏逆之火，出于阴虚阳亢，火乘金位，谓之贼邪。"

2.阳虚三夺统于脾 绮石认为："就阳虚成劳之统于脾者言之，约有三种：曰夺精，曰夺气，曰夺火。气为阳，火者，阳气之属。精者，水火之兼。色欲过度，一时夺精，渐至精竭。精者，火之原，气之所主。精夺，则火与气相次俱竭。此夺精之兼火与气也。劳役辛勤太过，渐耗真气。气者，火之属，精之用。气夺，则火与精连类而相失。此夺气之兼火与精也。其夺火者，多从夺精而来，然亦有多服寒药，以致命火衰弱，阳痿不起。"三夺之中夺气主于脾，夺精、夺火虽主于肾，但以中气不守为关键。因"尝见阳虚者，汗出无度；或盛夏裹绵；或腰酸足软而成痿证；或肾虚生寒，木实生风，脾弱滞湿，腰背难于俯仰，而成痹症；或面色皎白，语音轻微。种种不一，然皆以胃口不进饮食，及脾气不化为最危。若脾胃稍调，形肉不脱，则神气精血可以次第而相生，又何有亡阳之虞哉"。

三、治疗经验

（一）虚劳证治

绮石强调："治虚有三本，肺、脾、肾是也。肺为五脏之天，脾为百骸之母，肾为性命之根，治肺、治脾、治肾，治虚之道毕矣。"至于施治次序，当"先以清金为主；金气少肃，即以调脾为主；金土咸调，则以补肾要其终。"

1.清金保肺　绮石指出：阴虚劳证"未见骨蒸、劳嗽、吐血者，预宜清金保肺，已见骨蒸、劳嗽、吐血者，急宜清金保肺；曾经骨蒸、劳嗽、吐血而愈者，终身不可忘护肺"。施治方药当因证而异，他特别强调："虚劳之痰，由火逆而水泛，非二陈、平胃、缩砂等所开之痰。虚劳之火，因阴虚而火动，非知、柏、芩、连、栀子等所清之火。虚劳之气，由肺薄而气窒，非青、枳、香、蔻、苏子等所豁之气。"

若精血不足，水不济火，火气炎上，真阴燔灼，肺燥涩而干咳，有声无痰，喉中燥痒，治宜清金甘桔汤；因色欲而致干咳者，宜首选琼玉胶（膏）。

若郁火伤肺，肺金受邪，不能生水，水火不相济，而见阴虚火旺，痰血凝结，火载上逆，乃煎厥之渐，症见咳嗽痰中带血珠血丝，治宜清金甘桔汤。此方加紫菀、犀角，名胶菀清金汤，治咳嗽痰中夹血；为丸则治咳嗽痰中夹血珠、血丝、血片；去生地黄、桔梗，加地骨皮、百部，名胶菀犀角汤，治劳嗽吐血。

若吐血，初治可用犀角地黄汤以凉血止血。凡吐血正涌之时，重在止血，宜以炒蒲黄、炒侧柏叶、陈棕灰为主，佐以紫菀、地黄、白芍之类；若血势过盛不止者，再用清金散、碧玉丹等，一坠其火即降；更不止者，再加童便；若血势涌溢，并汤药无隙可进者，须以热酒濯其两足，自能引火下行，而血渐止，然后再投以上方药。绮石谓："大凡治吐血，宜以清金保肺为主，金令既肃，肝木得其平，而火自不敢肆。"

若劳热骨蒸，当以清热、养营、疏邪、润燥为主，用清热养荣汤。

若尸疰瘵证，宜以清金养营为本，用百部清金汤。绮石认为"至犯传尸者，一见其外证唇红、面青、骨蒸、内热，饮食健啖，而人渐瘦不已者，必有虫"，治以獭爪丸。

绮石论治阴虚成劳，"急宜清金保肺，以宣清肃之令；平肝缓火，以安君相之位；培土调中，以奠生金之母；滋阴补肾，以遏阳光之焰。一以中和为治，补其虚、载其陷、镇其浮、定其乱、解其争、制其过、润其燥、疏其淹滞、收其耗散，庶有济也"。

2.补脾益气　绮石指出："阳虚之症，虽有夺精、夺火、夺气之不一，而以中气不守为最险。故阳虚之治，虽有填精、益气、补火之各别，而以急救中气为最先。有形之精血，不能速生；无形之真气，所宜急固。此益气之所以切于填精也。回衰甚之火者，有相激之危；续清纯之气者，有冲和之美。此益气之所以妙于益火也。夫气之重于精与火也如此，而脾气又为诸火之原，安得不以脾为统哉？"

绮石重视补脾缘于脾在五脏之中的特殊地位。他说："人之一身，心上，肾下，肺右，肝左，唯脾胃独居于中……劳倦虚劳之症，气血既亏，中外失守，上气不下，下气不上，左不维右，右不维左，得黄芪益气甘温之品，主宰中州，中央旌帜一建，而五方失位之师，各就其列……实表充里，其建立如墙壁之不可攻，其节制如将令之不可违，其饶益如太仓之不可竭。"

绮石建中补脾虽谓："人参大补元气，冲和粹美，不偏不倚，故在阴补阴，在阳补阳，能温能清，可升可降，三焦并治，五脏咸调，无所不可。"但还指出："人参之补迅而虚，黄芪之补重而实……种种固本收功之用，参反不如芪。故补虚以黄芪为墙垣，白术作基址。每见服参久久，渐至似有若无，虽运用有余，终是浮弱，不禁风浪。若用芪、术兼补，可至风雨不畏，寒暑不侵，向来体弱者，不觉脱胎换骨。"此外，"唯虚证内，培土之剂，止有黄芪、白术、茯苓、山药，有功而无过"。上述诸药甘温益气，却不燥烈，培土而能生金。方如归养心脾汤、补元汤等。

3.补火填精

绮石认为肾为水火之脏，为先天之本。"肾中真水，次第而上生肝木，肝木又上生心火。肾中真火，次第而上生脾土，脾土又上生肺金。故生人之本，从下而起……盖肾之为脏，合水火二气，以为五脏六腑之根。"若肾水不足则相火偏亢，木火升腾，而见虚火诸证；若命火衰微，真阳不足，则见虚寒诸证。他对虚阳浮越之火，提出"皆可以温润补肾之剂，以收其浮越，而引归于性根命蒂之中"。其对于阴虚之证，提出"初治类多用玄参、麦冬；渐次芪、术；终治牛膝、龟鹿胶、杞子之类，收功奏效，返本还元"。绮石还指出："以先天生成之体论，则精生气，气生神；以后天运用之主宰论，则神役气，气役精。精、气、神，养生家谓之三宝。治之原不相离，故于滑精、梦泄种种精病者，必本于神治；于怔忡、惊悸种种神病者，必本于气治。盖安神必益其气，益气必补其精。"方如归养心肾丸、养心固本丸、固本肾气丸、还元丹等。常用药物有生地黄、熟地黄、山茱萸、枸杞子、牛膝、龟甲胶、鹿角胶等。

绮石论治虚劳，在肺脾肾三脏之中，更重视补肺、补脾。诚如他所说："专补肾水者，不如补肺以滋其源……专补命火者，不如补脾以建其中。"其在批判滥用黄柏、知母清降虚火虚热、滥用鹿茸、肉桂、附子、升麻、柴胡补火升陷之时，更是强调"执两端以用中"，而所谓"三部以平调""一曰清金保肺，无犯中州之土……一曰培土调中，不损至高之气……一曰金行清化，不觉水自流长。乃合金水于一致也。三脏既治，何虑水火乘时，乃统五脏以同归也"。

（二）虚劳防护

绮石指出："患虚劳者，若待其已成而后治之，病虽愈，亦是不经风浪，不堪辛苦的人……是当于未成之先，审其现何机兆，中何病根，尔时即以要言一二语指示之，令其善为调摄，随用汤液十数剂，或用丸剂胶剂二三斤，以断其根，岂非先事之善策哉！"他重视虚劳的防护约为下述几点：

1.知节 绮石谆谆告诫患者："虚劳之人，其性情多有偏重之处，每不能撙节其精神，故须各就性情所失以为治。其在荡而不收者，宜节嗜欲以养精；在滞而不化者，宜节烦恼以养神；在激而不平者，宜节忿怒以养肝；在躁而不静者，宜节辛勤以养力；在琐屑而不坦夷者，宜节思虑以养心；在慈悲而不解脱者，宜节悲哀以养肺。此六种，皆五志七情之病，非药石所能疗，亦非眷属所可解，必病者生死切心，自讼自克，自悟自解，然后医者得以尽其长，眷属得以尽其力也。"

2.知防 绮石说："虚人再经不得一番伤寒，或一番痢疾，或半年几月疟疾，轻伤风感冒，亦不宜辄受。所以一年之内，春防风，又防寒；夏防暑热，又防因暑取凉，而致感寒；长夏防湿；秋防燥；冬防寒，又防风。此八者，病者与调理病人者，皆所当知，即医师亦须深明五运六气之理，每当时序推迁，气候偏重，即宜预为调摄挽救，以补阴阳造化之偏，而制其太过，扶其不足。"

3.二护 绮石谓："寒从足起，风从肩俞、眉际而入。病者常护此二处，则风寒之乘于不意者少矣。"

4.三候 绮石认为：虚劳之人在一年四季之中的三候最当防范。"一为春初木盛火升；一为仲夏湿热令行；一为夏秋之交，伏火铄金。此三候中，如有一候未曾透过，虽嗽平吐止，火降痰宁，病者怡然，以为无事矣。而不知气候之相克，有在于寻常调燮之外者，一交三候，遂与本症大逆，平者必复，复者必深，深者不救。是唯时时防外邪、节嗜欲、调七情、勤医药，思患而预防之，方得涉险如夷。"

5.二守 绮石所云二守，一为服药，二为摄养。虚劳之人病期较长，服药及摄养皆贵在持之以恒。"是在病者之尽其力而守其限，识所患之浅深近久，量根本之轻重厚薄，而调治之；勿躁急取效，勿惜费恣情，勿始勤终怠，则得之矣。"

绮石学宗《内经》，兼采历代各家之长，不拘门户，师古而不墨守成规，全面总结出导致虚劳病的六种原因，从"阴虚之证统于肺""阳虚之夺统于脾"论述虚劳病机。绮石在重视五脏整体关系的基础上，强调肺、脾、肾三脏为治虚三本，在三脏之中，又突出肺、脾二脏的主导作用。提出清金保肺、补脾益气、补火填精治疗虚劳的原则与方法，突破了前人治疗阳虚重补命火、治疗阴虚偏滋肾水之藩篱。强调专补肾水者，不如补肺以滋其化源；专补命火者，不如补脾以建其中，并创制不少新方。绮石尤为重视虚劳的防护，总结了一系列的预防措施。为治疗虚劳做出了巨大贡献，对后世产生了深远的影响。

复习思考题

1. 简述虚劳的病因。
2. 简述绮石三本二统的主要内容。
3. 简述绮石"阳虚之病统于脾"的主要内容。
4. 试述绮石所论虚劳病机。
5. 试述绮石论治虚劳。

第十一章
清代、民国初期

扫一扫，查阅本章数字资源，含PPT、音视频、图片等

中医学术发展到清代，在临床医学方面有了很大的发展，最为突出的是温病学说趋于鼎盛，同时，临床各科学术均有不同程度的发展，医学专题研究亦日趋深入。迨至晚清，中西汇通医学思潮逐渐形成。

一、温病学说的形成和完善

叶桂提出邪入卫气营血的观点，并总结了许多辨证经验和治疗方药；薛雪着重于湿热病证的研究，阐述颇多。两家之说，影响甚大，每被后人奉为治温之准绳。吴瑭发挥了温病的三焦辨证，又总结和订制了不少治温名方；王士雄详析六气属性，专题研究了霍乱的论治。此外戴天章著《广瘟疫论》，余师愚著《疫疹一得》，陈平伯著《外感温病篇》，柳宝诒著《温热逢源》，雷丰的《时病论》，周扬俊的《温热暑疫全书》等，从各个方面探讨温病证治，使热性病的证治在《伤寒论》六经辨证基础上不断丰富和充实。

二、临床专题研究

姜天叙研究风劳鼓胀，著《风劳臌膈四大证治》；在诊断方面，林之翰著有《四诊抉微》；又如吴澄《不居集》专门讨论了虚劳的证治；龚居中将虚劳痰火的治疗经验，撰写了专著《红炉点雪》；熊笏研究中风，著《中风论》；王清任著《医林改错》，治病以气血为主，对血瘀之证采取活血化瘀法，对元气亏虚之损，用补气活血法；吴师机擅于外治法治病，著有《理瀹骈文》；唐宗海撰《血证论》，详细地讨论了多种血证的论治；丁甘仁著《思补山房医》，主张以脏腑为核心，伤寒温病融为一体；对临床疑难杂症的研究，有陈士铎的《石室秘录》、汪泯的《怪疾奇方》、徐子默的《吊脚痧方论》等。在疫病方面，有吴宣崇的《鼠疫汇编》、陈葆善的《白喉条辨》等。

三、西学东渐

在我国医学发展史上，西学东渐具有历史性的意义和影响，这种文化上的差异最终导致了中国医疗系统的改变。西方文化和医学随着传教士的东渡进入了近代中国，传教士带着传教、行医的双重使命，使西医学逐渐改变以传统中医为主导社会的医疗空间、医疗实践、医疗观念。西医诊断手段和医学仪器、规范化的教会医院和教会医学教育，以及与日俱增的中国本土西医师，改变了中国已形成数千年的医疗格局。

第一节　叶桂

一、生平与著作

叶桂，字天士，号香岩，江苏吴县人，生活于1667—1746年（清康熙六年—乾隆十一年）。叶天士祖、父俱业医，少时昼则从师习儒，夜则从父学医。14岁时父殁，乃从学于父之门人朱某，其后又从学于姑苏名医周扬俊、马元仪等。闻人有擅长医道者，即以弟子礼事之，24岁时已先后从师17人。学成后悬壶苏州50余年，"种福堂""眉寿堂"即叶天士的堂号。叶天士治病多奇效，常起沉疴，医名盛极于当时。叶天士能够创造性地发展前人学术成果，在学术上取得巨大成就，他敏而好学，从师众多，博采众长，师古而不泥于古。他在理论上独创新见，立方遣药上灵活变通，卓然成家，影响深远。正如《清史稿》言："大江南北，言医辄以桂为宗，百余年来，私淑者众。"叶天士依然是当今医者的宗师，《临证指南医案》也是临证必备之工具书。

叶天士平生忙于诊务，鲜有亲笔著述。世传叶天士著述，除伪托者外，多为其门人、私淑者及后裔所辑。《温热论》是其门人顾景文随师出诊，舟游洞庭时根据他的口授辑成的。《临证指南医案》10卷，是学术界比较公认的代表叶天士学术思想和经验的文献。它是由门人华岫云等诸人，根据叶天士日记的临证验案，分门别类整理进行编注而成，流传颇广。至于《叶天士医案存真》《幼科要略》等书，是否为叶天士所著，尚有争议，而《本事方释义》《景岳全书发挥》则属后人伪托。

《温热论》首刊于唐大烈的《吴医汇讲》中，名《温热论治》，而后华岫云载于《临证指南医案》卷一，更名为《温热论》。华本字句与唐本略有出入。章楠著《医门棒喝》时，亦载录了此文，名曰《叶天士温病论》。后王士雄又将其收载于《温热经纬》一书中，名为《叶香岩外感温热篇》。该文主要阐述了温病邪入卫、气、营、血的证候表现及治疗原则，并介绍了温病察舌、验齿等诊断方法，同时还就妇女胎前产后和经期感受温病的治法，做了扼要的论述。

《临证指南医案》10卷，89篇，成书于1836年。由华岫云、李翰圃、邵新甫诸门人，在叶天士殁后，取其临证治验方案，分门别类，附以论断，集成一书。所载医案范围很广，内外妇儿五官诸科各种疾病无所不收，而且许多医案的记述亦比较完整，是叶天士医案中内容最为丰富的一部。充分地体现了叶天士精深的学术见解，高超的辨证思想，以及清新、圆通的治疗手法，是研究叶天士学术思想的珍贵参考资料。

《叶天士医案存真》3卷，为曾孙叶万青辑，约成书于1746年，全书不分门类，卷一以杂病案为主，卷二以温热病案为多，卷三为运用仲景方的验案。其中杂病部分，反映了叶天士既重脾胃又重肾命以及奇经辨证的治疗思想。因此本书对研究叶天士有关温热与杂病的学术观点及临床用药规律，有着重要的参考价值。

《幼科要略》2卷，亦无专书，首刻于《临证指南医案》中。清代医家徐大椿在评点叶天士医案时，批笔甚多，唯独对《幼科要略》推崇备至，评价颇高，他说"此卷论幼科及看痘之法，和平精切，字字金玉，可法可传，得古人之真诠而融化之，不愧名家"。

《未刻本叶天士医案》不分卷。此书原稿系上海张耀卿医师收藏的手抄本，经程门雪先生校阅，认为该稿出于叶天士门人周仲升的抄录本。所载俱是门诊病案，以暑、疟、痢、咳嗽等病案为最多，按语简率，药味不多，但处方精细，选药至严，其加减变化，耐人寻味。

二、学术理论

叶天士的学术成就，突出体现在探索外感热病的辨治规律，以及发挥某些内伤杂病的机理及其治法等两大方面。在外感热病方面，他继承了前人的见解，创造性地提出了卫气营血辨治观点，并发展了察舌验齿、辨斑疹白㾦等诊断方法，为温病学说的成熟起到了巨大的推动作用。在内伤杂病方面，他亦在前人论述的基础上有所发明和进步，强调脾胃分治，创立胃阴学说；倡导阳化内风说，探讨内虚中风机理，丰富了中风病的治疗方法；创久病入络说，丰富了中医慢性病病机理论，对杂病学说的完善起到了促进作用。

（一）创立卫气营血论治大法，阐发温病病机

叶天士在仲景《伤寒论》的基础上，继承历代医家治疗温热病的学术经验，结合临床热性病流行的特点，阐述温病的传变规律和治疗原则，提出了以卫气营血为纲的证治体系。他说："大凡看法，卫之后方言气，营之后方言血。"对其治疗大法，也明确为"在卫汗之可也，到气方可清气，入营犹可透热转气……入血就恐耗血动血，直须凉血散血"。叶天士所指卫、气、营、血，是代表温病四个不同发展阶段的新概念，它标志着病邪的深浅、病势的缓急、病情的轻重、传变的趋势及治疗的方向等，是识别温病、治疗温病的纲领。

1.温邪入卫 "温邪上受，首先犯肺"，温邪由口鼻而入，首先犯肺。肺主气外合皮毛，肺经病证仍属表证，主要表现为发热、微恶寒、头痛、咳嗽、口渴、有汗或无汗、苔薄、脉浮等。治疗本着"在卫汗之可也"的原则，当用辛凉轻剂。若夹有风邪或湿邪时，则应酌加辛凉散风或甘淡祛湿之品，以防温热邪气与之相互裹结，不易治愈，反生他患，此即叶天士所言"挟风则加入薄荷、牛蒡之属，挟湿加芦根、滑石之流，或透风于热外，或渗湿于热下，不与热相搏，势必孤矣。不尔，风挟温热而燥生，清窍必干，谓水主之气，不能上荣，两阳相劫也；湿与温合，蒸郁而蒙蔽于上，清窍为之壅塞，浊邪害清也"。卫分之邪的传变，大致有两条途径，一则由卫分顺传入气分，一则"逆传心包"。叶天士认为温邪与伤寒的演变不同，"伤寒之邪留恋在表，然后化热入里"，而"温邪则热变最速"，易于伤阴动风，邪陷心包。

2.温邪入气 温邪不由卫分外解，渐次传入气分，其主要症状为壮热、出汗、烦躁、渴饮、脉大，或腹满便结、苔黄、脉沉实，以及身热起伏、缠绵日久、胸痞脘闷、苔腻、脉濡等。清热攻下是正治之法，凉膈散、小陷胸汤、泻心汤、小承气汤之类，皆可适时选用。若"热未伤津，犹可清热透表"，否则"苦重之药当禁，宜甘寒轻剂可也"。若热邪久稽气分不解又不传，可采用益胃战汗之法，使邪从肌腠而出。战汗之后，每见肤冷、汗出，若脉虚软和缓，倦卧不语，非属脱证，盖战汗而解，邪退正虚，阳从汗泄之故，此时切勿惊扰病人，宜令其安舒静卧，以养阳气来复，待气还则肢暖如常；若脉急疾，躁扰不卧，便为气脱之证。如战而未解，乃邪盛正虚，可期再战而愈，须休养一二日，方可施与前法。

病在三焦者，叶天士认为系湿热为患，主张上下分消，或从下走泄，以冀其战汗或转疟而解，他说："气病有不传血分，而邪留三焦，亦如伤寒中少阳病也。彼则和解表里之半，此则分消上下之势，随证变法，如近时杏、朴、苓等类，或如温胆汤之走泄，因其仍在气分，犹可望其战汗之门户，转疟之机括"。若邪未从外解，必内结阳明，叶天士提出宜缓下。

在湿温病的治疗中，叶天士又善于根据患者的不同体质和病情，区别用药，灵活对待，他说："且吾吴湿邪害人最广，如面色白者，须要顾其阳气，湿胜则阳微也，法应清凉，然到十分之六七，即不可过于寒凉……湿热一去，阳亦衰微也；面色苍者，须要顾其津液，清凉到十分

六七，往往热减身寒者，不可就云虚寒而投补剂，恐炉烟虽息，灰中有火也。"同时，叶天士提出"热病救阴犹易，通阳最难。救阴不在血，而在津与汗；通阳不在温，而在利小便"。明确了卫护阳气与津液的最有效之法在于控制汗出及通利小便。这些都是切实的经验之谈，值得我们重视和学习。

3.温邪入营　卫分之邪逆传或气分之邪顺传，则入营分心包。营分受热则血液受劫，可见斑疹隐现、心神不安、烦躁难宁、昏厥、舌绛等症。治疗宜凉血清热、透斑开窍，药用犀角、生地黄、连翘、郁金、菖蒲等。若邪闭心包，神志昏愦，则须加安宫牛黄丸、至宝丹之类以开其闭。若其人肾水素亏，则应在甘寒之中加入咸寒之品，"务在先安未受邪之地"。总之，温邪入营之后，阴液大亏，病势多变，而致危殆，叶天士治疗常以护养阴液为主要大法。

4.温邪入血　温邪营分不解，则深陷血分，而血分邪盛则易致耗血劫阴，逼血妄行，病情较营分尤重，见痉厥谵妄、如狂发狂等证。叶天士认为邪陷血分的治疗，总以凉血散血、补血育阴为主，药如生地黄、牡丹皮、阿胶、赤芍等药。如风动痉厥则加入犀角、羚羊角、牛黄丸、至宝丹等。夹瘀血如狂者，加入琥珀、丹参、桃仁等。一旦出现肾水枯涸险候，应速与阿胶、鸡子黄、地黄、天冬等滋阴存阴之品，以拯救欲竭之真阴，否则阴竭而不治。

总之，叶天士首创的卫气营血辨治观，发展了河间表里辨治热病学说。其对病机治法的分析，不仅全面深刻，而且更加合理，更具科学性。它的出现意味着温热学说摆脱了《伤寒论》辨治体系的束缚，形成了更高层次的辨治体系。叶天士论治温病观为后世开辟了新的途径，如薛雪《湿热条辨》深受叶天士湿温病认识的启发；叶天士邪留三焦观对吴瑭的三焦辨证有重要的影响。

（二）强调脾胃分论，创立胃阴学说

叶天士在内伤杂病的辨治方面，深受李杲学说的影响，对《脾胃论》推崇备至，尝云："脾胃为病，最详东垣"。对李杲"脾胃内伤，百病由生"的观点极为推崇，在临证辨治疾病中重视脾胃。他经过认真的理论研究与临床观察，认为李杲脾胃学说，强调益气升阳，适用于脾胃气虚、脾失健运、清阳不升之证，但不宜治胃。叶桂在继承李杲学说的基础上，创造性地提出了胃阴学说，补充和发展了李杲脾胃学说。

强调脾胃分论：叶天士认为，脾与胃虽同属中土，但其功能有别，治法亦有所不同。他明确提出了"胃喜润恶燥"的观点和脾胃分治的主张。其门人华岫云则将叶天士上述思想，总结为"脾喜刚燥，胃喜柔润"。他说："今观叶天士之书，始知脾胃当分析而论也。盖胃属戊土，脾属己土。戊阳己阴，阴阳之性有别也。脏宜藏，腑宜通，脏腑之体用各殊。"又说："观其立论云，纳食主胃，运化主脾。脾宜升则健，胃宜降则和。"又云："太阴湿土，得阳始运；阳明燥土，得阴自安，以脾喜刚燥，胃喜柔润也。""脾喜刚燥，胃喜柔润"思想，已成为中医药学术界公认的中医学基本原理之一。

创立胃阴学说：在降胃和胃的治疗方面，反对辛开苦降或苦寒下夺伤胃之法，倡导以甘平或甘凉濡润为主的濡养胃阴之法。华岫云总结说："所谓胃宜降则和者，非用辛开苦降，亦非苦寒下夺以损胃气，不过甘平或甘凉濡润以养胃阴，则津液来复，使之通降而已矣。"此法适用于因禀质木火之体，或患燥热之症，或过食烧酒、辛辣、青梅酸泄之品，或热病后伤肺胃津液，以致虚痞不食、烦渴不寐、便不通爽、肌燥熇热、舌绛咽干等，总属胃阴不足或胃阴亏虚之证。治疗上，采用甘平或甘凉濡润，通降阳明以养胃阴，诚所谓"通即是补"。在具体用药上，叶天士取仲景麦门冬汤之濡养胃阴之意化裁，喜用沙参、麦冬、石斛、扁豆、山药、粳米、甘草之类。濡养胃阴法在叶天士著述中应用非常广泛。在温病、咳嗽、肺痿、血证、泄泻、呕吐、虚损、不食、便秘、失音等多种病证中，叶天士均有使用此法的案例。

叶天士对脾胃分治，尤其是濡养胃阴的学术观点，弥补了李杲"详于治脾，略于治胃"的不足，纠正了举世皆以治脾之药笼统治胃，甚则阴阳不辨的弊病，颇受后人的赞许，华岫云曾赞道"此种议论，实超出千古"。

表 5-1 脾胃的特性及治疗用药的区别

脏腑阴阳属性		作用	气之所主	喜恶	治疗原则	常用药物
脾	脏，属己土，阴性	主运化升清	宜升则健	喜刚燥恶湿	甘温益气升阳健脾	人参、黄芪、白术、升麻、柴胡
胃	腑，属戊土，阳性	主受纳腐熟	宜降则和	喜柔润恶燥	甘凉濡润通降养胃	沙参、麦冬、玉竹、天花粉、石斛

（三）倡阳化内风说

对于中风病的认识，金元以后，有了很大的发展。刘完素主火论，认为中风病乃"将息失宜，而心火暴甚"所致。李杲则认为是由于元气不足，正气自虚所成。朱丹溪主张痰热生风，"湿生痰，痰生热，热生风"而作。明张景岳更是明确提出内风非真中风，创立"非风"病名。对中风的病因认识，逐渐从外风侵袭而转至内风暗动，缪希雍对"内风暗动"大有发明。叶天士在前人成就的基础上，提出了"阳化内风"说。

"阳化内风"是"身中阳气之变动"而导致的"内风动越"的一种病理现象。因五行之风木在脏属肝，又称肝阳化风。其以眩晕、震颤、耳鸣、肩背掣痛、头痛、头胀、心悸、不寐、肢体麻木、手足搐搦、语言謇涩等为主要症状。

发病上，叶天士指出阳化内风的主要病变脏腑在肝，与肾、脾、肺诸脏相关。"盖肝为风木之脏，有相火内寄，体阴用阳，其性刚，主动主升，全赖肾水以涵之，血液以濡之，肺金清肃下降之令以平之，中宫敦阜之土气以培之，则刚劲之质得为柔和之体，而遂其条达畅茂之性，何病之有？"肝风的病因病机，或由于肾液少，水不涵木，虚风内动；或由于平日怒劳忧思，五志气火交并于上，肝胆内风鼓动盘旋，上盛而下虚；或由于肝血肾液两枯，阳扰风旋；或由于中阳不足，阳明络脉空虚，而内风暗动等，总与厥阴肝木有关。

治疗上，叶天士在"缓肝之急以息风，滋肾之液以驱热"的大法指导下，提出了"滋液息风""镇肝息风""和阳息风""缓肝息风""养血息风""介类潜阳"等多种方法，并指出"身中阳化内风，非发散可解，非沉寒可清"。其治疗重视补充人体正气，其中滋液、养血、缓肝及甘温益气诸法都在于培补正气，再结合镇阳、和阳、潜阳之品以调和阳气之变动而达息风的目的。而对于全蝎、蜈蚣、地龙等息风止痉之品反而少用，这正体现了叶天士治病求本的思想。

（四）久病入络说

久病入络的理论认识，是叶天士在大量临床实践过程中的一个创见。叶天士对于一些慢性疾患，如《临证指南医案》中虚劳、积聚、诸痛、痹证、胃痛、胸痹、痰饮、疟疾等病，往往从"久病入络"去辨证，其认为只要邪气久羁，必然伤及血络，所以他说"初病湿热在经，久则瘀热入络""其初在经在气，其久入络入血"。即病之新久，有在经在络、在气在血之分别。由气钝而致血滞、络脉痹窒，败血瘀留而成为癥积、疟母、内疝，痛势沉着、"形坚似梗"等证。

络病的治疗，叶天士认为"邪非在表""散之不解"；"邪非着里""攻之不驱"；"补正却邪，正邪并树无益"。说明单纯发表、攻里及扶正祛邪皆非其治。他提出了通络用药大法，即以辛润通络为基础，常用新绛、旋覆花、青葱、当归、桃仁、柏子仁等药；如见阴寒之证，则佐以肉桂、桂枝、茴香等辛温通络之剂；如果络病日深，则非峻攻可效，须用虫蚁之类辛咸之品，以搜剔络邪，并常用丸剂徐图缓取。其应用虫蚁之理，是"每取虫蚁迅速，飞走诸灵，俾飞者升，走者降，血无凝著，气可宣通，与攻积除坚，徒入脏腑者有间"。用药如蜣螂、蜂房、穿山甲、地龙、䗪虫、全蝎等，以此来搜剔络脉，松透病根，临床上每多应用，称之为"虫蚁搜剔法"。

总之，叶天士善于继承与创新，为后人留下了丰富的学术思想。《温热论》揭示了外感温病的演变规律，系统阐述了卫气营血辨证论治观，完善了温热病论治理论体系，开创了温病学说的新纪元。叶天士亦在杂病辨治上成就卓著，发明脾胃分论观点，创立胃阴学说，提倡甘润濡养胃阴的观点，完善了脾胃学说；提倡阳化内风论，对于内虚中风机理详加阐述，丰富了中风病的治疗方法；创久病入络说，丰富了中医慢性病病机理论，其辛润、辛温、辛咸通络方法独具特色。

三、治疗经验

叶天士临床经验丰富，其成就不限于温病学范围，对内、外、妇儿各科都有很深的造诣，无论外感与内伤杂病，其辨证与论治上均有阐发，留下了大量的临床方药范例，为后人所遵从。他对于虚损病证和奇经病证的辨治，为杂病的治疗开辟了新思路与新方法。

（一）理虚大法

扶正补虚是中医治病的一大法则。在叶天士以前，有李杲温补后天脾胃的理论；有赵献可、张介宾培补先天肾命的学说；有薛己、李中梓调治虚证，注重脾肾兼顾。叶天士则博采众长，融会贯通，广泛借鉴他人的方药，形成了甘药培中、血肉填精、中下兼顾治虚损病的独特疗法，较之前人又有较全面的发展。

1.甘药培中 所谓甘药培中是指以甘味之药培补中焦脾胃。叶天士认为，久病的虚损患者，均以护养脾胃为关键。指出"饮食增而津血旺，以致充血生精而复其真元之不足"。相反，"胃口消惫，生气日夺"，而预后不良。可见，他把"胃气"的盛衰视作治疗虚损转归的一个重要依据。

对于中损病证，他推崇《内经》甘药理虚的治疗法则，指出甘药能"凡补药气皆温，味皆甘，培生生初阳"，是劳损主治法则。"凡元气有伤，当予甘药。"具体治疗上，强调脾胃分论，确立了"理阳气，当推建中；顾阴液，须投复脉"的从阴阳调理中焦的思想。伤阳的病证，往往有"劳力"的病史，以内伤发热、便泄、脉虚大等症为特征。其治常遵仲景、李杲之治，其重在脾，治以甘温，以补中益气汤、小建中汤、四君子汤等为主方。伤阴的病证，常有久病耗液或热病伤阴的病史，有口燥、咽痛、纳减、便秘、舌红、脉数诸症，主以甘寒，方从仲景"麦门冬汤""复脉汤"等养阴之方加减。他还接受了缪仲淳的用药精髓，提出甘平、甘凉以濡养胃阴的通降之法，用药注重甘凉濡润、柔润滋养。总之，他从甘温和甘寒两个方面，比较全面地把握了对中损的治疗。另外，在甘药理虚之外，他还重视食养，提出"食物自适者即胃喜为补"的观点，借食以辅助药力，恢复胃气。

2.血肉填精 所谓血肉填精是对下焦肝肾亏损、精血耗竭之证，通过血肉有情之品培补下元、栽培生气，达到治疗目的。叶天士在治疗虚损时用药重视肝肾。认为通过"温养有情，栽培生气"达到培养下焦的目的。叶天士指出，虚损之证"非草木攻涤可却""必借血肉之滋填"。其采用血肉有情之属，以其质重、味厚、滋养填补下焦，避免用刚烈的肉桂、附子及苦寒的知母、黄柏。叶天士临证常依据血肉有情之品的不同作用特点，选用相应的药物。

常用的血肉有情之品因证而异：滋肾填精用鳖甲胶、龟甲胶、阿胶、淡菜、海参、鱼鳔等；温通任督用鹿茸、鹿角胶、鹿筋胶、鹿角霜、羊肾等；培元益胃用人乳、牛乳、羊乳、霞天胶等；益肾纳气用紫河车、坎炁等；壮骨填髓用牛、羊、猪的骨髓脊髓，虎胫骨；滋阴潜阳用龟甲、鳖甲、牡蛎；温养扶羸用羊肉、雄乌骨鸡等。临床上，常制成膏、丸等不同剂型，以达最佳的治疗效果。

3.中下兼顾　所谓中下兼顾即脾肾双补，此为叶桂治疗虚损病证的一个重要原则，体现了他对先后天根本的重视。叶天士认为：肾为先天本，主精生；脾为后天本，主安谷。精生是安谷的前提，安谷是精生的保证。对于脾肾俱病的患者，注意脾肾双补。补后天重视养先天，益先天又重视培后天。如在补脾药中加用菟丝子、沙苑子、益智仁、补骨脂、肉苁蓉，乃至枸杞子、熟地黄、女贞子等补肾之品；或在补肾药中加入人参、茯苓、白术、山药等健脾之药。有时用早晚分服之法以补脾肾，例如：脾肾阳虚者，朝服加减八味丸以温肾阳，晚服异功散以扶脾气；肾阴虚而脾阳不足者，朝服都气丸以滋肾阴，午进异功散以运脾阳，使脾肾各受其益，相得益彰。

总之，叶天士治疗虚损病证重视脾肾的思路和具体论治之法不乏独到之处。除强调脾胃分治、濡养胃阴外，其通补阳明，刚柔相济的方法亦颇为可取。其所形成的补益肾脏的独特用药规律，较之六味、八味、左归、右归等以熟地黄为中心的补肾方法又有新的创见。

（二）奇经辨治

叶天士十分重视奇经辨证，在自己实践的基础上，颇有创见地发展了奇经八脉的辨证论治法则。他说"奇经八脉，隶于肝肾为多""冲任血海皆属阳明主司"，其中与肝肾的关系最为密切。病理上，脏腑久病久虚必延及奇经。叶天士奇经病变可以出现在多种杂病中，如虚劳、咳血、遗精、淋浊、泄泻、痿证、脱肛、内伤发热、心悸、耳聋耳鸣、男子疝气、女子带下、癥瘕、积聚、月经失调、崩漏、产后腹痛、恶露淋漓等。奇经虚证多由脾胃、肝肾阴血精气受损，精血不能敷布所致。如久年不孕、月事不调是"肝肾冲任皆损"；寒热遇劳而发是"阳维脉衰，不司维续、护卫、包举"；溲下腐浊是"病伤已在任督"；"久病宜通任督"从奇经论治的观点。

奇经论治分虚实，有"欲通奇脉，务在有情；通补升固，温理奇阳"的治疗原则。调补肝肾，法兼"通""补"。虚乃精血、阴阳之虚，治宜补之；实为气血痹阻、经脉不通，治宜通之。

奇经虚证总以调补肝肾为主。多选用紫河车、鹿角胶、鳖甲、鲍鱼、淡菜、人乳、羊骨髓等血肉有情之品，并常配伍菟丝子、肉苁蓉、当归、枸杞子、巴戟天、沙苑子、补骨脂、杜仲、牛膝等"柔剂通药"，亦即"辛温咸润，乃柔剂通药"，共奏填补之功。一般不单纯使用草木类药物，亦少用肉桂、附子燥热之品或黄柏、知母苦寒之剂。

奇经实证"必用苦辛和芳香，以通脉络"。调理奇经，对八脉不同病证有不同治法，用药富有特色。"冲任皆病，务在宣通气血"，药用当归、川楝子、香附、桂枝、小茴香、厚朴、青皮、陈皮、郁金、降香、乌药、延胡索、泽兰、三棱、莪术、茺蔚子等辛温活血之品以通经脉，治月经不调、癥瘕、积聚、腹痛等证。若冲脉之气随阳明上逆者，须配伍镇潜之品以降逆气，药用紫石英、龙骨、牡蛎、龟甲、鳖甲、半夏、旋覆花等；若带脉失约，下焦不固，可用五味子、湖莲肉、芡实、山药、金樱子、覆盆子、乌贼骨、补骨脂等固涩之品，以收敛精气。其补任脉之阴首选龟甲，因"龟体阴，走任脉"；补督脉之阳首选鹿类壮阳之品，因"鹿性阳，入督脉""鹿茸壮督脉之阳，鹿霜通督脉之气"。叶桂独具特色的奇经辨证论治体系，与临床紧密结合，丰富了中医学的治疗理论。

（三）察舌验齿，充实温热病辨证体系

对温热病邪踞部位、津液存亡、病情轻重以及预后转归等情况，叶天士常通过察舌、验齿、辨斑疹、白㾦等进行辨析，在这方面他积累了丰富的临床经验，每被后人奉为温病诊断之准绳。

1.辨舌 叶天士辨舌包括舌苔、舌质。其辨舌苔，则注意白、黄、黑三种苔色与苔质厚薄润燥的改变；而辨舌质，则着重淡红、绛、紫三种舌色，以及舌神、形、态的变化，并能结合二者，相互参照，综合判断病情。

（1）察舌苔：白苔，舌苔薄白，多见于外感风寒，宜辛散法；舌苔薄白而干，邪虽在卫，而肺津已伤，宜在辛凉方中加入麦冬、花露、芦根汁等轻清之品；苔白厚而干燥，属胃燥气伤，当在滋润药中加甘草，令甘守津还；白苔黏腻，吐出浊厚涎沫，口味甜，为脾瘅病，是湿热气聚所致，当用佩兰等芳香辛散之品；白苔绛底，为湿遏热，当先泄湿透热；舌白如粉而滑，舌质紫绛，属湿邪入膜原，主病情凶险，须急急透解为要。黄苔不甚厚而滑者，热未伤津，仍可清热透表；苔虽薄黄而干者，属邪去而津液被劫，宜甘寒轻剂；苔黄而浊，脘腹痞痛者，可用小陷胸汤或泻心汤苦泄之；苔黄而光滑，为无形湿热中有虚象，但以清利，不可投苦泻；若腹胀满疼痛，苔黄如沉香色、灰黄色、老黄色，或中有断纹，皆当下之。苔黑而滑者，是水来克火也，为阴证，当温之。苔黑而干者，津枯火炽也，急急泻南补北。若黑燥而中心厚，属土燥水竭之象，急以咸苦下之。

（2）辨舌质：温邪入营，舌色必绛。初传营分，绛舌中心尚兼黄白苔，是气分之邪未尽，犹可用泄卫透营，两和之法；舌独中心绛干者，为胃热心营受灼，当于清胃方中加入清心之品；舌尖绛独干，系心火上炎，用导赤散；纯绛鲜色者，乃包络受病，宜犀角、鲜生地、连翘、郁金、石菖蒲等；若平素心虚有痰，外热一陷，里络就闭，须用牛黄丸、至宝丹之类以开其闭；绛舌中心干者，为心胃火燔，劫烁津液，可在凉营方中加入黄连、石膏；若烦渴烦热，舌心干、四边色红、中心或黄或白，乃上焦气热烁津，急用凉膈散，散其无形之热；舌绛望之若干，手扪之有津液，属津亏湿热熏蒸，将成浊痰蒙蔽心包之证；绛舌上有黏腻似苔非苔者，为中夹秽浊之气，宜在清营方中加入芳香之品以逐之；舌绛欲伸出口，而抵齿难骤伸者，是痰阻舌根、内风扰动之证；舌绛光亮，乃胃阴亡，急用甘凉濡润之味；舌绛而干燥，为火邪劫营，凉血清火为要；舌绛而有黄白碎点，为生疳之兆，大红点者为热毒乘心，当用黄连、金汁；绛舌色不鲜，干枯而痿，属肾阴干涸，急以阿胶、鸡子黄、地黄、天冬等救之。

2.验齿 叶天士认为验齿在诊察温热病中具有重要意义。他说："温热之病，看舌之后，亦须验齿。齿为肾之余，龈为胃之络，热邪不燥胃津，必耗肾液。"特别对温邪的耗劫阴液，有一定临床诊断价值。叶天士验齿，主要观察齿之润燥荣枯，验龈则识有无结瓣、齿垢、出血之有无、颜色、形态等。如：齿光燥如石，为胃热甚；齿如枯骨色，属肾水枯，难治。如上半截润，由"水不上承，心火上炎"引起，"急急清心救水"为治。齿垢如灰糕样者，为"胃气无权，津亡湿浊用事"，多死；齿焦有垢，属"肾热胃劫"，当用玉女煎或微下之。

邪热内炽，每易动血，可见到齿缝流血或结瓣于齿。病初起齿缝流清血，兼有齿痛，属"胃火冲激"，无齿痛为"龙火内燔"。动血而结瓣于齿，其"阳血者，色必紫，紫如干漆"，当以"安胃为主"；"阴血者，色必黄，黄如酱瓣"，则须"救肾为要"。

3.辨斑疹、白㾦 温病的发展过程中，在胸背两胁间常可出现斑和疹，"点大而在皮肤之上者为斑，或云头隐隐，或琐碎小粒者为疹"。虽然"斑属血者恒多，疹属气者不少"，但皆是邪气外露之象，故"宜见而不宜多见"。色泽方面，"斑色红者属胃热，紫者热极，黑者胃烂，然

亦必看外症所合，方可断之"。

在具体辨察中，叶天士指出"若斑色紫，小点者，心包热也；点大而紫，胃中热也。黑斑而光亮者，热胜毒盛，虽属不活，若其人气血充者，或依法治之，尚可救；若黑而晦者必死；若黑而隐隐，四旁赤色，火郁内伏，大用清凉透发，间有转红成可救者"。

此外，叶天士还指出了阴斑的不同见症，"如淡红色，四肢清，口不甚渴，脉不洪数，非虚斑即阴斑。或胸微见数点，面赤足冷，或下利清谷，此阴盛格阳于上而见，当温之"。在透发斑疹的过程中，如"神情清爽，为外解里和之意"，如斑疹出而神昏者，属正不胜邪，"内陷为患，或胃津内涸之故"。

叶天士辨识白㾦有独到体会，认为"白㾦小粒，如水晶色者"，为湿热伤肺，邪虽出而气液枯，须用甘药补之。如"白如枯骨者多凶，为气液竭也。"这些宝贵经验，备受后世医家推崇。

综上，叶天士对察舌验齿、辨斑疹、白㾦，见解独到，为后世医家所称许，王士雄曾赞曰："言温热诸证可验齿而辨其治也，真发从来之未发，是于舌苔之外，更添一秘诀，并可垂为后世法。"

四、临床验案

病例一

【原文】苏，向来翻胃，原可撑持，秋季骤加惊扰，厥阳徒升莫制，遂废食不便，消渴不已，如心热。呕吐涎沫，五味中喜食酸甘。肝阴胃汁枯槁殆尽，难任燥药通关。胃属阳土，宜凉宜润，肝为刚脏，宜柔宜和，酸甘两济其阴。

乌梅肉、人参、鲜生地、阿胶、麦冬汁、生白芍。（《临证指南医案·噎膈反胃》）

【按语】本案向来翻胃呕吐，又受惊扰而无法进食，便秘，消渴等证，属胃病阴伤，叶天士反对滥用温燥之品，故均选用甘寒凉润、酸甘养阴之品，津液得复，胃气通降。

病例二

【原文】汪五三，左肢麻木，膝盖中牵纵，忽如针刺。中年后精血内虚，虚风自动，乃阴中之阳损伤。

淡苁蓉干、枸杞、归身、生虎骨、沙苑、巴戟天、明天麻、桑寄生。精羊肉胶、阿胶为丸，早服四钱。交冬加减，用人参丸服。（《临证指南医案·中风》）

【按语】本案是叶天士治中风医案。病机为精血内虚，水不涵木，虚风内动，为阴中阳气受损。治以滋阴息风为主，温阳为辅。

复习思考题

1. 简述叶天士对温病学的主要贡献及对后世的影响。
2. 试论叶天士对脾胃学说的贡献。
3. 简述叶天士阳化内风说。
4. 简论叶天士久病入络说。
5. 试论叶天士理虚大法。
6. 简述叶天士奇经辨治特色。

第二节　薛雪

一、生平与著作

薛雪，字生白，号一瓢，清江苏吴县人。生于康熙二十年（1681），卒于乾隆三十五年（1770）。两征鸿博不就，所著诗文甚富，与叶天士齐名。传说二人常相互抨击，故薛雪称住所为扫叶山庄，自称扫叶山人。

薛雪的代表作是《湿热条辨》。其书首刊于舒松摩的《医师秘笈》中，记载35条，称其为薛雪作。后来在王孟英撰写《温热经纬》一书中，另立《薛生白湿热病篇》，收集条文共46条。据叙，此文得之于友人顾听泉，而顾听泉又得之于友人陈秋纪。但在《吴医汇讲》中，薛雪曾孙薛东来所写的《日讲杂记》八则，在论述其先世事绩时，提出薛雪一生不屑以医见，故无成书。尽管目前对《湿热条辨》是否为薛雪所作有不同看法，但习以成俗将《湿热条辨》归于薛雪门下。全书凡一卷，设46条文，分论湿热诸证证治，每条之下，均附有薛雪自己的注解，详细论述了湿热病的病因病机、发病特点、传变规律、临床证型、遣方用药，是一篇研究湿热病证较系统而完整的文献，具有临床现实意义，所以当时颇为风行。

二、学术理论

（一）湿热病的病因

湿热病是与时令气候密切相关的一种热性病，长夏初秋，溽暑之候，湿中生热，人处于气交之中，怯者着而成病，湿热病总以湿和热为病因。薛雪说："夫热为天之气，湿为地之气，热得湿而愈炽，湿得热而愈横。湿热两分，其病轻而缓；湿热两合，其病重而速。"热得湿则郁遏而不宣，故其势必愈炽；湿得热则蒸腾而上熏，故其势将益横，尤以夏月酷暑，以无形之热，蒸动有形之湿，蕴郁不散，最能致人发病。

薛雪指出："湿热之邪从表伤者十之一二，由口鼻入者，十之八九。阳明为水谷之海，太阴为湿土之脏，故多阳明、太阴受病。""膜原者，外通肌肉，内近胃府，即三焦之门户，实一身之半表半里也，邪由上受，直趋中道，故病多归膜原。"说明湿热病邪的侵犯途径和部位，不同于一般外感热病。湿热病证的产生又与脾气的虚实有密切关系。因脾主为胃行其津液，若脾伤而不健运，湿浊痰饮停聚，内湿素盛，再感受暑热之邪，最易留着而病湿热。反之，内无湿浊痰饮，感受暑热之邪，往往不会病湿温，或虽病亦轻。正如其所说："太阴内伤，湿饮停聚，客邪再至，内外相引，故病湿热。此皆先有内伤，再感客邪，非由腑及脏之谓。若湿热之证，不夹内伤，中气实者，其病必微，或有先因于湿，再因饥穷而病者，亦属内伤夹湿，标本同病。然劳倦伤脾为不足，湿饮停聚为有余，所以内伤外感，孰多孰少，孰实孰虚，又在临证时权衡矣。"指出脾虚湿盛是湿温病产生的内因条件，是十分符合临床实际的。

（二）湿热病的病机

湿热证的病变机理，薛雪强调多在太阴脾土，阳明胃腑，少阳三焦与厥阴肝木诸脏腑。薛雪说："中气实则病在阳明，中气虚则病在太阴。病在二经之表者，多兼少阳三焦；病在二经之里者，每兼厥阴风木。以少阳厥阴同司相火，阳明太阴湿热内郁，郁甚则少火皆成壮火，而表里上下，充斥肆逆，故是证最易耳聋、干呕、发痉、发厥。"这说明，胃实火旺之体，病易归阳明；脾虚多湿之体，病易归太阴；邪踞脾胃，波及表里，少阳厥阴受邪，多致风火内盛。湿热病机及病理变化，至此阐发得十分明白。

三、治疗经验

（一）湿热病证治

《湿热条辨》46条，从辨证论治立说，薛雪从两方面着眼，一是邪气之偏重，是湿重于热，热重于湿，还是湿热并重。二是正气之盛衰及伤阳、伤津的问题。薛雪对湿热病进行了较为全面的分析和论治，可概括为以下七个方面。

1.湿热本证　所谓本证，就是湿热病经常出现的几个重要症状，薛雪认为这是辨识湿热病的提纲，表现为"始恶寒，后但热不寒，汗出胸痞，舌白或黄，口渴不引饮"。以湿为阴邪，始遏其阳，故见恶寒；后则湿郁成热，便只发热，热蒸于湿则出汗；湿蔽清阳则胸痞；湿热交蒸而舌苔白或黄，热则液不升而口渴，湿则饮内留而不欲饮。其症状虽不复杂，却处处都反映出湿与热的特征。

2.湿热表证　湿热表证可分三种，一为湿邪伤表，一为湿在肌肉，一为湿热侵及经脉。湿热伤表者，只是混遏于卫阳之表，而热不显，只见恶寒无汗，身重，头痛，胸痞，腰疼等，故用藿香、香薷、羌活、苍术皮、薄荷、牛蒡子等以散湿。湿热伤及阳明之肌表，症见恶寒发热，汗出，身重，关节痛，胸痞，腰痛，宜滑石、大豆黄卷、茯苓皮、苍术皮、藿香叶、鲜荷叶、白通草、桔梗等，散在肌表之湿，复以清胃脘之热。若湿热侵及经络脉隧，病三四日，而见四肢牵引拘急，甚则角弓反张，宜用鲜地龙、秦艽、威灵仙、滑石、苍耳子、丝瓜络、海风藤等味，一以散风胜湿，二以疏风通络。

3.湿邪偏盛

（1）有湿滞阳明证：舌苔遍体白，液不上升而口渴，宜用厚朴、草果、半夏、干菖蒲以辛开之，使其上焦得通，津液得下。湿邪伤少阴之阳证，身冷汗泄，胸痞口渴，舌苔白，脉细。由于湿邪阻遏，阳气不能施化所致，宜人参、白术、附子、茯苓、益智仁等以温化之。

（2）湿困太阴证：每见于暑月，病初起，但恶寒，面黄，口不渴，神倦肢懒，腹痛下利，脉沉弱。此为太阴之阳气不足，湿浊弥漫困之，宜仿缩脾饮（缩砂仁、乌梅肉、煨草果、炙甘草、干葛、白扁豆），甚则大顺散（甘草、干姜、杏仁、肉桂）、来复丹（硝石、硫黄、太阴玄精石、五灵脂、青皮、陈皮）法。

（3）外感寒湿证：皮肤蒸热，凛凛恶寒，头重自汗，烦渴，或腹痛吐泻。每见于暑月乘凉饮冷，因感受寒湿之邪，阳气为阴寒所遏，故用香薷、厚朴、扁豆等味以散阴邪而发越阳气。

（4）湿浊内阻证：症见腹痛，吐利，胸痞，脉缓。乃暑湿浊邪，伤太阴之气，以致土用不宜，太阴告困，宜缩脾饮以芳香涤秽，辛燥化湿为制。

（5）寒湿内留证：上吐下泻，水谷不分，肢冷脉伏。皆由于暑月饮冷过多，脾胃之阳为寒湿所蒙，不得升越之故，故宜温热之剂大顺散，以调脾胃，利气散寒。

（6）湿伤脾肾证：肠痛下利，胸痞，烦躁，口渴，脉数大，按之豁然空着。此不但湿邪伤脾，更有寒邪伤肾，故见烦躁、口渴、脉虚大等虚阳外越之象，而非邪热内扰。宜用冷香饮子（生附子、草果、橘红、炙甘草、生姜）凉服，待下咽之后，冷气既消，热性乃发，庶几药性与病气无扞格之虞。

4.湿热俱盛 湿热两合为病，若治湿过用温燥易助生火热，清热过用寒凉而使湿滞不化。湿与热邪合而为病，约有三种。

（1）湿热参半：舌根白，舌尖红，此湿渐化热，余湿犹滞，宜蔻仁、半夏、干菖蒲、大豆黄卷，连翘、绿豆衣、六一散等，于辛泄之中佐以清热，即所以存阳明之液。

（2）湿热俱盛：初起即胸闷不知人，瞀乱大叫痛，为湿与热邪俱盛，阻闭上中二焦之候，宜草果、槟榔、鲜菖蒲、芫荽、六一散各重用，或加皂角，地浆水煎，以祛湿清热，其所以利湿药多于清热药者，以其初起即闭，不得不以辛通开闭为急务也。

（3）湿热两滞于阳明之经：壮热口渴，自汗，身重胸痞，脉洪大而长。此太阴之湿与阳明之热合而为病，热多于湿之候。宜白虎加苍术汤。

以上湿热并重之证，薛雪强调湿热兼顾，或辛泄中佐以清热，或祛湿清热两合，并且分清先后缓急，可谓得其要领。

5.邪滞三焦 湿热邪气多由口鼻而入，故能直趋膜原，弥漫于三焦，而见壮热，烦渴，舌焦红或缩。斑疹、胸痞、自利，宜大剂犀角、羚羊角、生地黄、玄参、银花露、紫草、方诸水、金汁、鲜菖蒲等，以清阳明之热，救阳明之液为急务，恐其胃液不存，终将自焚也。

其在上焦者，或湿热蒙散清阳。而见脘中微闷，知饥不食，宜藿香叶、薄荷叶、鲜荷叶、枇杷叶、佩兰叶、芦根、冬瓜仁，以宣上焦阳气，则肺胃自能清降。或初起即壮热口渴、脘闷懊忄农、眼欲闭、时时谵语，乃邪郁心包，肺气不舒之候，宜枳壳、桔梗、淡豆豉、生山栀，无汗者加葛根等涌泄之剂，引胃脘之阳，而开心胸之表。其在中焦者，多见发热汗出。胸痞口渴，舌白，宜藿梗、蔻仁、杏仁、枳壳、桔梗、郁金、苍术、厚朴、草果、半夏、干菖蒲、佩兰叶、六一散，以开泄中焦气分利其湿郁。其在下焦者，症见自利，尿赤，口渴。总由湿浊太盛，郁而化热之候，宜滑石、猪苓、茯苓、泽泻、萆薢、通草等分利为治。若热邪充斥表里三焦，症见舌焦红或缩，斑疹、胸痞，自利，神昏惊厥，宜大剂犀角、羚羊角、生地黄、玄参、银花露、紫草、鲜菖蒲等味。总之，薛雪治上焦湿热重在宜散涌泄，以透达心肺胸膈气机，治中焦湿热在于开泄中焦气机，治下焦湿热重视淡渗通利。如此开上、畅中、渗下，可谓掌握了湿热病治疗的要领。

6.湿热变证 湿热证十余日后，热邪传入厥阴，左关弦数、腹时痛、肛门热痛，此血液内燥，宜以白头翁法凉血散邪。若热入阳明，症见下利宜用小承气汤法。湿热证经水适来，壮热口渴，谵语神昏，胸腹痛，或舌无苔，脉滑数，此热入血室、邪陷营分，宜大剂犀角、紫草、茜根、贯众、连翘、银花露、鲜菖蒲等以凉血解毒。湿热证，上下失血，或汗血，此毒邪入营，走窜欲泄，宜用大剂犀角、生地黄、丹皮、赤芍、连翘、紫草、茜根、银花露等凉血解毒药，"以救阴而泄邪，邪解而血自止"，血止之后须进参芪善后。湿热证，三四日即口噤、四肢牵引拘急，甚则角弓反张，此湿邪夹风邪侵入经络脉隧中，宜用鲜地龙、秦艽、威灵仙、滑石、苍耳子、丝瓜藤、海风藤等以胜湿息风。湿热证，数日后汗出热不除，或痉、忽头痛不止者，此湿热伤营、肝风上逆、血不营筋，宜用羚羊角、蔓荆子、钩藤、玄参、生地黄、女贞子等，息风为标、养营为本。湿热证，壮热口渴、舌黄或焦红、发痉、神昏谵语或笑，此热耗营血、邪灼心包，宜用连翘、犀羚角、生地黄、玄参、银花露、钩藤、鲜菖蒲、至宝丹等，清热救阴，泄邪平肝。

7.余邪之证 湿热证十余日大势已退，唯余邪尚留滞经络，而见口渴汗出、骨节痛者，湿邪未尽，阴液先伤也，宜元米（即糯米）汤泡於术，隔一宿，去术煎饮，以养阴逐湿。尚有诸症皆退，唯目瞑则惊悸梦惕，乃余邪内留，胆气未舒所致，宜酒浸郁李仁、姜汁、酸枣仁、猪胆皮以去滞安神。

综上所述，湿温是夏秋雨湿季节感受湿热病邪的一种外感热病，历代医家多有论述，但直至清朝薛雪的《湿热条辨》才对它做了深刻研究。全文46条，条缕分析，条条有注。全面系统地论述了湿热病的病因病机、发病部位、感邪途径、病机演变情况。《湿热条辨》中根据湿热证的不同部位和湿、热的偏盛，为湿热证辨证论治做出了贡献，影响极其深远。

四、临床验案

病例一

【原文】湿温初起病本湿温，元气不能载邪外出，有直犯中焦之势矣。拟以栀豉上下分开之，姜芩左右升降之，芳香之草横解之，以冀廓清诸邪，未识得奏肤功否？黑山栀、淡芩、川郁金、生香附、炒香豉、生姜、鲜石菖蒲、生甘草。（《三家医案合刻》）

【按语】香豉使邪从上而泄，山栀使邪从下而走，生姜左宣，淡芩右降，郁金、香附、菖蒲一类芳香之品，所以横解四旁，苦燥与辛散并用，凡湿温邪在募原而未入脏腑者，最宜此法。

病例二

【原文】湿温气虚体盛之人气必弱，寒热乍起，即现小便短数，头项瞤动，舌干齿燥气促，脉左弦右弱，渴不欲饮，皆正不胜邪之象，恐其乘津液之衰，遽尔内陷，宜谨慎斟酌，缘此时正当燥令故耳。天花粉、卷竹叶、厚橘红、青蒿梗、麦冬、六一散。（《三家医案合刻》）

【按语】此为素体湿盛气虚，感伤风温邪气之证，寒热、小便短数、头项瞤动、舌干齿燥、气促而渴。脉左弦，统为风热伤津之证，右脉弱，不欲饮，津气虽虚，而邪尚未内陷，故用麦冬、天花粉以保津液，其余诸品所以胜风热也。

复习思考题

1. 简述湿热病的病因病机。
2. 简述湿热病的提纲。
3. 试述湿热病的辨证特点。

第三节　王士雄

一、生平与著作

王士雄，字孟英，号潜斋，自号半痴山人、随息居士，晚号梦隐，其远祖系安化（今甘肃庆阳市）人，后移居盐官（今浙江海宁市），再迁入钱塘（今江苏杭州市）定居，王士雄生于清嘉庆十三年（1808），卒于同治七年（1868），享年61岁。其世代为医，曾祖王学权有《重庆堂随笔》留世。王士雄14岁时，父殁，自此继承家学，闭门读书10年，博采众家之长，在诊治温热、温疫、霍乱等方面提出了独特的见解，成为我国晚清时期著名的温病学家之一。

王士雄著作颇丰，主要有《温热经纬》《随息居重订霍乱论》《随息居饮食谱》《王氏医案》《王氏医案续编》《王氏医案三编》《归砚录》《乘桴医影》《潜斋简效方》《四科简效方》《鸡鸣录》，参注或校订的医书有《重庆堂随笔》《女科辑要按》《古今医案按选》《医砭》《言医选评》《校订愿体医话良方》《柳州医话良方》《洄溪医案按》《叶案批谬》等。其中较有代表性的温病学著作为如下两种：

《温热经纬》5卷，卷一选辑《内经》有关温病的记载；卷二选辑张仲景《伤寒杂病论》有关温病的记载；卷三选辑叶天士的两篇名著《外感温热》及《三时伏气外感》；卷四选辑陈平伯的《外感温病篇》、薛雪的《湿热病》、余霖的《疫病》；卷五为温病方论，共选113方。本书以纂辑为主，发挥为辅，以轩岐及仲景之文为经，后世温病名家叶、薛、陈、余等之辨为纬，故名《温热经纬》，可谓集清代及以前温病学说之大成者。

《随息居重订霍乱论》凡4篇，包括病情第一、治法第二、医案第三、药方第四等内容，王士雄总结多年救治霍乱病经验而成，为霍乱病论治专著。王士雄将霍乱分为时疫霍乱和寒霍乱两种。时疫霍乱"流行似疫，世之所同"，具有传染性，其病因是疫邪，与饮水恶浊有关，其性质属湿热秽浊。寒霍乱则"偶有所伤，人之所独"。同时分别提出了相应的治疗方案。

二、学术理论

（一）总结和阐发伏气温病

温病分新感温病与伏气温病两类。新感温病是由表及里，由卫气及营血。伏气温病则是由里出表，由血分达气分。王士雄侧重阐发伏气温病，而对新感温病则遵循叶桂卫气营血辨证方法，进行诊治。

王士雄首先肯定伏气温病的存在，并辨析了伏气温病发病特征、传变规律和治疗大法，补前人之所未备。他认为："若伏气温病，自里出表。乃先从血分而后达于气分，故起病之初，往往舌润而无苔垢，但察其脉，软而或弦，或微数，口未渴而心烦恶热，即宜投以清解营阴之药，迫邪从气分而化，苔始渐布，然后再清其气分可也。伏邪重者，初起即舌绛咽干，甚有肢冷脉伏之假象，亟宜大清阴分伏邪，继必厚腻黄浊之苔渐生……更有邪伏深沉，不能一齐外出者，虽治之得法，而苔退舌淡之后，逾一二日舌复干绛，苔复黄燥，正如抽蕉剥茧，层出不穷。"

（二）辨析暑之性质与特点

王士雄在辨别六气属性时，尤其对暑的性质与特点论述颇详，并有独到见解。

1.暑为阳为热　王士雄认为，风寒暑湿燥火各有阴阳属性，暑统风火为阳，寒统燥湿为阴。虽然六气的阴阳属性不是绝对的，但暑之性属阳是不变的。王士雄云："暑为阳气，寒为阴气，乃天地间显然易知之事，并无深微难测之理，而从来歧说偏多，岂不可笑。"他认为世俗"阳邪为热，阴邪为暑"的说法不甚恰当。

2.火四时皆有，暑独盛于夏　王士雄在论述暑与火的关系时指出："寒暑燥湿风，乃五行之气，合于五脏者也。唯暑独盛于夏令，火则四时皆有。析而言之，故曰六气。然三时之暖燠，虽不可以暑称之，亦何莫非丽日之煦照乎？须知暑即日之气也，日为众阳之宗，阳燧承之，火立至焉。以五行论，言暑则火在其中矣，非五气外另有一气也。若风寒燥湿悉能化火，此由郁遏使然，又不可与天之五气统同而论矣。"

3.暑多兼湿，非暑必兼湿　王士雄针对世人"暑必兼湿"之说，指出："暑与湿原是二气，虽易兼感，实非暑中必定有湿也。譬如暑与风亦多兼感，岂可谓暑中必有风耶？若谓热与湿合，始名为暑，然则寒与风合，又将何称？""故论暑者，须知为天上烈日之炎威，不可误以湿热二气，并作一气，始为暑也。而治暑者，须知其挟湿为多焉。"其强调暑多兼湿，非谓暑必兼湿。

4.暑热易耗气伤津　李杲引《素问·刺志论》谓："气虚身热，得之伤暑，热伤气故也。"暑为阳邪最易耗气伤津，故见四肢困倦、精神减少、身热、口渴、自汗等症。王士雄认为李杲清暑益气汤"虽有清暑之名，而无清暑之实"，并据证而创制新方，用西洋参、石斛、麦冬、黄连、竹叶、荷梗、知母、甘草、粳米、西瓜翠衣等药，以清暑热、益元气、生津液。此方所治与暑热耗气伤津之证的病机颇为契合，为后世医家治暑病所宗。

5.反对妄设阴暑、阳暑病名 张介宾首次提出"阴暑""阳暑"之名，他说："阴暑者，因暑而受寒者也。凡人之畏暑贪凉，不避寒气，则或于深堂大厦，或于风地树阴，或以乍热乍寒之时，不谨衣被，以致寒邪袭于肌表，而病为发热头痛、无汗恶寒、身形拘急、肢体酸疼等证，此以暑月受寒，故名阴暑，即伤寒也……阳暑者，乃因暑而受热者也。在仲景即谓之中喝，凡以盛暑烈日之时，或于长途，或于田野，不辞劳苦，以致热毒伤阴，而病为头疼烦躁、肌体大热、大渴大汗、脉浮气喘或无气以动等证，此以暑月受热，故名阳暑。"张介宾所谓阴暑、阳暑之分，实乃暑月伤寒及暑月伤热之别，暑月伤寒为阴暑，暑月伤热为阳暑。后人从其说者甚众。

王士雄反对将暑分为"阴暑""阳暑"。他指出："若知暑为热气，则不可冠以阴字。其实彼所谓阴者，即夏月之伤于寒湿者耳。设云暑有阴阳，则寒亦有阴阳矣。不知寒者水之气也，热者火之气也，水火定位，寒热有一定之阴阳。寒邪传变，虽能化热，而感于人也，从无阳寒之说。人身虽有阴火，而六气中不闻有寒火之名。"王士雄暑邪纯阳无阴之说，对澄清暑邪本身的属性，防止概念上的混淆起到了积极的作用。

（三）霍乱病的辨证论治

王士雄之前诸多医家对具有传染性霍乱的病机认识模糊，所以多沿用《伤寒论》理中汤、四逆汤等加以治疗，导致"司命者罔知所措，死者实多"的结局。王士雄根据多年临床研究经验，认为霍乱应分热霍乱（时疫霍乱）与寒霍乱（非时疫霍乱），并具体提出了辨证论治的方法。

1.霍乱病的病因和特点 时疫霍乱的病因非一般六淫之气，主要是触犯臭毒，与饮水恶浊有关，其发也"多在夏热亢旱酷暑之年"，来势卒暴，具有传染性，经口鼻直趋中焦，影响脾胃升降之机，使清浊不分，清者不升，浊者不降，清浊相干，乱于顷刻，以吐泻交作为主症；甚则夺津生风，而为霍乱转筋。寒霍乱的病因，主要是外感六淫（以寒邪、湿邪、风邪为主）与内伤饮食所致，不具有传染性。王士雄强调："热霍乱流行似疫，世之所同也。寒霍乱偶有所伤，人之所独也。巢氏所论虽详，乃寻常霍乱耳。执此以治时行霍乱，犹腐儒将兵，其不覆败者鲜矣。"

2.霍乱病的辨证与治疗 王士雄指出：时疫霍乱症见吐泻卒暴、吐下酸秽恶臭，并兼小便赤短或点滴不利或闭而全无、大便灼热、舌苔黏腻或白厚或黄厚。重则厥逆烦躁，甚或手足厥冷，唇面爪甲青紫，目陷脉伏。并创立燃照汤、黄芩定乱汤与蚕矢汤三大名方以治之。

王士雄认为：寒霍乱得之坐风凉、起居任意、冰瓜水果、恣食为常，虽在盛夏所患多非暑病。其症见泄泻，甚则吐泻并作，所泄必是清谷而非臭秽，所吐亦必澄澈而非酸浊，口不渴，小便自利。同时制定了较为具体的治疗措施：轻则用藿香正气散，或平胃散加木香、藿香、生姜、半夏之类；湿盛而四肢重着、骨节烦疼者，用胃苓汤加木香、藿香、大腹皮之类；七情郁结、寒食停滞者，用厚朴汤、治中汤；头疼恶寒无汗者，用香薷饮先解其表，随以大顺散调其里；如果脉弱阳虚、腹痛喜得温按、泻出不臭者，用来复丹；若吐泻不止、元气耗散，或水粒不入，或口渴喜冷而不多饮，或恶寒战栗、手足逆冷，或烦热发躁、揭去衣被、但察其泻出不臭者，乃内虚阴盛格阳，宜用理中汤，甚则用四逆汤加食盐少许。更有暴泻如水、冷汗四逆、脉弱不能言者，急进浆水散以救之，并宜冷服。上述实由避暑而反为寒伤致病，若拘泥时令，误投清暑之剂而更助其阴，则顷刻亡阳而莫救。

三、治疗经验

（一）重视疏瀹气机

《素问·六微旨大论》云："出入废则神机化灭，升降息则气立孤危。"王士雄以《内经》学术思想为基础，研究了历代医家有关"气"的论述，认为人体脏腑组织的正常生理活动都是"气化"起着主导作用，人体疾病之发生变化，也就是气在体内的运行发生了故障，产生出临床种种症状，此即《内经》"百病皆生于气"的思想。基于此，王士雄提出"人身气贵流行，百病皆由愆滞"的独到见解。根据气失调和的病机，治法唯宜疏瀹"调其愆而使之不愆，治外感、内伤诸病，无余蕴矣"。王士雄临床以疏瀹气机为要诀，受喻昌在《医门法律·大气论》中所谓"统摄营卫、脏腑、经络，而令充周无间，环流不息，通体节节皆灵者，全赖胸中大气为之主持"的启发，结合临床经验，指出调理气机，应首先宣展肺气。以肺主一身之气，司治节，性清肃，若"肺既不主清肃，一身之气皆滞也"，故调气之法，重在宣肺。王士雄主张："以大剂轻淡之品，肃清气道，俾一身治节之令，肝胆逆升之火，胃腑逗留之浊，枢机郁遏之热，水饮凝滞之痰，咸得下趋，自可自愈。"《归砚录·卷二》

王士雄临证处方，善用轻清灵动之品，习用枇杷叶、杏仁、前胡、桔梗、旋覆花、薤白、白前、马兜铃、紫菀、芦根、薏苡仁、射干、瓜蒌、贝母、冬瓜子、莱菔子等药。正如杨素园在评述王士雄医案时说："不论用补用清，悉以运枢机、通经络为妙用。"这一评价十分中肯。

（二）临证擅长治痰

王士雄认为凡病皆可致气机愆滞，导致气机愆滞的原因虽有多种，而以痰浊阻滞为常见。因此王士雄临床无论治温病还是治杂证，都注重从痰论治，仅从《王氏医案绎注》收录的450余案来看，配合化痰药论治者竟达300余首。其尤善用涤痰法治疗温病。王士雄认为痰证因多种原因产生，或平素过啖肥甘，变生痰浊；或脾虚湿盛，运化无权，湿聚痰生；或素有痰饮，盘踞胸中；或因湿热俱盛，熬炼成痰，尤在温病病程中的病理产物，更易成痰；或温邪外感，与素蕴之痰浊、湿饮相互搏结，胶固不解，则无形之邪热依附于有形之痰浊湿饮而难散；或为温邪夹湿饮上逆；或湿热蒸痰湿而弥散三焦。王士雄还强调痰的生成与气机失调密切相关。气滞则痰生，痰、火、气三者互相胶结，互为因果。津液既为邪火灼烁以成痰，而痰生成之后，又为邪热之肇端。

痰证辨证，王士雄运用望闻问切，四诊合参，以辨病性。如曰："凡视温证，必察胸脘，如拒按者，必先开泄；若苔白不渴，多挟痰湿，轻者橘、蔻、菖、薤，重者枳实、连、夏，皆可用之；虽舌绛神昏，但胸下拒按，即不可率投凉润，必参以辛开之品，始有效也。"胸脘为气海，胸脘拒按表明气机痹滞，胸下拒按，苔白不渴，肺胃必有痰湿，治宜辛开苦泄；即使舌绛神昏，但痰湿痹阻，气化不行，故仍不可纯用凉润，碍其枢机，而应佐以辛开芳化，使气机运转，痰湿得化。温病夹痰，除必察胸脘外，详问口中感觉亦为必要。王士雄指出："苔虽白而不燥，还须问其口中和否，如口中自觉黏腻，则湿渐化热，仅可用厚朴、槟物等苦辛微温之品。口中苦渴者，邪已化热，不但大温不可用，必改用淡渗苦降微凉之剂矣；或渴喜热饮者，邪虽化热而痰饮内盛也，宜温胆汤加黄连。"王士雄从外证的细微差异斗外辨析病机转变的异同，从而确定相应的治法，药随证转，疗效自佳。治痰大法，王士雄重在清涤，强调欲清气道之邪，必先去其所依附之痰。所用清热蠲痰、顺气蠲痰、通络蠲痰、攻下涤痰、行水涤痰、滋阴化痰、清热凉血化痰、清心开窍涤痰、清热息风涤痰、清热行瘀涤痰诸法，关键在于通过斡旋气机来宣展肺的治节功能。王士雄常据证选用栝楼薤白汤、橘皮竹茹汤、千金苇茎汤、小陷胸汤、温胆汤、当归龙荟丸、雪羹汤等方。其用药特点，在于不犯味温升，厚浊之味亦避之。至于阴虚有痰者，堪称难治，王士雄常权衡阴虚与痰热两者孰轻孰重，运用"寓补于消"或"寓消于补"法。他祛痰药与养阴药配伍，既无伤律之弊，还可助津液之敷布，妙在养阴而不滋腻恋邪，化痰而不伤阴。

王士雄以《内经》及仲景之文中有关温热病的论述为经，以叶天士、薛雪、陈平伯、余霖诸家之说为纬，并附以个人见解，对清以前的温病学说做了一次全面的总结。其论温病，着重总结和阐发伏气温病辨治规律；其论六气属性，着重辨析暑之性质与特点；其论霍乱，着重区分时疫霍乱与寒霍乱的辨治。诚如他所说："俾读者先将温、暑、湿、热诸病名了然于胸中，然后博览群书，庶不为其所眩惑，而知所取舍矣。"

四、临床验案

病例一

【原文】丁酉八九月间，杭州盛行霍乱转筋之证，有沈氏妇者，夜深患此，继即音哑厥逆，比晓，其夫惶惶求治，余诊其脉，弦细以涩，两尺如无，口极渴而沾饮即吐不已，足腓坚硬如石，转时痛楚欲绝。乃暑湿内伏，阻塞气机，宣降无权，乱而上逆也。为仿《金匮》鸡矢白散例，而处蚕矢汤一方，令以阴阳水煎成，候凉徐服。此药入口竟不吐。外以烧酒令人用力摩擦其转戾坚硬之处，擦及时许，郁热散而筋结始软。再以盐卤浸之，遂不转戾，吐泻渐止。晡时复以前药半剂，夜得安寐，次日但觉困极耳。与致和汤数服而痊。后治相类者多人，悉以是法出入获效。(《随息居重订霍乱论·医案篇·梦影》)

【按语】本案为"时疫霍乱"热证，病因为外感暑湿疫疠之邪，内伏化火，阻滞枢机，宣降失度，清浊相干，乱于肠胃。王士雄据证仿《金匮要略》鸡矢白散法，自拟蚕矢汤。取阴阳水火交通，升清降浊之意。再辅以外治法散郁通络。服药次日，恶候渐平，但阴津大亏，用致和汤益气滋阴而痊。

病例二

【原文】戚媪者，年六十余矣，自幼佣食于杭州黄莲泉家，忠勤敏干，老而弥甚，主仆之谊，胜于亲戚也。壬寅秋，患霍乱转筋，余视之，暑也，投蚕矢汤，两服而接。三日后，忽堪卧不能反侧，气少不能语言，不食不饮。莲泉惶惧，就近邀一老医诊之，以为霍乱皆属于寒，且昏沉欲脱，定附子理中汤一方。莲泉知药猛烈，不敢遽投，商之王君安伯，安伯云：且勿服也。若谓寒证，则前日之药，下咽即毙，吐泻安能渐止乎？莲泉大悟，仍著人飞刺，招余往勘。余曰：此高年之体，元气随吐泻而虚，治宜用补。第余暑未消，热药在所禁耳。若在孟浪之家，必以前之凉药为未当，今日温补为极是，纵下咽不及救，亦唯归罪于前手寒凉之误也。设初起即误死于温补，而举世亦但知霍乱转筋是危险之病，从无一人知此证有阴阳之异，治法有寒热之殊，而一正其得失者。况一老年仆媪，非贤主人，亦焉肯如是之悉心访治乎？此病之所以不易治，而医之所以不可为也。今莲泉见姜附而生疑，安伯察病机之已转，主人恺恻而心虚，客亦多才而有识，二美相济，遂使病者跳出鬼门关，医者卸脱无妄罪。幸矣，幸矣！乃以高丽参、麦冬、知母、葳蕤、木瓜、扁豆、石斛、白芍、薏苡仁、甘草、茯苓等，服六剂，始能言动，渐进饮食，调理月余而健，簏斋谓余云：此余热未清，正气大虚者之治法。更有不因虚而余焰复燃者，须用炼雄丹治之。(《随息居重订霍乱论·医案篇·梦影》)

【按语】本案虽未详述初病脉症，但据蚕矢汤主治来看，除转筋而外，当有肢冷吐泻、口渴烦躁、目陷脉伏等症，故药投两剂，暑热渐减，郁阳渐伸，诸症亦随之而渐退。然患者年逾六旬，元气久已暗亏，复霍乱吐泻，其虚益甚，唯在邪盛时不易觉察，待至邪气渐退，虚象毕露，蜷卧、少气、不食不饮诸症见矣。但余暑未清，阴液未复，药难遽进温补，亦叶桂所谓"炉烟虽息，灰中有火"，岂可孟浪为之。王士雄选用甘温甘凉，双补气液，乃两顾阴阳妙法。方虽和平，竟获起死回生之效，这是善用轻灵清淡之足式者。

复习思考题

1.《温热经纬》以何为经？以何为纬？其主要内容是什么？试分析《温热经纬》在温病学发展中的贡献。

2. 王士雄所论伏气温病的辨治规律是什么？

3. 王士雄对暑是如何认识的？王士雄反对"暑必夹湿""暑分阴阳"之说，你是如何看待的？

4. 王士雄对寒霍乱的病因病机及辨证治疗是怎样论述的？

5. 你对王士雄治疗温病的用药特点是如何理解的？

第四节　吴瑭

一、生平与著作

吴瑭，字配珩，号鞠通，江苏淮阴人。生活于1758—1836年（清乾隆二十三年—道光十六年）。著有《温病条辨》《医医病书》《吴鞠通医案》三书。

《温病条辨》7卷。乃吴瑭在历代名著精华基础上，结合自己的临床经验，仿《伤寒论》之体例编撰而成。卷首为原病篇，引述《内经》有关温病原文并加以注释。卷一至卷三为上中下三篇，分述三焦温病。卷四为杂说，讨论温病有关学理。卷五为解产难，卷六为解儿难，结合温病的理论来专题讨论妇、儿科病证。全书依据金·刘完素"三焦分治"的方法，综合明清诸多医家学术思想，尤其是叶天士辨治温病的治验，创立了温病三焦辨证论治体系——以三焦统卫气营血，由此使温病的辨证论治彻底从《伤寒论》的范畴中分离出来。

《医医病书》1卷，共载医论72篇，附4论，该书出版目的有二："一以医流俗之病"，讨论医生医德、医术及其弊端；"一以补前刻之缺"，即补充《温病条辨》未及的内伤与杂病内容，"以之补偏救弊，捍卫民生"。

《吴鞠通医案》4卷，为吴瑭平生治验的记录，共载376验案，涉及相关病证49种。卷一为温病、伤寒治案，卷二、卷三为杂病治案，卷四为妇、儿科病案。此书为吴瑭理论联系实际的治疗心得，对多种疾病认识深刻，疗效确当。

二、学术理论

（一）寒温水火阴阳辨

吴瑭认为张仲景作《伤寒论》，虽为后世医学之主，但尚未能全部概括《内经》之义蕴，其专为论治伤寒病而设，并未包含温病辨治方法。吴瑭根据多年治疗温病的经验，提出天地运行之阴阳平和、人生之阴阳亦平和即无病，天地与人之阴阳一有所偏，即为病也；偏于火者病温、病热，偏于水者病清、病寒，"烛其为水之病也，而温之热之；烛其为火之病也，而凉之寒之，各救其偏，以抵于平和"，此两大法门之辨也。他反复论述水火阴阳之别，目的在于阐明伤寒温病的不同。

吴瑭以分辨阴阳水火理论作为区别伤寒温病的指导思想，认为伤寒之原原于水，温病之原原于火，而火能克金，先伤上焦，便采用了三焦辨证的纲领，以区别于伤寒的六经分证；又根据阳能伤阴、热能耗液，力倡清热养阴之法，以区别于伤寒之重于扶阳抑阴；同时从病因、病机、邪侵途径、病变性质与症状、传变过程及治疗等多方面，将温病与伤寒区别开来，目的是使温病从伤寒的范畴彻底分离出来，自成完整的辨治体系。

寒温水火阴阳辨是吴瑭区分伤寒温病的纲领，也是其温热学说形成的根基。这一理论的产生丰富了中医学外感病学理论，确立了中医学寒、温两大辨治体系，对中医学的发展做出了重大贡献。吴瑭的寒热水火阴阳辨，为温病的治法提供了理论依据。

（二）温病的三焦辨治

吴瑭在《内经》三焦理论的指导下，又参考了刘完素、罗天益、喻昌等三焦分证学说，分析温病的病机、传变与辨证，并指导立法与治疗，进而创立了三焦辨证论治新体系。

吴瑭认为，温病的广义概念包含风温、温热、温疫、温毒、暑温、湿温、秋燥、冬温、温疟等9个类型。他提出："凡病温者，始于上焦，在手太阴。""肺病逆传，则为心包。上焦病不治，则传中焦，胃与脾也；中焦病不治，即传下焦，肝与肾也。始上焦，终下焦，温病以手经为主。"指出三焦分证应以脏腑为依据，明确了温病各个病理阶段的病变部位，即上焦病为肺与心包之证，中焦病为脾与胃之证，下焦病为肝与肾之证，此为吴瑭温病理论较为突出的特点。三焦传变不是呆板一律的，而是根据具体病证的不同，不完全拘泥于由上而下依次相传，亦有两焦俱病，或三焦俱急者，以三焦传变，有常有变。

吴瑭还强调了三焦诸病的治疗法则，"治上焦如羽，非轻不举；治中焦如衡，非平不安；治下焦如权，非重不沉"。即上焦肺卫之病治宜轻清宣透；中焦病应权衡湿与热孰轻孰重，实则阳明，以热为重，虚则太阴，以湿为重，针对病机转化而调治；下焦之病多用填补与潜镇两法，肾阴耗竭法当填补，肝风内动治宜潜镇。

吴瑭的三焦辨证，以三焦为纲，诸病为目，对9种温病做了详尽阐发，其中论三焦并不排斥张仲景的六经辨证和叶桂的卫气营血辨证；以三焦为经，六经和卫气营血辨证为纬，相辅相成，相互为用，弥补了六经和卫气营血辨证的不足，使温病的辨证理论更加完整、系统、全面，从而有效地指导着温病的治疗。

（三）确定治疗外感热病的清热养阴大法

清热养阴法最早见于《伤寒论》，代表方剂有白虎汤、阿胶鸡子黄汤等。至刘完素提出具体的治疗大法"清热解毒，养阴退阳"，后朱丹溪创立滋阴降火法，叶天士治疗温病积累了丰富的经验，为吴瑭确立清热养阴法奠定了坚实的理论基础。

1.清表热三方　吴瑭在叶天士"肺合皮毛而主气，故云在表，初用辛凉轻剂"理论指导下，结合自己的临证实践提出了清表热三法。

辛凉轻剂桑菊饮适用于太阴风温邪在卫分证。热伤肺络虽咳但身不甚热，微渴，肺为清虚之脏，微苦则降，辛凉则平，故宜辛甘化风、辛凉微苦之方，以桑叶、菊花为主药，桑叶走肺络而宣肺气，菊花芳香味甘，诸药相合，共奏清热解表、宣肺止咳之功。

辛凉平剂银翘散适用于太阴风温邪在肺卫证。症见但热不恶寒，口渴，此乃风热伤肺、邪热伤津之证，宜用金银花、连翘、薄荷、豆豉、芥穗、鲜苇根等轻清之品。强调香气大出即取服，因肺药取轻清，药轻则不效，药重则过病所，故取介于轻剂与重剂之间的平剂，轻扬之而取效。

辛凉重剂白虎汤适用于太阴温病而见脉浮洪、渴甚、大汗、面赤、恶热、舌黄，邪在肺经气分，热较重，津液已伤，故用石膏、知母等清热保津之品为主。

2.清里热三法　清络法适用于暑温发汗后余邪不解及暑伤肺经气分之轻证，以身热口渴不甚、但头微胀、目不了了为主。欲清肺络之余邪，非芳香轻药不能解之，故清络饮中用大量鲜品以清暑热、化湿浊。清营法适用于邪热入营，以脉虚夜寐不安、烦渴舌赤、时有谵语、目常开不闭或喜闭不开为主要症状，方用清营汤清营中之热，保离中之虚，用咸寒苦甘之品以清以养。清宫法适用于热入心包、闭阻心窍以致神昏谵语者。清宫汤中以玄参心、莲子心、竹叶卷心、连翘心、犀角尖、连心麦冬等诸心药清秽浊之品，补心中之生气，救性命于微芒。

3.养阴三种复脉汤　吴瑭认为"热邪深入，或在少阴，或在厥阴，均宜复脉"。

一甲复脉汤（咸寒兼涩法）适用于下焦温病但大便溏者，药用加减复脉汤，去麻仁，加牡蛎，以养而涩之。

二甲复脉汤（咸寒甘润法）适用于热邪深入下焦，需急防痉厥。见脉沉数，舌干齿黑，手指但觉蠕动，药用加减复脉汤，加生牡蛎、生鳖甲，以养而镇之。

三甲复脉汤（咸寒甘润法）适用于下焦温病，热深厥深，心中憺憺大动，甚则心中痛者，脉细促，药用二甲复脉汤，加生龟甲，以养而济之。

上三方皆养阴但有涩、镇、济之不同，关键在于牡蛎、鳖甲、龟甲三药的细微调整。

三、治疗经验

吴瑭具有丰富的临床经验和不少创见，如对温病的治疗禁忌，五种危证的治疗，脏腑体用补益法等。

（一）温病治疗禁忌

吴瑭深刻总结了温病误治的教训，提出涉及治法、方剂、药量、煎法、服法、饮食等诸方面的禁忌，用以"济病者之苦，医医士之病"。

1.温病发汗之禁　在银翘散方论中明确提出"温病忌汗"。他认为："汗之不唯不解，反生他患。盖病在手经，徒伤足太阳无益。病自口鼻吸受而生，徒发其表亦无益也。且汗为心液，心阳受伤，必有神明内乱，谵语癫狂，内闭外脱之变。"

2.白虎之禁　吴瑭指出："白虎本为达热出表，若其人脉浮弦而细者，不可与也；脉沉者，不可与也；不渴者，不可与也；汗不出者，不可与也。"

3.湿温三禁　对湿温初起，特设"汗、下、润"三禁，以警同道。他强调："汗之则神昏耳聋，甚则目瞑不欲言；下之则洞泄，润之则病深不解。"对避免湿温病误治，颇有指导意义。

4.斑疹治疗禁忌　吴瑭指出："斑疹用升提则衄，或厥，或呛咳，或昏痉；用壅补则瞀乱。"说明治疗温病斑疹，不可用升提和壅补之法。

5.淡渗之禁　温病出现小便不利的主要原因多是热盛伤阴，阴伤必然小便减少而不利。此时，如误投淡渗利水药，非但不能利小便，反而会更伤阴液。

6.苦寒之禁　温病热盛而伤阴者，用苦寒之品有化燥伤阴之弊。指出："举世皆以苦能降火，寒能泻热，坦然用之无疑。不知苦先入心，其化以燥，服之不应，愈化愈燥。"

7.数下之禁 在使用攻下法之后，如热结已去，大便不解，余热未尽者，多与肠液不足有关，应给予养阴生津以增水行舟，不可贸然再用承气汤之类。

8.少阴耳聋之禁 吴瑭指出少阴肾精亏损不能上荣于耳而引起的耳聋，不可误认为是邪在少阳，而投以小柴胡汤。病系少阴的耳聋当用滋阴补肾的复脉汤，不能用柴胡法。

9.治下焦病之禁 吴瑭认为："壮火尚盛者，不得用定风珠、复脉；邪少虚多者，不得用黄连阿胶汤；阴虚欲痉者，不得用青蒿鳖甲汤。"对下焦病证的治疗要根据邪正虚实以决定扶正祛邪的侧重点。

10.饮食调养禁忌 饮食不当可以给温病的治疗带来极为不利的影响，古人早已有所认识。指出："大抵邪之着人也，每借有质以为依附。热时断不可食，热退必须少食。如兵家坚壁清野之计，必俟热邪尽退，而后可大食也。"热病初愈"饮食之坚硬浓厚者不可骤进"尤其是"阳明温病，下后热退，不可即食，食者必复。周十二时后，缓缓与食。先取清者，勿令饱。饱则必复，复必重也"。

（二）对五绝证的总结

《温病条辨·上焦》有云："温病死状百端大纲不越五条。在上焦有二：一曰肺之化源绝者死；二曰心神内闭，内闭外脱者死。在中焦亦有二：一曰阳明太实，土克水者死；二曰脾郁发黄，黄极则诸窍为闭，秽浊塞窍者死。在下焦则无非热邪深入，消铄津液，涸尽而死也。"这五种危证的详情，载述于该书的有关条文中。应当说明的是，这五种危证，在当时确属危重，但是当下时代不一定是必死之证。

（三）脏腑体用补益法

脏腑功能有藏泻之别，补法则应有通守之异。不能仅限于黄芪、熟地黄等药视为补，一涉及流动之品即谓消导。"补五脏补以守，补六腑补以通；补经络、筋经亦补以通也；补九窍亦补以通。《周礼》谓滑以养窍是也。补肌肉则有守有通。"吴瑭根据脏腑的体用不同，提出了补脏腑的用药规律。补心阴用龟甲、柏子仁、丹参、丹砂之类；补心阳用桂枝、人参、茯神之类。补肝阴用阿胶、山萸肉、鳖甲、牡蛎之类；补肝阳用当归、郁金、降香之类。补肺阴用麦冬、沙参、五味子、百合之类；补肺阳用茯苓、人参、白术、白蔻皮之类。补脾阴用桂圆、大枣、甘草、白术之类；补脾阳用广皮、益智仁、白蔻仁、神曲之类；补肾阴用鲍鱼、海参、地黄、玄参之类；补肾阳用肉桂、附子、硫黄、菟丝子之类。补胆之阳用川椒、吴茱萸、当归等；补胆之阴用青黛、龙胆草、胡黄连、芦荟等。补胃阳用人参、茯苓、半夏、薏苡仁等；补胃阴用生地黄、玉竹、梨汁、藕汁等。补大肠之阳用薤白、杏仁、木香、诃子等；补大肠之阴用芒硝、旋覆花、知母、猪苓等。补小肠之阳用附子、灶中黄土、丁香、荜茇等；补小肠之阴用芦荟、黄连、黄芩、甘草等。补三焦之阳用川椒、吴茱萸、丁香、肉桂等；补三焦之阴用滑石、木通、灯心草、寒水石等。补膀胱之阳用肉桂、附子、猪苓、茯苓等；补膀胱之阴用黄柏、川楝子、晚蚕沙、滑石等。对后人用药颇有启迪。

四、临床验案

【原文】癸亥六月十二日，史男，七岁，右脉洪大无伦，暑伤手太阴，有逆传心包势。喘渴太甚，烦躁不宁，时有谵语，身热且呕。议两清心营肺卫之热。

川连一钱，知母一钱，藿香梗一钱，竹叶一钱，丹皮一钱，生甘草一钱五分。日二帖。

十三日，诸证俱减，热已退，但右脉仍洪，舌黄而滑，呕未尽除。飞滑石一钱，连翘一钱五分，川黄连一钱，杏仁泥一钱五分，金银花一钱五分，生甘草八分，薏苡仁二钱，苇根三钱，荷叶边二钱，炒知母八分。二帖。(《吴鞠通医案·卷四·暑温》)

【按语】患儿喘渴、烦躁、谵语，大有逆传心包之势，故吴瑭用川连、知母、竹叶、丹皮两清心营肺卫之热，透邪外出。当热退，烦渴、谵语得减之时，吴瑭则采用了轻清淡渗之品，使余热退，所夹之湿尽除。

复习思考题

1. 吴瑭是如何运用阴阳学说和脏腑理论等区别伤寒和温病的?
2. 简述吴瑭论温病三焦辨治的主要内容。如何评价这种辨证论治方法?
3. 简述吴瑭论清热养阴大法的内容。
4. 简述吴瑭对温病用药的总结。
5. 吴瑭提出的温病治疗禁忌包括哪些内容?
6. 吴瑭治疗虚损的经验主要有哪些?
7. 吴瑭对温病死状总结的五条内容是什么?

第五节　王清任

一、生平与著作

王清任，一名全任，字勋臣，直隶玉田（今河北省玉田县）人，生于清乾隆三十三年（1768），卒于道光十一年（1831）。王清任少年喜好拳勇，曾考中武秀才，捐资得千总衔。二十岁开始行医，曾游历滦州（今河北省唐山市）、奉天（今辽宁省沈阳市）等地，后至北京开设"知一堂"药铺，以医技名噪京师。

王清任重视实践，敢于创新。他长期行医民间，重视临床实践，反对空谈和主观臆度。认为医家著书立说"必须亲治其症，屡验方法，万无一失，方可传于后人。若一症不明，留与后人再补，断不可徒取虚名，恃才立论，病未经见，揣度立方"。强调临床疗效的取得，必须"亲治其症"，若"病由议论，方从揣度。以议论揣度，定论立方，如何能明病之本源"。

王清任重视尸体解剖，临证善用活血化瘀方药，晚年著有《医林改错》。《医林改错》2卷，上卷以"亲自改正脏腑图"为核心，对古代脏腑图做了澄清和纠正，下卷记载了王清任临床辨治半身不遂、瘫痪、痹证、痘疹等心得，主要介绍活血化瘀的经验，所载诸方皆其亲验所得，疗效卓著，至今为临床所常用。王清任重视实践，大胆创新的作风被后世大加称赞。梁启超在其《中国三百年学术史》中，特别强调"唯有一人不可不特笔重记者曰王清任，所著书曰《医林改错》……诚中国医界极大胆之革命者"。章次公亦谓王清任是"奇而不诡，开创风气"之"奇人"。

二、学术理论

（一）业医诊病，当先明脏腑

中医学是在古代解剖实践基础上建立起来的。《灵枢·经水》曰："若夫八尺之士，皮肉在此，外可度量切循而得之，其死可解剖而视之，其脏之坚脆，腑之大小，谷之多少，脉之长短，血之清浊，气之多少，皆有大数。"《难经》《备急千金要方》中对脏腑的部位、大小、形态、长短等都做了详细的记载。宋代还开展解剖活动，绘制解剖图谱，如《欧希范五脏图》《存真图》等。

王清任尝云："自恨著书不明脏腑，岂不是痴人说梦；治病不明脏腑，何异于盲子夜行？"针对古人所绘脏腑图谱处处自相矛盾之处，王清任认为"古人之所以错论脏腑，皆由未尝亲见"。他留心脏腑形态40年，于义冢中亲自观察瘟疹疫痢流行中死亡的小儿尸体，在罪犯行刑中目睹脏腑形态并向知情者登门求教，掌握大量资料。他敢于疑古，指出《内经》《难经》之非，发现了幽门括约肌，弄清了肺、胃、肝、胆、胰管、大网膜、动脉、静脉等位置及功用，纠正了前人"肝左三叶，右四叶，凡七叶，胆附于肝之短叶"等错误论述，做出了"余不论三焦者，无其事也"的结论。这种孜孜以求、亲历亲为的实事求是的科学精神，是难能可贵的。

受限于历史条件，王清任所观察到的大多是"犬噬之余"，受到破坏的尸体，导致其所绘图谱难免存在着不少错误，对于脏腑脉络功能认识也有穿凿附会之处。但王清任注重形态学研究，从方法论上突破了千百年来中医学研究的积习，促进了中医脏腑学说的发展，这些值得后人敬重。

（二）灵机记性在脑论

王清任继汪昂之后，否定了"心主思"的说法。他指出："心乃出入气之道，何能生灵机，贮记性？""灵机记性在脑。"

脑为髓海，髓海的充盈与否决定了记性（记忆力）的强弱。"小儿无记性者，脑髓未满也；年高无记性者，脑髓渐空。"婴幼儿脑髓生长发育与人的灵机（感觉、语言、思维等）密切相关，"小儿初生时，脑未全，囟门软，目不灵动，耳不知听，鼻不知闻，舌不言。至周岁，脑渐生，囟门渐长，耳稍知听，目稍有灵动，鼻微知香臭，舌能言一二字。至三四岁，脑髓渐满，囟门长全，耳能听，目有灵动，鼻知香臭，言语成句"。

通过解剖观察，王清任发现两耳通于脑，两目系于脑，鼻连于脑，故视、嗅、听诸灵机皆根于脑。脑气不足或脑气被邪所阻不通，皆可引起五官功能的异常。如"脑气虚，脑缩小，脑气与耳窍之气不接，故耳虚聋"或"若有阻滞，故耳实聋"。癫狂乃"气血凝滞脑气"所致，病位在脑，元气不能转入脑髓则发作，气转入脑则停止等，对脑与灵机记性之间的联系提供了支撑。

（三）治病要诀，在于明白气血

王清任治病重视气血，认为"治病之要诀，在于明白气血，无论外感内伤，要知初病伤人何物，不能伤脏腑，不能伤筋骨，不能伤皮肉，所伤者无非气血。"强调治病之关键在于调理气血，"能使周身之气通而不滞，血活而不瘀，气通血活，何患不除"。

气血之病，王清任强调气虚和血瘀两个方面。元气是生命的根源，人体生理活动均赖元气，"元气即火，火即元气，此火乃生命之源"。人行坐转动全仗元气，若元气足则有力，元气衰则无力，元气绝则死矣。元气虚，无力推动血行可以导致血瘀，"元气既虚，必不能达于血管，血管无气，必停留而瘀"，形成气虚血瘀证。王清任把许多疾病归之于气虚，特别是与肢体活动异常有关的疾病，皆认为由气虚所引起，如半身不遂、瘫痪、抽风、难产等。

血有亏瘀，王清任尤强调血瘀。血亏之因归咎于各种出血所致，"或因吐血、衄血，或溺血、便血，或破伤流血过多，或崩漏、产后伤血过多"。而血瘀之因，除气虚血瘀外，邪与血结是重要原因。所谓"血受寒，则凝结成块，血受热，则煎熬成块"，"蕴毒在内烧炼其血，血受烧炼，其血必凝"等。

王清任积平生经验，罗列了血瘀证50种，分别记载于"通窍""血府""膈下"诸逐瘀汤的适应证中。除癥瘕痞块、臌胀、痛处不移、脉涩或结代等典型血瘀症状外，大多数都是平常并不被认作血瘀的特殊病证。这些瘀血证候，大多数都是王清任基于长期临床观察、反复实践首次提出的，因此有较高的参考价值和研究意义。

王清任在诸瘀血中，尤重视血府血瘀，所论"血府，血之根本，瘀则殒命"，"血府之血，瘀而不活，最难分别"，以及"血府血瘀，血管血又瘀"等，指出心脏与脉道的功能正常与否也是血瘀证的重要病机。

三、治疗经验

王清任基于对人体脏腑形态的观察，临证重视瘀血为病，并在治疗血瘀证及中风方面，积累了丰富的经验。

（一）瘀血证治

王清任承前人之说，熔"扶正祛邪"与"祛邪安正"思想于一炉，主张治病应分清因果虚实而后投药。他说："因虚弱而病，自当先补弱而病可痊；本不弱而生病，因病久致身弱，自当去病，病去而元气自复。"

瘀血病机多见气虚、血瘀两个方面，瘀血证治也多从这两个方面着手。《医林改错》中所载33首方剂，其组方不外此两方面，即对血瘀之证采取活血化瘀法，对元气亏虚之证取补气活血法。

1.补气活血 元气亏虚导致的血瘀证，如痹、瘫痿、痘、泄泻等疾患，王清任常用补气活血法。补气药，王清任善用黄芪。《医林改错》中补气方12首，其中11方用黄芪。补气以活血，是王清任治疗气虚血瘀证的特色，《医林改错》中9方补气与活血同用，如身痛逐瘀汤、黄芪赤风汤、可保立苏汤、止泄调中汤等。各方中补气或单用黄芪，或用黄芪配伍党参，使气旺血行；活血配伍赤芍、当归、桃仁、红花等活血化瘀之药，视不同兼证而加减。如治疗痹证，在祛风寒、逐湿热以及滋阴不效之后，考虑到瘀血留滞，可用身痛逐瘀汤治疗，如血瘀之中又见气虚，可加黄芪一二两。如元气归并于上，两腿瘫痿，可以补阳还五汤治疗。如痘疹常以解毒活血诸方，兼见泄泻、痢疾、肤痒、抽风等症时均使用大剂量黄芪益气活血。对于亡阳证，吐泻转筋、身凉汗多或汗出如水、身冷如冰，则用参术四逆回阳益气为主，配伍桃仁、红花活血，组成了别具一格的急救回阳汤，为临床救治阳脱危证开辟了新的辨治思路。

2.活血化瘀法 对于血瘀实证，王清任善用行气活血。《医林改错》立活血化瘀方共15首，以活血化瘀药与理气药同用为主，可谓是化瘀不忘行气。他在活血化瘀方面的突出贡献是创立了分部治疗血瘀证的方法，"立通窍活血汤，治头面四肢周身血管血瘀证；立血府逐瘀汤，治胸中血府血瘀之证；立膈下逐瘀汤，治肚腹血瘀之证"。此三方是王清任活血化瘀法的代表性方剂。其用药，共用桃仁、红花、赤芍、川芎，主要不同在于理气药的配伍因病位而略有所异。如通窍用麝香、酒、葱通窍行气；血府用柴、枳、桔梗通降胸胁之气；膈下则用乌药、延胡索、香附调理肝脾之气。如此组方，活血理气，均有理致可寻。

除此之外，王清任还根据邪气的性质与瘀血结滞的病机，把活血化瘀之药与清热解毒、平肝、养阴、攻逐、散寒、祛风、通经等品同用，配伍方法灵活多变。如对"瘟毒烧炼血液"为瘀者，立解毒活血汤，以清热解毒的连翘、葛根、生地黄与活血药同用；对冲任虚寒、少腹积块者，立少腹逐瘀汤，以活血药配伍祛寒之干姜、茴香、肉桂温经活血；治血臌主以古下瘀血汤，以祛瘀药与逐水药同用；痹证立身痛逐瘀汤治血气阻塞经络，活血与祛风除湿药同用，以逐瘀活血，通经祛邪；癫狂以癫狂梦醒汤，以逐瘀为主，兼以疏肝理气化痰。以上诸法均是活血逐瘀法的发展变化，足见其用药之精巧。

（二）半身不遂

王清任将中风病称为"半身不遂"，尊张介宾"非风"说，认为"独张景岳有高人之见，论半身不遂大体属气虚，易中风之名，著非风之论"。王清任认为半身不遂是由元气亏虚引发的，持"元气归并"说。

1.半身不遂病机　王清任认为，半身不遂之本源在于元气亏损。元气充沛，则充满于周身经络之中，运行不息。元气一亏，经络不能充满而出现空隙，这时流动不息的元气将向空隙之处归并。当元气亏损已甚，全身只剩五成元气时，五成元气可归并于一侧，以至于另一侧处于完全无气的状态，而为半身不遂。《医林改错·半身不遂论述》曰："夫元气藏于气管之内，分布周身，左右各得其半，人行坐动转，全仗元气……若十分元气，亏二成剩八成，每半身仍有四成，则无病；若亏五成剩五成，每半身只剩二成半，此时虽未病半身不遂，已有气亏之症，因不疼不痒，人自不觉。若元气一亏，经络自然空虚，有空虚之隙，难免其气向一边归并。如右半身二成半，归并放左，则右半身无气；左半身二成半，归并放右，则左半身无气。无气则不能功，不能动，名曰半身不遂，不遂者，不遂人用也。"

2.先兆症　王清任在《医林改错》中记载了半身不遂先兆34症，其内容主要可分为三个方面。一是精神症状：平素聪明，突然短暂无记忆或语无伦次。二是头面五官的异常形症：如偶尔一阵头晕或头无故一阵发沉、耳内一阵风响或蝉鸣、眼前常见旋风等。三是肌体四肢的异常症状：如上唇跳动或拇指无故自动、腿无故发麻、肌肉无故瞤动、无名指一时曲而不伸等。王清任记述之详，为他人所不及。

3.治疗　王清任认为半身不遂根源在于元气亏虚。元气亏虚，推动无力，其血必瘀。故王清任论治中风，一反诸家散风、清火之法。他指出："以气虚血瘀之症，仅用散风清火之方，安得不错，服散风药，无风服之则散气；服清火药，无火服之则血凝；再服攻伐克消之方，气散血亡，岂能望生。"故论治中风主以大补元气，兼以活血通络，其代表方补阳还五汤是治疗半身不遂的名方。本方重用黄芪，少佐归尾、赤芍、桃仁、红花、川芎、地龙补气活血同用，意在使气旺血行，络通瘀除。他主张方中黄芪之用量应为四至八两，这样才可使亏损五成之元气得以恢复，意即补阳还五之意，其对元气的重视，由此可见端倪。

根据王清任的经验，初患半身不遂，须于方中加防风一钱，服至四五剂而后去之。如患者对重用黄芪心存疑虑，可先用一二两，后逐渐增加至四两，待略见效果，令其日服二剂，使黄芪用量达至八两，一周后仍改为每日一剂。对于已病两三个月且已多服寒凉药的患者，王清任常于方中加附子五钱；对服散风药过多者，加党参四五钱。还嘱其"服本方愈后，药不可断，或隔三五日吃一付，或七八日吃一付"，以巩固疗效。

四、临床验案

病例一

【原文】道光癸未年，直隶布政司素纳公，年六十，因无子甚忧，商于余，余曰"此事易耳"。至六月，令其如君服此方，每月五付，至九月怀孕，至次年甲申六月二十二日生少君，今

七岁矣。(《医林改错·少腹逐瘀汤说》)

【按语】此案虽没说明原因，从投以少腹逐瘀汤获效可推知为寒滞血凝、阻闭胞宫所致不孕。王清任认为子宫内如有瘀血内阻，则血难聚以成胎。故取少腹逐瘀汤，以小茴香、干姜、官桂温经散寒，通达下焦，延胡索、没药行气散瘀；蒲黄、灵脂活血化瘀；当归、川芎、赤芍活血行气，散滞调经。寒散瘀祛，冲任通调而有子。

病例二

【原文】一徽州客，年五十许。忽一日右半身如瘫痪，卧床不能转动，筋脉不拘急，亦无痛苦。召余诊之。右脉沉细如丝，虚软无力，左脉和缓无病。细审毫无风象，体肥肌丰，又非痰火，乃气血两虚，归并一偏之病也。仿王清任补阴还阳五汤应为"补阳还五汤"之误法，用黄芪四两，当归五钱，赤芍二钱，干地龙、川芎各一钱，续断、忍冬藤各三钱，红花一钱，丹参三钱，服三剂而右脉渐大，手足略能展动，八剂而起居如常矣，方信归并之说为不谬。后以归、芍、参、芪、苓、草、丹参、桂枝、木瓜、红花、川芎、牛膝、续断、狗脊等养血补气，舒经活络，嘱其浸酒常服。[《珍本医书集成（十四）·杂著类·一得集·气血两虚半身不遂治验》]

【按语】这是一则较为典型的气虚中风医案。患者并无感受外风病史，又缺乏情志等病因侵袭，无明显原因发病。从症状体征来看，肢体不拘急，亦无痛苦，重在表现瘫痪不用，这与王清任所说元气足则有力，元气衰则无力，元气绝则死的学说匹配。又右脉沉细如丝，虚软无力亦是经脉之中元气不足之象。排除常见的外风、痰火等证型后，定为气虚中风。

治法方剂宗王清任的补阳还五汤。对于补阳还五汤有两个认识容易混淆，一是补阳还五汤的要药是黄芪，取黄芪大补元气之功，故黄芪的标准剂量是四两。王清任介绍补阳还五汤时认为：如果医生或患者恐惧黄芪量大生火，可从二两开始服用。

复习思考题

1. 试述王清任"业医诊病，当先明脏腑"的观点。
2. 试述王清任"治病之要诀，在于明白气血"观点。
3. 王清任是如何运用活血化瘀法的？

第六节　王泰林

一、生平与著作

王泰林，字旭高，晚号退思居士，又号九龙山人，清江苏无锡人，生于嘉庆三年（1798），卒于同治元年（1862）。王泰林初习经史，博涉群书，后从舅父高秉钧（字锦庭）习医。高秉钧是当时名医，擅长内科、外科，尤精疮疡证治，代表著作《疡科心得集》。王泰林尽得其传，后即悬壶于世，先以疡科行，其舅父殁后，再以内科驰名。王泰林医术精湛，医德高尚，名闻苏浙等地，以善治肝病而著称于医林，被世人称为"治肝楷模"。著有《西溪书屋夜话录》《退思集类方歌注》《医方证治汇编歌诀》《增订医方歌诀》《医方歌括》《薛氏湿热论歌诀》《医学刍言》《王旭高临证医案》《环溪草堂医案》等。前六种合刊，称为《王旭高医书六种》，后两种是在他逝世后由后人搜集整理编辑而成的。

《西溪书屋夜话录》最能反映王泰林学术思想，惜已残缺过半，仅存"肝病证治"1篇，记有治肝三十法，是王泰林治肝病的经验之谈，对肝病的机理和辨证施治的阐发颇为详尽，对后世影响甚大。

《退思集类方歌注》以张仲景方为主，以后贤化裁而出之方为辅，归类编歌，分为24类。该书仿徐大椿《伤寒类方》体例，每方都分方证、歌、注三个部分，所注亦多遵徐大椿之说，并博采群书，间述个人心得体会，多有发挥。歌括押韵易诵，每方皆注明煎服法、宜忌加减等内容，极富参考价值。

二、学术理论

王泰林对方剂学颇有研究，重视中医传统教学方法，并编撰方剂歌诀著作4种，用以传道授业。其谓："退有余闲颇致思，轩岐家秘在于斯。知方然后堪求治，得诀回来好作医。明理必须遵古训，见机也要合时宜。莫嫌言浅无深意，下学功夫上达基。"

（一）编撰方歌

王泰林极为重视对"医方之祖"《伤寒论》及《金匮要略》的研究，指出"其方治病，虽千头万绪，而条理不紊"。因此编撰《退思集类方歌注》以张仲景方为主，间附后世之方，"使人从流溯源，知夫熔古化新之妙"，学者若能精思熟读，必会应变无穷。王泰林编写方歌及注，是在对每一方剂深入研究的基础上进行的，既反映了他的理论水平，又融合了其丰富的临证经验，文字编排押韵，吟诵朗朗上口，易学易记，为后世学习提供了极大的方便。兹例举如下：

小建中汤：

小建中汤芍药多，桂姜甘草大枣罗，更用饴糖建中气，阳虚劳损疸黄瘥。

阳涩阴弦腹急痛，不瘥更与小柴和。悸烦无热方堪服，呕家禁与用毋讹。

黄芪建中补不足，表虚身痛效无过。又有当归建中法，产后诸虚属妇科。

小柴胡汤：

小柴胡汤和解供，半夏人参甘草从，更用黄芩与姜枣，少阳百病此为宗。

往来寒热胸胁满，喜呕心烦或眩聋，或咳或悸或腹痛，咽干口苦白苔浓，

诸证不必皆全具，杂病风寒俱可庸。太少并病略兼表，阳明兼少但柴通。

服汤潮热不止者，才把芒硝入剂中。热入血室如疟状，谵语硬满如结胸，

小柴兼刺期门法，或益桃仁海蛤攻。又有柴胡疑似证，医当详辨莫通融。

便坚脉细阳微结，头汗肢寒胸满同，头汗知非少阴病，脉虽沉细勿相蒙。

此为有表复有里，可与柴胡以建功。面赤气喘溏泄者，设教误用反成凶。

左金丸：

左金茱连六一丸，肝经火郁吐吞酸，少腹筋急左胁痛，开其郁结直清肝。

此乃泻心之变法，逍遥越鞠好相参。大凡杂证多肝病，图治还宜随证观。

或加陈米和胃气，噤口痢疾服之安。戊己丸中加芍药，但逢热痢尽宜参。

连附六一治胃痛，寒因热用理一般。

（二）处方灵巧

王泰林临证处方灵变而有规矩，总结出不少行之有效的经验，极富应用价值。例如他治疗痰饮咳嗽，以二陈汤为主，并制订了详尽的随证加减方案，"久嗽气短，加桂枝、白术，即合苓桂术甘汤法也。胁痛口不渴，加白芥子、旋覆花。四肢肿，身体疼重，加黄芪、防己，即防己黄芪汤法。咳逆倚息不得卧，面色黑，心下痞，加防己、桂枝、人参、风化硝，即木防己法（又小青

龙汤、葶苈大枣汤选用）。眩晕加泽泻、白术。咳嗽不已，加干姜、细辛、五味子，以上必口不渴、苔白。火痰加海蛤粉、瓜蒌霜、黄芩、浮石。寒痰加干姜、附子。风痰加天南星、天麻、竹沥、姜汁。燥痰加天冬、麦冬、玉竹、瓜蒌、连翘。湿痰加苍术、白术。虚痰加人参、都气丸、肾气丸、金水六君煎。食痰加枳实、莱菔子。郁痰加川贝母、川芎、香附、连翘。实热老痰，礞石滚痰丸。咳嗽臂痛脉沉，指迷茯苓丸"。

王泰林博及群书，临证所用诸法皆有所依循。例如"治小儿咳嗽之药枣，从葛可久之白凤丹化出。治上热下寒之八味丸用紫雪为衣，从喻西昌外廓之论悟出。若此之类，不胜枚举。是皆因古法而变化出之"。

三、治疗经验

王泰林对肝病证治有独特的经验，指出"肝气、肝风、肝火，三者同出异名。其中侮脾乘胃，冲心犯肺，夹寒夹痰，本虚标实，种种不同，故肝病最杂而治法最广"。根据其主要病理变化分类，归纳为肝气、肝风、肝火三大门，立治肝三十法。

（一）肝气证治

肝气为病多为郁怒伤肝，肝失条达，疏泄无权，气机阻滞而成。因肝主疏泄，主升发，肝失其条达之性，为闷、为胀、为逆、为痛。初病多气机阻滞，郁久气病及血，可导致络脉瘀阻，进一步发展则为肝血不足；而肝气横逆，则见乘脾、犯胃、冲心、犯肺等。具体治法如下：

1.疏肝理气法 若肝气自郁于本经，两胁气胀甚而疼痛者，宜用香附、郁金、苏梗、青皮、橘叶等以疏肝解郁。兼寒者加吴茱萸，兼热者加牡丹皮、栀子，兼痰者加半夏、茯苓。本法是治肝气的基本法，以散肝解郁为主。适用于怒气伤肝，肝气阻滞，症见两胁胀痛、精神抑郁、情志不畅、胸闷太息、脉弦、苔薄白。

2.疏肝通络法 若疏肝理气不应，出现营气痹窒、络脉瘀阻者，当用旋覆花、新绛、当归须、桃仁、泽兰等兼通血络。肝气郁久，必导致肝络瘀阻。因"肝藏血"，肝瘀则血瘀，症见胁肋刺痛固定不移、或扪及癥块、舌暗脉涩等，治宜舒肝通络，活营行瘀。常用辛润通络之品，上药即取自《金匮要略》旋覆花汤之意。

3.柔肝法 若肝气胀甚，疏之更甚者，宜用当归、枸杞子、柏子仁、牛膝等以柔肝。兼热者加天门冬、生地黄，兼寒者加肉苁蓉、肉桂。肝体阴而用阳，肝郁者，即肝之阳郁而不能四旁，阳郁致血燥，血燥必阴亏，阴亏则木强，以致阴血不足，肝失柔养，疏泄失职，而肝气胀甚。若单以香燥理气法治之，势必更伤阴血，胀满更甚，故当用滋养阴血之品来柔肝。

4.缓肝法 若肝气甚而中气虚者，当用炙甘草、白芍、大枣、橘饼、淮小麦等以缓肝。因血虚则肝失柔养而苦急，脾弱则易招木侮致中气更伤。此法以白芍酸甘缓肝之急，炙甘草、大枣、橘饼、小麦等甘平以养脾之气，两调肝脾气血，即《内经》"肝若急，急食甘以缓之"之意，亦即芍药甘草汤合甘麦大枣汤。

5.培土泄木法 若肝气乘脾，而见脘腹胀痛，宜用六君子汤加吴茱萸、白芍、木香以温中疏木。本法适用于土虚木贼，肝脾失调，而成中虚气滞之证，治以六君子汤培土运脾为主而佐以吴茱萸、白芍、木香抑肝泻木。临床凡见脾虚肝旺者，均可选用本法。

6.泄肝和胃法 若肝气乘胃而见脘痛呕酸，当用二陈汤加左金丸，或加白豆蔻、金铃子等以泄肝和胃。本法适用于肝气夹肝火犯胃，胃失和降，王泰林用左金丸，取黄连泻子之义，吴茱萸辛开，加金铃子共奏清泻肝热、引热下行之效；再用二陈汤加白蔻降逆和胃，而成肝胃同治之法。

7.泄肝法　若肝气上冲于心，而见热厥心痛，宜用金铃子、延胡索、吴茱萸、黄连等以泄肝。兼寒者去黄连加蜀椒、桂枝。寒热俱有者仍入黄连，或再加白芍。"盖苦、辛、酸三者，为泄肝之主法也。"所谓上冲于心，是指心下，即剑突下。热厥心痛，证属肝胆气火上逆，所谓肝气上冲于心，实为肝胆气火上犯胃脘。王泰林以金铃子散缓急镇痛，合左金丸辛散泻火。用药不离苦辛酸三味，盖苦以降肝火之逆，辛以开肝气之郁，酸以平肝之妄动。故曰，苦、辛、酸三者，为泄肝之主法。

8.抑肝法　若肝气上冲于肺，猝得胁痛，暴上气而喘，当用吴茱萸汁炒桑白皮、苏梗、杏仁、橘红等以抑肝。肝左升而肺右降，相互制约，以维持人体气机升降的相对平衡。如肝气上冲，木反侮金，则可使肺气失于肃降而致猝然胁胀胁痛、胸膈满闷、上气喘逆。所取桑皮、苏梗、杏仁，橘红之属，降肺气以制肝木之逆，即强金制木之法，故称为抑肝。除上述药外，亦可根据病情，再酌加降气或镇逆之品。

9.散肝法　"木郁则达之"，用逍遥散。所谓散肝即"肝欲散，急食辛以散之"之义。适用于肝郁血虚脾弱，逍遥散合疏肝、柔肝、缓肝于一方中，甚合经旨。

（二）肝风证治

此之肝风，专指内风而言。王泰林认为肝风内动的病机：一是肝阳亢盛，化火生风。王泰林谓"内风多从火出"。因风属木，木火相煽，风自内生。此即阳气变动而生风。二是阴亏血少，肝木失养，虚风内动。此即血虚而生风。王泰林谓："肝风一证，虽多上冒巅顶，亦能旁走四肢。上冒者，阳亢居多，旁走者血虚为多。"

1.息风和阳　若肝风初起，而见头目昏眩，宜用羚羊角、牡丹皮、菊花、钩藤、石决明（或草决明）、白蒺藜等以凉肝息风。肝风初起，多风从火出，上扰清阳，症见头目昏眩，甚或面颊抽动等。所谓和阳者，肝风初起，证情较轻，阳亢不甚，故称"和阳"。病因初起，阴精阴血等尚未损伤，故用凉肝之法，直接息风，和其亢盛之阳。

2.息风潜阳　若息风和阳不效，当用牡蛎、生地黄、女贞子、玄参、白芍、菊花、阿胶等以息风潜阳，其亦称之滋肝。肝风上扰，用上法不效者，说明肝阴不足，肝阳偏亢，证情已属本虚标实，非凉肝可愈，治宜养肝潜阳，取上述药味滋养肝阴，使阳不上扰。

3.培土宁风　若肝风上逆，而见中虚纳少，"宜滋阳明，泄厥阴"，用人参、甘草、麦门冬、白芍、菊花、玉竹以培土宁风，亦称缓肝之法。脾胃气阴两虚，土虚不能植木而致肝风上逆。治疗宜培补阳明气阴为主，佐以息风。用药略偏甘寒，即甘寒益胃。

4.养肝法　若肝风走于四肢，而见经络牵掣或麻者，当用生地黄、当归身、枸杞子、牛膝、天麻、制何首乌、三角胡麻以养血息风。本法适用于营血不足，肝木失荣而生之虚风，症见四肢麻木、牵掣、头晕、腰膝酸软等。故取上药养血息风，濡养筋脉。

5.暖土御风寒法　风虚头重眩苦极，不知食味，宜用《金匮要略》近效白术附子汤暖土以御寒风，"此非治肝，实补中也"。此法治因中土阳虚，风痰上犯所致的头重眩晕、不思饮食、呕吐痰涎等症。

6.平肝法　适用于肝气或肝风上逆，药用金铃子、蒺藜、钩藤、橘叶。

7.搜肝法　王泰林谓："凡人必先有内风而后外风，亦有外风引动内风者，故肝风门中，每多夹杂，则搜风之药，亦当引用也。"药用天麻、羌活、独活、薄荷、蔓荆子、防风、荆芥、僵蚕、蝉蜕、白附子等。

（三）肝火证治

肝火的形成有两途，一是肝气郁久化火；一是肝阳亢盛，火逆冲击而成。肝火有虚实之分，虚火本于阴亏，实火主在阳亢。虚火可见五心烦热，头晕目眩，口咽干燥，胁痛目涩，失眠多梦，舌红少苔；实火则见肌肤燔灼，目红颧赤，烦躁易怒，吞酸胁痛，便秘尿黄，舌红苔黄，甚则狂躁痉厥，上下溢血等。正如王泰林所说："肝火燔灼，游行于三焦，一身上下内外皆能为病，难以枚举。如目红颧赤、痉厥狂躁、淋秘疮疡、善饥烦渴、呕吐不寐、上下血溢皆是。"治宜：

1.清肝法 宜用羚羊角、牡丹皮、黑栀子、黄芩、竹叶、连翘、夏枯草等以清肝。肝火在上，或火势不为过盛，此为肝之亢阳游行于中上二焦，可见目赤肿痛、耳项肿痛，或见面赤衄血、舌红苔黄、脉弦数，甚则头晕目眩等，故用上述诸药，寒凉中兼以辛散。

2.泻肝法 当用龙胆泻肝汤、泻青丸、当归龙荟丸等以泻肝。肝火在下，或火势亢盛，清之不应者，必须泻肝。此法苦寒直折，并假道大小便泄泻肝火，所谓脏邪以府为出路。本法适用于火郁于下焦，而见便秘、小便黄赤热痛，甚或尿血、便血等；或肝火郁内，而见胁痛目赤、惊惕诸证。

3.清金制木法 若肝火上炎，清之不已，当制肝，宜用沙参、麦门冬、石斛、枇杷叶、天门冬、玉竹、石决明等清金以制亢逆之木火。肝火上炎，当用清肝、泻肝，但"清之不已"，多因火已伤阴犯肺，以致肺失清肃，呛咳不已、口干舌燥、胸胁胀痛、甚则火盛伤络而致咯血等木火刑金之证。选用上述药物，清润肺阴以制木火之亢逆。

4.泻子法 若肝火实者，当兼以泻心，用甘草、黄连，乃"实则泻其子"也。肝火亢盛，引起心火亢盛，症见面赤、烦躁、惊扰不宁、吐血、衄血、便血、头晕目眩、两胁胀痛、二便闭结、脉洪数、舌红苔黄等。取甘草、黄连泻心火以治肝火，即"实则泻其子"之意。

5.补母法 若水亏而肝火盛，清肝之法不应，当益肾水，用六味地黄丸、大补阴丸之类以滋水涵木，乃"虚则补其母"也。

6.化肝法 若郁怒伤肝，气逆动火，而见烦热胁痛、胀满动血等证，宜用张介宾化肝煎以清化肝经之郁火。所谓化肝，是指清化肝经之郁火。化肝煎取其清肝散火、疏肝理气、化痰散瘀相结合，以达清化肝经气火痰瘀之目的。

虽分三大门，但临证"内风多从火出，气有余便是火"，故肝气郁久易化火，在肝气证的治疗中注意清火；肝火亢盛热极易动风，肝火、肝风的治疗应互参。

（四）肝寒肝虚等证治

1.温肝法 若肝有寒，而见呕酸上气，宜用肉桂、吴茱萸、蜀椒以温肝。兼中虚胃寒者加人参、干姜，即大建中汤法。

2.补肝法 当用制何首乌、菟丝子、枸杞子、酸枣仁、山萸肉、黑芝麻、沙苑蒺藜等。

3.镇肝法 宜用石决明、牡蛎、龙骨、龙齿、金箔、青铅、代赭石、磁石之类。

4.敛肝法 当用乌梅、白芍、木瓜等。

5.补肝、镇肝、敛肝之法 "无论肝气、肝风、肝火相其机宜，皆可用之"。

6.补肝阴 宜用地黄、白芍、乌梅等以"酸甘化阴"。

7.补肝阳 当用肉桂、川椒、肉苁蓉。

8.补肝血 宜用当归、川续断、牛膝、川芎。

9.补肝气 当用天麻、白术、菊花、生姜、细辛、杜仲、羊肝。

上述可见，王泰林治肝30法虽难称完备，却也自成体系，是他多年临证经验的结晶，不失为一套比较完整的肝病治疗方法。

四、临床验案

病例一

【原文】病由丧子，悲愤抑郁，小水淋浊，渐至遗精，一载有余，日无虚度。今年新正，加以左少腹睾丸气上攻胸，心神狂乱，龈血目青，皆肝火亢盛莫制也。肾主闭藏，肝司疏泄二脏，皆有相火，而其系于心；心为君火，君不制相，相火妄动，虽不交合，精亦暗流而走泄矣、治法，当制肝之亢，益肾之虚，宗越人东实西虚，泻南补北例。川连、黑栀、延胡、赤苓、沙参、川楝子、鲜地、知母、黄柏、龟板、芡实，另用芦荟丸一钱开水送下（《柳选四家医案·环溪草堂医案》下卷）。

【按语】《格致余论·阳有余阴不足论》曰："主闭藏者，肾也；司疏泄者，肝也。二者皆有相火，而其系上属于心。心，君火也，为物所感则易动。心动则相火亦动，动则精自走，相火贪然而起，虽不交会，亦暗流而疏泄矣。"此病先由丧子，情志抑郁，后见小水淋浊，龈血目青，心神狂乱等证，是肝火燔灼上下所致。但木火之有余，实乃肾水之不足所致，且淋浊、遗精，日无虚度，耗损肾阴。故此证辨为肝火亢盛、肾阴亏虚。方中川黄连、黑栀子、知母、黄柏、芦荟丸清泻心肝之火，延胡索、川楝子、赤茯苓疏理肝气，沙参、鲜地黄、龟甲滋养肝肾，芡实益肾固精，既泻心火，又滋肾水，共收泻南补北之效。

复习思考题

1. 简述王泰林辨治肝病的纲领。
2. 王泰林论肝气形成的原因及治疗内容是什么？
3. 简述王泰林论治肝风的方法。
4. 简述王泰林治疗肝火的方法。

第七节　吴师机

一、生平与著作

吴师机，原名樽，又名安业，字尚先，又字杖仙，自号潜玉居士，浙江钱塘（今杭州市）人，生于清嘉庆十一年（1806），卒于清光绪十二年（1886）。

吴师机自幼习儒，道光十四年（1834）中举，因疾未应试，遂淡于功名，随父笏庵寓居江苏扬州，以诗文自娱，兼治医学。咸丰三年（1853），为避战乱，伴母迁至江苏泰州东北乡俞家垛，因见"不肯服药之人"与"不能服药之证"以及无力购药者，不忍坐视不救，开始自制膏药为人治病，很受群众欢迎。其弟官业曾生动地描述了当时患者待诊的情况："凡远近来者，日或一二百人，或三四百人，皆各以时聚，有异有负，有扶掖有提携，或倚或蹲，或立或跪，或瞻或望，或呼或叫，或呻或吟，或泣或啼，拥塞于庭，待膏之救，迫甚水火。"同治四年（1865），吴师机重返扬州，于城东琼花观右之观巷设存济药局，建碧祠兼书塾药局，彰义烈，训童蒙，救疾疴。其子炳恒、孙养和均以医为业。

所著《理瀹骈文》一书，是他历时十二载、易稿十余次而完成的经验荟萃，是我国第一部外治法专书。理瀹是取"医者理也，药者瀹也"之义；骈文是指对偶式骈俪文体，故名《理瀹骈文》。该书由略言、续增略言、正文、膏方等部分组成，阐述了"内外治殊途同归之理"及膏方的制法、使用和治疗范围，是一部以膏药为主兼及多种外治方法的外治专著，对发展中医外治学做出了贡献，因而吴师机被后人尊称为"外治之宗"。

二、学术理论

（一）内治外治，理同法异

吴师机毕生倡导外治之法，继承创新、发扬光大了中医学的外治法。吴师机曰："凡病多从外入，故医有外治法。经文内取外取并列，未尝教人专用内治也……矧上用嚏，中用填，下用坐，尤捷于内服。"在古代医学理论和前人经验启示下，他通过大量临床实践的验证，肯定了外治法的可靠疗效，曾说"余初未敢谓外治法必能得效，逮亲验万人，始知膏药治病，无殊汤药，用之得法，其响立应"。所以，吴师机指出"良工亦不废外治"，且"外治药中多奇方"。外治法之所以能疗内病，是因"外治之理即内治之理；外治之药，亦即内治之药，所异者法耳"。也就是说，因其病因、病机相同，辨证相同，用药亦可以相通，所不同的只是给药的方法和吸收途径而已。他指出："人身八万四千毫孔，皆气之所由出入，非仅口鼻之谓……草木之菁英，煮为汤液，取其味乎？实取其气而已。气与病中，内治无余事矣。变汤液而为薄贴，由毫孔入之内，亦取其气之相同而已，而又何疑乎？"他例举"种痘者，纳鼻而传十二经；救卒中暴绝，吹耳而通七窍"；又如洗眼除障，是因"诸阳聚于头，十二经脉三百六十五络，其气血皆上于面，而走空窍"等，说明外治"虽从窍入而以气相感""虽治在外，无殊治在内也"，二者治病有殊途同归之妙。

吴师机认为欲掌握好外治法，应如内治"先求其本"。何谓本？即"明阴阳，识脏腑也"。强调："《灵》《素》而下，如《伤寒论》《金匮》以及诸大家著作，不可不读。"而反对"徒恃一二相传有效之方，自矜捷径秘诀"的做法，认为如此便把外治简单化了。从而把明阴阳、察四时五行、求病机、度病情、辨病形视为外治法必须遵循的五大原则。例如治疗脏腑病变，因脏腑俞穴分布于背部，故外治背部俞穴即可达到调理内脏的作用，曰"五脏之系咸在于背，脏腑十二俞皆在背，其穴并可入邪，故脏腑病皆可治背，前与后募俞亦和应，故心腹之病皆可兼治背"。可见，吴师机的外治法，是立足于把人身作为一个完整的统一体来认识的，通过体表与体内、经络与腧穴、诸窍与脏腑的联系，以达治其外而作用于内的效果。

至于外治用药，吴师机认为，凡内服治病有效之方剂，皆可用于外治，例如平胃散内服可以止痢，亦可炒熨治痢；常山饮内服可止疟，也可炒嗅治疟。凡此种种，皆可变汤剂为外治。而"膏方取法，不外乎汤丸"，"当于古汤中求之"，凡汤丸之有效者皆可熬膏。总之，外治法的一切措施，无不贯穿着内治之理。

（二）三焦分治

外治法的具体辨治，吴师机以上、中、下三焦分治作为提纲。"头至胸为上焦，胸至脐为中焦，脐至足为下焦"，按照三焦分治的原则，对三焦之病分别采用取嚏、填脐、坐药之法治之，或同时兼用众法。

1.上焦之病 吴师机指出："大凡上焦之病，以药研细末，嗜鼻取嚏为第一捷法。不独通关、急救用闻药也。"又说："嚏法泄肺者也，可以散上焦之雾，通天气，而开布宗气以行呼吸。"如连嚏数十次，则腠理自松，即解肌也；涕泪痰涎并出，胸中闷恶也宽，即吐法也。盖一嚏实兼汗、吐两法。取嚏用药多以皂角、细辛为主，藜芦、踯躅花为引，随症加药。吴师机对上焦之病，还用涂顶、覆额、涂眉心、点眼、塞耳、擦项及肩、扎指、握掌、敷手腕、涂臂等法。他特别指出："膻中、背心两处，尤为上焦要穴，治病握总之处。太阳穴则头疼者所必治也。"

2.中焦之病 吴师机谓："中焦之病，以药切粗末，炒香，布包缚脐上，为第一捷法。"如古方治风寒用葱、姜、豉、盐炒热布包掩脐上；治霍乱用炒盐布包置脐、填脐及布包轮熨等法；治痢用平胃散炒热缚脐上，冷则易之；治疟用常山饮炒热缚脐上，其发必轻，再发再捆，数次必愈。另有治黄疸，用百部根放脐上，酒和糯米饭盖之，以口中有酒气为度，又有用干姜、白芥子敷脐，觉口中辣则去之。总之，炒、熨、煎、抹与缚之法，理脾胃者也，可以疏中焦之沤，通天地气，而蒸腾营气以化精微。

此外，治伤寒食积、阴证、风痛等，用药置脐上，再以熨斗盛炭火熨之，"逼药气入肚也"，其治乳痈"捣葱铺乳上，以瓦罐盛炭火通之，汗出而愈，亦是此意"。在具体措施上，他还以瓦罐盛热汤、糠火熨、手摩等代替炭熨。

吴师机强调："大热症不用火，以冷水之。治寒热交混者，冷热互熨之，此在临症制宜矣。"至于背后脾俞、胃俞有须兼治者，又有熏脐、蒸脐、填脐及布包轮熨等法，随证酌用。

3.下焦之病 吴师机云："下焦之病，以药或研或炒，或随证而制，布包坐于身下为第一捷法。"又指出，"坐法，泻肾者也，可以决下焦之渎，通地气而流行卫气，以司开阖。"如水肿、小便不通、水泻、疝气等下部之病，无不可坐。若内服药不能收效，或恐伤胃气者，或治下无须犯上中者，或上病宜釜底抽薪者，皆以坐为优。

治下焦之病，尚有摩腰法、暖腰法、兜肚法等。治疗部位除前后二阴外，他如命门、脐下、膝盖、腿弯、腿肚、脚跟、脚趾、足心等，诸法皆可使用。

上述治法虽分上中下三焦，根据吴师机经验，三焦分治法也可灵活应用，如"嚏法上取也，亦可上取而治下；坐法下取也，亦可下取而治上；炒、熨、煎、抹与敷之法中取也，亦可旁取而治中"。"而凡上焦之症下治，下焦之症上治，中焦之症上下分治，或治中而上下相应，或三焦并治。"

另外，在进行三焦分治时，还须注意结合脏腑辨证具体用药。如吴师机外治所用的膏剂，有上焦心肺之膏，有中焦脾胃之膏，有下焦肝肾之膏。有专主一脏之膏，有专主一腑之膏。又有通治三焦、通治五脏、通治六腑之膏，又有表里寒热虚实分用之膏、互用之膏、兼用之膏等。可见吴师机外治是在严格的辨证论治思想指导下进行的。

三、治疗经验

吴师机在前人经验的基础上，总结了以膏为主，并以点、烧、灸、熏、熨、烙、照、擦、掺、敷等（即温热疗法、水疗法、蜡疗法、酒疗法、发泡疗法等）佐之等外治疗法，其外治手段多样，经验丰富，尤其是在对用膏之理的阐释及膏药的应用方面最具特点。

（一）膏药的运用

吴师机外治法，采用膏药为最多。膏与药本分为二，古人于熬者为膏，撮者为药，吴师机则"合而两全"，配合施用。他提出膏药有两大功用，"一是拔，一是截。凡病所结聚之处，拔之则病自出，无深入内陷之患；病所经由之处，截之则邪自断，无妄行传变之虞"。指出使用膏药，有正治法，也有从治法。如热证也可用热药，一则得热则行，一则以热引热，使热外出。此外，虚证也可用攻药，"所谓有病当先去，不可以养患也"。另外，膏药也可寒热并用，清补兼行，始贴补膏，敷消药，此即扶正逐邪之义。

吴师机自制膏方共数十种。其中以清阳膏、散阴膏、金仙膏、云台膏、行水膏用之最广、最验。吴师机自述每年施膏一二十万张，其中五膏十居八九。云台膏即爨膏，通治外科痈疮诸症，而清阳、散阴、金仙三方，则为内病外治之膏。

清阳膏，本双解散、败毒散诸方推广，主治上焦风热及内外热证。外感风热，初起头痛者，用清阳膏贴太阳及风门；连脑疼者，并贴脑后第二椎下两旁风门穴；鼻塞贴鼻梁；咳嗽及内热者，贴天突穴、膻中穴，或兼贴肺俞。夹食者，加贴金仙膏；若邪热入里，欲用清法者，加硝石散掺在膏内贴；若是须下，贴膏后再用硝黄散（即承气诸方加减），以鸡蛋清调敷胸腹，虽结胸亦能推之使下，吴师机记载用上方治疗，屡试屡验。

散阴膏，此方本五积、三痹诸方推广之，主治下焦寒湿。若上热下寒，贴足心；脾虚泄泻贴脐；风寒湿痹、筋骨疼痛及跌打闪挫，一贴即愈。

金仙膏，又名开郁消积膏，此方本六郁、利气诸方推广，主治中焦郁积，能和气血，疗脾胃诸病，气痛、腹痛用之立效，并治疟痢。疟疾，先用此膏贴胸口，化其痰食暑湿即轻。又如痢疾，无问老少，皆用金仙膏，一贴胸口，一贴脐上。轻证半日腹响泄气，小便通利，胸中豁然即愈；重证逐渐减轻，不过数日亦愈。吴师机云："此二症夏秋最多，余治愈不止万人，特为拈出。"此外，吴师机尚有养心安神膏、清肺膏、滋阴壮水膏、健脾膏、扶阳益火膏等，凡遇重证，酌用掺末，其效更佳。

从以上可见，吴师机运用膏药，也是分三焦论治。膏药不仅可治疗慢性疾病，而且也能治疗某些急性疾病。

（二）膏方用药特点

"外治之药，亦即内治之药"，膏药与汤药，殊途同归，故立法用药是一致的，但亦有所异之处。"汤主专治分六经，用药一病一方，日可一易，药数少而精；膏主统治六经，用药百病一方，月才一合，故其数广而多"。吴师机常用五大膏（清阳膏、散阴膏、金仙膏、行水膏、云台膏）中，平均每膏用药110味之多，药量则动辄以两计，草药则以斤论计。膏方用药虽庞杂，然并非杂乱拼凑，而是有理有据，故能取"物以杂而得全，功以协而成和"的效果。对膏方及膏药掺面所选药物，吴师机主张多选用猛、毒、香药，"率领群药开结行滞，直达其所，俾令攻决滋助，无不如意，一归于气血流通，而病自已，此系制膏之法也"。

1. 猛药　是指药性峻厉或有毒之品，这些药物在内服方中是应禁用或慎用的，在外治方中却是不可缺少的要药。如乌、附、斑蝥、砒、硇、硫黄、芫花、大戟、轻粉之类。

2. 生药　指不经炮制，气味俱厚之品，在内服汤丸中必须经过炮制方能入药，在膏药则宜生用，如生半夏、生天南星等。"虽苍术、半夏之燥，入油则润；甘遂、牵牛、巴豆、草乌、南星、木鳖之毒，入油则化。"诸如此类的有毒之品，"炒用、蒸用，皆不如生用"。

3. 香药　是指芳香辛透之品。吴师机常用的香药如苏合香，十香丸、冰片、麝香、乳香、没药之类。除此，吴师机还指出膏中用药必须有通经走络、开骨透窍、拔病外出之品为引，如姜、葱、韭、白芥子、花椒以及槐、柳、桑、蓖麻子、凤仙草、穿山甲之类，均不可少。至于补膏，吴师机认为"气血流通即是补，不药补亦可"。即使用补药，必用血肉有情之品，如内服剂中的羊肉汤、猪肾丸、乌骨鸡丸、鳖甲煎、鲫鱼膏等，皆可以仿之而制膏。

（三）膏药熬制的经验

膏药古时叫作薄贴，多以植物油、铅丹为基质，经过熬制掺以其他药物而成，即熬者为膏，掺者谓药，膏为基质，固定不变，药则随治疗用途而灵活运用。根据基质的不同，膏药有黑膏、白膏、油膏、胶膏、松香膏、绿松膏、银黝膏、玉红膏之别，吴师机《理瀹骈文》所用膏药多为黑膏药。

关于膏药的熬制，吴师机有着丰富的经验，对其制作过程阐述颇详。"每干药一斤，约用油三斤或二斤半；鲜药一斤，约用油斤半或一斤。先浸后熬，熬枯后去渣，将油再熬至滴水成珠，秤之视前油约七折上下。每净油一斤，下炒黄丹六两收。盖膏蒸一回老一回，嫩则尚可加丹，老则枯而无力，且不能黏也。"强调制膏关键，在于防止膏的"嫩"及"老"。嫩则膏药太软，而黏性过强；老则膏药黏性小，易于脱落。适当的稠度是油熬炼至滴一点于冷水中时，油滴不在水面扩散。并述"膏成后将锅取起，俟稍温，以皮硝一二两，醋炖化，乘热加入，则膏黏，须搅千余遍，愈多愈好，务必令其均匀，然后浸于凉水中数日，以去火毒"。

四、临床验案

病例一

【原文】东垣治一女子脱肛，用糯米一勺，浓煎饮，去米，候温洗肛。却先以砖一片火烧通红，用醋沃之，以青布铺砖上，坐肛于青布上，如热则加布令厚，其肛自吸入而愈。(《名医类案·卷八·脱肛》)

【按语】此案为坐法之验例，实取醋沃后蒸气的熏疗之作用以疗疾。吴师机疗便秘，曾用竹叶煎煮水一桶，后加绿矾一把，然后令患者坐桶上熏蒸。可见坐法可使药气自外及内，通过振奋气机而收提肛、通便、散寒、除湿等作用。

病例二

【原文】一男子腹内有痞者，先以烫热好醋将痞上洗净，量所患大小用面圈圈定，用皮硝一斤放入面圈内铺定，用纸盖硝上，熨斗盛火，不住手熨。俟硝化尽，再用烫醋洗去，用红绢摊膏（千金贴痞膏）贴于患处，用旧布鞋底炙热，熨两三时，每七日一换。贴药重得不过三七，肿血化去。

千金贴痞膏：黄丹十两（水飞七次，炒紫色），阿胶三钱，阿魏三钱，没药五钱，当归三钱，两头尖五钱，白芷五钱，穿山甲十片，木鳖子十个，麝香一钱。上俱为细末，用香油一斤，槐、桃、桑、柳、榆各二尺四寸，巴豆一百二十个（去油），蓖麻子一百二十个（去壳）。先净铁锅盛油，炭火煎滚，入巴豆、蓖麻在内熬焦，捞去渣，次下前药，用桃、柳等不住手搅匀，然后下丹，滴水成珠为度，磁器收储。(《寿世保元·卷三·积聚》)

【按语】痞有二义，痞结成形之痞，是病；胸膈痞满，是症。此例为痞结之痞，即积聚之类。痞者，塞也，气血壅滞，结聚而不通，初病气结在经，久病血伤入络。此时用膏方治疗，其膏方用药须于辛香之中加入搜络剔透之品，透松病根，方能有效。故千金贴痞膏中用白芷、麝香芳香透窍，山甲、桃、柳、槐、桑等开窍透骨，拔病外出，阿魏、乳香、没药等通经活血，化瘀消积。且药多为生香猛药，较之汤药内服，膏方作用缓而持久，且"无禁制"，又可避免实实虚虚之患。吴师机《理瀹骈文》中载有化痞膏专治痞症，惜未附医案，今引他书案例以佐证。

复习思考题

1. 吴师机内病外治的理论依据是什么？
2. 吴师机认为膏药的功效是什么？
3. 吴师机三焦分治的第一捷法各是什么？
4. 吴师机外治膏药的组方特点有哪些？

第八节　唐宗海

一、生平与著作

唐宗海，字容川，生于清道光二十六年（1846），卒于清光绪二十三年（1897），四川彭县人。唐宗海曾祖以农圃为业，至祖父家道衰落，父亲身体多病。唐宗海在攻举子业时，留心医学，通览方书。后因其父血证亡故，唐宗海遂精研岐黄，专攻血证。1873—1884年唐宗海撰写并完稿《血证论》，名闻三蜀，有徒弟数十人从其学。1879年其妻冯氏亦患血疾，唐宗海手到而愈，四里八乡索方请诊者不绝。清光绪十五年（1889）唐宗海考取进士，授礼部主事。1896年唐宗海赴任广西来宾知县，途经汉口，老母病重而卒。唐宗海扶柩返乡，途中染病去世，终年51岁。

唐宗海著述颇丰，代表作《中西汇通医书五种》，包括《血证论》《中西汇通医经精义》《金匮要略浅注补正》《伤寒论浅注补正》《本草问答》，另著《医学见能》《医易通说》《痢症三字诀》等。

《血证论》8卷，是对中医血证诊疗的集成与创新之作。卷一为总论，包括阴阳水火气血论、男女异同论、脏腑病机论、脉证死生论、用药宜忌论及本书补救论。卷二为血上干证治，卷三为血外渗证治，卷四为血下泄证治，卷五为血中瘀证治，卷六为失血兼见诸证，卷七、卷八为古今方解。

《中西汇通医经精义》2卷，结合西医解剖学与中医气化学说，对中西医内容互相训解汇通。上卷论述人体生理，包括人身阴阳、五脏所生、五脏所属、五脏所藏、五脏所主、脏腑所合、脏腑之官、五脏九窍、男女天癸、血气所生、营卫生会、六经六气、经气主治、十二经脉、冲任督带等。下卷论及脑、髓、骨、脉、胆、胃、大肠、小肠、三焦、膀胱等解剖和生理功能，并配西医解剖图示。

《伤寒论浅注补正》7卷，结合西医知识补正陈念祖《伤寒论浅注》，提出三焦即人体内之膜网，是阴阳气血水津上下表里之通道，并以三焦生理病理解释伤寒诸证病机和症状。卷一为辨太阳病脉证上、中、下，卷二为辨阳明病脉证，卷三为辨少阳病脉证，卷四为辨太阴病脉证，卷五为辨少阴病脉证，卷六为辨厥阴病脉证，卷七为辨霍乱病脉证、辨阴阳易差后劳复病脉证、辨痉湿暍脉证、跋、附识、征引三则。

《金匮要略浅注补正》9卷，以《内经》和张仲景条文为基础，结合西医补正陈念祖《金匮要略浅注》。卷一为脏腑经络先后病脉证、痉湿暍病脉证，卷二为百合狐惑阴阳毒病脉证、疟病脉证并治、中风历节病脉证并治，卷三为血痹虚劳病脉证并治、肺痿肺痈咳嗽上气病脉证并治，卷四为奔豚气病证治、胸痹心痛短气病脉证并治、腹满寒疝宿食病脉证并治、五脏风寒积聚病脉证并治，卷五为痰饮咳嗽病脉证治、消渴小便不利淋病脉证并治，卷六为水气病脉证并治，卷七为黄疸病脉证并治、惊悸吐衄下血胸满瘀血病脉证，卷八为呕吐哕下利病脉证治、疮痈肠痈浸淫病脉证并治、肤蹶手指臂肿转筋狐疝蛔虫病脉证治，卷九为妇人妊娠病脉证治、妇人产后病脉证治、妇人杂病脉证并治。

《本草问答》3卷，发挥中医气化理论，与西人之说互证，以问答形式阐明中药的性味、归经、相制相畏等。

《医学见能》又名《医学一见能》，意在使读者通过学习该书，基本能够处理临床常见病证。

《医易通说》又名《医易详解》，通过《易经》来论述中医理论的基本原理，多涉及气化玄妙，古奥难懂，致此书流传面较窄，翻刻版本也相对较少。

《痢证三字诀》是唐宗海对痢证治疗的经验总结，此书与张子培所著《春温三字诀》合刊为《春温痢证三字诀》，多附于其他医书或丛书之后。

二、学术理论

（一）中西医汇通说

唐宗海认为西医详形迹而略气化，有所长亦有所短，中医略形迹而详气化，有所短更有所长，力主"汇通中西医，厘正医道，归于一是"。唐宗海在精研《灵》《素》诸经的基础上，"录其要义，兼中西之说解之，不存疆域异同之见，但求折衷归于一是"，试图将其认为的中西医原理一致的内容互相训解，直接汇通。

《中西汇通医经精义》上卷中"夫自古通天者，生之本，本于阴阳……西洋化学言人吸空中养气而活，所谓养气，即天阳也"。《中西汇通医经精义》下卷论及脑、髓、骨、脉、胆时，"经脉者，所以行血气而荣阴阳，濡筋骨，利关节者也。《内经》名脉，西医名管，其实一也。西医详绘管窍，然不分出经名，不知十二经与七经八脉……经脉以行气血，则不特单指血管言也"。唐宗海将西医解剖学与中医气化理论互相结合，其中西医汇通的主导思想是用西医来印证中医，以说明中医并非不科学。

由于受到时代的限制，其著作中有当下看来较为简陋的观点。但唐宗海立足中医经典，融汇新知，兼收并蓄西学，其中医思维和创新理论，对于当前中医药学术发展依然具有重要启示作用。恰如清代刘锦藻《清朝续文献通考》评价："近世医家，喜新者偏于西，泥古者偏于中，二者未将中外之书融会贯通，折衷至当。唐宗海慨之，研精覃思，著此五种书（兹据《唐氏中西医学汇通五种》提要而言），执柯伐柯，取则不远。"近代谢利恒也曾赞扬"唐氏容川著中西汇通五种……不无牵强附会，然能参西而衷中，不得新而忘旧，且于数十年前，早知中西汇通为今后一家之大业，不可不谓吾道中之先知先觉也"。

（二）阴阳水火气血论

唐宗海认为气化是中医理论之精髓。"气化二字，自唐以下，无人知之，吾于此特详言曰火交于水，即化为气。"（《中西汇通医经精义·脏腑之官》）"人之一身，不外阴阳。而阴阳二字，即是水火。水火二字，即是气血。水即化气，火即化血。"

1.气的生化 唐宗海受易理启发，"易之坎卦，一阳生于水中，而为生气之根"。认为人身之气生于丹田气海之中，丹田气海即是肾与膀胱所在。脐下归宿之水，依赖口鼻吸入的天阳之气，引动心火下济，蒸动肾和膀胱，使水转化为气，即所谓"水即化气"。

"气之所至，水亦无不至焉。"（《血证论·阴阳水火气血论》）当气生成之后，即布于全身内外。"太阳之气，上输于肺，膀胱肾中之水阴即随气升腾而为津液。""气化于下，则水道通而为溺。"气和水互相维系，即所谓"气生于水，即能化水"。

两者在病理上也是互为关联。一方面，水病可致气病。"设水停不化，外则太阳之气不达，而汗不得出。内则津液不生，痰饮交动。"另一方面，气病亦可导致水病。"肺之节制不行，气不得降，因而癃闭滑数。"以及肾中阳气不能镇摄水液，也会成痰饮和泄泻。即所谓"气与水本属一家，治气即是治水，治水即是治气"。

2.血的生化   "火即化血"是指血的化生，以心火为主。"食气入胃，脾经化汁，上奉于心，心火得之，变化而赤，是之谓血。"不仅血液的化生须赖心火，而心火也须阴血之奉养，才能平而不亢。"火为阳，而生血之阴，即赖阴血以养火，故火不上炎而血液下注，内藏于肝，寄居血海，由冲、任、带三脉行达周身，以温养肢体。"

火可以化生血液，但"火化太过，反失其化"和"火化不及而血不能生"。一为火化太过而不能生血，所以唐宗海指出"滋血必用清火诸药，四物汤所以用白芍，天王补心汤所以用二冬，归脾汤所以用酸枣仁，炙甘草汤所用寸冬、阿胶，皆是清火之法。至于六黄汤、四生丸则又以大泻火热为主，是火化太过，反失其化，抑之即以培之，清火即是补血。"（《血证论·阴阳水火气血论》）二为火化不及而不能生血。唐宗海提出"火化不及而血不能生者，炙甘草汤所以有桂枝以宣心火，人参养荣汤所以用远志，肉桂以补心火，皆是补火生血之法"。

血病也可累及火病。一为血虚则肝失所藏，木旺而愈动火，心失所养，火旺而亦伤血。二为血虚则肝无藏，由于肝体阴而用阳，阴失其守，则肝阳上亢，心亦失血养，木火相生便会煎熬血液。还有"血寒血痹者，则用桂枝、细辛、艾叶、干姜等禀受火气之药以温达之，则知治火即是治血"。所以唐宗海说"血与火源于一家，知此可以言调血也"（《血证论·阴阳水火气血论》）。

3.气血关系   "肺主水道，心主血脉，又并域而居……一阴一阳，互相维系，而况运血者即是气，守气者即是血，气为阳，气盛即为火盛，血为阴，血虚即是水虚，一而二，二而一者也。"唐宗海主张水火气血存在形式不同，但紧密依存，互资共生。

唐宗海认为在人体水火气血的生化中，脾有重要作用。"血生于心火而下藏于肝，气生于肾水而上主于肺，其间运上下者，脾也。水火二脏，皆系先天，人之初胎，以先天生后天，人之既育，以后天生先天，故水火两脏，全赖于脾"，主张"治血者必以脾为主，乃为有要。至于治气，亦宜以脾为主"。

三、治疗经验

唐宗海根据气机"升降出入"运动方式与脏腑虚实特点，将血证分为"血上干""血下泄""血外渗"和"血中瘀"。

（一）血证的病因病机

1.血随气逆，血上干证   血上干，即出血见于上窍者，如吐血、呕血、唾血、咯血、鼻衄、齿衄、舌衄等。

（1）吐血责之于胃：唐宗海认为吐血是胃气"先其下行之令"，血随气逆所致。胃气上逆与邪气壅实及冲脉之气失调有关。"人身之气游于血中，而出于血外……其气冲和，则气为血之帅，血随之而运行。血为气之守，气得之而静谧。气结则血凝，气虚则血脱，气迫则血走……方其未吐之先，血失其经常之道，或由背脊走入膈间，由膈溢入胃中……又或由两胁肋走油膜入小肠……逆入于胃，以致吐出。"（《血证论·吐血》）

（2）呕血责之于肝：但吐无声，而呕有声。呕血是血出有声，重则其声如蛙，轻则呃逆。以轻重论，吐轻而呕重。以脏腑论，吐血其病在于胃，呕血其病在于肝。呕血常因肝胆火旺，疏泄失常，气机逆乱，"清气遏而不升，浊气逆而不降"（《血证论·呕血》），横逆犯胃所致，亦归气机逆而上冲之属。

（3）咳血属之于肺："肺主气，咳者气病也，故咳血属之于肺。"咳血有外感和内伤两种。外因咳血，为邪气郁遏，肺气不宣，而于肺之本体，尚未过伤，其病较轻。内因咳血，治节不行，肺中阴液不足，被火刑克，肺气上逆，而为咳血，其病较重。咳血病机有虚实两种。实证多因外邪郁遏肺气，或郁久化火，灼伤脉络，以至失血。虚证多由肺中津液不足，阴虚火动，肺金失其清肃之令，而成咳血。不论虚实，都与肺失清肃，气机阻逆有关。

（4）咯血责之于肾与膀胱：咯血是痰中带有血丝。唐宗海认为咯血的机制是肾水泛溢为痰，牵引胞血，以致咯痰带血。即所谓"咯血出于肾者，乃肾气不化于膀胱，水沸为痰，而惹动胞血之谓也"（《血证论·咯血》）。其机制与女性断经和《伤寒论》"热结膀胱"十分相似，"观女人先发水肿然后断经者，名曰水分，是水病而连累胞血之一证。又观《伤寒论》热结膀胱，其血自下。夫热结膀胱是水病也，而即能惹动胞中之血从小便而下，又水病兼动胞血之一证也。"

2.血随气泄，血下泄证　血下泄，即出血之见于下窍者，如便血、尿血等。可分虚实两端。虚者因气虚失却统摄，致血无归附。实者因气火、湿热下注，迫血下泄。

（1）便血：大肠与各脏相连之义，但病所由来，则自各脏而生，至病已在肠。有中气虚陷，湿热下注者；有由肺经遗热，传于大肠者；有由肾经阴虚，不能润肠者；有由肝经血热，渗漏大肠者。先便后血者为远血，先血后便者为近血。近血之中有脏毒下血和肠风下血。脏毒下血，肛门肿硬，疼痛流血，与痔漏相似。若大肿大痛，大便不通者，用解毒汤。大便不结，肿痛不甚者，用四物汤加地榆、荆芥、槐角、牡丹皮、黄芩、土茯苓、地肤子、薏苡仁、槟榔。脏毒久不愈者，治宜清胃散加金银花、土茯苓、防己、黄柏、薏苡仁、车前子升清降浊。肠风下血，肛门不痛，仅是出血，且血出多清；而脏毒下血，其血多浊。这是两者的区别。治疗总以清火养血为主，火清血宁，风亦自息，方用槐角丸。但须注意，病由外风邪热而致者，必开举之。因为"治病三法，高者抑之，下者举之，吐翻所以必降气，下血所以必升举也。升举一法，非第补中益气之谓，升提疏发，皆是升举"。葛根黄芩黄连汤加荆芥、当归、柴胡、白芍、槐花、地榆、桔梗治之。若为肝经风热内扇而下血者，必见胁腹胀满。口苦多怒，或兼寒热，治宜泻青丸加减出入。至于远血，即古所谓阴结下血，黄土汤主之。也用理中汤加归芍，或归脾丸，或补中益气汤者。

（2）尿血：膀胱与血室，并域而居，热入血室则蓄血，热结膀胱则尿血。尿血乃水分之病，其病之由，则有内外二因，在病情上又有虚实两种。外因是太阳阳明传经之热，结于下焦。症见身有寒热，口渴腹满，小便不利，溺血疼痛，宜桃仁承气汤治之；或小柴胡汤加桃仁、牡丹皮、牛膝。内因乃心经遗热于小肠，肝经遗热于血室。症见淋泌割痛，小便点滴不通者为赤淋，治宜清热。清心经用导赤散加炒山栀、连翘、牡丹皮、牛膝。治肝经用龙胆泻肝汤加桃仁、牡丹皮、牛膝、郁金。亦有兼治肺，用人参泻肺汤去大黄加苦参治之，或清燥救肺汤加藕节、蒲黄。虚证则溺出鲜血，如尿长流，绝无碍滞者，但当清热滋虚，兼用止血之药，宜用四物汤加减治之。如养肝凉血，加牡丹皮、山栀、柴胡、阿胶。清心养血，加黄连、阿胶、血余。补脾摄血，加鱼鳔胶、黄芪、人参、艾叶、黑姜、甘草、五味治之。如房劳伤肾者，加鹿角胶、海螵蛸。

3.气火炽盛，迫血妄行，血外渗证　血外渗，是由于各种因素导致的血液不循常道、溢于体表之外的出血性病证。唐宗海认为"血之为物，热则行。"（《血证论·吐血》）热伤阳络则衄血，热伤阴络则下血，阳明燥热则鼻衄，肝胆三焦相火内动，夹血妄行，则耳衄，胃火上炎，血随火动，则齿衄，心火亢盛，血为热逼而渗出，则舌衄。

（1）血箭：血从毛孔中流出，有似箭之喷射，故名血箭。多为心肺火盛，逼血从毛孔中出。

（2）血痣：血痣初起，其形如痣，渐大如豆，触破时长流血水。多为肝经郁火、瘀血凝聚而成。

（3）血瘙：癣疥血点、血疙瘩、一切皮肉赤痒，名色不一，今统称之血瘙，皆由血为风火所扰。火甚则起点，起疙瘩；风甚则生虫生痒。

4. 瘀血阻络，血行失常，血中瘀证　凡离经气血停留体内，不论色黑成块或清血、鲜血，都是瘀血。瘀血"与荣养周身之血已睽绝而不合"（《血证论·瘀血》），不但阻碍新血之化机，而且可成为血证之因，导致出血不止，或再次出血。唐宗海言"经隧之中，既有瘀血踞住，则新血不能安行无恙，终必妄走而吐溢矣"，即是此意。此外，他还指出，凡有所瘀，莫不壅塞气道，阻滞气机，久则变为骨蒸、干血、痨瘵等证。

（二）血证的治疗原则

1. 治血重在和气顺气　唐宗海认为"天地之大，总是以阳统阴。人身之生，总是以气统血"。气占主导地位。"人之生出，全赖乎气，血脱而气不脱，虽危犹生。一线之气不绝。则血可徐生，复还其故，血未伤面气先脱，虽安必死"（《血证论·脉证死生论》）。在血证病机方面，他认为血证的发生均与气病有关。"其气冲和，则气为血之帅，血随之而运行……气结则血凝，气虚则血脱，气迫则血走，气不止而血欲止不可得矣。"（《血证论·吐血》）

和气顺气是治疗血证的关键，唐宗海提出"表则和其肺气，里则和其肝气，而犹照顾脾肾之气，或补阴以和用，或损阳以和阴，或逐瘀以和血，或泻水以和气"的治疗原则。

2. 补脾土之统摄，泻阳明之逆火　唐宗海在血证治疗过程中，尤为重视脾胃。《血证论·阴阳水火气血论》论述"以后天生先天，故水火两脏，全赖于脾""治血者，必治脾为主""治气，亦宜以脾为主""脾主统血，运行上下，充周四体，且是后天，五脏皆受气于脾，故凡补剂，无不以脾为主"。因此，首补脾土为治疗血证的一大法则。

阳明之气以下降为顺，阳土喜润恶燥；若阳明燥热津伤，则血液沸腾而外越，见崩漏、下血等证。唐宗海认为阳明之气上逆，阳土燥热津伤与血海不安、不静、不藏有直接关系，提出"治阳明即治冲"，将平冲降逆、清泻阳明之法广泛用于多种血证，均取得了较好疗效。

3. 肺主治节，调气为主　"肺主行治节，以其居高，清肃下行，天道下际而光明，故五脏六腑皆润利而气不充，莫不受其治节也。"（《血证论·脏腑病机论》）唐宗海《血证论》中强调肺的肃降，因血下行为顺，上行为逆，提出肺为调气之主。

唐宗海在血证补虚的过程中，尤为重视先补肺胃。他说："补法不一，先以补肺胃为要。肺为华盖，外主皮毛，内主治节。肺虚则津液枯竭，喘嗽、痿燥诸证作焉。因其治节不得下行，故气上而血亦上，未有吐血而不伤肺气者也，故初吐必治肺，已止尤先要补肺。""则凡一切血证，其当清金保肺以助其治节。"（《血证论·吐血》）

4. 重视肝及冲任带脉，尤重冲脉　唐宗海主张"治血者必调气，舍肝肺而何所从事哉"，肝司血海，"一切血证一总不外理肝也"（《血证论·鼻衄》）。

唐宗海认为血能够运行周身，主要是冲、任、带三脉的统领作用，冲脉本属肝经，其循行部位与全身动脉有关。"为总领诸经气血的要冲"和"血海"之称，所以有冲脉为"十二经之海"。冲脉起于血室，肝则司主血海，两者在生理、病理上紧密联系。血之归宿，在于血海。血海不扰，则周身之血无不随之而安。冲脉气逆和血海的治乱，在血证及其复发中起着极其重要的作用，故治肝亦是治冲，宁气即是宁血。

（三）血证治疗"四法"

1.止血法　"血之原委，不暇究治，唯以止血为第一要法。"（《血证论·吐血》）止血是唐宗海治疗血证第一法，充分贯彻《内经》"急则治标"和"止血先治气"总原则。"所谓止血者，即谓此未曾溢出，仍可复还之血，止之使不溢出，则存得一分血，便保得一分命，非徒止已入胃中之死血已耳。"（《血证论·吐血》）

"止血之法虽多，而总莫先于降气"，因"人之生也，全赖乎气，血脱而气不脱，虽危犹生。一线之气不绝，则血可徐生，复还其故"，故唐宗海认为止血之要，"必以治病气为主"。

唐宗海强调血证虽以实热证居多，"血证气盛火旺者，十居八九"。"唯泻火一法，除暴安良""亟夺其实，釜底抽薪"，法宗仲景，独取阳明，以泻心汤之类泻火降气，急下存阴。他首推大黄之功力，认为"其妙全在大黄降气即以降血"，"凡属气逆于血分之中，致血有不和处，大黄之性，亦无不达。盖其药气最盛，故能克而制之，使气之逆者，不敢不顺。既速下降之势，又无遗留之邪"。（《血证论·吐血》）

但虚证、寒证"十中一二，为之医者不可不知也"。如"阳不摄阴，阴血因而走溢"，以阳和而阴血内守，甘草干姜汤主之。至于气随血脱的危证，"独参汤救护其气，使气不脱，则血不奔矣"。此外，因于伤风者，宜小柴胡汤加味；因瘟疫伏热者，用犀角地黄汤。

2.消瘀法　唐宗海提出消瘀为治血第二大法，以花蕊石散为通治瘀血之主方。

在消瘀的同时，唐宗海还重视审证求因和辨证施治。如属气血虚而血瘀者，采用圣愈汤加味。若属寒凝血滞者，则依据《素问·调经论》"血气者，喜温而恶寒，寒则泣而不能流，温则消而去之"之法，方宗仲景柏叶汤或合四物汤以柔药调之，或合泻心汤反佐之。

针对"瘀血着留在身，上下内外又各有部分不同"（《血证论·吐血》），唐宗海还强调治瘀血须"分别部居，直探巢穴"，即依据瘀血留着的部位及其表现的症状特征，灵活治疗。如血瘀上焦，胸背肩膊疼痛麻木、逆满等症，用血府逐瘀汤或人参泻肺汤加三七、郁金、荆芥。血瘀中焦，腹中胀满，腰胁疼痛，用甲己化土汤加桃仁、当归、姜黄，化瘀生血。血瘀下焦，腰以下及少腹痛，用芍归失笑散加减。伴大便秘结者，轻则用大黄，重则用桃仁承气汤、抵当汤，破血逐瘀。瘀血流注，四肢肿痛，用小调经汤加知母、茯苓、桑皮、牛膝，化瘀消肿。

3.宁血法　唐宗海认为止血、消瘀虽已寓有宁血之义，但用药多峻猛，重在攻邪，属急则治标。宁血才是溯本求源、缓则治本之法。

至于宁气，唐宗海首推和法，"为血证第一良法。表则和其肺气，里则和其肝气，而尤照顾脾肾之气"。和法可调肝和胃，治冲宁血。唐宗海推崇小柴胡汤，认为小柴胡汤达表和里，通水津，撤邪火，升清降浊，使气血和顺。以及方选仲景麦门冬汤和《济生方》之四磨汤（亦取仲景桂苓五味汤之意），降逆平冲为主，从而达到宁冲以宁血的目的。

而且其宁血一法，也随证权变。如属外感风寒，荣卫不和者，用香苏饮加味；胃经遗热，气燥血伤者，用犀角地黄汤或白虎汤，轻证用甘露饮；肺燥喘逆者，用清燥救肺汤；肝经风火者，用逍遥散加味或当归龙荟丸；肾阴虚，阳无所附者，用二加龙骨汤加味等。

4.补虚法　在治血过程中，唐宗海提出补虚为治血的收功之法。主张吐血已止先要补肺，调养后天着重补脾，补血总要以补肝为要。"未有吐血而不伤肺气者也。故初吐必治肺，已止尤先要补肺。"（《血证论·吐血》）肺有治节五脏六腑的作用，补肺则诸窍通调，五脏受益。常用辛字润肺膏，滋补肺中阴液，此为治足痿、肠燥的良剂。黄坤载设地魄汤，亦能补土生金，补金生水，唐宗海对其补肺之法十分赞赏。此外，对于肺阳的培补也是唐宗海治血证的一大特色，立温补肺阳之法，用保元汤甘温除大热，使肺阳布护，阴翳自消。

脾胃为后天之本，气血化生之源，脾主统血，运行上下，充周四体，五脏皆受气于脾。"脾主统血，运行上下，充周四体，且是后天，五脏皆受气于脾，故凡补剂，无不以脾为主。"（《血证论·吐血》）用人参固本汤、炙甘草汤去桂加白芍以补脾，或用人参养荣汤补脾胃以养心；或归脾汤以统治之，调补气血，培养后天为主。用甘露饮、清燥养荣汤、叶氏养胃汤滋胃汁。

补血总以补肝为要。其云："肝为藏血之脏，血所以运行周身者，赖冲、任、带三脉以管领之，而血海、胞中，又为血所转输归宿之所，肝则司主血海，冲、任、带三脉又肝所属，故补血者总以补肝为要。"（《血证论·吐血》）肝血虚者，唐宗海用《局方》四物汤以调经补血。

（四）血证的用药禁忌

1.忌汗 《伤寒论》有衄家忌汗之戒律。吐血、咯血与衄血，如用发汗，则气即外泄。发泄不已，血随气溢而不可遏抑。故一般只采用和散，不得径用麻、桂、羌、独。唐宗海主张血证兼有表象，发汗方法如果用之得当，亦非全不可用。如因外感失血，可从外表散，但须敛、散两施，处方中必须刻刻顾护津液，遵守"血家忌汗"的原则。

2.禁吐 血证多由气机上逆。如果医者但见有痰涎而采用吐法，会加重气机上逆的病势，造成气上不止、血随气脱的严重后果。治疗这类失血的办法是"高者抑之"，即扭转气机上逆的态势，则血不上溢。具体有降其肺气、顺其胃气、纳其肾气三种。通过逆转气机，气下则血下，血止而气亦平复。血家最忌是动气，不但病时忌吐，即便是失血愈后，兼感杂证，亦不得轻用吐药。否则，往往因吐法用的时机不合，造成新的血证。

3.主下 下法能够折其上冲之气，唐宗海十分推崇下法。因为，多数血证病机属于气盛火旺，血随气腾，势不可遏。针对这种情况，应该早用下法，以折其上炎之势。早在《伤寒论》中，仲景对阳明证、少阴证便立有急下以存阴之法。因血证火气太盛，最容易导致亡阴。采用下法正是釜底抽薪，劫阳救阴。此时用这种峻下攻法，堪比补益。需要注意的是采用下法的具体时机。如果实邪久留，正气难支，或大便溏泄，因脾气先虚，当亟治其本，则不可使用峻下的方法，只可缓缓调停，纯用清润降利。

4.宜和 唐宗海认为和法为"血证之第一良法"。（《血证论·用药宜忌论》）在表则和其肺气，在里则和其肝气，而尤照顾脾肾之气。或补阴以和阳，或损阳以和阴，或逐瘀以和血，或泻水以和气，或补泻兼施，或寒热互用。总而言之，唐宗海所论的和法乃是调其气血、和其阴阳、损其有余、补其不足，实属"以平为期"、中正平和之义。

5.议补 唐宗海认为血家属虚劳，应该采用"虚则补之"的办法。但补血法务须在邪清瘀消之后方可应用。"如邪气不去而补之，是关门逐贼；瘀血未除而补之，是助贼为殃"（《血证论·用药宜忌论》）。针对不同病因病机的血证，需要采用不同的补法。在所有的补法中，当补脾者十之三四，当补肾者十之五六，补阳者十之二三，补阴者十之八九。另外，还有针对气随血脱的补气摄血法、水冷火泛的引火归原法等。

唐宗海是早期中西医汇通医家的代表，第一个提出"中西医汇通"观点，以西医知识解释中医基本理论。唐宗海溯源《内经》《难经》及《伤寒杂病论》，继承历代医家论治血证的经验，以阴阳水火气血立论，丰富和发展血证理论，总结治疗血证的经验，对后世有较大影响。

四、临床验案

【原文】段某，男，38岁，1960年10月1日初诊。旧有胃溃疡病，并有胃出血史，前二十日大便检查潜血阳性，近因过度劳累，加之公出逢大雨受冷，饮葡萄酒一杯后，突然发生吐血不止，精神萎靡，急送某医院检查为胃出血，经住院治疗两日，大口吐血仍不止，恐慌导致胃穿孔，决定立即施行手术，迟则将失去手术机会，而患者家属不同意，半夜后请蒲老处一方止血。蒲老曰：吐血已两昼夜，若未穿孔，尚可以服药止之。询其原因由受寒饮酒致血上溢，未可以凉药止血，宜用《金匮要略》侧柏叶汤，温通胃阳，消瘀止血。处方：侧柏叶三钱，炮干姜二钱，艾叶二钱，浓煎取汁，兑童便60mL，频频服之。

次晨往诊，吐血渐止，脉沉细涩，舌质淡，无苔，原方再进，加西洋参四钱益气摄血，三七（研末吞）二钱，止血消瘀，频频服之。

次日复诊，血止，神安欲寐，知饥思食，并转矢气，脉两寸微，关尺沉弱，舌质淡无苔，此乃气弱血虚之象，但在大失血之后，脉证相符为吉，治宜温运脾阳，并养荣血，佐以消瘀，主以理中汤，加归、芍补血，佐以三七消瘀。服后微有头晕耳鸣，脉细数，此为虚热上冲所致，于前方内加入地骨皮二钱，藕节三钱，浓煎取汁，仍兑童便60mL续服。

再诊：诸证悉平，脉亦缓和，纳谷增加，但转矢气而无大便，继以益气补血，养阴润燥兼消瘀之剂，处方：白人参三钱，柏子仁二钱，肉苁蓉四钱，火麻仁四钱（打），甜当归二钱，藕节五钱，新会皮一钱，山楂肉一钱，浓煎取汁，清阿胶四钱（烊化）和童便60 mL纳入，分四次温服。服后宿粪渐下，食眠俱佳，大便检查潜血阴性，嘱其停药，以饮食调养，逐渐恢复健康。（《蒲辅周医案》）

【按语】本例旧有胃损之症，素不饮酒，骤因受寒饮酒，寒热相攻，致血上溢，非热极吐血可比，故主以温降之法，采用侧柏叶汤。柏叶轻清，气香味甘，能清热止血，佐以姜、艾辛温，合以童便咸寒降逆消瘀，温通清降并行，故服后血即渐止。再剂加三七、洋参，益气消瘀止血，继以理中法温运脾阳，而甘温有固血之用。终以益气止血，滋阴润燥而善其后。蒲老指出：此非热邪传经迫血妄行，故不用寒凉止血之法。若不知其所因，误用寒凉，必然血凝气阻而危殆立至。

复习思考题

1. 唐宗海阴阳水火气血论的基本内容。
2. 唐宗海治疗吐血四法的具体内容。
3. 唐宗海治疗血证的禁忌及其依据。

第九节　张锡纯

一、生平与著作

张锡纯，字寿甫，清末民初河北省盐山县人。生活于1860—1933年。幼敏而好学，攻读经史之余，兼习岐黄之书，后因两试秋闱不第，遂潜心医学。早年悬壶乡梓，革命军兴，应聘从戎去武汉为军医。1917年在沈阳创建"立达中医院"。直奉战起，回故居河北沧州行医，1926年移居天津，创办"天津国医函授学校"，培养了大批中医后继人才。

张锡纯治学严谨，重视实践，主张沟通中西，取长补短，是近代中西医汇通派的代表之一。其医德高尚，常舍药济贫，遇疑难重证，殚思竭虑，并亲自携药到病家督煎，守护达旦。为了体验药物的毒性反应和用量，曾亲尝巴豆、花椒、甘遂等药，足见其对病人极度负责的精神和重视实践的治学态度。他医术精湛，常能力排众议，独任其责，起群医束手之沉疴，疗效卓著，名震遐迩。20世纪20年代与江苏陆晋笙、杨如侯、广东刘蔚楚同负盛名。又与慈溪张生甫、嘉定张山雷并称名医三家。

张锡纯勤于钻研，善于总结，平生著述甚多，后因洪水没其居，遗书荡尽，传世者仅《医学衷中参西录》一书，该书由医方、药物、医论、医话、医案五部分组成。此书的特点是论案相互印证，在理法方药方面均有发明创新之处，颇具临床实用价值，故曾风行全国，对近代中医界影响较大。

二、学术理论

（一）倡"衷中参西"

清末民初，西学东渐，西医学在我国流传甚快。当时，医学界有些人崇尚西学，轻视中医，有些中医学家则一味排斥西医，因循守旧。张锡纯则主张以中医为本体，撷取西医之长补中医之短，倡导"衷中参西"，并从理论、实践方面进行尝试。

在生理、病理方面，张锡纯有许多沟通中西医学的新见解，如他提出"中医谓人之神明在心，西说谓人之神明在脑，及观《内经》，皆涵盖其中也"。《素问·脉要精微论》中指出"头者精明之府"，说明神明之体在脑，所谓"心主神明"，只不过是言神明之用出于心，由此可见，中西之说虽然不同，但理可汇通。另如，其认为吐衄的原因是由于阳明胃腑气机上逆，胃中之血亦随之上逆。"其上逆之极，可将胃壁之膜排挤破裂，而成呕血之证；或循阳明之经络上行，而成衄血之证"，此即《素问·厥论》中所言"阳明厥逆衄呕血"。其论衄血治疗，主张不论"或虚或实，或凉或热，皆当以降胃之品为主"，并制平胃寒降汤、滋阴清降汤等，皆主以生赭石通降胃气，或辅以白芍，或佐龙骨、牡蛎等养阴镇潜之品以提高疗效。

在用药上，张锡纯认为，西药治在局部，是重在病之标也；中药用药求原因，是重在病之本也。究之，标本原宜兼顾，若遇难治之证，以西药治其标，中药治其本，则奏效必速，提出中药、西药不应相互抵牾，而应相济为用。张锡纯临床治疗癫痫，据中医"诸风掉眩，皆属于肝"理论，用西药臭素、抱水诸品及铅硫朱砂丸麻醉镇静治标，而后则主张徐以健脾、利痰、祛风、清火之药以铲除其病根。治疗大气下陷、下血不止之血崩症，煎服生黄芪、白术、龙骨、牡蛎、柴胡等升举固涩之品时加服西药麦角以加强收缩止血功效。张锡纯在辨证施治运用中医方药的同时加服西药，开中西药联合应用之先河。

（二）大气下陷论

继喻昌"胸中大气说"之后，张锡纯进一步阐述了对大气的认识和治疗。

张锡纯认为，大气即《内经》所言之宗气，它"以元气为根本，以水谷为养料，以胸中为宅窟者也"。因其气"诚以能撑持全身，为诸气之纲领，包举肺外，司呼吸之枢机，故称之为大气"。即大气是搏聚于胸中，包举于肺外的大量阳气，它源于元气，受水谷精微的滋养，除主司呼吸外，同时对全身产生重要影响。此气撑持全身，振作精神，心及心思、脑力、百骸动作，莫不赖于此。此气一虚，呼吸即觉不利，而时时酸懒，精神昏愦，脑力、心思为之顿减。

大气之病变主要是虚而陷，其病情有缓急之别，急者可引起猝死，"大气既陷，无气包举肺外以鼓动其阖辟之机，则呼吸停顿，所以不病而猝死"。缓者则因大气下陷而致呼吸不利，换气不足缺氧，全身性衰竭出现一系列表现"有呼吸短气者，有心中怔忡者，有淋漓大汗者，有神昏健忘者，有声颤身动者，有胸中满闷者，有努力呼吸似喘者，有咽干作渴者，有常常呵欠者，有肢体痿废者，有食后易饥者，有二便不禁者，有癃闭身肿者，有张口呼吸而气不上达，肛门突出者，有女子下血不止，或经血逆行者"等。

以上见症以心肺证候为主，常兼顾脾胃证候。若单见脾胃证候而无心肺证候者，是谓中气下陷。中气下陷之重者，张锡纯认为有引起大气下陷之可能，"夫中气诚有下陷之时，然不如大气下陷之尤属危险也。间有因中气下陷，泄泻日久，或转致大气下陷者"。这样把大气下陷与中气下陷而分别开来，确为阅历之谈。张锡纯认为，引起大气下陷的原因不外劳力过度，久病和误药。如"少小而重，或枵腹力作，或病后气力未复而勤于动作，或泄泻日久，或服破气药太过或气分虚极自下陷"。

张锡纯创制升陷汤（生黄芪、知母、桔梗、柴胡、升麻组成）治疗大气下陷，该方以黄芪为君升补大气，佐知母凉润以济其偏，柴胡引大气之陷者自左上升，升麻引大气之陷者自右上升，桔梗为药中之舟楫导诸药之力上达胸中。若气虚极加人参或加桑寄生，以培气之本，或更加山萸肉以防气之涣散，气虚甚者酌加升麻用量。

心肺之阳尤赖胸中大气为之保护，大气一陷则心肺阳分素虚者至此而益虚，症见其人心冷、背紧、恶寒、常觉短气等。张锡纯认为，欲助胸中心肺之阳，必须先升提下陷之大气，否则但服温补心肺之阳之剂无效，制回阳升陷汤（生黄芪、干姜、当归身、桂枝炭、甘草）以治之。

胸中大气正常，有赖于少阳、阳明之气的升发。若大气下陷，升发之气被郁，气分郁结，经络瘀滞，常见胸中满痛或胁下撑胀、腹痛等。对此，张锡纯又制理郁升陷汤（生黄芪、知母、当归身、桂枝尖、柴胡、乳香、没药）；对脾气虚极下陷，小便不禁者，制理脾升陷汤（生黄芪、白术、桑寄生、川续断、山萸肉、龙骨、牡蛎、川萆薢、甘草）治之。

（三）寒温统一，注重清透

张锡纯论温病，并不遵从卫气营血、三焦辨证施治体系，他主张寒温统一，认为温病治法已备于伤寒。如温病初起治宜辛凉，然辛凉之法亦备于伤寒，"麻杏甘石汤为温病表证之方，但其外表证未解，内有蕴热即可服用"。至温病传经已深，清燥热之白虎汤、白虎加人参汤，通腑治之大、小承气汤，开结胸之大、小陷胸汤，治下利之白头翁汤、黄芩汤，治发黄之茵陈蒿汤、栀子柏皮汤等，一切凉润、清火、育阴、安神之剂，皆可使用。指出寒温治法之别，在于"始异而终同"。所谓"始异"，即伤寒发表可用温热，温病发表必用辛凉；谓其"终同"，即病传阳明之后，不论伤寒、温病，皆宜治以寒凉，而大忌温热。

张锡纯临证将温病分为风温、春温、湿温三类。认为三类温病虽见症不同，其本质皆缘郁热。"大凡病温之人，多系内有蕴热，至春阳萌动之时，又薄受外感拘束，其热即陡发而成温"。他遵循"火郁发之"之旨，治疗上主张宣散郁结，疏通气机，透邪外达。反对徒执寒凉，只清不透，使邪无由出。并自拟清解汤、凉解汤、寒解汤三方，径以石膏清其内热，又选用薄荷、连翘、蝉蜕发表，且"引胃中化而欲散之热，仍还太阳作汗而解"。正是基于对温病"郁热"这一本质的深刻认识，初起治疗即立足于清透。

温病入里化热，抑或伤寒、中风入里化热，是阳明热盛之象，张锡纯皆以寒凉清热为主，不复有伤寒、中风、温病之分，投以白虎汤灵活加减化裁。临证使用白虎汤，张锡纯有着丰富的经验，认为白虎汤之"四大"典型症状中，唯脉洪为必见之证。只要见脉洪大，又有阳明热盛之一二症，则无论外感内伤，皆可用之，不必拘泥于古人之说。

阳明腑实用三承气汤，此乃大法，然张锡纯认为承气力猛，倘或审证不确，即足偾事。于是据其30余年临证经验，强调"凡遇阳明应下证，亦先投以白虎汤一二剂，更改其服法，将石膏为末而不入煎，以药汤送服之"，因屡用此方奏效，遂名之曰白虎承气汤。对于温热病神昏谵语，张锡纯遵从陆九芝"胃热之甚，神为之昏，从来神昏之病，皆属胃家"之说，将热病神昏分为虚实两类。其脉象洪而有力、按之甚实者，可按阳明胃实治之，投以大剂白虎汤；若脉兼弦、兼数，或重按仍甚实者，治宜白虎加人参汤；对邪入阳明，淫热于肝，致肝风内动者，以白虎撤其阳明之热，生龙骨、生牡蛎以镇肝息风。

三、治疗经验

张锡纯一生勤于临证，积累了丰富的临床经验，其中尤以论治中风、脱证等最具特色。

（一）分别中风论治

中风有真中、类中之别。张锡纯认为真中者极少，因而着意对类中进行研究、发挥。指出类中风亦即内中风，此"风自内生，非风自外来也"，其治疗分充血、贫血，以虚实论治。

1.脑充血治疗　张锡纯根据"血菀于上，使人薄厥"的理论，认为脑充血即《内经》中所言的煎厥、薄厥、大厥。其病位在"肝"，阴虚阳亢、上实下虚、脏腑之气升发太过或失之下行，血随气逆为主要病机。即"人之血随气行，气上升不已，血即随之上升不已，以致脑中血管充血过甚，有碍神经"，以致语言肢体謇涩不利，口眼歪斜等。

根据脑充血之"肝木失和，肺气不降，肾气不摄，冲气、胃气又复上逆，脏腑之气化皆上升太过"之病机，张锡纯提出治疗本病应"清脏腑之热，滋其脏腑之阴，更降其脏腑之气，引脑部所充之血下行"的"镇肝息风、引血下行"的原则，并创制镇肝息风汤（怀牛膝、生赭石、生杭芍、天门冬、生龙骨、生牡蛎、生龟甲、玄参、川楝子、生麦芽、茵陈蒿、甘草）作为治疗本病的主方。方中赭石降胃、平肝镇冲、下行通便；牛膝善引上部之血下行，二药合用，相辅相成；玄参、天门冬、白芍滋阴退热；龙骨、牡蛎、龟甲、芍药敛戢肝火、镇息肝风，以缓其肝气上升之势；玄参、天门冬清肺制肝；山药、甘草和胃缓肝；茵陈蒿为"青蒿之嫩者，禀少阳初生之气，与肝木同气相求，最能将顺肝木之性，且又善泻肝热"，为清凉脑部之凉药也；麦芽"善助肝木疏泄以行肾气"；川楝子善引肝气下达，又能折其更动之力。本方标本兼治，镇潜共用，引涵兼施，直中病之肯紫，确有独到之处。

此外，张锡纯还参照西医病理，阐述了脑充血、脑溢血、脑出血之证型及用药的不同。对脑部血管中之血渗出者，他在友人"脑充血证，宜于引血下行药中加破血之药以治之"的启发下，指出对其身体壮实者，可酌加大黄数钱以逐瘀；其身形脉象不甚壮实者，加桃仁、丹参等化瘀。并明确提出"脑充血当通大便为要务"。对脑充血后期脉象柔和而肢体痿废者，主张"少用黄芪助活血之品以通络"，但应谨慎从事。而对于"血菀于上"的脑充血者，因黄芪补而兼升之性，气升则血必随之升，故病初应忌用黄芪，误用则凶危立见。其辨证之严谨，用药之精确，可见一斑。

2.脑贫血治疗　与脑充血证相反，张锡纯认为脑贫血证则为血之注于脑过少，无以养其脑髓神经，致使脑神经失其所司。而血之上注过少，实由"胸中大气虚损，不能助血上升"。故治疗脑贫血证，主张"应峻补其胸中大气"，自拟当归补血汤益气温阳、补血活血，治疗中风脉象迟弱，身软，肢体渐觉不利，或头重目眩，或神昏健忘，甚或昏仆，移时苏醒致成偏枯者。方中主以黄芪升补胸中大气，使血随气升，上达脑中；用当归、龙眼肉、鹿角胶养血生髓；丹参、乳香、没药开血痹，化瘀滞；甘松助心房运行有力，以多输血于脑，且又为调养神经之品。对于脑贫血肢体痿废或偏枯、脉象极微细无力者，又拟干颓汤、补脑振痿汤治疗。并指出肢体偏废，服药久不效者，应着重补肾通络，选用胡桃肉、地龙、䗪虫、马钱子等。

（二）重视冲气为病，善用镇冲降逆

冲脉为奇经八脉之一，张锡纯论病极其重视冲气，指出"冲气上冲之病甚多，而医者识其病者甚少。即或能识此病，亦多不能洞悉其病因"。因而，对冲气的生理，尤其是冲气上冲的病因、病理、病脉、治法都进行详细阐述，自成一家之言。其述冲脉，兼采《内经》《难经》之说，认为其"在胞室之两旁，与任脉相连，为肾脏之辅弼，气化相通……上系阳明胃腑"。并认为"冲气上冲之证，固由于肾脏之虚，亦多由于肝气恣横，素性多怒之人，其肝气之暴发，更助冲胃之气上逆"，即肾虚无以涵木，收敛冲气，冲气上行，肝气横逆，胃气上逆而呈上冲之弊。张锡纯描述的冲气上冲证，除自觉有气自下上冲，脉多弦硬而长外，主要表现有：胃脘或腹中满闷，哕气，呃逆连连，呕吐不止，或吐血、衄血等胃气上逆见症；或两胁痛胀，头目眩晕，甚而气火夹痰上冲，突然昏仆等；或胸满窒塞，喘息大作。其主张治以敛冲、镇冲为主，降胃平肝为佐，独创参赭镇气汤、镇冲降胃汤等镇冲诸方。其组方特色：一为善用镇冲降逆之品，如赭石、龙骨、牡蛎等；一为善用补虚固涩之品，如山萸肉、山药、白芍、芡实等，攻中有补，降敛结合，用之临床，确有良效。其冲气学说为中医临证开辟了新途径。

此外，张锡纯认为，"吐衄血之证，忌重用凉药及药炭强止其血。因吐衄之时，血不归经，遽止以凉药及药炭，则经络瘀塞，血止之后，转成血痹虚劳之证……"，因而可配伍三七，使止血而不留瘀滞、化瘀而不伤新血。

（三）脱分上下内外，治脱重视肝虚

张锡纯认为脱虽有上、下、内、外之别，概由肝虚，其云"凡人元气之脱，皆脱在肝"。他根据肝主疏泄、调畅气机的功能，认为元气的运行和胃气的布化，全赖于肝脏正常的疏泄功能。倘肝虚极则损泄元气，耗散肾气，而为上脱或下脱。"盖元气上脱由于肝，其下脱亦由于肝。诚以肝能为肾行气，即能泻元气自下出也。"

上脱之证，"喘逆迫促，脉若水上浮麻"，张锡纯制参赭镇气汤救之。方中以人参补虚极之诸气，借"赭石下行之力，挽回将脱之元气"；苏子助赭石降气；生山药、生白芍滋补肝胃之阴，以守持元气；山萸肉、生芡实、生龙骨、生牡蛎酸敛收涩，固摄元气。下脱，如"日夜吐泻不已，脉沉细欲无，虚极将脱者，为至危之候"，张锡纯以急救回阳汤救之，方用人参以回阳；山药、芍药滋阴；重用山萸肉敛肝固脱。上下两脱兼见者，挽阴回阳，以"既济汤"酸敛固涩。

除元气上脱、下脱之外，又有所谓外脱者，症见周身汗出不止，或"目睛上窜，或喘逆，或怔忡，或气虚不足以息者"，张锡纯认为此乃"肝胆虚极而元气欲脱也"。即肝阴过虚，肝风萌动，元气欲脱，用来复汤治之。内脱，如"胸中大气下陷，气短不足以息，或努力呼吸，有似乎喘；或气息将停，危在顷刻……其脉象沉迟微弱，关前尤甚；其剧者，或六脉不全，或参伍不调"，此系中气自内而陷的内脱证，张锡纯以"升陷汤"升补下陷之气，再加山萸肉收敛气分之耗散，使升者不至复陷，共挽中气下陷所致之内脱。

从上述救脱方可见，张锡纯救脱善用山萸肉。他认为山萸肉味酸性温，固涩滑脱，通利九

窍，流通血脉，为补肝之妙药，其"救脱之功，较参、术、芪更胜。盖萸肉之情，不独补肝也，凡人身之阴阳，气血将散者，皆能敛之，故救脱之药，当以萸肉为第一"。常用山萸肉治疗各种虚脱危证，或配以生龙骨、牡蛎敛汗；或配人参、附子、山药、炙甘草益气回阳固脱；或配当归、熟地黄填补精血等。其论脱证病机及治法用药，别开生面，对后人启迪尤深。

（四）遣药制方心得

张锡纯制方用药颇有独到经验，其通性味，善配伍，别具匠心。具体表现在以下几个方面。

1.精研药物、颇多新见　张锡纯认为学医的第一层功夫即是识药性，其对药性的理解，于诸家本草学之外，颇多新见。书中专列《药物》一章，对常用的79种药物详加解释，阐述了他对药物的独到认识与经验。其中他研究最精的药物有黄芪、山萸肉、赭石、山药、三七、党参、乳香、没药、三棱、水蛭、牛膝、龙骨、牡蛎等。

例如，他广泛应用大剂量石膏治疗外感热性病屡收良效，认为其并无损伤脾胃之弊，且随着热退病愈而饮食倍增，为清解大热之特效药。善用三棱、莪术，认为二药善破血、调气，化瘀则三棱优于莪术，理气则莪术优于三棱，若"二药合用，常有协同之功"；认为水蛭破瘀最效，善除日久之瘀滞，能使瘀血默消于无形之中；乳香善透窍理气，没药善化瘀理血，二药并用为宣通脏腑，流通经络之要药，常用于治心、胃、胁、腹及肢体关节诸痛，经痛，产后瘀血仆痛，月经不调，风寒湿痹，中风四肢不遂及一切疮疡肿痛；鸡内金味酸性温，药性平和，有补脾胃之妙，善化有形之瘀积；山楂化瘀血而不伤新血，开郁气而不伤正气；茵陈蒿、麦芽皆具疏肝解郁之效，体弱阴虚不任柴胡升散者，常以其代之；黄芪性温味微甘，补气兼能升气，善治气虚、气陷诸证，且其"性温而上升，以之补肝有同气相求之妙用"，故凡肝气虚弱不能条达、用一切补肝之药皆不效者，倡重用黄芪为主，而少佐以理气之品，并据此批评"肝虚无补法"之谈。这些独创性见解，扩大和丰富了药物的临床应用范围。

2.善用生药，注重配伍　张锡纯在《医学衷中参西录》中自拟良方百余首，以生药见长，对生药的使用独具卓见。如水蛭，方书多谓必须炙透方可使用，但张锡纯认为，此物生于水中，原得水之精气而生，炙之则伤水之精气，不若生用。因而在治疗经闭不行，产后恶露不尽或瘀血顽证时，常于理冲汤、理冲丸中加入水蛭一钱或一两，并标明"不用炙"。认为赭石色赤性微凉，生血兼能凉血，且因其质重坠，又可镇逆、降痰、止呕、通便，"生研服之不伤肠胃……且能养血"。故治阴阳两虚、喘逆迫促之喘息，重用生赭石伍以生龙骨、生牡蛎敛冲降逆；又与肉苁蓉、当归并用，补肾敛冲，润便通结。张锡纯临床常用的生药还有乳香、没药、鸡内金、黄芪、山药、杭芍、石膏等。

此外，张锡纯根据其临床经验和体会，总结出许多新的药对配伍关系。如山药配牛蒡子，疏补兼行，补肾健脾，清肺止咳，祛痰降气；人参配赭石，刚柔相济，升降互用，治疗脾胃气化不固，冲气相干，或用于上盛下虚、气血将脱；黄芪配知母，寒热平调以益气升举；人参配威灵仙治气虚小便不利；生龙骨、牡蛎配山萸肉，三药联合应用，收敛固脱、涩精止汗等，均可资临床参考。

3.潜心实践，创制新方　张锡纯对方药的运用也颇有心得，创立了许多有效的方剂，广及内、外、妇、儿各科，其多有所宗，遵经而不泥古，通变而不失规矩。其中，有不少为师法仲景原意而化裁创制的新方。如治吐衄诸方是受《金匮要略》泻心汤影响，以降胃为主，故喜用赭石、半夏。治疗胸中蕴热为外感所束，不能发泄而致烦躁的犹龙汤，立意源于大青龙汤，由连翘、生石膏、蝉蜕、牛蒡子组成。治满闷短气，呼吸不利的荡胸汤，此方于大陷胸汤中取用芒硝，于小陷胸汤中取用瓜蒌，又于治心下痞硬之旋覆代赭石汤中取用赭石，而复加苏子以为下行之向导，可以代大陷胸汤、丸服之，亦可代小陷胸汤。又如其治疗妇科病之理冲汤、理冲丸，用参、术、当归、山药等补气健脾扶正，莪术、三棱、水蛭等活血化瘀，为攻补兼施、扶正化瘀，治闭经及癥瘕之虚实夹杂证良方。又如治崩漏的安冲汤、固冲汤，熔塞流、澄源、补虚于一炉，止血而不留瘀，清热而不凉遏，温补而不闭邪。再如，如治阴虚劳嗽之资生汤，治高血压的建瓴汤，治心腹疼痛、癥瘕痰癖的活络效灵丹，治肾虚滑胎的寿胎丸等，都是行之有效的名方。其组方选药少而精，大多数方剂组成在二至九味，一般以三、五、七味居多，少则一味。其用药纯，用量重，屡用屡验者不胜枚举。

张锡纯对食疗法深有研究，对老幼体虚之人用食疗之药物有山药、核桃、芝麻、萝卜等30余种，剂型有粥、饼、饮之别。并创制了不少食疗名方，如一味薯蓣饮（山药四两切片，煮汁代茶饮）治劳嗽怔忡；珠玉二宝粥（生山药、生薏苡仁、柿霜饼）治劳嗽；薯蓣苤苢粥（山药、车前子末）治阴虚肾燥，小便不利，大便滑泄或虚劳痰嗽；益脾饼（白术、干姜、鸡内金、枣肉）治脾胃虚寒，完谷不化；宁嗽定喘饮（山药、蔗汁、石榴汁、鸡子黄）治体弱喘嗽等，这些都是生活中极普通的食品，且可久服常服。

四、临床验案

病例一

【原文】门生张某，少腹素有寒积，因饮食失慎，肠结，大便不下，少腹胀疼，两日饮食不进，改用蓖麻油下之，便行三次而痛胀如故。又投以温暖下焦之剂，服后亦不觉热，而疼胀如故。细诊其脉，沉而无力。询之，微觉短气，疑系胸中大气下陷，先用柴胡二钱煎汤试服，疼胀少瘥。遂用生黄芪一两，当归、党参各三钱，升麻、柴胡、桔梗各钱半。煎服一剂，疼胀全消，气息亦顺，唯觉口中发干。又用原方去升麻，党参，加知母三钱，连服数剂痊愈。(《医学衷中参西录·医话拾零》)

【按语】本案是张锡纯运用"大气论"治疗大气下陷之典型案例。病虽在脘腹，似与脾胃不运，气机窒塞有关，实乃胸中大气下陷所致。张锡纯认为，大气必以水谷为养料，若缺乏脾胃之助，日久可导致大气虚陷，不仅出现呼吸短气、满闷作胀等，而脾胃也会因大气下陷而运化功能减弱，出现少食或不纳、大便难下、短气等，其脉多微弱无力或沉迟无力，可与李杲补中益气汤证之元气下陷，阴火上冲之脉洪大而头痛相鉴别，故张锡纯投以升陷汤加减，用黄芪、柴胡、桔梗、升麻辅以党参，重在益气升阳举陷。取当归味甘性温微辛，宣通气机，止痛润肠，初服去知母者，因素有虚寒之故。升陷汤之灵活加减运用，于此案可窥一斑。

病例二

【原文】天津张某，年三十五岁，得吐血证，年余不愈。病因：禀性偏急，劳心之余，又兼有拂意之事，遂得斯证。证候：初次所吐甚多，屡经医治，所吐较少，然终不能除根。每日或一次或两次，觉心中有热上冲，即吐血一两口。因病久身羸弱，卧床不起，亦偶有扶起少坐之时，偶或微喘。幸食欲犹佳，大便微溏，日行两三次，其脉左部弦长，重按无力，右部大而芤，一息五至。诊断：凡吐血久不愈者，多系胃气不降，致胃壁破裂，出血之处不能长肉生肌也。再即此脉论之，其左脉之弦，右脉之大，原有肝火浮动夹胃气上冲之象，是以其吐血时，觉有热上逆。至其脉之弦而无力者，病久而气化虚也，大而兼芤者，失血过多也。至其呼吸有时或喘，大便日行数次，亦皆气化虚而不摄之故。治此证者，当投以清肝降胃、培养气血、固摄气化之剂。处方：赤石脂两半，生山药一两，净萸肉八钱，生龙骨六钱（捣碎），生牡蛎六钱（捣碎），生杭芍六钱，大生地黄四钱，甘草二钱，广三七二钱，药共九味，将前八味煎汤送服三七末。(《医学衷中参西录·血病门》)

【按语】张锡纯认为，吐血多缘冲气上冲并致胃气上逆，故其治疗多以降胃之品为主，并认为"降胃之最有力者，莫若赭石也"，赭石又能通便，本案患者大便微溏，故不宜用代赭石，而代以赤石脂降胃固肠。本品除降胃外，还可"生肌"，使肠壁破裂出血之处早愈。龙骨、牡蛎不但敛冲且能镇肝，因冲气上冲，恒与肝气有关，镇肝则血无随气上升之虞；生地黄、芍药、甘草酸甘敛阴以养肝，则血不妄动；冲气太过，气易随血而散，故加山萸肉以敛气；三七止血而不留瘀滞、化瘀而不伤新血，故用于出血证最为适宜。由此案可见张锡纯治疗吐血病证遣方制药的大法。

复习思考题

1. 试述你对张锡纯中西汇通的看法。
2. 试述张锡纯治疗中风、脱证及冲气上逆的经验。
3. 张锡纯制方遣药有哪些突出特点？举例说明。
4. 张锡纯是如何调治大气下陷的？

第十节　丁泽周

一、生平与著作

丁泽周，字甘仁，江苏武进孟河人，生于清同治四年，卒于民国十五年（1865—1926）。是近代著名医学家、教育家。与费伯雄、马培之、巢崇山并称"晚清孟河四大家"。

丁甘仁自幼聪慧，初学医于家乡圩塘马绍成及从兄丁松溪（费伯雄门人），继问业于马培之、汪莲石。学成之后，初行医于家乡孟河，继迁居苏州，复东行上海定居40余年，医名大噪，妇孺皆知。门下弟子数百众，先生对医术毫不自秘，倾其所学，亲自教诲，深受门人爱戴。为弘扬岐黄之术，振兴中医，提出"医学之兴衰，以普及与提高教育为关键"。于是号召集资办学，邀请名流李平书、王一亭诸公发起筹备，联名沪上名医夏绍庭（应堂）、谢观（利恒）诸同道于1916年夏创办"上海中医专门学校"，两年后扩充院校，又创办"女子中医专门学校"，他不辞辛劳，亲自主持两所学校教务，同时为顾外地有志于学习中医者，还附设了中医函授科。并先后成立沪南、沪北广益中医院，为两校学生临证实习基地。由于办学务实，各省求学者甚众，桃李遍及神州，孙中山先生以大总统名义亲颁"博施济众"匾额，以示褒奖。

为提高教学质量和中医学术水平，加强中医界的联络，又发起成立"上海中医学会"和"江苏省中医联合会"，被公推为首任会长，并由学会编辑出版《中医杂志》。使中医教育与学术并举，巩固了中医药的社会学术地位。

丁甘仁以中医学术会友，享名上海后，常与当时名医余景和（听鸿）、唐宗海（容川）、张乃修（聿青）等诸公交往，切磋学术，开阔视野，兼采各家之长，形成了近代颇具特色的丁甘仁学派。

丁甘仁晚年，于诊务之余专心著述，著有《药性辑要》《脉学辑要》《诊方辑要》《喉痧症治概要》等。《思补山房医案》经其次子仲英、长孙济万等汇编成《孟河丁甘仁医案》。其《诊方辑要》又称《丁甘仁用药一百十三法》。

《药性辑要》，成书于1917年。全书3卷，即上、下卷及续编，并附药性赋。在《雷公药性赋》和《雷公炮炙药性解》基础上，兼采《神农本草经》《本草纲目》和《本草从新》之要，注释增补而成。内容分为草、木、果、谷菜、金石、土、人、兽、禽、虫鱼等11类，收药460种，每味记述其性味、归经、功用、主治，并加以增补注释。

《脉学辑要》，成书于1917年。该书为学校教本，内容包括脉诊歌、陈修园论脉篇、李濒湖、蒋趾真论脉篇、类似脉辨、相对脉、兼至脉和真脏脉七部分。以诗、诀、歌、赋体例，并加按语、注释，诗、赋便于诵读，按、注利于详参。如丁甘仁自序所言："取其简而约，显而明，俾学生易于心领神会，胸中了然。若能熟读而深思之，则脉诊之理庶得其要领矣。"

《喉痧症治概要》，成书于1927年。发行单本之前曾刊于《中医杂志》，文虽不愈万言，但对时疫喉痧论述独到，"专详喉痧，辨别详细，言言金玉，字字珠玑"。夏绍庭赞曰："学术湛深，经验宏富，于喉痧一门，研究有素，将其平生之学识，历年经验编成一书。是书大旨，辨证以分气营为要务，治法以汗清下为先后，议论正确，用药审慎，考古证今，堪称全璧。"

《思补山房医案》又称《孟河丁甘仁医案》，成书于1927年，由其次子仲英，长孙济万等整理成编。共8卷，几乎汇集了丁甘仁全部医案，是研究丁甘仁学术思想及临证经验的主要著作。

《诊方辑要》又称《丁甘仁用药一百十三法》，原为丁甘仁门诊记录，后由其门生归纳整理而成抄本。1941年印行。共分时疫、杂病、儿科、妇科、外科、眼科、伤科7门，113法。一法一方，以法统方，案语简洁，足资后人效法。

二、学术理论

丁甘仁治学严谨，深究《内经》《难经》《神农本草经》和《伤寒杂病论》四大中医经典，同时对《脉经》《医门法律》《张氏医通》《温热经纬》和《世补斋医书》等亦有深入研究，并指定为门生的必读书籍。要求从师的门生和在校学生对经典著作的重点经文、方书论述等背诵熟谙。致力于仲景古训，旁及金元诸家之论，兼收并蓄，视野广阔，建树颇多。

（一）治伤寒以六经为纲

丁甘仁强调在研究外感热病时："读《素问·热论》之后，必须熟悉深入领会《伤寒论》与《温热经纬》等方书，这对全面地学习外感热病的基本理论并且联系实际颇有启迪。"他在汪莲石的影响下，对舒驰远《伤寒集注》及《六经定法》尤为推崇。认为"六经定法"方便学者辨析，舒驰远著作提纲契领地提出六经主证及主治，删去少见证候，突出主病主证，便于掌握；另外，舒驰远对条文的注解不牵强，对难解之处能提出独到见解。丁甘仁尝谓："读古人书，自己要有见识，从前人的批判继承中，通过自己的思考，再来加以辨别，并须通过临证实习，接触实际病例，方能心领神会，达到运用自如。"

丁甘仁遵仲景之旨，对伤寒病突出六经辨证，治疗多采用《伤寒论》方，或在仲景六经治则的指导下，按《伤寒论》组方治疗原则，仿经方之旨自拟处方。《丁甘仁医案·卷一》伤寒类所载案例均采用六经辨证，其中有邪袭太阳、太阳阳明合病、阳明传厥阴、热入血室、太阳少阴合病等证，均运用《伤寒论》原文对主证进行分析、解释，选用麻、桂、青龙等法则及方药。三阴诸证，表寒里热用桂枝白虎汤、大青龙汤及承气汤；热入血室用小柴胡加清热通瘀之剂。三阴诸证、太阴少阴合病用四逆汤为主。对伤寒邪从外来，则根据六经传变规律及其夹杂情况，辨别清晰，治法灵活，进退有序。

（二）以脏腑为核心，融伤寒温病为一体

《素问·热论》有云："今夫热病者，皆伤寒之类也。"丁甘仁受其启示，认为《伤寒论》必读，但古今气候变易，所病不同，故犹应熟悉掌握温病学说。他对吴又可的《温疫论》、叶天士的《温热论》、薛雪的《湿热条辨》、吴鞠通的《温病条辨》和王孟英的《温热经纬》等外感热病专著多有阐发。当时江南温热病流行，有属流感时病，有属急性传染病。丁甘仁临证，每熔伤寒与温病为一炉，辨治温热病，常用六经辨证参合卫气营血辨证。在处方上则视病情轻重，将经方和时方合用，每奏良效。

1. 风温病 丁甘仁认为，风温之邪最易化火伤阴，如叶天士所谓"温邪上受，首先犯肺，逆传心包"，变化急剧，利在速解。丁甘仁治疗风温病时，常配合辛散微温、透热达邪之法，借以开闭、透邪、泄毒。对于风热表证，认为仅用辛凉解表，如薄荷、桑叶、菊花、蝉蜕等轻清之品，则发散力弱，对于表闭无汗或汗出不畅者常难以奏效，甚或反招凉遏之弊，以致郁久生热。因此，其治风温表证每酌加荆芥、淡豆豉等味辛微温、不刚不燥之品以助散邪。对于表郁甚者，则主张仍用麻黄辛温解表。其辨治肺胃热甚、痰热交阻之证，则选麻杏甘石汤加竹叶、芦根等；对于身大热、汗大出、口大渴、脉洪大之气分热证，则用白虎汤加桑叶、淡豆豉等解阳明。即便是热陷心包，出现神识模糊、谵语、衄血等证，亦主张忌用单纯寒凉滋阴之品，而于组方中酌加淡豆豉、薄荷、连翘等辛透之药，以冀透营转气。对于温病后期，有变为寒证者，丁甘仁更有卓识，指出"盖人之禀赋各异，病之虚实寒热不一，伤寒可以化热，温病亦能化寒，皆随六经之气化而定。是证初在肺胃，继传少阴，真阳素亏，阳热变为阴寒，迨阳既回，而真阴又伤，故先后方法两殊，如此之重证，得以挽回。若犹拘执温邪化热，不投温剂，仍用辛凉清解，如连翘、芩连、竺黄、菖蒲、至宝、紫雪等类，必当不起矣"。

2. 湿温病 丁甘仁认为湿温之邪常表里兼受，其势弥漫，蕴蒸气分最久，湿与温合，其性缠绵难解，证情错杂。或从阳化热，或从阴变寒，与伤寒的六经传变多相符合。故辨证不可拘于温病的卫气营血与三焦辨证，当以脏腑为核心，将温病与伤寒辨证融会贯通，使病证层次清楚，主次分明，为治疗用药提供了可靠的指征，具体方法如下：

（1）邪在卫、气者，按三阳经施治：丁甘仁治疗湿温初起，恶寒发热，有汗而身热不解，胸闷泛恶，用桂枝汤、三仁汤等化裁；对于邪留膜原，寒热往来，口苦而干，渴不多饮，用柴葛解肌汤、甘露消毒丹等；若热在阳明，湿在少阴，湿重于热，弥漫三焦，症见有汗而热不解，或胸膺布有红疹，当用栀子豉汤合六一散加豆卷、荷梗、通草等上下分消；如热重于湿，症见壮热口渴，汗出而身热不解，小溲短赤，烦躁不寐，甚或谵语妄言。属"阳明之温甚炽，太阴之湿不化，蕴蒸气分，漫布三焦，有温化热、湿化燥之势"。治以苍术白虎汤，重用石膏，加银翘；湿邪化热，自阳明经入腑者，则以调胃承气汤加青蒿、白薇、牡丹皮、赤芍等，"导滞通腑为主，清温凉营佐之，使有形之滞得下，则无形之邪自易解散"。

（2）湿胜而阳微者，按三阴经施治：湿温病的治疗，当以清热祛湿为其大法。但由于病邪有轻重、深浅之不同，湿与热有孰轻孰重之异，素体有强弱之不一。丁甘仁在制定治疗方案时，考虑周全，做到证治相合。对于湿胜阳微，困阻太阴，水湿泛滥，浮肿腹满者，用五苓散、真武汤等渗利水湿，振奋中阳；若湿热久羁不解，身热汗多，神识昏糊，舌红苔燥，脉沉细者，属正伤之变证，当急用参附回阳救逆，龙骨、牡蛎潜阳安神。丁甘仁尝谓："温病用参附、龙牡等，是治其变证，非常法也。盖人之禀赋各异，病之虚实寒热不一，伤寒可以化热，温病亦能转变化

寒，皆随六经之传变而定。"

（三）注重整体，善抓主证

丁甘仁临证，注重整体，善抓主证。其辨治外感疾病，强调邪正关系及自然气候因素的影响；辨治外科疾病，如治疮疡，常结合病人的年龄、病程、脏腑及舌脉情况整体考虑，将内外病因联系分析，在局部用药的同时注重整体调治；选药则从病人整体脏腑阴阳水平出发，尽量做到使整体阴阳气血平衡协调。其谓"夏至一阴生，《易》象为姤，嗣是阴气渐长，中阳渐虚，阳散于外，阴守于内，设持循而不乱，足以抵御天阳，当无暑热之病，设过于饮冷，中阳不支，乃有洞泄寒中及霍乱诸证，予因是增附子理中汤及通脉四逆方治。冬至一阳生，《易》象为复，嗣是阳气渐长，里阴渐薄，阴寒在外，伏阳在内，设固闷而不耗，足以抵御寒气，由必无伤寒重证，唯妄为作劳，阴液散亡，阴不胜阳，乃有冬温之病，予是司少阴有大承气及黄连阿胶方治"。在论治消渴病时认为"盖三消以肾为主，善治三消者，必补肾水真阴之虚，兼泻心火、柔肝阳，除胃中燥热之邪，俾得水升火降，阴阳相济，则阴胖阳消，三消可治矣"。则是将河间、丹溪学说融而为一体。

（四）方药和缓　讲究炮制

丁甘仁用药，贵在轻灵，所用方药，性缓而量微，尤重炮制，所选用药物，既能发挥治疗作用，而无碍邪伤正之弊端。丁甘仁主张，医人疾患，既要有精湛的医道，还要有灵活的治法。其处方严谨，少用猛峻，不求急功。如芳香化湿惯用藿香、佩兰；清热常用金银花、连翘、竹叶、青蒿等；调中和胃每用砂仁、扁豆、白豆蔻、枳壳等；利湿则用茯苓皮、泽泻、薏苡仁、滑石等。所用药物量多轻微，多则三钱，少则五分。用荷叶仅取一角，用生姜只加一片。他说"闻古之善医者，曰和曰缓，和则无猛峻之剂，缓则无急切之功。凡所以免人疑畏而坚人信心者，于是乎在，此和缓之所以名，即和缓之所以为术乎"。丁甘仁还习惯在处方中配用相关中成药。丁甘仁对"十剂"说中"轻可去实"颇为重视，认为"轻剂可以去实，为好用重剂者所不信，事实证明，看到使用重剂而不能见效，药量无可再加而又无法可施之时，可以运用轻可去实之法，改用轻剂，或有转机之望"。

丁甘仁用药，特别讲究药用部位和传统加工炮制方式，处方用药注明生用、炒用、去心、去节、蜜炙、水炙、煅、打、研等。对于炮制方法及作用明确指出："凡酒制升提，姜制温散，入盐走肾而软坚，用醋注肝而收敛。童便除劣性而降下，米泔去燥性而和中。乳润枯生血，蜜甘缓益元。陈壁土借土气而补中州，面煨曲制抑醋性勿伤上膈。黑豆甘草汤渍并解毒，致令平和，羊酥猪脂涂烧咸渗骨，容易脆断。去穰者免胀，去心者除烦，此制治各有所宜也。"外用药物，讲究提炼和配制。《丁甘仁丸散膏丹集》抄本中论述甚详，如用于拔毒提脓的红升丹，用于脱腐消肿的白降丹等。用朱砂、雄黄等矿石类药物，则要求水飞为极细末，既可缓其重浊，又能软化其质；用松香、乳香等树脂类药物，炼制时必先溶于水，去其沉重杂质，候冷研细入药。

丁甘仁用药，讲究新陈之不同，他说"用药有宜陈久者，有宜精新者。如天南星、半夏、麻黄、大黄、木贼、棕榈、芫花、槐花、荆芥、枳实、枳壳、橘皮、香橼、佛手柑、山茱萸、吴茱萸、燕窝、蛤蚧、糖壁土、秋石、金汁、石灰、麦、酒、酱、醋、茶、姜、芥、艾、墨、蒸饼、诸曲、诸胶之类，皆以陈久者为佳。或取其烈性炎，或取其火气脱也。余则俱宜精新。若陈腐而欠鲜明，则气味不全，之仁无效……此药品有新陈之不同，用之贵各得其宜也"。

三、治疗经验

丁甘仁临证十分注重学以致用，善于运用先贤辨证论治的经验并加以发挥，精熟于内、外、妇、喉各科。丁甘仁医案，详其舌苔、脉象，诊断正确，因病辨证，因证处方，丝丝入扣，对后学颇多启发。

（一）时疫喉痧证治

丁甘仁对于时疫喉痧研究有素，该病类似今称"猩红热"的传染病。丁甘仁著有《喉痧证治概要》，在《时疫烂喉痧麻正痧风痧红痧白喉总论》中，较全面地阐述了时疫烂喉痧与其他痧证的鉴别诊断，其中唯时疫烂喉痧最为险重，传染迅速，沿门阖境，有朝发夕死、夕发朝亡者。丁甘仁认为此病发于北省，继而蔓延南方，尤以沪上为甚。因其地人口稠密，工厂林立，烟煤熏蒸，最易传染。丁甘仁指出："因此证发于夏秋者少，冬春者多，乃冬不藏精，冬应寒而反温，春犹寒禁，春应温而反冷。《经》所谓非其时而有其气，酿成疫疠之邪也。邪从口鼻入于肺胃，咽喉为肺胃之门户，暴寒束于外，疫毒郁于内，蒸腾肺胃两经，厥少之火，乘热上亢，于是发为烂喉丹痧。"其症见急骤出现咽痛，红肿腐烂。热毒外溢肌表，则全身皮肤发生痧疹，间有见咽关白腐，舌质红绛，脉象滑数或细疾。治疗采用温病卫气营血辨证法则，使用汗、吐、下、清诸法，治疗原则应"以发汗透痧为第一要义"，"重痧不重喉，痧透喉自愈"。总的治疗方法分初、中、末三个层次。即初用解肌透痧汤，中用凉营清气汤，末用加减滋阴清肺汤、败毒汤。外用吹喉药有玉钥匙、金不换、锡类散、珠黄散等。丁甘仁强调"此症当表则表之，当清则清之，或用釜底抽薪法，亦急下存阴之意。谚云：救病如救火，走马看咽喉。用药贵乎迅速，万不可误时失机"。

（二）内科杂病证治

丁甘仁学验俱丰，辨治内科杂病，多以《伤寒论》《金匮要略》方论为主，并结合先贤经验进行辨证施治，每收良效。治胸痹心痛，常用瓜蒌薤白白酒汤、瓜蒌薤白半夏汤；治水肿则用五苓散、越婢汤、麻黄附子甘草汤等；治吐血症，若血色鲜红用《金匮要略》柏叶汤、《备急千金要方》犀角地黄汤，色黑如墨用附子理中汤；治下利，寒湿下利用桃花散，湿热下利则用白头翁汤；治黄疸，阳黄用栀子柏皮汤，阴黄用茵陈术附汤，温热并重用茵陈五苓散、麻黄连翘赤小豆汤；治中风，如属阳虚夹痰者，用小续命汤、参附汤、半硫丸、人参再造丸等；属阴虚夹痰热者，用丁甘仁验方天麻半夏羚羊汤、温胆汤、至宝丹、指迷茯苓丸等。

（三）外科证治经验

丁甘仁辨治外科疾病，注重发病部位。认为部位分明，治疗方能应效。例如，头上有玉顶疽；发于后脑阳证称蟮拱头，阴证为玉枕疽；发于后颈为落头疽；发于太阳穴称勇疽；发于耳下为失荣疽；发于耳后为夭疽；起于腮部的称托腮痈；发于口角的称口角疗；生于颏下突骨之上称结喉疽；颜颊两侧为游面风；发于结喉处为猢狲袋；发于牙齿部的有骨槽风、牙疳；妇女多见乳房部的乳痈、乳疽、乳岩等。此外，还有大头瘟、流火、瘰疬、瘿瘤等。

丁甘仁自制了大量外科药品，集诸外科验方，剂型有外用敷贴膏药、油膏敷药、药线、散剂等，多有奇数。他还常采用古法"火针"穿刺肿疡，用以排脓消肿。此法局部损伤小，收口快，如运用得当，疗效甚捷。

四、临床验案

病例一

【原文】陆右，湿温绵延两月，身热不扬，渴喜热饮，咳嗽痰多，四肢厥冷，舌苔薄白而腻，脉象濡细，正气已伤，蕴湿留恋募原，阴盛格阳，内真寒而外假热也。恙势尚在险途，宜扶正助阳，和胃化湿，尚希明正。

吉林参须、熟附片、清水豆卷、云茯苓、水炙远志、仙半夏、陈广皮、大砂仁（研、后下）、藿香梗、炒谷芽、炒麦芽、佩兰梗、象贝母、冬瓜子、酒炒桑枝。（《丁甘仁医案·湿温》）

【按语】湿盛伤阳，而见四肢厥冷、脉细。格阳于上则见身热，喜热饮。当以参附扶正助阳，豆卷、半夏、象贝宣化，藿香、佩兰芳化，茯苓、冬瓜子淡渗。

病例二

【原文】黎左，两年前左拇指麻木，今忽舌强语言謇涩，右手足麻木无力，脉象虚弦而滑，舌苔薄腻。此体丰气虚，邪风入络，痰阻舌根，神气不灵。中风初步之重症也，急拟益气去风，涤痰通络。

生黄芪、青防风、防己、生白术、全当归、大川芎、西秦艽、枳实炭、竹沥半夏、炒竹茹、炙僵蚕、陈胆星、嫩桑枝、再造丸（去壳研细末化服）。剂后恙已见轻，去再造丸、枳实加指迷茯苓丸三线吞服。（《丁甘仁医案·中风》）

【按语】两年前右拇指麻木，当属动风之先兆。今忽见舌强语謇，右侧手足麻木无力。其人体丰气虚，又有邪风引动，以致气虚痰湿夹风扰动，诸证而作，属中风初步之重证。治以生黄芪益气，防风、防己、秦艽、桑枝祛风通络，余药和营活血，涤痰化湿。

病例三

【原文】沈左，脉滑而有力，舌苔薄腻，胸痛彻背，夜寐不安，此乃痰浊积于胸中，致成胸痹。胸为清阳之府，如离照当空，不受纤翳，浊阴上僭，清阳被蒸，膻中之气窒塞不宣，症属缠绵。当宜金匮瓜蒌薤白半夏汤加味，辛开苦降，滑利气机。

瓜蒌皮、仙半夏、云茯苓、薤白头（酒炒）、江枳壳、广陈皮、潼蒺藜、广郁金。（《丁甘仁医案·喉痧》）

【按语】痰浊积于胸中，其性黏腻，窒塞阳气，阻滞络脉，致成胸痹。丁甘仁拟投仲景瓜蒌薤白半夏汤加味。方中瓜蒌祛痰散结开胸，薤白酒炒，为加强行气通阳作用，半夏、枳壳行气而破痰结，陈皮健脾理气化痰，郁金活血行气开郁。诸药合用，冀胸中阳气宣通，痰浊消散，气机舒畅，胸痹得除。

病例四

【原文】陈左，温邪疫疠，郁而化火，肺胃被其熏蒸，心肝之火内炽，白喉腐烂掀痛，妨于咽饮，壮热烦躁，脉洪数，舌质红苔黄。《经》云：热淫于内，治以咸寒。当进咸寒解毒，清温泄热。

犀角尖、甘中黄、连翘壳、京玄参、鲜生地、淡豆豉、京赤芍、大贝母、天花粉、薄荷炭（后下）、金银花、生石膏（打）、鲜竹叶、白茅根（去心）。（《丁甘仁医案·喉痧》）

【按语】本案所见壮热、烦躁、舌红、苔黄、脉洪数，乃气分热盛之象。白喉腐烂焮痛，妨于咽饮，提示疫毒深重，已燔血分。《素问·至真要大论》云："热淫于内，治以咸寒。"因水能制火，故以咸寒属水之药治之，方中犀角咸寒，清热解毒，凉血清营，且凉而不遏，配伍其他苦寒、甘寒、辛寒之品，共奏清气泄热、凉血解毒之功。

复习思考题

1.简述丁甘仁辨治外感病的特点。
2.丁甘仁注重整体，善抓主证的临床意义。
3.论述丁甘仁辨治内科杂病的特点。
4.试述丁甘仁辨治时疫喉痧的特点。
5.丁甘仁用药力求和缓，重视炮制的临床意义是什么？

中国历代主要医家生平著作简表

（战国时期至民国初年）

姓名	字号	生活年代	籍贯	主要著作	备注
				《黄帝内经》18卷	皇甫谧：“《黄帝内经》十八卷，今有《针经》九卷，《素问》九卷，二九十八卷，即《内经》也。”传本《素问》《灵枢》（一名《针经》）各为24卷
秦越人	扁鹊	战国时期	渤海郡鄚（河北任丘）	《难经》1卷	旧题《黄帝八十一难经》一卷，秦越人撰
				《神农本草经》3卷	原书散佚，其内容历代本草均有转引，现存明清医家辑佚本
淳于意	仓公	约公元前205年—？	齐临菑（山东临淄）	诊籍	《史记》载仓公25例医案，称为“诊籍”，这是我国最早的病史纪录
华佗	元化　旉	约？—208年	沛国谯（安徽亳县）	《中藏经》1卷	旧题“华佗中藏经一卷”。另有《内照法》1卷、《华佗神医密传》22卷等，亦题华佗撰
张机	仲景	东汉末年	南阳郡（河南南阳）	《伤寒杂病论》16卷	原书曾散佚，后经王叔和撰次；至宋代经医官校正，为《伤寒论》10卷，《金匮要略方论》3卷，即世传本
吴普		东汉末年至三国时期	广陵（江苏扬州）	《吴式本草》6卷	原书散佚。其部分内容散见于《艺文类聚》《太平御览》《证类本草》等书中
吕广	博望	三国时期		《黄帝众难经》	本书即《难经》吕广注本，原书散佚，其有关内容散见于《难经本义》《难经集注》等书中。吕广曾任吴国太医令
王熙	叔和	魏晋时期	高平	《脉经》10卷	曾任晋太医令
皇甫谧	士安　玄晏先生	215—282年	安定朝那（甘肃平凉）	《针灸甲乙经》12卷	皇甫谧撰集《针经》《素问》《明堂孔穴针灸治要》三部，论其精要而成本书
葛洪	稚川　抱朴子	284—364年	丹阳句容（江苏）	《肘后备急方》8卷	葛洪《玉函方》百卷，经采其药，约为《肘后备急方》3卷，后人补为8卷本
范汪	玄平	晋代	颍阳（河南许昌）	《范东阳方》105卷	原书散佚。其部分内容散见于后世文献中，如《外台秘要》辑范汪方170余首
陈延之		晋代		《小品方》12卷	原书散佚。其部分内容散见于《备急千金要方》《外台秘要》《医心方》等书中，其中《外台秘要》辑180余首方
雷敩		南北朝时期宋		《炮炙论》3卷	原书散佚，其部分内容保存于《证类本草》中，今有辑佚本

姓名	字号	生活年代	籍贯	主要著作	备注
释僧深	文梅	南北朝时期宋齐间	广陵（江苏扬州）	《僧深药方》30卷	原书散佚，其部分内容散见于后世文献中，如《外台秘要》辑深师方290余首
褚澄	彦道	南北朝时期	阳翟（河南）	《褚氏遗书》	旧题"褚澄褚氏遗书一卷"
全元起		南北朝齐梁间		《黄帝素问》8卷	本书即《素问》全元起注本，世称"训解"。原书散佚，于《新校正》注文中可窥其概略
龚庆宣		南北朝时期		《刘涓子鬼遗方》5卷	本书为晋末刘涓子所传，龚氏编次，成于"齐永元元年""己卯"（499年）
陶弘景	通明华阳隐居华阳真逸贞白先生	生于刘宋孝建三年，卒于梁大同二年（456—536）	丹阳秣陵（江苏南阳）	《本草经集注》7卷	原书残阙，书中汇集"神农本草经三品""名医副品"等内容，为《新修本草》所保存。另有《补阙肘后百一方》，自"太岁庚辰"（500年）成书后，复经金代杨用道于"皇统四年"（1144）附方，即《肘后备急方》之流通本
姚僧垣	法卫	生于南齐永元元年，卒于陈至德元年（499—583）	吴兴武康（浙江钱塘）	《集验方》12卷	原书散佚，《外台秘要》等书保存其部分内容
徐之才	士茂文明	生于梁天监四年，卒于陈太建四年（505—572）	丹阳（江苏镇江）	《药对》2卷	原书散佚，其部分内容散见于《备急千金要方》《证类本草》等书中。另有"徐之才逐月养胎方"收载于《备急千金要方·妇人方》；"徐之才十剂"见《本草纲目》等书
巢元方		南北朝时期至隋代		《诸病源候论》50卷	巢元方等撰《诸病源候论》，书成于"大业六年"（610）
甄权		生于梁大同七年，卒于唐贞观十七年（541—643）	许州扶沟（河南扶沟）	《明堂人形图》	原书散佚，其部分内容保存于《备急千金要方·针灸》。甄权另撰《脉经》《针方》，佚
甄立言		南北朝时期至隋唐（545—？）	许州扶沟（河南扶沟）	《古今录验方》50卷	原书散佚，《外台秘要》辑其方480余首
孙思邈		约生于陈太建十三年，卒于唐永淳元年（581—682）	京兆华原（陕西耀县）	《备急千金要方》30卷《千金翼方》30卷	《备急千金要方》书成于"永徽三年"（652）。《千金翼方》书成于682年。世传《银海精微》，为后人托名之作
杨上善		南北朝时期至隋唐		《黄帝内经太素》30卷	本书残阙，国内存23卷。书成于隋唐年间。另有《黄帝内经明堂类成》，现存残卷
宋侠		唐代（7世纪）	洺州清漳（河北肥乡）	《经心录方》10卷	原书散佚，其部分内容散见于《外台秘要》
张文仲		唐代（7世纪）	洛阳	《随身备急方》3卷	原书散佚，另有"疗风气诸方"等，亦散佚。《外台秘要》保存了"张文仲方"290余首。684年文仲为侍御医
李勣	懋功	594—669年	离狐（山东东明）	《新修本草》54卷	李勣、苏敬等撰《新修本草》，书成于"显庆四年"（659），为我国第一部药典
孟诜		生于唐武德四年卒于唐开元元年（621—713）	汝州梁县（河南临汝）	《食疗本草》3卷《必效方》10卷	《食疗本草》原书残阙。其部分内容保存《证类本草》等书中。《必效方》原书散佚，《外台秘要》辑其方250余首

姓名	字号	生活年代	籍贯	主要著作	备注
王焘		670—755 年	郿（陕西郿县）	《外台秘要》40 卷	本书成于"天宝十一年"（752）。晋唐间散佚的医书均赖此书识其概略得以流传
王冰	启玄子	生于唐景云六年，卒于唐贞观二十一年（710—804）		《黄帝内经素问》24 卷	本书即《素问》王冰注本，世称"次注"。书成于"唐宝应元年"（762）。另撰《玄珠》，无传本。世传《玄珠密语》《元和纪用经》等，为后人托名之作
刘禹锡	梦得	生于唐大历七年，卒于唐会昌二年（772—842）	洛阳（河南）	《传信方》2 卷	原书散佚。其部分内容保存于《证类本草》等书中，今有辑佚本
蔺道人		唐代（9 世纪）	长安（陕西西安）	《仙授理伤续断秘方》	本书为我国早期的骨伤科专书
昝殷		唐代（9 世纪）	蜀（成都）	《经效产宝》3 卷《食医心鉴》3 卷	《经效产宝》原名《产宝》，书成于"大中六年"（852），为我国现存最早的产科专书。《食医心鉴》原书散佚，其部分内容散见于《医方类聚》，现存辑佚本
李珣	德润	约生于唐大中九年约卒于五代庚寅年（855—930）	梓州（四川三台）	《海药本草》6 卷	原书散佚，其部分内容散见于《证类本草》《本草纲目》等书中
刘翰		生于五代己卯年，卒于北宋淳化元年（919—990）		《开宝新详定本草》20 卷	原书散佚，李昉等曾修订本书，定名为《开宝重定本草》。本书虽佚，但于《证类本草》中可得其梗概
王怀隐		北宋（10 世纪）	宋州（河南商丘）	《太平圣惠方》100 卷	王怀隐等撰《太平圣惠方》，书成于北宋淳化二年（992）
王惟一	惟德	生于北宋雍熙四年，卒于北宋治平四年（987—1067）		《铜人腧穴针灸图经》3 卷	本书成于北宋天圣四年（1026）
掌禹锡	唐卿	北宋 11 世纪	许州郾城（河南）	《嘉祐补注神农本草》20 卷	原书散佚，其部分内容保存于《证类本草》中
王衮		北宋（11 世纪）	太原（山西）	《博济方》5 卷	原书刊于北宋庆历七年（1047）。传本辑自《永乐大典》
韩祗和		北宋（11 世纪）		《伤寒微旨论》2 卷	本书成于北宋元祐元年（1086）。传本辑自《永乐大典》
苏颂	子容	生于北宋天禧三年，卒于北宋建中靖国元年（1019—1101）	泉州（福建泉州）	《本草图经》20 卷	原书散佚，其部分内容保存于《证类本草》中
沈括	存中	生于北宋天圣九年，卒于北宋绍圣二年（1031—1095）	钱塘（浙江杭州）	《灵苑方》20 卷《良方》10 卷	《灵苑方》原书散佚，其部分内容散见于《证类本草》《幼幼新书》等书中。世传《苏沈良方》保存了《良方》的内容
钱乙	仲阳	约 1032—1099 年	郓州（山东东平）	《小儿药证直诀》3 卷	本书成于北宋宣和元年（1119），阎孝忠编集
庞安时	安常	约 1042—1099 年	蕲州蕲水（湖北浠水）	《伤寒总病论》6 卷	本书约成于北宋元符年间（1098—1100）

姓名	字号	生活年代	籍贯	主要著作	备注
董汲	及之	北宋（11 世纪）	东平 （山东东平）	《小儿斑疹备急方论》1 卷 《旅舍备要方》1 卷 《脚气治法总要》2 卷	《小儿斑疹备急方论》一书成于北宋"元祐八年"（1093 年），钱乙为之作序
史堪	载之	北宋（11—12 世纪初叶）	眉州 （四川眉州）	《史载之方》2 卷	本书成于北宋政和间（1111—1117）
唐慎微	审元	约 1056—1093 年	蜀州晋原 （四川崇庆）	《经史证类备急本草》32 卷	本书成于北宋元丰 6 年（1083）。书中辑录北宋以前大量原著大部分散佚的医学文献，如《雷公炮炙论》《本草经集注》《新修本草》《食疗本草》《传信方》和《灵苑方》等，均赖本书得以保存。1108 年，艾晟等予以重刊，改称为《经史证类大观本草》。1116 年，曹孝忠重校本书，改名《重修政和经史证类备用本草》
陈直		北宋（11 世纪）		《寿亲养老书》1 卷	本书经元·邹铉续增为《寿亲养老书》4 卷，刊于元大德丁未年（1307）
朱肱	翼中 无求子	北宋（11—12 世纪初叶）	乌程 （浙江吴兴）	《伤寒类证活人书》22 卷	本书初名为《无求子伤寒百问》。书成于北宋大观元年（1107）。朱肱于北宋政和八年（1118）予以重校，改名为《南阳活人书》。明·吴勉学刊印时，又易名为《伤寒类证活人书》
陈师文		北宋（11—12 世纪初叶）	临安 （浙江杭州）	《太平惠民和剂局方》10 卷	本书为北宋"惠民和剂药局"配方书之校正本，书成于北宋大观间（1107—1110）。原书 5 卷，裴宗元、陈师文等共同校正。后经多次重修、增补为 10 卷
寇宗奭		北宋 （11—12 世纪）		《本草衍义》20 卷	本书成于北宋政和六年（1116）
东轩居士		宋代（12 世纪）		《卫济宝书》2 卷	原书散佚，今本辑自《永乐大典》
成无己		约 1063—1156 年	聊摄 （山东聊城）	《注解伤寒论》10 卷 《伤寒明理论》4 卷	《注解伤寒论》约刊于金皇统甲子年（1114），《伤寒明理论》约刊于金皇统壬戌年（1142）。成无己金正隆丙子年（1156）九十岁尚存
张锐	子刚	宋代 （11—12 世纪）	蜀 （四川）	《鸡峰普济方》30 卷	旧题《张锐鸡峰备急方》1 卷，书成于南宋绍兴三年（1133），即《鸡峰普济方》
王贶	子亨	宋代 （11—12 世纪）	考城 （河南）	《全生指迷方》4 卷	原书 3 卷，书成于 12 世纪初叶。原著散佚，今本辑自《永乐大典》
许叔微	知可	生于 1079—约 1154 年	真州白沙 （江苏仪征）	《普济本事方》10 卷 《伤寒百证歌》5 卷 《伤寒发微论》2 卷 《伤寒九十论》1 卷	另有《普济本事方续集》10 卷。许叔微为南宋绍兴二年进士，官集贤院学士，故世称许学士
赵佶	宋徽宗	生于北宋元丰五年，卒于南宋绍兴五年（1082—1135）	涿州 （河北赵县）	《圣济经》10 卷 《圣济总录》200 卷	旧题"宋徽宗《圣济经》10 卷"，书成于北宋重和戊戌年（1118），吴禔注解。《圣济总录》书成于北宋政和丁酉年（1117），宋徽宗组织人员编撰
郭稽中		宋代（11—12 世纪）		《妇人产育宝庆集》1 卷	本书初为《产论》21 篇，由李师圣收藏，后经郭稽中于北宋大观年间（1117—1110）编集，遂成本书，刊于南宋绍兴辛亥年（1131）

姓名	字号	生活年代	籍贯	主要著作	备注
窦材		宋代 （11—12 世纪）	山阴 （浙江绍兴）	《扁鹊心书》3 卷	本书成于南宋绍兴丙寅年（1146 年）
刘昉	方明	？—1150 年	潮阳 （广东）	《幼幼新书》40 卷	本书刊于南宋绍兴二十年（1150）
佚名				《小儿卫生总微论方》 20 卷	本书作者不详。版于杭州太医局（1216年）重科时曾改称《保幼大全》。《千顷堂书目》著录有："何大任《太医局诸科程文格》一卷。"后世据此认为该书为何大任所编
郭雍	子和 白云先生	？—1187 年	洛阳 （河南）	《伤寒补亡论》20 卷	本书成于南宋淳熙八年（1181）
杨倓	子靖	约 1120—1185 年	代州崞县 （山西代县）	《杨氏家藏方》20 卷	本书成于南宋淳熙五年（1178）
陈言	无择	1131—1189 年	青田 （浙江青田）	《三因极一病证方论》 18 卷	本书一名《三因极一病源论粹》，书成于南宋淳熙元年（1174）
朱端章		宋代（12 世纪）	长乐 （福建）	《卫生家宝产科备要》8 卷 《卫生家宝汤方》3 卷	《卫生家宝产科备要》，一名《卫生家宝产科方》，书刊于南宋淳熙甲辰年（1184）
薛轩	仲昂	宋代（12 世纪）		《坤元是保》2 卷	本书成于南宋乾道元年（1165）
王璆	孟玉	宋代（12 世纪）	山阴 （浙江绍兴）	《是斋百一选方》20 卷	本书刊于南宋庆元丙辰年（1196）
李迅	嗣立	宋代（12 世纪）	泉州 （福建）	《集验背疽方》1 卷	本书成于"庆元岁"（1195—1200），原书散佚。今本系辑自《永乐大典》
王执中	叔权	宋代 （12—13 世纪）	瑞安 （浙江瑞安）	《针灸资生经》7 卷	本书刊于"嘉定庚辰"（1220 年）
刘完素	守真 通玄处士	约 1120—1200 年	河间 （河北）	《黄帝素问宣明论方》15 卷 《素问玄机原病式》1 卷 《素问病机气宜保命集》 3 卷 《三消论》	《素问病机气宜保命集》书成于"大定丙五"（1186）。《三消论》原无刊本，《儒门事亲》15 卷本中予以收载，后有《周氏医学丛书》本。守真居于河间，故世称刘河间
张元素	洁古	金代 （12—13 世纪）	易州 （河北易县）	《医学启源》3 卷 《洁古老人珍珠囊》1 卷 《洁古家珍》1 卷 《藏府标本药式》	《藏府标本药式》一名《藏府标本寒热虚实用药式》，此书原无刊本，明代医家始予收录，今有《周氏医学丛书》本
张从正	子和 戴人	约 1156—1228 年	睢州考县 （河南兰考）	《儒门事亲》15 卷	本书卷十三"河间先生三消论"，今有《周氏医学丛书》本
张杲	季明	南宋 （12—13 世纪）	歙县 （安徽）	《医说》10 卷	本书成于"嘉定十七年"（1224）。张杲约生于 12 世纪 60 年代
张璧	云岐子	金代 （12—13 世纪）	易州 （河南易县）	《论经络迎随补泻法》1 卷 《七表八里九道脉诀》1 卷 《保命集论类要》2 卷	张洁古之子张璧，此论著三种，均保存于元·杜思敬《济生拔萃》
周守忠	榕庵	约 1168—1248 年？		《历代名医蒙求》2 卷 《养生月览》2 卷 《养生类纂》2 卷	《历代名医蒙求》书成于"嘉定十三年"（1220），为我国现存最早医史著作。养生之书均保存于明·胡文焕《格致丛书》
马宗素		金代	平阳 （山西）	《伤寒医鉴》1 卷	
葛雍		金代		《伤寒直格》3 卷	本书亦名《习医药用直格》，或题刘完素著

姓名	字号	生活年代	籍贯	主要著作	备注
镏洪		金代		《伤寒心要》1卷	本书或题刘完素著
常德	仲明	金代		《伤寒心镜》1卷	本书或题张从正著
李杲	明之 东垣老人	生于南宋淳熙七年，卒于南宋淳祐十一年（即金大定二十年至蒙古宪宗元年）（1180—1251年）	真定 （河北正定）	《内外伤辨惑论》3卷 《脾胃论》3卷 《兰室秘藏》3卷 《用药法象》	《内外伤辨惑论》初撰于南宋绍定四年（1231），南宋淳祐七年题序刊行。《用药法象》亦名《药象论》，王好古《汤液本草·卷上》予以载录。李杲所居真定，秦时名东垣，故自称东垣老人
宋慈	惠父	生于南宋淳熙十二年，卒于南宋淳祐九年（1185—1249）	建阳 （福建）	《洗冤录》4卷	本书成于南宋淳祐七年（1247），亦称《宋提刑洗冤集录》，为法医学专著
施发	政卿	约1190—？	永嘉 （浙江温州）	《察病指南》3卷 《续医简方论》6卷	《察病指南》书成于南宋淳祐元年（1241）
陈自明	良甫	1190—1270年	临川 （江西抚州）	《妇人大全良方》24卷 《外科精要》3卷	《妇人大全良方》书成于南宋嘉熙元年（1237）。卷十七保存了杨子建《十产论》的有关内容
陈文中	文秀	南宋（12世纪末叶—13世纪）	宿州符离 （安徽宿县）	《小儿痘疹方论》1卷 《小儿病源方论》4卷	《小儿痘疹方论》书成于南宋宝祐元年（1253），《小儿病源方论》书成于南宋宝祐二年（1254）
窦杰	子声 汉卿	生于南宋庆元二年（即金承安元年），卒于元至元十七年（1196—1280）	广平肥乡 （河北肥乡）	《流注指要赋》 《针经指南》1卷	《流注指要赋》书成于南宋绍定壬辰年（1232），《针经指南》旧题金·窦杰撰，书刊于元至大辛亥年（1311）。窦杰，一名默，曾任昭文馆太师，故亦称窦太师
王好古	进之 海藏老人	约1200—1264年	赵州 （河北赵县）	《阴证略例》1卷 《医垒元戎》1卷 《汤液本草》3卷 《此事难知》2卷 《癍论萃英》	《阴证略例》书成于1236年。《医垒元戎》书刊于1291年，别本为12卷。《此事难知》书刊于1308年
严用和	子礼	生于南宋庆元二年至咸淳十年（1196—1274）	庐山 （江西）	《济生方》10卷 《济生方续》	《济生方》书成于南宋宝祐元年（1253），《济生方续》书成于咸淳三年（1267）。原书散佚，今有辑复本
杨士瀛	登父	南宋（13世纪）	怀安故县 （福建福州）	《仁斋直指附遗方论》26卷 《伤寒类书活人总括》7卷 《仁斋小儿方论》5卷 《医学真经》2卷	《仁斋直指附遗方论》书成于南宋景定五年（1264）
曾世荣	德显 育溪	约1235—？		《活幼心书》3卷 《活幼口议》20卷	《活幼心书》书成于元至元甲午年（1294）
罗天益	谦甫	约1220—1290年	真定 （河北正定）	《卫生宝鉴》24卷	本书刊于元至元辛巳年（1281）
杜思敬	宝善老人	约1235—？	铜鞮 （山西）	《济生拔萃》19卷	本书成于元延祐乙卯年（1315年），是年杜思敬81岁。书中汇辑金元医家著作19种。其中有《洁古老人珍珠囊》《云岐子论经络迎随补泻法》《云岐子七表八里九道脉诀并治法》和《云岐子保命集论类要》等，均无单行刊本，唯赖本书得以流传

姓名	字号	生活年代	籍贯	主要著作	备注
王国瑞	瑞庵	元代	婺源（江西）	《扁鹊神应针灸玉龙经》	本书刊于元天历二年（1329）
杜本	伯原 原父 清碧先生	生于南宋景炎元年，卒于元至正十年（1276—1350）	清江（江西）	《敖氏伤寒金镜录》	本书成于元至正元年（1341），为我国早期的舌诊专书
危亦林	达斋	生于南宋景炎二年，卒于元至正七年（1277—1347）	南丰（江西）	《世医得效方》20卷	本书成于元至元三年（1337）
忽思慧		元代（13世纪末叶—14世纪）		《饮膳正要》3卷	本书成于元天历三年（1330）
齐德之		元代		《外科精义》2卷	本书成于"元统三年"（1335）
朱震亨	彦修	生于元至元十八年，卒于元至正十八年（1281—1358）	婺州义乌（浙江）	《格致余论》《局方发挥》《本草衍义补遗》《丹溪心法》5卷	《格致余论》约撰于1347年，《本草衍义补遗》载录于《丹溪心法附余》，《丹溪心法》，程充校刊于明成化十七年（1481）。另有《丹溪手镜》《脉因证治》等书行于世。朱震亨家居义乌丹溪，故世称朱丹溪
倪维德	仲贤 敕山老人	生于元大德七年，卒于明洪武十年（1303—1377）	吴县（江苏苏州）	《原机启微》2卷	本书刊于"洪武庚戌"（1370），曾经薛己校注
葛乾孙	可久	生于元大德九年，卒于元至正十三年（1305—1353）	长州（江苏苏州）	《十药神书》1卷	本书成于"至正乙酉"（1345），刊于"至正戊子"（1348）
滑寿	伯仁 撄宁生	元、明代（14世纪）		《十四经发挥》3卷《诊家枢要》1卷《难经本义》2卷《读素问钞》	《十四经发挥》书成于"至正初元"（1341），《读素问钞》后经汪机重集，于"正德乙卯"（1519）编入《汪氏医书》
赵良仁	以德	元、明代（14世纪）	江浦（江苏）	《金匮方论衍义》3卷	本书为《金匮要略》早期注本
徐彦纯	用诚	？—1385年	会稽（浙江绍兴）	《本草发挥》4卷《医学折衷》	《医学折衷》曾经刘纯增补，易名为《玉机微义》
楼英	全善	生于元延祐七年，卒于明洪武二十二年（1320—1389）	萧山（浙江）	《医学纲目》40卷	原著卷40为《内经运气类注》
戴思恭	原礼	约1324—405年	浦江（浙江）	《证治要诀》12卷《证治类方》4卷《金匮钩玄》3卷《推求师意》2卷	《证治要诀类方》约刊于1443年。《金匮钩玄》（后易名为《平治荟萃》）传为朱丹溪撰，原礼校补。《推求师意》为汪机编辑
刘纯	宗厚	明代（14—15世纪）		《医经小学》《玉机微义》50卷	《玉机微义》书成于"洪武丙子"（1396）
王履	安道 畸叟 抱独山人	约1332—1391年?	昆山（江苏）	《医经溯洄集》1卷	王履另著《百病钩元》等书，均佚。"洪武十六年"（1383）王履曾游华山，时年五十二
朱橚	周定王	？—1425年	濠州钟离（安徽凤阳）	《普济方》426卷《救荒本草》2卷	《普济方》原书168卷，明·朱橚、藤硕、刘醇等编撰，书成于"永乐四年"（1406），为我国现存最大一部方书

姓名	字号	生活年代	籍贯	主要著作	备注
陶华	尚文 节庵道人	1369—？	余杭 （浙江）	《家秘的本》1卷 《明理续论》1卷 《伤寒琐言》1卷 《杀车槌法》1卷 《一提金启蒙》1卷 《证脉截江网》1卷 《痈疽神秘验方》	《伤寒琐言》书成于"正统十年"（1445），是年陶华77岁。《痈疽神秘验方》薛己曾予校注。另有《伤寒全生集》4卷、《伤寒点点金书》等，亦题陶华撰
盛寅	启东	生于明洪武八年，卒于明正统六年（1375—1476）	吴江 （江苏）	《医经秘旨》12卷	
兰茂	延秀 止庵	生于明洪武三十年，卒于明成化十二年（1397—1476）	嵩明 （云南）	《滇南本草》3卷 《医门擥要》2卷	
寇平	衡美	明代		《全幼心鉴》4卷	本书刊于"成化四年"（1486）
方贤		明代（15世纪）		《奇效良方》69卷	本书董宿原集，方贤、杨文翰加订正，刊于"成化六年"（1470）
虞抟	天民 恒德	生于明正统三年，卒于明正德十二年（1438—1517）	义乌 （浙江）	《医学正传》8卷	本书成于"正德乙亥"（1515）
王纶	汝言 节斋	生于明成化元年，卒于明正德十六年（1465—1521）	慈溪 （浙江）	《明医杂著》6卷 《本草集要》8卷	《明医杂著》书成城于"弘治十五年"。《本草集要》书成于1496年
刘文泰		明代		《本草品汇精要》42卷	本书成于"弘治十八年"（1505）
汪机	省之 石山	生于明天顺七年，卒于明嘉庆十八年（1463—1540）	祁门 （安徽）	《石山医案》3卷 《运气易览》 《痘治理辨》 《针灸问答》 《外科理例》 《医学原理》	汪机著作成书于"正德庚辰"至"嘉靖辛卯"间（1520—1531）汪机另有补订《脉决刊误》、重集《读素问钞》、编辑《推求师意》等
王九思	敬夫 渼陂	生于明成化四年，卒于明嘉靖三十年（1468—1551）	鄠 （陕西户县）	《难经集注》5卷	
韩懋	天爵 飞霞子	明代（15—16世纪）	泸州 （四川）	《韩氏医通》2卷	本书成于明嘉靖改元壬午（1522）
高武	梅孤	明代（15—16世纪）	鄞县 （浙江宁波）	《针灸聚英》5卷 《针灸节要》3卷	《针灸聚英》刊于明正德十四年（1519），《针灸节要》一名《针灸素难要旨》，刊于明嘉靖十六年（1537）。高武另于明嘉靖己未年（1559）撰《痘疹正宗》4卷
方广	约之 古庵	明代（15—16世纪）	新安休宁 （安徽休宁）	《丹溪心法附余》24卷	本书成于明嘉靖十五年（1536），正文前载录朱丹溪《本草衍义补遗》

姓名	字号	生活年代	籍贯	主要著作	备注
薛己	新甫立斋	约1488—1558年	吴县（江苏苏州）	《外科发挥》8卷《外科枢要》4卷《外科心法》7卷《外科经验方》《口齿类要》《正体类要》2卷《疬疡机要》3卷《内科摘要》2卷《女科摘要》2卷《保婴撮要》20卷《保婴金镜录》《本草约言》4卷	《保婴撮要》20卷，前10卷为薛铠所撰，后10卷为薛己自著，刊于明嘉靖十五年（1556）。《保婴金镜录》一名《过秦新录》，书成于嘉靖庚戌（1550）。薛己另校注有《原机启微》《小儿直诀》《外科精要》《平治荟萃》《明医杂著》《小儿痘疹方论》《妇人大全良方》和《痈疽神验秘方》等。今有《家居医录》《薛氏医案二十四种》等版本
李濂	川父	生于明弘治元年，卒于明嘉靖四十五年（1448—1566）	祥符（河南开封）	《李濂医史》	本书原名《医史》，约成于明正德年间（1515）
万全	密斋	约1488—1578年？	罗田（湖北）	《幼科发挥》2卷《片玉心书》5卷《片玉痘疹》13卷《痘疹心法》23卷《保命歌括》35卷《养生四要》5卷《伤寒摘锦》2卷《妇人秘科》2卷《育婴家秘》2卷《广嗣纪要》16卷	《痘疹心法》一名《痘疹世医心法》，书成于明嘉靖二十八年（1549）。《幼科发挥》书成于明万历己卯年（1579）
沈之问	无为道人	明代（16世纪）		《解围元薮》4卷	本书约成于16世纪中叶
徐春甫	汝元	明代（16世纪）	祁门（安徽）	《古今医统大全》100卷	本书成于明嘉靖丙辰年（1556）
江瓘	民莹	生于明弘治十六年，卒于明嘉靖四十四年（1503—1565）	歙县（安徽）	《名医类案》12卷	本书刊于"嘉靖壬子"（1552）。本书成于"嘉靖己酉"（1549）。江民莹，世称篁南子、江山人
张时彻	维静九一东沙	约1504—？	鄞县（浙江宁波）	《摄生众妙方》11卷	本书刊于1550年
方谷		约1508—？	钱塘（杭州）	《医林绳墨》8卷	本书成于"万历甲申"（1584），是年，方谷77岁
李梴	健斋	明代（16世纪）	南丰（江西南丰）	《医学入门》8卷	本书成于"万历三年"（1575）
李时珍	东璧濒湖	生于明正德十三年，卒于明万历二十一年（1518—1593）	蕲州（湖北蕲春）	《本草纲目》52卷《濒湖脉诀》《奇经八脉考》	《本草纲目》书成于"万历六年"（1578），刊于"万历庚寅"（1590）
杨继洲	济时	生于明嘉靖元年，卒于明泰昌元年（1522—1620）	三衢（浙江蕲春）	《针灸大成》10卷	本书成于"万历二十九年"（1601）

姓名	字号	生活年代	籍贯	主要著作	备注
方有执	仲行 九龙山人	约1523-?	歙县 （安徽）	《伤寒论条辨》8卷	本书成于"万历十一年"（1593），是年，方有执71岁。另有《痓书》，成于"万历己亥"（1599），附于《伤寒论条辨》后
高濂	深甫 瑞南道人	明代（16世纪）	钱塘 （杭州）	《遵生八笺》20卷	本书"万历十九年"（1591）撰
孙一奎	文垣 东宿 生生子	生于明嘉靖元年，卒于明万历四十八年（1522—1619）	休宁 （安徽）	《赤水玄珠》30卷 《医旨绪余》2卷 《痘疹心印》 《孙文垣医案》5卷	《赤水玄珠》书刊于"万历甲申"（1584），内容包括《医旨绪余》《孙文垣医案》。《痘疹心印》书成于"万历丁酉"（1597）
马莳	玄台 仲化	明代（16世纪）	会稽 （浙江绍兴）	《黄帝内经素问注证发微》9卷 《灵枢注证发微》9卷	
申拱辰	子极 斗垣	明代（16世纪）	长州 （江苏苏州）	《外科启玄》12卷	本书刊于17世纪初叶
周之幹	慎斋	明代（16世纪）	太平 （安徽）	《周慎斋三书》 《慎斋遗书》10卷	《慎斋遗书》由周慎斋门人辑
龚廷贤	子才 云林	明代（16—17世纪初叶）	金溪 （江西）	《万病回春》8卷 《寿世保元》10卷 《云林神彀》4卷 《鲁府禁方》4卷 《种杏仙方》4卷 《本草炮制药性赋定衡》13卷 《眼外科神验全书》6卷	另有《古今医鉴》，由龚信纂辑，龚廷贤续编。《种杏仙方》书成于"万历九年"（1581），《万病回春》书成于"万历十五年"（1587），余著均刊刻于16世纪90年代至17世纪初叶
张三锡	叔承 嗣泉	明代（16世纪）	应天 （南京）	《医学六要》19卷	本书包括《四诊法》《经络考》《病机部》《治法汇》《本草选》《运气略》等六部分，成书于"万历乙酉"（1585）
缪希雍	仲纯 慕台	约生于明嘉靖三十一年，卒于明天启七年（1552—1627）	常熟 （江苏）	《本草经疏》30卷 《先醒斋医学广笔记》4卷	明·丁元荐于1613年将仲纯医方辑成《先醒斋医学广笔记》，后缪氏于1622年予以增益
王肯堂	损庵 子泰 念西居士	生于明嘉靖二十八年，卒于明万历四十一年（1549—1613）	金坛 （江苏金坛）	《杂病证治准绳》8卷 《杂病证治类方》8卷 《伤寒证治准绳》8卷 《疡医证治准绳》6卷 《幼科证治准绳》9卷 《女科证治准绳》5卷 《古今医统证脉全书》	王肯堂《证治准绳》六种，成书年代自"万历壬寅"（1602）至"万历戊申"（1608）。《古今医统证脉全书》辑医著44种，如：《类证活人书》《素问玄机原病式》《黄帝素问宣明论方》《素问病机气宜保命集》《儒门事亲》《内外伤辨惑论》《脾胃论》《兰室秘藏》《格致余论》《局方发挥》等
吴崑	山甫 鹤皋	约1552—1620年	歙县 （安徽）	《吴注黄帝内经素问》24卷 《医方考》6卷 《脉语》2卷 《针方六集》6卷	《医方考》书成于"万历十二年"（1584），《吴注素问》书成于"万历甲午"（1594），《针灸六集》书成于"万历四十六年"（1618），是年，吴崑67岁
陈实功	毓仁 若虚	约1555—1636年	南通 （江苏）	《外科正宗》4卷	本书成于"万历丁巳"（1617）

姓名	字号	生活年代	籍贯	主要著作	备注
赵献可	养葵 医巫闾子	生于明万历 四十八年，卒于 明崇祯十七年 （1573—1644）	鄞县 （浙江宁波）	《医贯》6 卷 《邯郸遗稿》4 卷	赵献可生年无考，现据黄宗羲"赵养 奎，名献可，宁波人，与张介宾同时 "之说
张介宾	景岳 会卿 通一子	生于明嘉靖 四十二年，卒于 明崇祯十三年 （1563—1640）	会稽 （浙江绍兴）	《类经》32 卷 《类经图翼》11 卷 《类经附翼》4 卷 《景岳全书》64 卷 《质疑录》1 卷	《类经》书成于明天启四年（1624）， 《类经附翼》包括"三焦包络命门 辨""大宝论""真阴论"等内容。《景 岳全书》卷五十至卷六十包括"新方八 阵""古方八阵"等内容
武之望	叔卿	明代 （16—17 世纪）	关中 （陕西）	《济阴纲目》14 卷 《济阳纲目》108 卷	《济阴纲目》原作 5 卷，经汪淇重订为 14 卷
张鹤腾	元溪 天平 凤逵	约？—1635 年	颍州 （安徽阜阳）	《伤暑全书》2 卷	本书成于明天启壬戌年（1622）
陈文治	岳溪	明代 （16—17 世纪）	秀水 （浙江嘉兴）	《疡科选粹》8 卷 《广嗣全诀》12 卷 《痘疹真诀》2 卷	《疡科选粹》书刊于 1628 年
龚居中	应园	明代 （16—17 世纪）	金溪 （江西）	《痰火点雪》4 卷 《外科百效全书》4 卷	《痰火点雪》亦名《红炉点雪》，刊于 17 世纪初叶
胡慎柔		约 1572—1636		《慎柔五书》5 卷	本书刊于 17 世纪中叶
吴有性	又可	明末清初 （16 世纪末叶— 17 世纪）	姑苏洞庭 （江苏吴县）	《温疫论》2 卷	本书成于明崇祯十五年（1642）
喻昌	嘉言 西昌老人	生于明万历十三 年，卒于清康熙 三年（1585— 1664）	新建 （江西南昌）	《医门法律》6 卷 《尚论篇》4 卷 《寓意草》	《尚论篇》书成于清顺治戊子年 （1648），《医门法律》书成于清顺治 十五年（1658）
刘若金	云密 用汝 蠹园逸叟	约 1586—1666 年？	潜江 （湖北清江）	《本草述》32 卷	本书成于清康熙甲辰年（1664），后经 清·杨时泰重辑，定名为《本草述钩 元》，刊于清道光二十二年（1842）
李中梓	士材 念莪	生于明万历十六 年，卒于清顺治 十二年（1588— 1655）	华亭 （上海松江）	《医宗必读》10 卷 《内经知要》2 卷 《删补颐生微论》4 卷 《伤寒括要》2 卷	另有《士材三书》（包括《诊家正眼》 《本草通玄》《病机沙篆》三种），清· 尤乘辑，刊于清康熙丁未年（1667）。 传本《雷公炮制药性解》6 卷，旧题李 中梓注。《医宗必读》书成于明崇祯丁 丑年（1637），《内经知要》经薛雪重校 于清乾隆甲申年（1764）重刊
张遂辰	卿子	生于明万历十七 年，卒于清康熙 七年（1589— 1668）	杭州 （浙江）	《张卿子伤寒论》7 卷	
陈司成	九韶	约 1592—？	海宁 （浙江）	《梅疮秘录》1 卷	本书成于"崇祯壬申"（1632）
傅仁宇	允科	明末	江苏	《审视瑶函》6 卷	本书又名《眼科大全》，傅维藩编集。
秦昌遇	景明	明末	上海	《证因脉治》4 卷 《幼科折衷》2 卷 《痘疹折衷》2 卷	《证因脉治》后经清·秦稚桢补辑，刊 于"康熙丙戌"（1706）
绮石		明末		《理虚元鉴》2 卷	

姓名	字号	生活年代	籍贯	主要著作	备注
傅山	青主	生于明万历三十五年，卒于清康熙二十三年（1607—1684）	太原（山西）	《傅青主女科》4卷	本书旧题傅青主主撰
张志聪	隐庵	生于明万历三十八年，卒于清康熙十三年（1610—1674）	钱塘（浙江杭州）	《黄帝内经素问灵枢集注》18卷《伤寒论纲目》9卷《伤寒论宗印》8卷《金匮要略注》4卷《侣山堂类辨》2卷	张志聪于1660—1664年注《伤寒论》《金匮要略》。自1664—1667年注释《素问》，于"康熙庚戌"（1670）成《黄帝内经素问集注》9卷
柯琴	韵伯似峰	明末清初（17世纪）	慈溪（浙江）	《伤寒来苏集》8卷	本书系《伤寒论注》（1669）《伤寒论翼》《伤寒附翼》之合称
徐彬	忠可	明末清初	嘉兴（浙江）	《金匮要略论注》24卷	本书成于康熙十年（1671）。另有《伤寒一百十三方发明》等书，亦题徐彬撰
汪昂	讱庵	约1615—1695	休宁（安徽）	《医方集解》3卷《本草备要》4卷《汤头歌诀》《素问灵枢类纂约注》3卷	《本草备要》书成于"康熙甲戌"（1694），是年，汪昂80岁。《医方集解》书成于"康熙壬戌"（1682）。另有《经络歌诀》1卷，今本附于《汤头歌诀》末
张璐	路玉石顽老人	生于明万历四十五年，卒于清康熙三十九年（1617—1700）	长洲（江苏吴县）	《张氏医通》16卷《伤寒缵论》2卷《伤寒绪论》2卷《诊宗三昧》1卷《本草逢源》4卷《千金方衍义》30卷	《伤寒缵论》书成于清康熙丁未年（1667），《张氏医通》《本草逢源》均成于清康熙乙亥年（1695），是年张璐79岁
李延罡	辰山寒村期叔	1628—1697年	南汇（上海）	《脉诀汇辨》10卷	本书约成于1664年，卷九辑录李中梓医案若干则
高世栻	士宗	约生于明崇祯十年（1637—？）	钱塘（浙江杭州）	《素问直解》9卷《伤寒论集注》6卷《本草崇原》3卷	《素问直解》书成于清康熙乙亥（1695），《伤寒论集注》张隐庵原著，高士宗纂集，书成于清康熙癸亥（1683）。《本草崇原》张隐庵原撰，高士宗辑集。另有《医学真传》
周扬俊	禹载	清代（17世纪）	苏州（江苏）	《伤寒论三注》《金匮玉函经二注》《温热暑疫全书》	周扬俊论著三种先后成于清康熙十六年至二十六年（1677—1687）
张锡驹	令韶	清代（17—18世纪）	钱塘（浙江杭州）	《伤寒论直解》6卷	本书成于清康熙壬辰年（1712）
秦之桢	皇士	清代（17—18世纪）	上海	《伤寒大白》4卷	本书刊于清康熙甲午年（1714）。秦皇士曾补辑秦景明《症因脉治》，刊于清康熙丙戌年（1706）
李惺庵	用粹修之	清代（17世纪）	上海	《证治汇补》8卷	本书成于清康熙丁卯年（1687）
陈士铎	敬之远公朱华子	清代（17世纪）	山阴（浙江绍兴）	《辨证录》14卷《石室秘录》6卷	《辨证录》书成于17世纪末叶，《石室秘录》书刊于1688年
冯兆张	楚瞻	清代（17—18世纪）	海盐（浙江）	《冯氏锦囊秘录》50卷	本书包括《女科精要》《外科精要》《痘疹全集》等八种，书成于清康熙壬午年（1702）

姓名	字号	生活年代	籍贯	主要著作	备注
叶桂	天士 香岩	生于清康熙六年，卒于清乾隆十一年（1667—1746）	吴县 （江苏）	《温热论》 《临证指南医案》10 卷	《温热论》原系叶桂口述，门人整理。王孟英撰《温热经纬》收录本书，名为《外感温热篇》。另本见《吴医汇讲》卷一，名为《温症论治》。《临证指南医案》叶桂撰，由门人辑录，刊于清乾隆三十一年（1766）
陈梦雷	则震 省斋	约？—1741 年	闽侯 （福建）	《古今图书集成·医部全录》520 卷	本书由陈梦、蒋廷锡等编辑，原隶《古今图书集成·博物汇编艺术典》
王维德	洪绪 定定子 林屋散人	约 1669—？	吴县 （江苏）	《外科证治全生集》	本书成于清乾隆庚申（1724），是年，王维德约 72 岁
魏荔彤	念庭	清代（17—18 世纪）	直隶柏乡 （河北赵县）	《伤寒论本义》18 卷 《金匮要略方论本义》22 卷	《伤寒论本义》书于清雍正二年（1724），《金匮要略方论本义》书成于清康熙五十九年（1720）
林之翰	慎庵 宪百 茗东逸老	清代（17—18 世纪）	乌程 （浙江）	《四诊抉微》8 卷	本书成于清雍正元年（1723）。
尤怡	在泾 拙吾 饲鹤山人	约？—1749 年	苏州 （江苏）	《伤寒贯珠集》8 卷 《金匮要略心典》3 卷 《医学读书记》 《金匮翼》8 卷	另有《静香楼医案》，后经柳宝诒评注，汇入《柳选四家医案》。《金匮要略心典》书成于清雍正七年（1729）
戴天章	麟郊 北山	1644—1722 年	上元 （江苏江宁）	《广瘟疫论》4 卷	本书刊于清乾隆四十三年（1778）
程国彭	钟龄 恒阳子 普明子	1662—1735 年	歙县 （安徽）	《医学心悟》6 卷	本书成于清雍正十年（1732）。今本卷六为《外科十法》
薛雪	生白 一瓢 扫叶山人 牧牛老朽	生于清康熙 20 年，卒于清乾隆三十五年（1681—1770）	吴县 （江苏）	《医经原旨》6 卷	本书刊于清乾隆十九年（1754）。薛雪曾校刊李中梓《内经知要》，即现今流通本。另有《湿热条辨》，亦题薛雪撰
吴谦	六吉	生于清雍正元年，卒于清乾隆六十年（723—1795）	歙县 （安徽）	《医宗金鉴》90 卷	吴谦、刘裕铎等主编《医宗金鉴》，包括医学各科共 15 种，内容为伤寒、金匮、四诊、运气、杂病、妇科、痘疹、外科、正骨等，书刊于清乾隆七年（1742）
徐大椿	灵胎 洄溪老人	生于清康熙三十二年，卒于清乾隆三十七年（1693—1772）	吴江 （江苏）	《难经经释》2 卷 《神农本草经百种录》 《医贯砭》2 卷 《医学源流论》2 卷 《伤寒类方》 《兰台轨范》8 卷 《慎疾刍言》	徐大椿医著七种先后成书于清雍正五年（1727）至清乾隆三十二年（1767）
何梦瑶	报之 西池 研农	约 1693—1764 年？	南海 （广东）	《医碥》7 卷 《痘疹辑要》3 卷 《妇科辑要》 《幼科辑要》	《医碥》成书于清乾隆十六年（1751）
顾世澄	练江 静斋	清代（17 世纪末叶—18 世纪）	芜湖 （安徽）	《疡医大全》40 卷	本书成于清乾隆二十五年（1760）

姓名	字号	生活年代	籍贯	主要著作	备注
王琦	琢崖 载韩 绎庵 胥山老人	约生于1696—1774年	钱江胥山 （浙江杭州）	《医林指月》	本丛书共辑12种，包括《医学真传》《质疑录》《芷园臆草存案》《疟疾论疏》《学古诊则》《达生篇》等。书刊于清乾隆三十二年（1767）
陈复正	飞霞	清代（18世纪）	罗浮 （广东）	《幼幼集成》6卷	本书成于清乾隆十五年（1750）
黄元御	坤载 研农 玉楸子	约1705—1758年	昌邑 （山东）	《伤寒悬解》14卷 《金匮悬解》22卷 《四圣心源》10卷 《四圣悬枢》5卷 《长沙药解》4卷 《伤寒说意》10卷 《素灵微蕴》4卷 《玉楸药解》8卷 《难经悬解》	黄元御医著九种先后成书于清乾隆戊辰年（1748）至清乾隆二十一年（1756）。黄元御生年据《伤寒悬解》暂作1705）
吴仪洛	遵程	清代（18世纪）	海盐 （浙江）	《本草从新》18卷 《成方切用》13卷 《伤寒分经》10卷	吴仪洛医著先后成书于清乾隆丁丑年（1757）至清乾隆丙戌年（1766）
杨璿	玉衡 栗山老人	约1706—？	中州夏邑 （河南）	《伤寒瘟疫条辨》6卷	本书成于清乾隆四十九年（1784），是年杨栗山79岁
沈金鳌	芊绿 汲门 尊生老人	生于清康熙五十六年，卒于清乾隆三十二年（1717—1767）	无锡 （江苏）	《沈氏尊生书》72卷	本书成于清乾隆三十八年（1773），共有7种医著，包括《杂病源流犀烛》30卷、《伤寒论纲目》18卷、《妇科玉尺》6卷、《幼科释谜》6卷等
赵学敏	依吉 恕轩	约1719—1805年	钱塘 （浙江）	《串雅内篇》4卷 《串雅外篇》4卷 《本草纲目拾遗》10卷	《串雅内篇》书成于清乾隆己卯（1759），《本草纲目拾遗》书成于清乾隆乙酉（1765）
魏之琇	玉横 柳洲	约生于清康熙六十一年，卒于清乾隆三十七年（约1722—1772）	钱塘 （浙江）	《续名医类案》36卷	本书原为60卷，约成书于18世纪70年代。另有《柳州医话》，系王孟英辑评
俞震	东扶	约1723—1795年	嘉善 （浙江）	《古今医案按》10卷	本书成于清乾隆戊戌年（1778），是年，俞东扶79岁
余霖	师愚	1723—1795年	常州 （江苏）	《疫疹一得》2卷	本书成于清乾隆五十九年（1794），是年，余霖年近七十
郑宏纲	梅涧	约1727—1787年	歙县 （安徽）	《重楼玉钥》2卷	本书刊于清道光十八年（1838）
陈念祖	修园 良有 慎修	生于清乾隆十八年，约卒于清道光三年（1753—1823年？）	长乐 （福建）	《伤寒论浅注》6卷 《长沙方歌括》6卷 《金匮要略浅注》10卷 《金匮方歌括》6卷《伤寒医诀串解》6卷 《伤寒真方歌括》6卷 《神农本草经读》4卷 《灵枢素问集注·灵素节要浅注》12卷 《医学三字经》4卷 《医学从众录》8卷 《医学实在易》4卷 《时方妙用》4卷 《时方歌括》 《景岳新方砭》4卷 《女科要旨》4卷 《十药神书注解》	《时方妙用》书成于清嘉庆癸亥年（1803），《医学三字经》书成于清嘉庆九年（1804）。今丛书本《陈修园医书》16种、《南雅堂医书》15种，均为陈修园自撰，或后人据其遗著校刊本，余如《陈修园医书》21种、40种、48种、50种、60种、72种等多种刊本，均为历代医家著作之汇集

姓名	字号	生活年代	籍贯	主要著作	备注
钱秀昌	松溪	清代（18—19 世纪初）	上海	《伤科补要》	本书成于清嘉庆戊辰年（1808）
吴瑭	配珩 鞠通	生于清乾隆二十三年，卒于清道光十六年（1758—1836）	淮阴（江苏）	《温病条辨》6 卷	《温病条辨》书成于清嘉庆三年（1798）。另有《医医病书》2 卷、《吴鞠通医案》5 卷
王清任	勋臣	生于清乾隆三十三年，卒于清道光十一年（1768—1831）	玉田（河北）	《医林改错》2 卷	本书成于清道光十年（1803）
章楠	虚谷	清代（18—19 世纪）	会稽（浙江绍兴）	《医门棒喝》4 卷 《医门棒喝二集》9 卷	《医门棒喝》书成于清道光九年（1829），《医门棒喝二集》即《伤寒论本旨》书成于清道光十五年（1835）
林珮琴	云和 羲桐	1772—1839 年	丹阳（江苏）	《类证治裁》8 卷	本书成于清道光十九年（1839）
吴其浚	瀹斋 雩娄农	生于清乾隆五十四年，卒于清道光二十七年（1789—1847）	固始（河南）	《植物名实图考》38 卷	本书刊于清道光二十八年（1848）
王泰林	旭高 退思居士	生于清嘉庆三年，卒于清同治元年（1798—1862）	无锡（江苏）	《退思集类方歌注》 《医方证治汇编歌诀》 《西溪书屋夜话录》	今本《王旭高医书六种》包括《退思集类方歌注》《医方证治汇编歌诀》《西溪书屋夜话录》《增订医方歌诀》《薛氏湿热论歌注》。另有《环溪草堂医案》，柳宝诒评注并汇入《柳选四家医案》
吕震名	建勋 茶村	生于清嘉庆三年，卒于清咸丰二年（1798—1852）	杭州（浙江）	《伤寒寻源》3 卷	本书成于清道光三十年（1850），另撰有《内经要论》
吴尚先	师机	生于清嘉庆十一年，卒于清光绪十二年（1806—1886）	杭州（浙江）	《理瀹骈文》	本书成于清同治四年（1865），一名《外治医说》
王士雄	孟英 梦隐 半痴山人 潜斋	生于清嘉庆十三年，卒于清同治六年（1808—1867）	海宁（浙江）	《温热经纬》5 卷 《霍乱论》2 卷 《归砚录》 《四科简效方》 《随息居饮食谱》	《温热经纬》书成于清咸丰二年（1852），《霍乱论》初撰于 1838 年，王士雄于 1862 年重订
费伯雄	晋卿	约生于 1810—1885 年	武进（江苏）	《医醇賸义》4 卷 《医方论》	一说费伯雄卒于 1878 年
陆懋修	九芝	约生于 1818—1886 年	元和（江苏吴县）	《世补斋医书》	本书正集 6 种为陆懋修自撰
柳宝诒		清末（19 世纪）	江阴（江苏）	《温热逢源》3 卷 《柳选四家医案》	《柳选四家医案》包括王旭高《环溪草堂医案》、曹仁伯《继志堂医案》、尤在泾《静香楼医案》、张仲华《爱庐医案》，刊于 1904 年
陆以湉	定圃 薪安	清末（19 世纪）	桐乡（浙江）	《冷庐医话》5 卷	本书成于清咸丰八年（1858）
石芾南	寿棠 湛棠	1821—1861 年	安东（江苏）	《医原》3 卷	

姓名	字号	生活年代	籍贯	主要著作	备注
张锡纯	寿甫	1860—1933 年	盐山（河北）	《医学衷中参西录》30 卷	本书刊于 1918—1934 年间
唐宗海	容川	生于清道光二十五年，卒于光绪二十三年（1846—1879）	彭县（四川）	《血证论》8 卷	本书乃《中西汇通医书五种》之一，刊于清光绪十年（1834）
莫枚士	文泉	生于清同治元年，卒于 1933 年（1862—1933）	归安（浙江）	《研经言》4 卷《经方例释》3 卷，附录 1 卷	
丁泽周	甘仁	生于清同治四年，卒于 1926 年（1865—1926）	武进（江苏）	《药性辑要》《脉学辑要》《喉痧证治概要》	《药性辑要》《脉学辑要》《喉痧证治概要》均为丁甘仁亲自辑录，另有《孟河丁甘仁医案》《诊方辑要》《丁甘仁用药一百十三法》《思补山房膏方集》《思补山房医略》《丁甘仁医案续编》等，为子孙或学生所编辑
张寿颐	山雷	生于清同治十一年，卒于 1934 年（1872—1934）	嘉定（上海）	《重订中风斠诠》3 卷《疡医纲要》	张山雷另著有《妇科辑要笺正》《钱氏儿科案疏》等多种医著
恽树珏	铁樵	生于清光绪四年，卒于 1935 年（1878—1935）	武进（江苏）	《群经见智录》3 卷	本书乃恽铁樵《药庵医学丛书》二十二种之一

全国中医药行业高等教育"十四五"规划教材

全国高等中医药院校规划教材(第十一版)

教材目录(第一批)

注:凡标☆号者为"核心示范教材"。

(一)中医学类专业

序号	书名	主编		主编所在单位	
1	中国医学史	郭宏伟	徐江雁	黑龙江中医药大学	河南中医药大学
2	医古文	王育林	李亚军	北京中医药大学	陕西中医药大学
3	大学语文	黄作阵		北京中医药大学	
4	中医基础理论☆	郑洪新	杨 柱	辽宁中医药大学	贵州中医药大学
5	中医诊断学☆	李灿东	方朝义	福建中医药大学	河北中医学院
6	中药学☆	钟赣生	杨柏灿	北京中医药大学	上海中医药大学
7	方剂学☆	李 冀	左铮云	黑龙江中医药大学	江西中医药大学
8	内经选读☆	翟双庆	黎敬波	北京中医药大学	广州中医药大学
9	伤寒论选读☆	王庆国	周春祥	北京中医药大学	南京中医药大学
10	金匮要略☆	范永升	姜德友	浙江中医药大学	黑龙江中医药大学
11	温病学☆	谷晓红	马 健	北京中医药大学	南京中医药大学
12	中医内科学☆	吴勉华	石 岩	南京中医药大学	辽宁中医药大学
13	中医外科学☆	陈红风		上海中医药大学	
14	中医妇科学☆	冯晓玲	张婷婷	黑龙江中医药大学	上海中医药大学
15	中医儿科学☆	赵 霞	李新民	南京中医药大学	天津中医药大学
16	中医骨伤科学☆	黄桂成	王拥军	南京中医药大学	上海中医药大学
17	中医眼科学	彭清华		湖南中医药大学	
18	中医耳鼻咽喉科学	刘 蓬		广州中医药大学	
19	中医急诊学☆	刘清泉	方邦江	首都医科大学	上海中医药大学
20	中医各家学说☆	尚 力	戴 铭	上海中医药大学	广西中医药大学
21	针灸学☆	梁繁荣	王 华	成都中医药大学	湖北中医药大学
22	推拿学☆	房 敏	王金贵	上海中医药大学	天津中医药大学
23	中医养生学	马烈光	章德林	成都中医药大学	江西中医药大学
24	中医药膳学	谢梦洲	朱天民	湖南中医药大学	成都中医药大学
25	中医食疗学	施洪飞	方 泓	南京中医药大学	上海中医药大学
26	中医气功学	章文春	魏玉龙	江西中医药大学	北京中医药大学
27	细胞生物学	赵宗江	高碧珍	北京中医药大学	福建中医药大学

序号	书 名	主 编		主编所在单位	
28	人体解剖学	邵水金		上海中医药大学	
29	组织学与胚胎学	周忠光	汪 涛	黑龙江中医药大学	天津中医药大学
30	生物化学	唐炳华		北京中医药大学	
31	生理学	赵铁建	朱大诚	广西中医药大学	江西中医药大学
32	病理学	刘春英	高维娟	辽宁中医药大学	河北中医学院
33	免疫学基础与病原生物学	袁嘉丽	刘永琦	云南中医药大学	甘肃中医药大学
34	预防医学	史周华		山东中医药大学	
35	药理学	张硕峰	方晓艳	北京中医药大学	河南中医药大学
36	诊断学	詹华奎		成都中医药大学	
37	医学影像学	侯 键	许茂盛	成都中医药大学	浙江中医药大学
38	内科学	潘 涛	戴爱国	南京中医药大学	湖南中医药大学
39	外科学	谢建兴		广州中医药大学	
40	中西医文献检索	林丹红	孙 玲	福建中医药大学	湖北中医药大学
41	中医疫病学	张伯礼	吕文亮	天津中医药大学	湖北中医药大学
42	中医文化学	张其成	臧守虎	北京中医药大学	山东中医药大学

（二）针灸推拿学专业

序号	书 名	主 编		主编所在单位	
43	局部解剖学	姜国华	李义凯	黑龙江中医药大学	南方医科大学
44	经络腧穴学☆	沈雪勇	刘存志	上海中医药大学	北京中医药大学
45	刺法灸法学☆	王富春	岳增辉	长春中医药大学	湖南中医药大学
46	针灸治疗学☆	高树中	冀来喜	山东中医药大学	山西中医药大学
47	各家针灸学说	高希言	王 威	河南中医药大学	辽宁中医药大学
48	针灸医籍选读	常小荣	张建斌	湖南中医药大学	南京中医药大学
49	实验针灸学	郭 义		天津中医药大学	
50	推拿手法学☆	周运峰		河南中医药大学	
51	推拿功法学☆	吕立江		浙江中医药大学	
52	推拿治疗学☆	井夫杰	杨永刚	山东中医药大学	长春中医药大学
53	小儿推拿学	刘明军	邰先桃	长春中医药大学	云南中医药大学

（三）中西医临床医学专业

序号	书 名	主 编		主编所在单位	
54	中外医学史	王振国	徐建云	山东中医药大学	南京中医药大学
55	中西医结合内科学	陈志强	杨文明	河北中医学院	安徽中医药大学
56	中西医结合外科学	何清湖		湖南中医药大学	
57	中西医结合妇产科学	杜惠兰		河北中医学院	
58	中西医结合儿科学	王雪峰	郑 健	辽宁中医药大学	福建中医药大学
59	中西医结合骨伤科学	詹红生	刘 军	上海中医药大学	广州中医药大学
60	中西医结合眼科学	段俊国	毕宏生	成都中医药大学	山东中医药大学
61	中西医结合耳鼻咽喉科学	张勤修	陈文勇	成都中医药大学	广州中医药大学
62	中西医结合口腔科学	谭 劲		湖南中医药大学	

（四）中药学类专业

序号	书名	主编		主编所在单位	
63	中医学基础	陈晶	程海波	黑龙江中医药大学	南京中医药大学
64	高等数学	李秀昌	邵建华	长春中医药大学	上海中医药大学
65	中医药统计学	何雁		江西中医药大学	
66	物理学	章新友	侯俊玲	江西中医药大学	北京中医药大学
67	无机化学	杨怀霞	吴培云	河南中医药大学	安徽中医药大学
68	有机化学	林辉		广州中医药大学	
69	分析化学（上）（化学分析）	张凌		江西中医药大学	
70	分析化学（下）（仪器分析）	王淑美		广东药科大学	
71	物理化学	刘雄	王颖莉	甘肃中医药大学	山西中医药大学
72	临床中药学☆	周祯祥	唐德才	湖北中医药大学	南京中医药大学
73	方剂学	贾波	许二平	成都中医药大学	河南中医药大学
74	中药药剂学☆	杨明		江西中医药大学	
75	中药鉴定学☆	康廷国	闫永红	辽宁中医药大学	北京中医药大学
76	中药药理学☆	彭成		成都中医药大学	
77	中药拉丁语	李峰	马琳	山东中医药大学	天津中医药大学
78	药用植物学☆	刘春生	谷巍	北京中医药大学	南京中医药大学
79	中药炮制学☆	钟凌云		江西中医药大学	
80	中药分析学☆	梁生旺	张彤	广东药科大学	上海中医药大学
81	中药化学☆	匡海学	冯卫生	黑龙江中医药大学	河南中医药大学
82	中药制药工程原理与设备	周长征		山东中医药大学	
83	药事管理学☆	刘红宁		江西中医药大学	
84	本草典籍选读	彭代银	陈仁寿	安徽中医药大学	南京中医药大学
85	中药制药分离工程	朱卫丰		江西中医药大学	
86	中药制药设备与车间设计	李正		天津中医药大学	
87	药用植物栽培学	张永清		山东中医药大学	
88	中药资源学	马云桐		成都中医药大学	
89	中药产品与开发	孟宪生		辽宁中医药大学	
90	中药加工与炮制学	王秋红		广东药科大学	
91	人体形态学	武煜明	游言文	云南中医药大学	河南中医药大学
92	生理学基础	于远望		陕西中医药大学	
93	病理学基础	王谦		北京中医药大学	

（五）护理学专业

序号	书名	主编		主编所在单位	
94	中医护理学基础	徐桂华	胡慧	南京中医药大学	湖北中医药大学
95	护理学导论	穆欣	马小琴	黑龙江中医药大学	浙江中医药大学
96	护理学基础	杨巧菊		河南中医药大学	
97	护理专业英语	刘红霞	刘娅	北京中医药大学	湖北中医药大学
98	护理美学	余雨枫		成都中医药大学	
99	健康评估	阚丽君	张玉芳	黑龙江中医药大学	山东中医药大学

序号	书 名	主 编		主编所在单位	
100	护理心理学	郝玉芳		北京中医药大学	
101	护理伦理学	崔瑞兰		山东中医药大学	
102	内科护理学	陈 燕	孙志岭	湖南中医药大学	南京中医药大学
103	外科护理学	陆静波	蔡恩丽	上海中医药大学	云南中医药大学
104	妇产科护理学	冯 进	王丽芹	湖南中医药大学	黑龙江中医药大学
105	儿科护理学	肖洪玲	陈偶英	安徽中医药大学	湖南中医药大学
106	五官科护理学	喻京生		湖南中医药大学	
107	老年护理学	王 燕	高 静	天津中医药大学	成都中医药大学
108	急救护理学	吕 静	卢根娣	长春中医药大学	上海中医药大学
109	康复护理学	陈锦秀	汤继芹	福建中医药大学	山东中医药大学
110	社区护理学	沈翠珍	王诗源	浙江中医药大学	山东中医药大学
111	中医临床护理学	裘秀月	刘建军	浙江中医药大学	江西中医药大学
112	护理管理学	全小明	柏亚妹	广州中医药大学	南京中医药大学
113	医学营养学	聂 宏	李艳玲	黑龙江中医药大学	天津中医药大学

（六）公共课

序号	书 名	主 编		主编所在单位	
114	中医学概论	储全根	胡志希	安徽中医药大学	湖南中医药大学
115	传统体育	吴志坤	邵玉萍	上海中医药大学	湖北中医药大学
116	科研思路与方法	刘 涛	商洪才	南京中医药大学	北京中医药大学

（七）中医骨伤科学专业

序号	书 名	主 编		主编所在单位	
117	中医骨伤科学基础	李 楠	李 刚	福建中医药大学	山东中医药大学
118	骨伤解剖学	侯德才	姜国华	辽宁中医药大学	黑龙江中医药大学
119	骨伤影像学	栾金红	郭会利	黑龙江中医药大学	河南中医药大学洛阳平乐正骨学院
120	中医正骨学	冷向阳	马 勇	长春中医药大学	南京中医药大学
121	中医筋伤学	周红海	于 栋	广西中医药大学	北京中医药大学
122	中医骨病学	徐展望	郑福增	山东中医药大学	河南中医药大学
123	创伤急救学	毕荣修	李无阴	山东中医药大学	河南中医药大学洛阳平乐正骨学院
124	骨伤手术学	童培建	曾意荣	浙江中医药大学	广州中医药大学

（八）中医养生学专业

序号	书 名	主 编		主编所在单位	
125	中医养生文献学	蒋力生	王 平	江西中医药大学	湖北中医药大学
126	中医治未病学概论	陈涤平		南京中医药大学	